U0232491

脊柱外科手术技术

Operative Techniques: Spine Surgery

（第 3 版）

原　著　Eli M. Baron　Alexander R. Vaccaro

主　译　田　伟　孙宇庆

译　者（按姓名汉语拼音排序）

韩晓光　蒋继乐　郎　昭

刘龙奇　孙宇庆　田　伟

王　含　王汉斌　吴静晔

肖　斌　阎　凯

北京大学医学出版社

JIZHU WAIKE SHOUSHU JISHU (DI 3 BAN)

图书在版编目（CIP）数据

脊柱外科手术技术：第3版 / (美) 伊莱.巴龙
(Eli M. Baron)，(美) 亚历山大·瓦卡罗
(Alexander R. Vaccaro) 原著；田伟，孙宇庆主译. –
北京：北京大学医学出版社，2023.3
　　书名原文：Operative Techniques: Spine Surgery,
Third edition
　　ISBN 978-7-5659-2802-4

　　Ⅰ.①脊　Ⅱ.①伊　②亚　③田　④孙　Ⅲ.
①脊柱病—外科手术　Ⅳ.①R681.5

中国国家版本馆CIP数据核字(2023)第006085号

北京市版权局著作权合同登记号：图字：01-2021-1923

Elsevier (Singapore) Pte Ltd.
3 Killiney Road, #08-01 Winsland House I, Singapore 239519
Tel: (65) 6349-0200; Fax: (65) 6733-1817

This translation of Operative Techniques: Spine Surgery, Third edition by Eli M. Baron, Alexander R. Vaccaro was undertaken by Peking University Medical Press and is published by arrangement with Elsevier (Singapore) Pte Ltd.
Operative Techniques: Spine Surgery, Third edition by Eli M. Baron, Alexander R. Vaccaro由北京大学医学出版社进行翻译，并根据北京大学医学出版社与爱思唯尔（新加坡）私人有限公司的协议约定出版。

《脊柱外科手术技术》（第3版）（田伟　孙宇庆 主译）
ISBN: 978-7-5659-2802-4

注　意
本译本由Elsevier (Singapore) Pte Ltd. 和北京大学医学出版社完成。相关从业及研究人员必须凭借其自身经验和知识对文中描述的信息数据、方法策略、搭配组合、实验操作进行评估和使用。由于医学科学发展迅速，临床诊断和给药剂量尤其需要经过独立验证。在法律允许的最大范围内，爱思唯尔、译文的原文作者、原文编辑及原文内容提供者均不对译文或因产品责任、疏忽或其他操作造成的人身及/或财产伤害及/或损失承担责任，亦不对由于使用文中提到的方法、产品、说明或思想而导致的人身及/或财产伤害及/或损失承担责任。

Published in China by Peking University Medical Press under special arrangement with Elsevier (Singapore) Pte Ltd. This edition is authorized for sale in the People's Republic of China only, excluding Hong Kong SAR, Macau SAR and Taiwan. Unauthorized export of this edition is a violation of the contract.

脊柱外科手术技术（第3版）

主　　译：田　伟　孙宇庆
出版发行：北京大学医学出版社
地　　址：（100191）北京市海淀区学院路38号　北京大学医学部院内
电　　话：发行部 010-82802230；图书邮购 010-82802495
网　　址：http://www.pumpress.com.cn
E－mail：booksale@bjmu.edu.cn
印　　刷：北京金康利印刷有限公司
经　　销：新华书店
责任编辑：冯智勇　　责任校对：靳新强　　责任印制：李　啸
开　　本：889 mm×1194 mm　1/16　印张：28　字数：1030千字
版　　次：2023年3月第1版　2023年3月第1次印刷
书　　号：ISBN 978-7-5659-2802-4
定　　价：298.00元
版权所有，违者必究
（凡属质量问题请与本社发行部联系退换）

原著者

Yuichiro Abe, MD, PhD
Spine Surgeon
Department of Orthopaedic Surgery
Eniwa Hospital
Eniwa, Japan

Kuniyoshi Abumi, MD, PhD
Director
Center for Spinal Disorders
Sapporo Orthopaedic Hospital
Sapporo, Japan

Frank L. Acosta, Jr., MD
Assistant Professor of Neurological
  Surgery and Orthopaedic Surgery
University of Southern California
Los Angeles, California

R. Todd Allen, MD
Department of Orthopaedic Surgery
University of California, San Diego
San Diego, California

Fadi Al-Saiegh, MD
Resident Neurosurgeon
Thomas Jefferson University Hospital
Philadelphia, Pennsylvania

Howard S. An, MD
Professor
Orthopaedic Surgery
Rush University Medical Center
Chicago, Illinois

Neel Anand, MD, MchOrth
Clinical Professor
Director, Spine Trauma
Minimally Invasive Spine Surgery
Cedars Sinai Medical Center
Los Angeles, California

David T. Anderson, MD
Orthopedic Spine Surgeon
OrthoCarolina
Charlotte, North Carolina

Lindsay M. Andras, MD
Assistant Professor of Orthopaedic
  Surgery
Keck School of Medicine-University of
  Southern California
Childrens Hospital Los Angeles
Los Angeles, California

Hyun Bae, MD
Professor of Surgery
The Spine Center at Cedars-Sinai
  Medical Center
Los Angeles, California

Mark Bain, MD
Cerebrovascular Center
Cleveland Clinic
Cleveland, Ohio

Eli M. Baron, MD
Associate Professor of Neurosurgery
Neurosurgeon
Spine Surgeon
Cedars-Sinai Spine Center
Cedars-Sinai Department of
  Neurosurgery
Los Angeles, California

E. Emily Bennett, MD, MS
Resident
Department of Neurosurgery
Cleveland Clinic
Cleveland, Ohio

Edward C. Benzel, MD
Chairman
Department of Neurosurgery
Center for Spine Health
Cleveland Clinic
Cleveland, Ohio

Sigurd Berven, MD
Department of Orthopedic Surgery
University of California, San Francisco
San Francisco, California

Neil Bhamb, MD
Orthopedic Surgeon
West Hollywood, California

John Birknes, MD
Neurosurgeon
Children's Hospital of the King's Daughter
Norfolk, Virginia

Robert S. Bray, Jr., MD
Board Certified Neurosurgeon
CEO and Founder of Diagnostic &
  Interventional Spine and Sports Care
Marina Del Rey, California
Newport Beach, California

Robert M. Campbell, MD
Attending Physician
Division of Orthopaedics
Children's Hospital of Philadelphia
Philadelphia, Pennsylvania

Jimmy J. Chan, BS
Medical Student
Albert Einstein College of Medicine
New York, New York

Woojin Cho, MD
Orthopaedic Spine Service
Montefiore Medical Center;
Assistant Professor
Albert Einstein College of Medicine
New York, New York

David Choi, PhD, FRCS
Consultant Neurosurgeon
Victor Horsley Department of
  Neurosurgery
The National Hospital for Neurology and
  Neurosurgery
London, Great Britain

Ray Chu, MD
Department of Neurosurgery
Cedars-Sinai Medical Center
Los Angeles, California

Jason Ezra Cohen, MD
Albert Einstein College of Medicine
Bronx, New York

Ryan Baruch Cohen, MD
Cedars-Sinai Spine Center
Orthopedics
Cedars-Sinai
Los Angeles, California

H. Alan Crockard, DSc, FRCS, FDS, FRCP
Consultant Neurosurgeon
Victor Horsley Department of
  Neurosurgery
The National Hospital for Neurology and
  Neurosurgery
London, Great Britain

Jason M. Cuéllar, MD, PhD
Orthopaedic Spine Surgeon
Department of Medicine
Cedars-Sinai Medical Center
Los Angeles, California

Michael D. Daubs, MD
Professor and Chairman
Department of Orthopaedic Surgery
University of Nevada, Las Vegas School
　of Medicine
Las Vegas, Nevada

Timothy Davis, MD
Medical Director
Orthopedic Pain Specialists
Santa Monica, California

Doniel Drazin, MD
Department of Neurosurgery
Cedars-Sinai Medical Center
Los Angeles, California

Michael F. Duffy, MD
Spine Surgeon
Texas Back Institute
Plano, Texas

Mostafa H. El Dafrawy, MD
Resident Physician
Orthopaedic Surgery
Johns Hopkins University
Baltimore, Maryland

Thomas J. Errico, MD
Chief, Division of Spine Surgery
New York University Langone Medical
　Center;
Professor of Orthopedic and Neurological
　Surgery
New York University School of Medicine
New York, New York

Sean M. Esmende, MD
Orthopedic Spine Surgeon
Bone and Joint Institute
Orthopedic Associates of Hartford
Hartford, Connecticut

Daniel R. Fassett, MD, MBA
Director of Spinal Surgery
Illinois Neurological Institute;
Head of Neurosurgery
University of Illinois College of Medicine,
　Peoria
Peoria, Illinois

Richard G. Fessler, MD, PhD
Professor
Department of Neurosurgery
Rush University Medical Center
Chicago, Illinois

Michael A. Finn, MD
Assistant Professor of Neurosurgery
University of Colorado
Denver, Colorado

Peter G. Gabos, MD
Department of Orthopaedic Surgery
University of California, San Diego
San Diego, California

Steven R. Garfin, MD
Department of Orthopaedic Surgery
University of California, San Diego
San Diego, California

John Garlich, MD
Cedars-Sinai Orthopaedic Center
Los Angeles, California

Benjamin J. Geddes, MD
Department of Orthopaedics and
　Rehabilitation
Yale University School of Medicine
New Haven, Connecticut

George M. Ghobrial, MD
Spinal Surgery Fellow
Department of Neurological Surgery
University of Miami
Miami, Florida

Yazeed Gussous, MD
Assistant Professor
Orthopedic Surgery
Ohio State University Wexner Medical
　Center
Columbus, Ohio

Colin Harris, MD
Assistant Professor
Department of Orthopedics
Rutgers University-New Jersey Medical
　School
Newark, New Jersey

Christopher C. Harrod, MD
Spine Surgeon
Bone and Joint Clinic
The Spine Center
Baton Rouge, Louisiana

James S. Harrop, MD
Professor of Neurosurgery and
　Orthopedics
Sidney Kimmel Medical College at
　Thomas Jefferson University;
Section Chief, Division of Spine and
　Peripheral Nerve Disorders
Thomas Jefferson University Hospital
Philadelphia, Pennsylvania

Joshua Heller, MD
Assistant Professor
Neurological Surgery
Thomas Jefferson University
Philadelphia, Pennsylvania

Alan S. Hilibrand, MD
The Joseph and Marie Field Professor of
　Spinal Surgery
Vice Chairman, Academic Affairs and
　Faculty Development
Sidney Kimmel Medical College
Philadelphia, Pennsylvania

Serena Hu, MD
Department of Orthopedic Surgery
Stanford University
Palo Alto, California

Manabu Ito, MD, PhD
Medical Director
National Hospital Organization
Hokkaido Medical Center
Sapporo, Japan

Andre M. Jakoi, MD
Fellow, Spine Center
University of Southern California
Los Angeles, California

Jack I. Jallo, MD, PhD
Professor of Neurosurgery
Thomas Jefferson University and Hospitals
Philadelphia, Pennsylvania

Sunil Jeswani, MD
Attending Neurosurgeon
Southern California Institute of
　Neurological Surgery
Escondido, California

Avrum Joffe, MD
North Jersey Pediatric Orthopedics
Ridgewood, New Jersey

J. Patrick Johnson, MD, FACS
Neurosurgeon
Co-Director, Cedars-Sinai Spine Center
Director of Spine Education and
　Neurosurgery Spine Fellowship Program
Department of Neurosurgery
Cedars-Sinai Medical Center
Sacramento, California;
The Spine Institute Foundation
Los Angeles, California

Stepan Kasimian, MD
Attending Spine Surgeon
Orthopaedic Surgery
Cedars-Sinai Medical Center
Los Angeles, California

Manish K. Kasliwal, MD, MCh
Director of Minimally Invasive Spine
　Surgery
Assistant Professor of Neurological
　Surgery
University Hospitals Case Medical Center
Case Western Reserve University
Cleveland, Ohio

Khaled Kebaish, MD, FRCSC
Associate Professor
Orthopaedic Surgery
Johns Hopkins University
Baltimore, Maryland

Christopher K. Kepler, MD, MBA
Associate Professor
Department of Orthopaedic Surgery
Thomas Jefferson University
Philadelphia, Pennsylvania

Terrence T. Kim, MD
Cedars-Sinai
Los Angeles, California

Paul Kraemer, MD
Orthopaedic Spine Surgeon
Indiana Spine Group
Indianapolis, Indiana

Carlito Lagman, MD
Department of Neurosurgery
Cedars-Sinai Medical Center
Los Angeles, California

Todd Lanman, MD
Cedars-Sinai Medical Center
Los Angeles, California

Joon Y. Lee, MD
University of Pittsburgh Medical Center
Pittsburgh, Pennsylvania

Scott I. Lee, MD
Adventist Health
White Memorial Medical Center
　Los Angeles, California;
Glendale Adventist Medical Center
Glendale, California

Howard B. Levene, MD, PhD, FAANS
Assistant Professor of Neurological
　Surgery
Neurological Surgery
University of Miami Miller School of
　Medicine
Miami, Florida

William W. Long, BA
Research Assistant
Department of Orthopedic Surgery
Rush University Medical Center
Chicago, Illinois

Neil A. Manson, MD, FRCSC
Spine, Sports Medicine, and Orthopaedic
　Surgery
Canada East Spine Centre
Horizon Health Network
Saint John, New Brunswick, Canada

Dustin H. Massel, BS
Clinical Research Fellow
Department of Orthopaedic Surgery
Rush University Medical Center
Chicago, Illinois

Benjamin C. Mayo, BA
Clinical Research Fellow
Department of Orthopaedic Surgery
Rush University Medical Center
Chicago, Illinois

Hooman Melamed, MD, FAAOS
Co-Director
Spine Surgery at Diagnostic and
　Interventional Spinal Care;
Director of Scoliosis
Marina Del Rey Hospital
Marina Del Rey, California

Krishna Modi, BS
Research Assistant
Department of Orthopedic Surgery
Rush University Medical Center
Chicago, Illinois

Devan B. Moody, BS
Medical Student
Louisiana State University Health
　Sciences Center
Shreveport, Louisiana

Charles Moon, MD
Cedars-Sinai Orthopaedic Center
Los Angeles, California

Debraj Mukherjee, MD, MPH
Resident Neurosurgeon
Cedars-Sinai Medical Center
Los Angeles, California

Zachary NaPier, MD
Cedars-Sinai Orthopaedic Center
Los Angeles, California

Rani Nasser, MD
Chief Resident
Department of Neurosurgery
Montefiore Medical Center/Albert Einstein
　College of Medicine
New York, New York

Don Y. Park, MD
Assistant Professor, Orthopaedic Spine
　Surgery
University of California, Los Angeles
Los Angeles, California

Howard Y. Park, MD
Resident Surgeon, Orthopaedic Surgery
University of California, Los Angeles
Los Angeles, California

Alpesh A. Patel, MD
Professor
Department of Orthopaedic Surgery
Northwestern University Feinberg School
　of Medicine
Chicago, Illinois

Brian Perri, DO
Cedars-Sinai
Los Angeles, California

Tiffany Grace Perry, MD
Department of Neurosurgery
Cedars-Sinai Medical Center
Los Angeles, California

Srinivas K. Prasad, MD
Professor
Radiology Department
MD Anderson Cancer Center
Houston, Texas

John K. Ratliff, MD, FACS
Vice Chair, Operations and Development
Co-Director, Division of Spine and
　Peripheral Nerve Surgery
Department of Neurosurgery
Stanford University Medical Center
Palo Alto, California

Lindsey Ross, MD
Neurosurgery Resident
Cedars-Sinai Medical Center
Los Angeles, California

Glenn S. Russo, MD, MS
Department of Orthopaedics and
　Rehabilitation
Yale University School of Medicine
New Haven, Connecticut

Zeeshan M. Sardar, MD
Spine Surgeon
Assistant Professor
Department of Orthopaedic Surgery and
　Sports Medicine
Temple University, Lewis Katz School of
　Medicine
Philadelphia, Pennsylvania

Rick C. Sasso, MD
Professor; Chief of Spine Surgery
Orthopaedic Surgery
Indiana University School of Medicine;
Indiana Spine Group
Indianapolis, Indiana

Wouter Schievink, MD
Department of Neurosurgery
Cedars-Sinai Medical Center
Los Angeles, California

Michael Schiraldi, MD, PhD
Neurosurgery Resident
Cedars Sinai Medical Center
Los Angeles, California

Gregory D. Schroeder, MD
The Rothman Institute
Thomas Jefferson University
Philadelphia, Pennsylvania

Suken A. Shah, MD
Division Chief, Spine and Scoliosis
　Center
Department of Orthopaedic Surgery
Nemours/Alfred I. duPont Hsopital for
　Children
Wilmington, Delaware

Arya Nick Shamie, MD
Professor and Chief, Orthopaedic Spine
　Surgery
University of California, Los Angeles
Los Angeles, California

Alok D. Sharan, MD, MHCDS
Co-Director
WESTMED Spine Center
New York, New York

Ashwini Sharan, MD, FACS
Professor of Neurosurgery and Neurology
Department of Neurosurgery
Sidney Kimmel Medical College
Thomas Jefferson University
Philadelphia, Pennsylvania

Kern Singh, MD
Associate Professor
Department of Orthopaedic Surgery
Rush University Medical Center
Chicago, Illinois

David L. Skaggs, MD, MMM
Professor
Orthopaedic Surgery
Keck School of Medicine of University of
　Southern California
Los Angeles, California

John Christos Styliaras, MD, MS
Department of Neurological Surgery
Thomas Jefferson University Hospital
Philadelphia, Pennsylvania

Chadi Tannoury, MD
Assistant Professor
Co-Director of Spine Fellowship Program
Orthopedic Surgery
Boston University Medical Center
Boston, Massachusetts

Oliver Tannous, MD
Orthopaedic Surgeon
University of California San Diego
　Medical Center
San Diego, California

Akhil Tawari, MD
Clinical Spine Fellow
Boston Medical Center
Boston, Massachusetts

Vincent C. Traynelis, MD
Professor
Department of Neurosurgery
Rush University Medical Center
Chicago, Illinois

Alexander R. Vaccaro, MD, PhD
Professor and Chairman
Department of Orthopaedic Surgery
Thomas Jefferson University and
　Hospitals
Philadelphia, Pennsylvania

Christopher F. Villar, MD
Resident
University of Illinois College of Medicine,
　Peoria
Peoria, Illinois

Michael J. Vives, MD
Associate Professor and Chief of Spine
　Surgery
Department of Orthopedics
Rutger's University-New Jersey Medical
　School
Newark, New Jersey

Peter G. Whang, MD, FACS
Associate Professor
Department of Orthopaedics and
　Rehabilitation
Yale University School of Medicine
New Haven, Connecticut

Jefferson R. Wilson, MD, PhD, FRCSC
Assistant Professor
Division of Neurosurgery
University of Toronto
St. Michael's Hospital
Toronto, Ontario, Canada

Kamal Woods, MD, FAANS
Medical Director of Spine Center
Loma Linda University Medical Center-
　Murrieta
Murrieta, California

Neill M. Wright, MD
Herbert Lourie Professor of Neurological
　Surgery
Professor of Orthopaedic Surgery
Co-Director, Neurosurgery Spine
　Fellowship
Department of Neurological Surgery
Washington University School of
　Medicine
St. Louis, Missouri

Scott Yang, MD
Resident Physician
Orthopaedic Surgery
University of Virginia
Charlottesville, Virginia

Jack E. Zigler, MD
Medical Director, Co-Director of
　Fellowship Program
Texas Back Institute
Plano, Texas

Vinko Zlomislic, MD
Assistant Clinical Professor
Department of Orthopaedic Surgery
University of California, San Diego
San Diego, California

脊柱外科手术的效果，在很大程度上取决于术者对手术适应证、手术入路和手术技术的正确把握。术者需要对解剖学和手术技巧有全面的了解和掌握。近年来，随着新型生物材料、内固定器材、手术器械和各种微创技术的发展，脊柱外科技术发展非常迅速，可谓日新月异。对于开展脊柱外科手术的骨科或神经外科医生而言，迫切需要一本介绍手术技术的参考书。

本书介绍了 51 种脊柱外科手术技术，涵盖整个脊柱的经典手术操作技术。本书由脊柱外科领域的国际著名专家编写，对每种技术的介绍包括手术适应证、手术解剖、体位摆放、入路 / 显露、手术步骤、术后处理和预后等几个部分。作者还对每个手术环节的个人经验、教训和争议点进行了描述。书中配合大量精确、清晰、易懂的照片和示意图进行说明，内容简明扼要、深入浅出，使用方便，实用性强，非常适于作为医生日常工作的参考书。

本书的译者为北京积水潭医院脊柱外科和神经外科的骨干医师，他们在忙碌的工作之余抽出时间完成了本书的翻译和审校工作，相信这本经典著作能够为读者带来有益的帮助。由于翻译水平有限，书中难免有疏漏之处，恳请同道指正。

田　伟　孙宇庆

献 词

献给我的妻子、家人和同事，感谢他们对我工作的支持。

Eli M. Baron

我的妻子 Lauren 和我将本书献给我们刚出生的女儿 Mia，她为我们和家人 Alex Jr., Juliana, Christian 带来了爱。

Alexander R. Vaccaro

现在有很多脊柱外科方面的教科书。这类书籍大多数是综合性的，或是介绍某些术式的参考书。有些书的内容包括某一特定主题的背景，疾病的临床表现、治疗方法及结果。有些书对脊柱疾病进行综述，并用具体病例来讨论手术和非手术方法的效果。

本书的编写目的与现有书籍有很大不同。虽然已有一些脊柱手术图谱，但尚无一本书能够真正成为手术室内的实用参考书。我们编写本书的目的是希望它成为脊柱外科医生不可或缺的工具，当医生们在日常工作中遇到有趣而且经常做的手术时可以强化他们的知识和经验。本书共包括 51 种最常做的脊柱手术。作者都是经验极其丰富的脊柱外科医生，每一章都配有图片以详细描述手术的具体步骤，同时有实用的专家建议。作者在书中分享了他们宝贵的临床经验，有助于读者学习和避免常见的失误。

我们相信本书描述的内容是忙碌的脊柱外科医生在临床工作中会反复用到的。医生们会发现，当他们要开展某种特定手术时，本书是首选的参考书，阅读后会让他们对所选手术技术感到从容和自信。

我们希望本书不仅适用于脊柱外科医生、神经外科医生、外科规培医生，也对医生助理、护士及其他任何参与脊柱手术患者治疗的人员有所帮助。

Eli M. Baron, MD

Alexander R. Vaccaro, MD, PhD

在过去的 50 年里脊柱外科领域充满了令人惊喜的发展。机械工程、生物材料以及解剖研究的深入使得治疗脊柱疾病的手术方法呈爆发式增长。在这段时间里，对脊柱疾患的治疗从边缘性学科逐渐发展成为一个涵盖多个方面的独立专业。在出版方面，关于脊柱的参考书和杂志数量也呈现同样的繁荣景象。数本关于脊柱的经典教科书内容扩增，变成多卷的大部头著作。这些著作对许多复杂的脊柱问题进行了非常详尽的讨论。这样做的结果就是，借用 Thomas De Quincey（1785—1859）的一句名言，"美好的思想世界被深埋于浩瀚的深渊中，再也不会被发掘或者重新为人所敬仰。"确实，由于脊柱方面的出版物数量庞杂，经常会听到诸如"我应该先读哪本书？我在哪里可以找到关于……的简明答案？"这样的问题。

受邀为新书作序是我的荣幸。在已有海量信息且还在不断增多的脊柱外科领域，这本书令人耳目一新。它内容新颖而全面，适用于不同的读者。只要在 Medline 上检索一下，你就会发现本书的编者（Alexander Vaccaro 和 Eli Baron）在外科的多个领域都具有丰富的经验，并且有着无与伦比的研究背景。他们面对信息庞杂的挑战，将已有的各种手术技术进行合理的凝练，然后有序地呈现给读者。对每种术式的描述都包括手术解剖、体位摆放、入路/显露、手术步骤几个部分，同时每个部分又有作者的经验和教训，读者会发现这种描述方法非常有帮助。对于仍然存在的争议，文中也有专门的重点讨论。这部分内容即使对于经验丰富的脊柱外科医生也会激发出他们的兴趣，让他们对争议问题进行深入思考以进一步改进手术技术。本着循证的原则，每一章末尾列有支持本章内容的关键文献，对最相关的文献还有简要的说明。堪称顶级的精美图片在某种意义上成为本书的象征，对解剖部位的图解精炼而详细，有助于读者对内容的掌握。

本书通俗易懂、内容丰富，毫无疑问将成为治疗脊柱疾患相关人员的宝贵财富。

Jens R. Chapman

华盛顿大学医学院骨科与神经外科学系脊柱部主任

目 录

第三部分　腰　椎

第一部分

颈 椎

第 1 章

闭合颅骨牵引和复位技术

适应证

- 下颈椎骨折伴对线不良。
- 单侧或双侧下颈椎关节突关节脱位。
- 移位的齿突骨折、一定类型的 Hangman 骨折、寰枢椎旋转半脱位。

术前检查 / 影像学

- 操作前需要进行全面的神经系统检查并记录。
- 尝试复位前要获取高质量的颈椎影像（包含枕颈交界和颈胸交界）（图 1.1 ）。

手术解剖

- 正确的进钉点为耳廓上 1 cm，与外耳道在一条直线上，且低于头颅的赤道线（图 1.2、图 1.3 ）。
- 如进钉点偏前，颞肌、颞浅动静脉有损伤风险。

适应证提示

- 患者必须清醒、反应敏捷且愿意合作。
- 合并进钉点区域的颅骨骨折为禁忌证。

适应证争议

- 部分医生建议复位关节突关节脱位前完善 MRI 检查，以排除合并的间盘突出。
- 对于清醒、反应敏捷的患者，可在无 MRI 情况下尝试闭合复位。如闭合复位失败，则需要在全身麻醉（全麻）手术复位前完善 MRI 检查。

治疗选择

- 经前路或后路切开复位。
- 如 MRI 提示脱位节段合并较大的间盘突出，则建议经前方入路（或前后合并入路）。

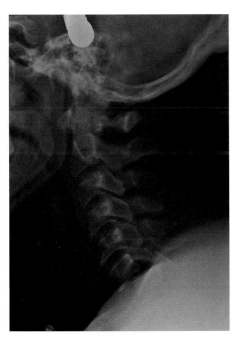

图 1.1 　　　　　　　　　　图 1.2

- 采用头高脚底位或应用四肢重量可防止患者向手术床头侧滑动。
- 当脱位发生在颈胸交界处时，侧位像可能显示不清。操作者可在铅围裙、脖领、眼镜的保护下，从尾侧轻柔向下拉动双臂，再行摄片。

因复位操作时需要频繁摄片和严密监测，操作地点最好拥有急诊室（创伤角）、手术室、重症监护室等设施。

- 置钉偏后会对颈椎施加屈曲应力。
- 置钉偏前会对颈椎施加后伸应力。

- 置钉偏头侧（赤道线以上）增加拔出风险。
- 置钉过于靠前有可能导致颞浅血管损伤。

术中站在手术床头侧有利于对称放置牵引钳。

与 MRI 相容的石墨钳和钛钉因其易形变而具有较低的失效负荷。所以当需要 50 磅（1 磅≈0.45 kg）以上的牵引力时推荐使用不锈钢钳。

- 过度拧紧可导致颅骨内板穿孔，造成脑脓肿或出血。
- 开始操作前检查所有零部件。有时，弹簧承载力指示器可能丢失！

可小剂量静脉用地西泮帮助肌肉放松。但需要始终保证患者清醒且可交谈。

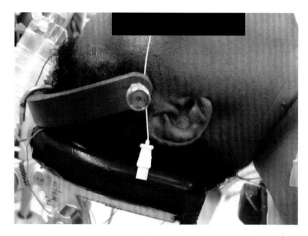

图 1.3

体位

- 患者平卧于手术床、Stryker 床或 Roto-Rest 床。

入路 / 显露

- 用聚维酮碘溶液消毒皮肤。
- 使用锥形 Gardner-Wells 钉时，不需要备皮和皮肤切开。
- 头发可能在进钉时缠在颅骨钉周围，使用皮肤消毒液彻底浸湿周围头发可使得长发易于分离，以帮助避免该情况发生。
- 采用局部浸润麻醉，深及骨膜。

手术操作

步骤 1

- 颅骨钉向头端轻微成角，两侧同时拧紧，直到弹簧承载力指示器（在其中一枚钉上）突出钉头平面 1 mm（图 1.4）。

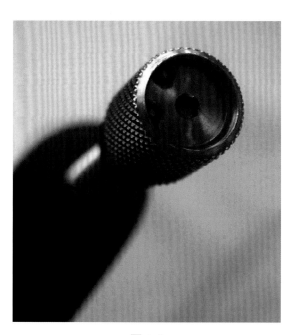

图 1.4

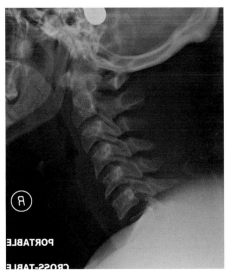
图 1.5

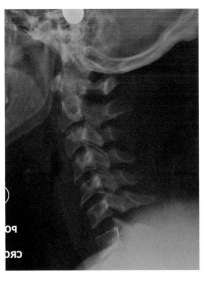
图 1.6

步骤 2

- 施加初始牵引力 10 磅。
- 重复进行神经系统检查和拍摄侧位像。

步骤 3

- 牵引重量每 20 ~ 30 分钟增加 5 ~ 10 磅，以克服肌肉痉挛，获得并利用软组织蠕变效应。
- 每次增加牵引重量时需要重复神经系统检查和影像学检查。

步骤 4：复位单侧小关节脱位

- 手法复位有助于最终对于脱位小关节的复位。
- 当头部向脱位侧旋转超过中线 30° ~ 40° 时，向正常侧小关节施加轴向压力（图 1.7）。

步骤 3 要点

- 复位无合并骨折的小关节脱位时，一个屈曲的应力会协助解锁小关节（图 1.5、图 1.6）
- 此目的可通过故意偏后置钉或抬高滑车来达成。

步骤 3 提示

- 如果过度牵开或神经症状加重，牵引负重必须立即移除。

步骤 3 器械

- 通常，需要的牵引重量取决于损伤节段（每节段加 5 kg）。
- 复位单侧小关节脱位通常需要比复位双侧脱位更大的牵引重量。

步骤 4 争议

一些作者建议牵引负重极限为 66 ~ 70 磅。但有些作者报道过的极限重量达 140 磅。

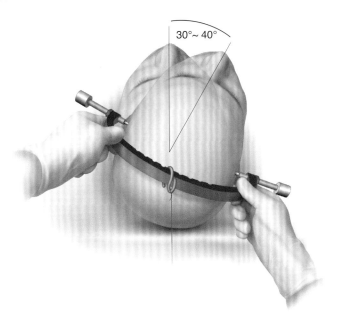

30° ~ 40°

图 1.7

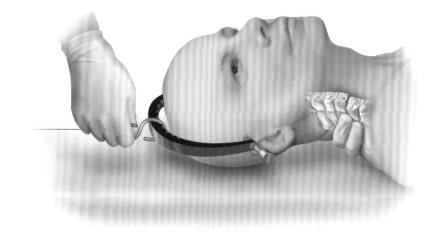

图 1.8

- 感受到阻力则停止手法复位，并通过影像学确认复位与否。

步骤 5：复位双侧小关节脱位

- 在脱位节段的尾侧施加向前的应力，此位置通常可通过触诊棘突台阶确定（图 1.8）。
- 将头部向一侧旋转超过中线 30°~40°，如成功复位，则以相同手法转向另一侧。

术后处理及预后

- 复位成功后，牵引重量通常可以减少至 10~20 磅。

循证文献

Arnold PM, Brodke DS, Rampersaud YR, et al. Differences between neurosurgeons and orthopaedic surgeons in classifying cervical dislocation injuries and making assessment and treatment decisions: a multicenter reliability study. Am J Orthop. 2009; 38: E156-E161.

29 个脊柱外科医生回顾了 10 例颈椎脱位病例。虽然骨科和神经外科背景的医生对于影像学的解读基本类似，但是对于治疗前是否需要 MRI 以及在治疗方式的选择上，两个专业医生的意见有分歧。

Cotler HB, Miller LS, DeLucia FA, Cotler JM, Davne SH. Closed reduction of cervical spine dislocations. Clin Orthop Rel Res. 1987; 214: 185-199.

此研究为描述入钉点解剖学的尸体研究，并回顾了 24 例颈椎小关节脱位患者使用闭合复位及牵引的治疗情况。90% 的患者改善了至少 1 级的 Frankel 分级，71% 的患者闭合复位治疗成功。

Cotler JM, Herbison GJ, Nasuti JF, Ditunno Jr. JF, An H, Wolff BE. Closed reduction of traumatic cervical spine dislocation using traction weights up to 140 pounds. Spine. 1993; 18: 386-390.

此研究回顾了 24 个病例，表明在复位不合并骨折的小关节脱位时，牵引负重至 140 磅仍是安全的。17 名患者需要高于 50 磅的重量才能复位，成功复位所需的时间 8~187 分钟不等。操作时或操作后没有出现神经系统症状恶化的病例。

Grauer JN, Vaccaro AR, Lee JY, et al. The timing and influence of MRI on the management of patients with cervical facet dislocations remains highly variable: a survey of members of the Spine Trauma Study Group. J Spinal Disord Tech. 2009; 22: 96-99.

问卷调查了 25 名脊柱外科专科医生。对于颈椎小关节脱位患者，在 MRI 和闭合复位的使用时机方面出现了重大差异。神经外科医生更倾向于在切开或闭合治疗前进行 MRI 检查。

Littleton K, Curcin A, Novak V, Belkoff S. Insertion force measurement of cervical traction tongs: a biomechanical study. J Orthop Trauma. 2000; 14: 505-508.

生物力学尸体研究表明颅骨钉过度拧紧会导致应力严重升高，超出穿透颅骨所需。另外，文章还讨论了颅骨钳放置可能的并发症。

Vaccaro AR, Falatyn SP, Flanders AE, Balderston RA, Northrup BE, Cotler JM. Magnetic resonance evaluation of the intervertebral disc, spinal ligaments, and spinal cord before and after closed traction reduction of cervical spine dislocations. Spine. 1998; 24: 1210-1217.

前瞻性研究了小关节脱位闭合复位前后分别使用 MRI 来评估间盘突出和韧带损伤。在 11 例病患中，9 例成功闭合复位，2 例在牵引前 MRI 上显示间盘突出，5 例在牵引后 MRI 上显示间盘突出。在合并间盘突出的患者中，没有出现复位造成的神经功能损伤。

Vital J, Gille O, Sénégas J, Pointillart V. Reduction technique for uniarticular and biarticular dislocations of the lower cervical spine. Spine. 1998; 23: 949-954.

研究回顾了 168 例连续的下颈椎小关节脱位病例，使用逐渐牵引、麻醉下闭合复位方法，必要时切开复位。59% 的单侧脱位和 73% 的双侧脱位在经过闭合复位操作，或仅仅牵引后，成功复位。

（Michael J. Vives, Colin Harris 著 王 含 译）

第2章

Halo 架在儿童和成人中的应用

适应证注意事项

- 颅骨损伤
- 皮肤损伤
- 感觉丧失（脊髓损伤）
- 合并伤：胸部、腹部、肌肉骨骼系统

适应证

- Jefferson 骨折
- 齿突骨折：Ⅲ型或特殊Ⅱ型
- Hangman 骨折：Ⅱ型
- 单柱颈椎骨折
- 强直性脊柱炎合并骨折
- 术前牵引或制动
- 对于融合、感染、肿瘤切除的术后制动

术前检查 / 影像学

- 通过 CT 检查了解骨折形态和稳定性，并除外邻近损伤或非连续性损伤（Como 等，2009）（图 2.1）。

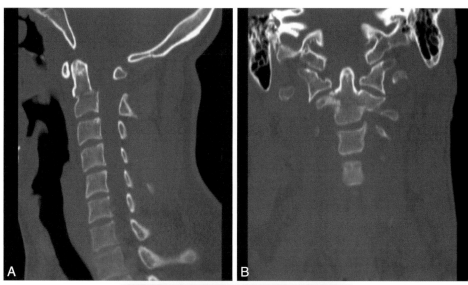

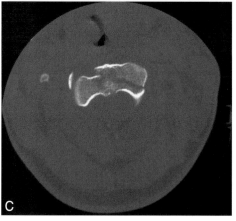

图 2.1　A to C Courtesy Dr. G. Kolyvas.

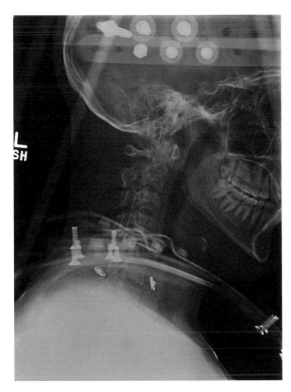

图 2.2　Courtesy Dr. G. Kolyvas.

- 通过 X 线检查确认 halo 架放置后的骨折复位和颈椎力线情况，并确认这些在治疗过程中是否得到保持（图 2.2）。

手术解剖

相关解剖聚焦于颅骨钉放置。正确放置可避免损伤神经或血管、穿透颅骨内板、颅骨钉移位，同时提供足够的固定力。

前方置钉
- 安全置钉区域：前外侧颅骨，位于眶缘（眉）外 2/3 的上方 1 cm，头颅最大径的下方。
- 易损伤结构（自内向外）：额窦、滑车上神经、眶上神经、颧颞神经、颞动脉、颞肌（Kang et al, 2003）（图 2.3）。

后方置钉
- 置钉：后外侧颅骨，大致 4 点和 8 点钟方向，或与相应的前方置钉呈角线。在头颅最大径以下、耳廓上方。
- 没有特殊结构需要避让。

体位

- 传统方式采用仰卧位，需要有经验的医护人员确保颈椎力线稳定，另外两人进行操作。
- 对于稳定骨折或非骨折治疗，可采用直立位，可更好把握头 - 颈 - 胸力线，减少患者痛苦。
- 颈托可在 halo 结构未完成前提供附加稳定性。

治疗选择
- 对于合作性好、年轻、健康的患者，轻微移位的稳定骨折可考虑使用硬颈托制动。
- 对于老年或合作性差的患者，存在不稳定或明显移位骨折、高不愈合概率骨折、韧带损伤、合并其他严重损伤的情况时，可考虑手术治疗。
- 出现下列代表 halo 固定失败的情况时转为手术治疗：骨折对线丧失、有症状的骨折不愈合、神经症状恶化。

要点
- 最好在患者清醒、可以报告疼痛和神经症状的状态下操作。轻度镇静（咪达唑仑）可减小痛苦。
- 操作时应确保有抢救车备用。

器械
确保在操作前具备所有必需用品（改编自 Botte et al, 1995）：
- 选好型号的无菌 halo 头环
- 无菌 halo 颅骨钉
- 扭矩螺丝刀或扳手
- 锁紧螺母
- 选好型号的 halo 背心
- Halo 直杆和连接棒
- 护头板
- 棘轮扳手
- 碘溶液
- 碘软膏
- 无菌手套
- 注射器
- 针头
- 注射用利多卡因
- 急救车（包括气道支持用品和气管插管）

推荐三人共同操作。

操作前测量头围和胸围，选择适当型号的头环和背心。

体位要点
- 在仰卧之前，应将背心的后盖放置于患者身体下，以减少搬动。例如，可在将患者转运至手术床时同时进行。

争议

- 传统 halo 架使用 8 英寸 - 磅扭矩的 4 颗颅骨钉。尸体和临床试验表明，使用 6 ~ 8 颗颅骨钉可增加稳定性、减少置钉处并发症。

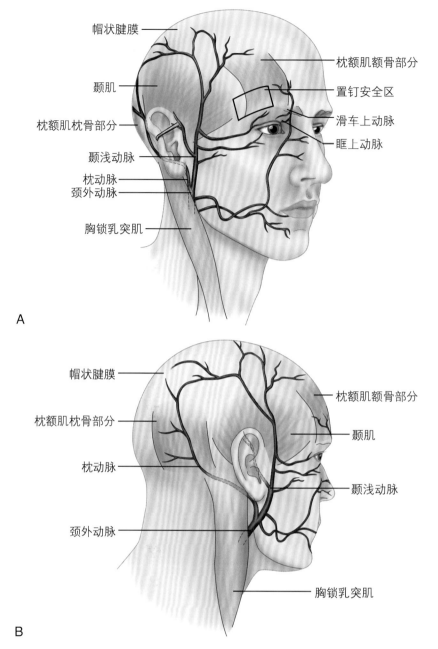

图 2.3　A. 前外侧位；B. 后外侧位

手术操作：Halo 架装配

步骤 1：头环和颅骨钉放置

- 选择合适的头环型号：小号用于头围 48 ~ 58 cm，大号用于头围 58 ~ 66 cm。选择尽可能小的头环并使得头和头环之间至少有 1 cm 间距。
- 根据前述"手术解剖"部分找到合适的入钉点。
- 在后方入钉点附近剃发，用聚维酮碘（必妥碘）或酒精清洁入钉点皮肤。
- 嘱患者闭眼、放松面部肌肉。
- 使用位置钉安排并保持 halo 位置：眉弓上 1 cm、耳上、头最大径以下。
- 在入钉点注射含肾上腺素的 1% 利多卡因。可通过 halo 头环上的钉孔注射以确保麻醉位置。从皮肤到骨膜均需注射。
- 传统 halo 固定是四钉系统。

注：1 英寸≈ 2.54 cm；1 磅≈ 0.45 kg

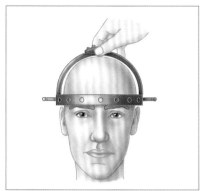

1. 放置头环

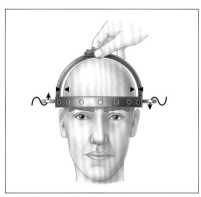

2. 调整头环和衬垫，确保头环和头之间有 1 cm 间隔

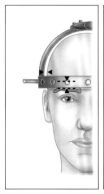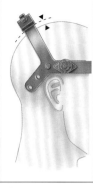

3. 在衬垫协助下，确保头环位置和力线正确。头环应当：
   a. 距头皮 1 cm
   b. 眉上 1 cm
   c. 不接触耳
   d. 后方颅骨钉低于头颅赤道线
   e. 如有头顶环，不应接触头顶

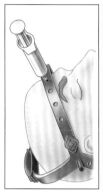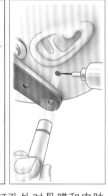

4. 使用注射器在钉孔处对骨膜和皮肤局部麻醉（局麻）。确保前方钉孔局麻时双眼处于闭合状态

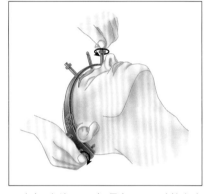

5. 在钉孔处置入颅骨钉，同时拧紧相对的颅骨钉以穿透皮肤。过程中保持闭眼，由专人保持头架位置。如头环移位，应退出颅骨钉，重新摆放头环

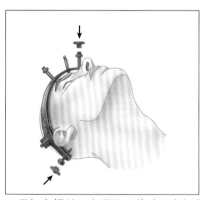

6. 用扭力螺丝刀（预设 8 英寸 - 磅）或厂家提供的扭矩限制螺帽拧紧相对的颅骨钉（每次 2 圈）

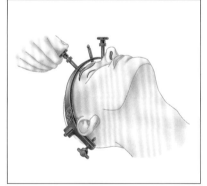

7. 如使用扭力限制螺帽，应拧紧至其断开

图 2.4

- 入钉点不需要切开，不会影响瘢痕形成。
- 所有颅骨钉应该同时放置以确保头环位置和受力均衡。在进入皮肤、穿过软组织、到达颅骨时应同时进行，最终使用扭力螺丝刀安全固定（图 2.4）。

- 使用扭力螺丝刀确保 8 英寸 - 磅的扭矩。
- 颅骨钉固定后，将锁紧螺母拧紧，固定钉子和头环。
- 螺钉周围被撑起的皮肤可使用手术刀切开。

步骤 2：背心的装配

- 以剑突下 5 cm 的胸围选择合适的背心型号：短背心用于 70 ~ 97 cm 胸围且身高 170 cm 以下者，大背心用于最大至 112 cm 胸围和身高 170 cm 以上者。
- 颈椎需要稳定在正确力线之上。
- 滚动或抬起躯干将背心后盖放置好（Magnum and Sunderland, 1993）（图 2.5）。
- 前盖放置并连接在后盖上。
- 垂直杆连接于背心上用于连接头环。

步骤 2 提示

肥胖患者可能需要特制背心，或根本无法使用 halo 治疗。

步骤 3：结构力线调整

- 每个后方垂直杆通过水平连接和同侧的前方杆相连。放松结构内所有关节，调整连接杆和头环的合适位置。
- 在连接头环之前花时间调整连接杆位置可减小患者不适、降低颈椎力线不良的风险，而在连接头环后再做调整则可能增加风险（Magnum and Sunderland, 1993）（图 2.6）。
- 确保两侧连接杆结构的对称。
- 最终拧紧头环和背心的所有关节，确保稳定而不会松动。
- 只有当最终稳定后，才能摘掉硬颈托，并松开维持颈椎力线的双手。
- 最终的头 - 颈 - 胸力线对于以下三点具有重要意义：①维持骨折力线；②减小患者痛苦；③优化患者功能，特别是视觉和吞咽功能。

步骤 3 提示

有研究表明颈椎后伸增加与吞咽功能不良导致的喉部渗透和误吸风险增加呈线性相关关系。调整优化矢状位力线可减少该严重并发症（Morishima, 2005）。

步骤 3 要点

安装工具应置于床旁或安放在背心上，以备需要紧急去除背心。

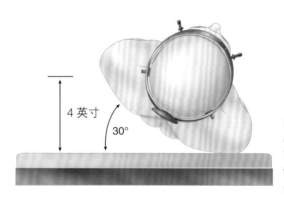

当放置背心后盖时，患者应被滚动 30°（或抬离床垫 4 英寸）。需要特别注意该过程中保持头颈部合适的力线。

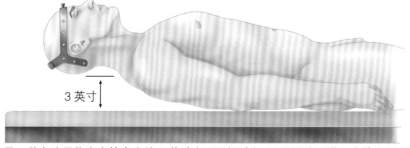

另一种方法是将患者抬离床垫 3 英寸（不可超过），而后后盖可滑入身体之下。

图 2.5

步骤 4：随访

即刻访视

- 术后需拍摄 X 线片确定颈椎力线和骨折力线。需要标准侧位片。
- 如可能，在患者坐位时评价颈椎力线、整体结构稳定性和患者舒适度。

短期随访

- 根据需要进行更多影像学检查（X 线或 CT）。
- 在 halo 安装后 24 小时再次拧紧颅骨钉。先松开锁紧螺母，用扭力扳手再次拧紧至 8 英寸 - 磅。再安装拧紧螺母。拧紧每一个关节。

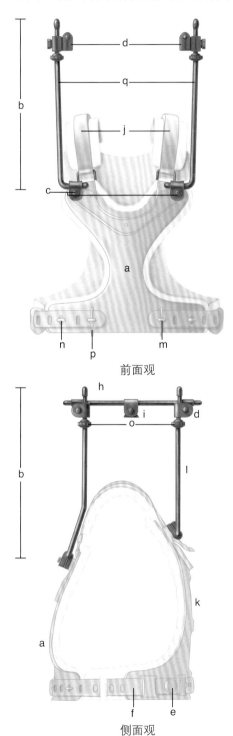

前面观

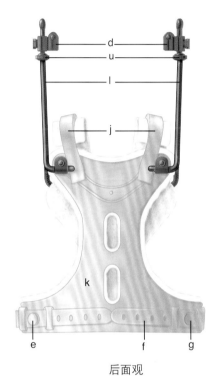

后面观

侧面观

a. 背心前盖	j. 尼龙扣肩带
b. 上方结构	k. 背心后盖
c. 背心关节	l. 后方垂直杆
d. 通用关节	m. 内侧固定点
e. 后方锁钮	n. 锁桩
f. 胸带	o. 牵引旋钮
g. 螺纹孔	p. 塑料扎带
h. 横杆	q. 前方垂直杆
i. 头环钳夹	

图 2.6

要点

要点

- Halo 架可适用于最小 10 个月的婴儿（Arkader, 2007）。
- Halo 架相关并发症的类型和发生率在成人和儿童中类似；需注意，学步儿童容易摔倒，其活动需要限制并认真看护（Caird, 2006; Arkader, 2007）。

提示

注意一老一小的 halo 架使用。年龄很小时，颅骨较薄和易摔倒会增加并发症。高龄患者可因为心肺功能不佳导致并发症发生率和死亡率明显升高。部分医生质疑过 halo 架对于高龄患者的安全性（Majercik 等，2005）。

术后要点

- 颅骨钉放置、扭矩把控、术后扭矩再调整以及不辞辛苦的术后护理是降低 halo 架固定并发症率的重要保障。
- 考虑制订调钉计划。术后 24、48 小时，以及之后每 2～3 周调整颅骨钉扭矩可降低入钉点并发症发生率，减小需要重置的概率（Fraser, 2015）。

术后提示

- 并发症在整个治疗过程中几乎难以避免，但通常不严重且能被精心护理良好控制。
- 与 halo 架相关的并发症见下（改编自 Botte 等，1995）：
  - 颅骨钉松动：36%～60%
  - 入钉点感染：20%～22%
  - 严重不适感：18%
  - 头环移位：13%
  - 压疮：4%～11%
  - 再移位：10%
  - 背心导致的呼吸受限：8%
  - 背心导致的上臂抬举困难：23%
  - 肺炎：5%
  - 神经损伤：2%
  - 入钉点出血：1%
  - 硬膜损伤：1%
  - 神经症状恶化：1%

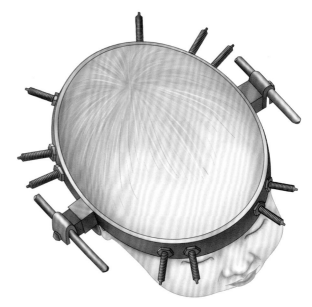

图 2.7

手术操作：儿童或婴儿的 halo 架安装

- 小儿 halo 架安装与成人的区别主要在颅骨厚度、颅骨硬度和颅骨缝未闭合。一定要避免穿透颅骨。
- 根据年龄和诊断考虑是否需要全身麻醉。尽管全麻患者无法提供神经状态的反馈，但对于婴儿或小龄儿童则不存在该问题。
- 尽管存在儿童型号，仍有可能需要定制头环和背心。
- 术前 CT 可明确颅骨厚度和颅骨缝位置，以计划置钉（Mubarak 等，1989）（图 2.7）。
- 使用 8～10 个较低扭矩的颅骨钉可提供稳定性。
- 用扭力扳手拧紧至 2 英寸 - 磅扭力。对于小龄儿童和婴儿，考虑使用手指来感觉扭力。

术后处理及预后

长期随访

- 放置 1 周后再次拧紧颅骨钉。
  如出现感染或再拧紧头几扣时无阻力，则需要取出并在新位置放置颅骨钉。
- 每天 2 次入钉点护理。
- 观察结痂、渗液、发红、肿胀情况。
- 使用过氧化氢清洁。
- 向护理团队报告一切出现的变化。
- 在自我护理和独立生活方面进行患者教育：Magnum 和 Sunderland（1993）提供了有价值的信息。
- 发生并发症的概率虽然高，但给予细心合理的护理仍可控制。

最终处理

- 1/3 的患者认为入钉点瘢痕严重。在去除 halo 架时，应使用过氧化氢浸湿的纱布按摩入钉点，松解皮肤和颅骨之间的粘连。患者在接下来的数天中应移动入钉点表面皮肤，以防再次粘连，减小瘢痕。

循证文献

Arkader A, Hosalkar HS, Drummond DS, Dormans JP. Analysis of halo-orthoses application in children less than three years old. J Child Orthop. 2007; 1: 337-344.

回顾性研究了 3 岁以下儿童的 halo 架治疗。入钉点并发症 2 例。讨论了本年龄段的特殊情况。

Botte MJ, Byrne TP, Abrams RA, Garfin SR. The halo skeletal fixator: current concepts of application and maintenance. Orthopedics. 1995; 18: 463-471.

关于 halo 架的一篇出色的综述，包含发展史、置钉方法、halo 架的操作、生物力学、并发症处理和儿童使用方法。

Como JJ, Diaz JJ, Dunham CM, et al. Practice management guidelines for identification of cervical spine injuries following trauma: update from the Eastern Association for the Surgery of Trauma Practice Management guidelines committee. J Trauma. 2009; 67: 651-659.

对于颈椎创伤处理和评估的专家共识。CT 是重要的影像学资料。

Caird MS, Hensinger RN, Weiss N, Farley FA. Complications and problems in halo treatment of toddlers: limited ambulation is recommended. J Pediatr Orthop. 2006; 26: 750-752.

回顾性研究了 13 例、平均年龄 26 个月的患儿。30% 的并发症与摔倒有关，所以该年龄段患儿需要活动限制和看护。

Coffey JP, Fraser S. Does routine pin re-torquing of patients wearing a halo-thoracic orthosis reduce the need for pin replacement? Prostate Ortho Int. 2015; 39: 338-341.

回顾性研究了 170 例患者，表明术后需制订调钉计划以减少颅骨钉相关并发症。

Kang M, Vives MJ, Vaccaro AR. The halo vest: principles of application and management of complications. J Spinal Cord Med. 2003; 26: 186-192.

关于 halo 架的出色综述，包括安装、生物力学、并发症及其原因和治疗。

Letts M, Girouard L, Yeadon A. Mechanical evaluation of four versus eight-pin halo fixation. J Pediatr Orthop. 1997; 17: 121-124.

该尸体研究证明 8 钉比 4 钉结构增加了 24.2% 的稳定性。作者推荐在婴幼儿中使用 8 钉、低扭矩结构。

Magnum S, Sunderland PM. A comprehensive guide to the halo brace. AORN J. 1993; 58: 534-546.

一篇出色的指南，包括背心尺寸、安装、体位，以及术后处理和患者教育。

Majercik S, Tashjian RZ, Biffl WL, Harrington DT, Coiffi WG. Halo vest immobilization in the elderly: a death sentence? J Trauma. 2005; 59: 350-357.

一项回顾性研究，对比了 65 岁以上及以下患者接受 halo 架、颈托和手术治疗的效果。并发症发生率方面，颈托和手术治疗两组相近，但 halo 架中 65 岁以上患者的并发症是另一组的 4 倍（21% 对 5%）。肺炎和心脏骤停导致的死亡率明显高于其他治疗方案。Halo 架应作为高龄患者的最后一个选择。

Manthey DE. Halo traction device. Emerg Med Clin North Am. 1994; 12: 771-778.

一篇关于 halo 架治疗的综述，包括适应证、相关解剖、并发症和护理。

Morishima N, Ohota K, Miura Y. The influence of halo-vest fixation and cervical hyperextension on swallowing in healthy volunteers. Spine. 2005; 30: e179-e182.

文章用影像学和肌电图评估了 6 个健康志愿者的吞咽功能。Halo 架固定颈椎于 52° 伸直位时，可导致吞咽力学变化，2 例发生喉部渗透，1 例出现误吸。

Mubarak SJ, Camp JF, Vuletich W, Wenger DR, Garfin SR. Halo application in the infant. J Pediatr Orthop. 1989; 9: 612-614.

幼儿使用 halo 架的技术指南。其推荐增加颅骨钉数量、减小扭矩、术前判断颅骨缝位置和颅骨厚度。

Nemeth JA, Mattingly LG. Six-pin halo fixation and the resulting prevalence of pin-site complications. J Bone Joint Surg Am. 2001; 83: 377-382.

尸体试验加临床回顾研究。6 钉系统的固定力是 4 钉系统的 171%。钉 - 骨交界的问题导致了大多数的并发症。

Polin RS, Szabo T, Bogaev CA, Replogle RE, Jane JA. Nonoperative management of types II and III odontoid fractures: the Philadelphia collar versus the halo vest. Neurosurgery. 1996; 38: 450-457.

回顾性研究了 54 例 II 型或 III 型齿突骨折非手术治疗患者。发现颈托和 halo 架的效果类似，应作为一线非手术治疗方案。

Product monograph. Bremer Halo Crown Traction Set. Bremer Halo Systems, Raynham, Mass. 2003.

本文提供了特殊 halo 架的安装指导。

（Neil A. Manson, Howard S. An 著　王　含 译）

第 3 章

前路齿突切除术：经口入路

适应证

- 主要用于处理下斜坡至 C2-C3 椎间隙腹侧、中线、硬膜外的病变。
- 通常用于神经减压，特别是类风湿关节炎患者。颈延髓神经压迫的原因包括：
  - 类风湿或退行性变造成的颅底凹陷。
  - 假性肿瘤或类风湿血管翳。
  - 硬膜外原发性骨或软组织肿瘤。
  - 先天性颅底凹陷。
  - 不可复性长期齿突骨折不愈合并造成神经压迫。
  - 移位的齿突小骨。
- 通常作为分期手术的一部分，可用于切除脊索瘤或其他颅颈交界区中线硬膜外肿瘤。
- 偶尔用于中线硬膜内病变，例如脑膜瘤和神经鞘瘤，通常也可以作为分期手术的一部分。

适应证提示

中线向外侧剥离不应超过 11 mm，否则可能损伤耳咽管、舌下神经和椎动脉。

术前检查 / 影像学

- 重点的神经学及肌肉骨骼检查应该包括对旋转半脱位的评估，这是此种术式的相对禁忌证，例如不可复性斜颈。
- 详细的口腔及咽喉部检查包括：
  - 硬腭和病变之间的关系。如果硬腭位于病变之上，则术野显露较好。
  - 口腔应该能够张开大于 25 mm，以便充分显露病变，也有足够空间使用手术器械。
  - 需要仔细检查患者的牙齿。牙根脓肿和牙周感染是术后感染的显著危险因素。同时需要注意牙齿排列的情况，排列异常可导致撑开器放置困难。
  - 术前可以使用牙龈保护套，这样可以使异常排列的牙齿和撑开器间更加贴附。
  - 颞下颌关节病变需要引起重视，因为会限制张口的大小从而影响经口入路操作。
- 需要有充足的颈部后伸。颈部固定性屈曲畸形会限制充分张口，从而影响手术入路。
- 术前要进行耳鼻喉科的检查，排除低位脑神经功能异常。如果存在声带、咽喉或脑干功能异常，需要在术前考虑行气管切开。
- 术前影像学检查包括颈椎的多平面 X 线片、颈椎 CT（包括冠状面和矢状面重建）以及颈椎 MRI（图 3.1）用于显示软组织病变和神经受压程度。
- CT 重建影像能够提供骨组织的详细信息，对计划后路内固定手术非常有益。
- 影像导航，包括无框架式立体定位和术中 MRI，可以作为该术式的辅助手段。但是，由于颅颈交界区存在活动，无框架式立体定位可能不准确。

治疗选择

除了单纯经口入路行前路齿突切除术外，其他手术方法包括：
- 前路经口齿突切除联合后路固定（＋减压）。
- 前路内镜下经鼻入路齿突切除联合后路固定（＋减压）。
- 单纯后路固定（＋减压）。
- 辅助牵引复位（针对可复性颅底凹陷和寰枢椎半脱位）联合后路固定。

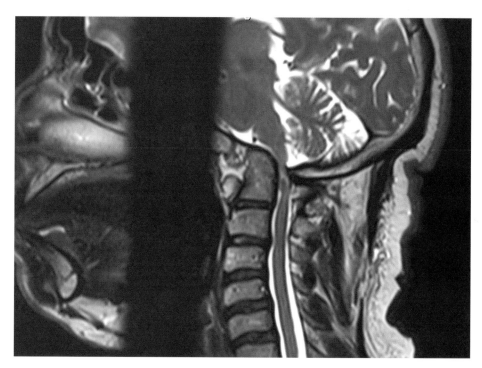

图 3.1

- 磁共振血管成像（Magnetic resonance angiography, MRA）有助于明确血管结构，特别是椎动脉和中线结构之间的关系，以及椎动脉的优势侧。CT血管成像可作为替代的方法，也同样很有帮助。

手术解剖

理解枕颈交界区韧带和骨性结构解剖对于在此区域手术非常重要。

- 寰椎通过前后方寰枕膜同枕骨结合。
- 寰枢关节包含 4 个关节和 2 个关键韧带：
  - 2 个双侧侧块间的滑膜关节和 2 个前后方的齿突关节。
  - 翼状韧带起自齿突两侧，附着于枕骨髁。尖韧带起自齿突，止于枕骨大孔前缘。
- 任一前述韧带断裂都会增加颅底凹陷的发生概率。

交叉韧带由寰椎至枢椎。由于该韧带损伤造成的寰枢分离需要手术治疗。

- 在枕骨大孔下方，口咽和椎前筋膜之间被一个边界清楚的蜂窝组织平面所分隔（图 3.2）。手术切开和术后修复后，口咽黏膜可达到良好的愈合。
- 经口入路最为重要的骨性解剖标志点是一些中线结构：头端的是附着于蝶骨上的隔膜以及斜坡上的咽结节，尾端的是 C1 前结节。颈长肌位于齿突两侧，再外侧是头长肌。
- 前纵韧带在中线上向尾侧延伸。
- 在行经口手术前，关于椎动脉位置的知识是必须掌握的。在 C1 水平，椎动脉距中线 24 mm，但是在 C2-3 间隙水平距中线大概 11 mm（在枕骨大孔水平同样如此）（图 3.2）。
- 寰枢椎旋转半脱位等病变会显著改变椎动脉和中线之间的位置关系。
- 解剖中线能够精确地通过视觉上查看前纵韧带和颈长肌的对称性来明确。

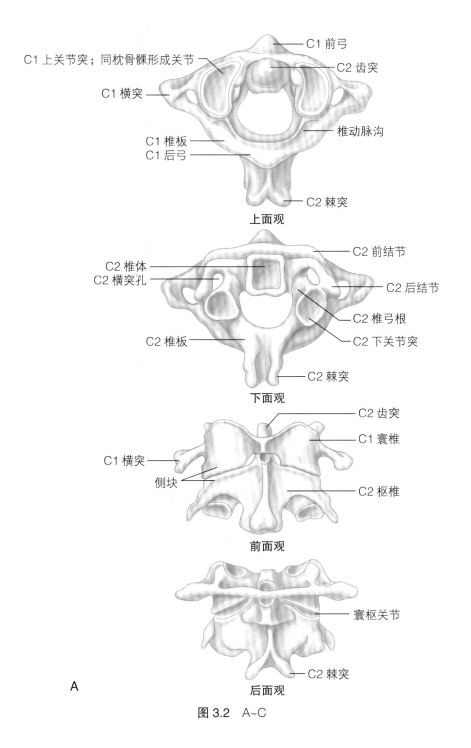

C1 上关节突；同枕骨髁形成关节
C1 前弓
C2 齿突
C1 横突
椎动脉沟
C1 椎板
C1 后弓
C2 棘突
上面观

C2 椎体
C2 前结节
C2 横突孔
C2 后结节
C2 椎弓根
C2 椎板
C2 下关节突
C2 棘突
下面观

C2 齿突
C1 寰椎
C1 横突
侧块
C2 枢椎
前面观

寰枢关节
C2 棘突
后面观

A

图 3.2　A~C

体位

首先放置神经电生理监测电极，监测体感诱发电位（somatosensory evoked potential, SSEP）和经颅运动诱发电位（transcranial motor evoked potential, MEP）。

- 纤维鼻支气管镜引导经鼻气管内插管。
- 需要放置鼻胃管，用于术中胃内容物的引流和术后的鼻饲。
- 采用三针固定系统将患者头部固定在轻度后伸的位置（图 3.3），也可以使用 Gardner-Wells 牵引弓环形头枕。
- 颈椎固定后凸畸形的患者不能后伸，可以采用轻度头低脚高位，从而有助

体位要点

- 另一种方法是使用 Mayfield 头架（图 3.3）。这种体位的优点是血液和冲洗液能够方便地流出术野。头部轻微后伸有助于显露术野。手术床可以轻度倾斜，从而找到对患者和医生的最佳体位。头颅需要和躯干保持在一条线上，不能有旋转，从而避免椎动脉和中线结构间相对位置发生改变。前路手术完成后翻转头架即可进行后路内固定手术。
- 体位摆放完成后透视确认脊柱序列位于正确位置。
- 术前、术后在口腔黏膜上局部使用氢化可的松可以减少唇和舌肿胀的概率。

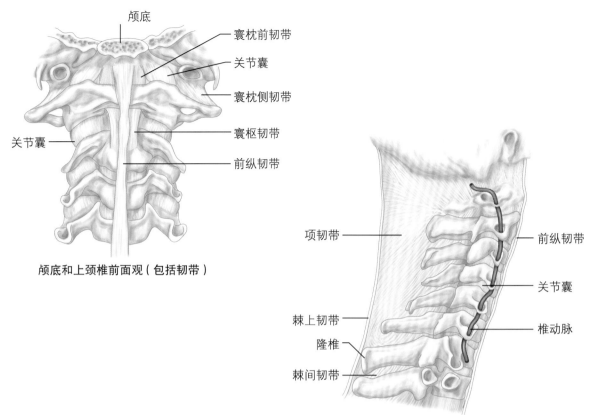

颅底和上颈椎前面观（包括韧带）

B

颅底和上颈椎右侧观（包括韧带）

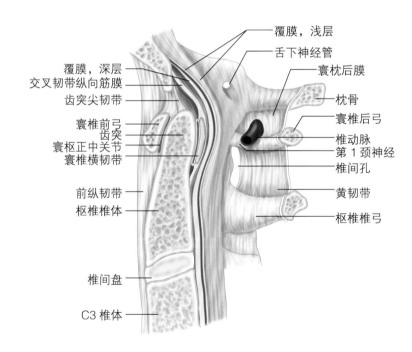

C

图 3.2   A~C（续）

于头端的剥离。

- 摆放好体位后进行 X 线透视，确认体位正确以及脊柱序列情况。

入路 / 显露

进行口腔拭子培养明确菌群，之后使用 1% 聚维碘酮或西曲溴铵对口腔及口咽进行准备。

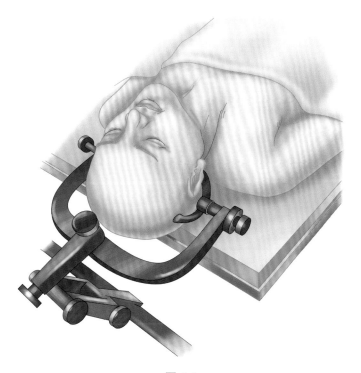

图 3.3

- 食管上段需要用明胶海绵或纱布进行填塞，防止盐水和血液流入消化道。
- 使用 1% 利多卡因和肾上腺素浸润口咽黏膜和软腭中线结构。使用 Crockard 经口撑开器（Codman, Raynham, Massachusetts）充分显露口腔后部，将鼻气管插管和鼻胃管牵开至一边，不要妨碍手术入路（图 3.4 和图 3.5）。
- 用压舌板和软腭牵开器可以进一步增加显露。
- 为了增加上方及两侧的显露，可以从硬腭至悬雍垂将软腭自中线劈开。
- 切开咽后壁后，置入带齿 Crockard 自动拉钩牵开两侧，显露下方的前纵韧带和颈长肌。

体位提示

- 不能充分张口是该术式的相对禁忌证。作为常识，如果在成年人充分张口时不能将 3 指放入口中，则需要避免经口入路手术。否则，要想实现充分显露，需要劈开下颌骨和舌。
- 因为许多患者存在先天性不稳定，需要进行围术期颈椎制动。但是，Halo 架固定会限制颈部后伸以及外科手术显露。
- 如果无法充分张口，要想实现充分显露，需要劈开下颌骨和舌。

体位器械

- 体感诱发电位（SSEPs）
- 经颅运动诱发电位（MEPs）
- 纤维鼻气管插管
- 鼻胃管
- Mayfield 三针固定头架或马蹄形 / 环形头枕及 Gardner-Wells 牵引系统
- 可调式手术床，调至轻度头低脚高位
- 术中透视

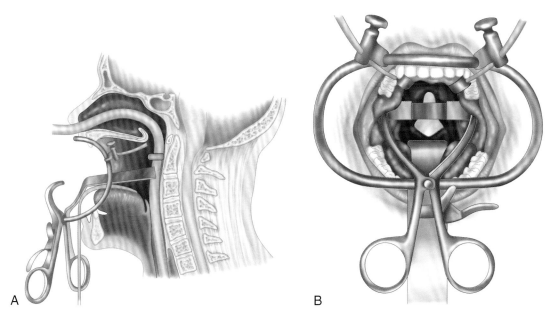

A　　　　　　　　　　　　　　B

图 3.4　A、B

入路 / 显露器械

- 口周 halo 架经口带齿 Crockard 自动牵开器
- 压舌板和腭牵开器
- 或使用 McIvor 三环牵开器
- 或使用 Spetzler-Sonntag 牵开器

体位要点

软腭也可以使用缝线牵开。线尾从鼻孔穿出，确保不伤及经鼻孔进入鼻咽的血管祥（Spetzler 技术）（Hadley 等，1988）。或者把软腭从中线切开（切开时避开悬雍垂），并用缝线悬吊在口腔黏膜上（Crockard 技术）（Crockard，1995）。

体位争议

一些专家指出，对软腭的简单牵拉只能显露至斜坡尖。因此，如果需要向上方更多的显露时，需要切开软腭以充分显露斜坡下 1/3。

步骤 1 要点

- 另一种方法是，口咽切口限制在 15～20 mm 之间，位于寰椎前结节中央，之后放入牵开器扩大切口。
- 无框架立体定位和术中神经导航结合可以帮助确认解剖上的显露程度，同时能降低医生的放射线暴露。图中使用导航指点器显示头端的显露程度。确认头端显露程度足以完成齿突全切（图 3.6B）。

步骤 1 提示

- 下斜坡至 C3 椎体上缘的切口可以在双侧获得 15～20 mm 的术野显露。在 C1-C2 间隙水平，损伤咽鼓管、舌下神经、翼管神经和主动脉的风险增加。
- 考虑到这个区域存在的大血管和静脉窦，术后血肿形成将是一个问题。可以通过仔细止血，应用艾微停（Avitene）、速即纱（Surgicel）、明胶海绵（Gelfoam）或纤维蛋白胶（fibrin glue），以及术后抬高头部来减少出血风险。
- 需要特别防止出现脑脊液漏，以减少术后脑膜炎的发生。

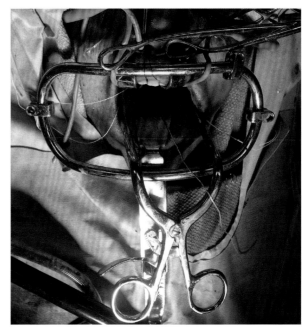

图 3.5

- 在透视或直视下，切开范围为从斜坡基底到 C3 椎体上缘。
- 另一种方法是使用气管内插管和 Spetzler-Sonntag（Aesculap, San Francisco, California）牵开器。牵开器可以保护并牵开气管内插管和舌，而 Crockard 牵开器只是将鼻气管插管推开。

手术操作

步骤 1

- 触及寰椎前结节。使用侧位透视确认位置。可以使用手术显微镜或者使用放大镜及光源照明。
- 沿口咽后壁中线行纵切口，向上约 2.5 cm，向下 2.5～3.0 cm（图 3.6A）。这样的切口可以向中线两侧显露至 1.5～2.0 cm。
- 依次切开咽后壁黏膜、咽上缩肌和前纵韧带。如果需要，可以切开软腭（甚至硬腭）显露下斜坡。
- 使用骨膜起子和电凝，骨膜下显露 C1 前弓以及 C2、C3 椎体前方。
- 将颈长肌及头长肌由内向外从颈椎椎体上分离。用带齿牵开器向外侧牵拉切开软组织。这样可以清楚显露下斜坡中线、寰椎和枢椎。
- 如果存在不稳定，在寰椎下缘水平以及寰椎和齿突交界处可以看到大量肉芽组织。

步骤 2

- 使用火柴头磨钻切除寰椎前弓，切除范围为中线两侧约 1 cm（大约前弓的 2/3，显露齿突基底两侧）（图 3.7）。使用磨钻和刮匙从头侧向尾侧（始于齿突尖部）切除齿突和血管翳（如果存在），掏空齿突的松质骨成分并切除内层皮质。
- 另一种方法是先在齿突基底磨削，将其与枢椎椎体分离。用 3 mm 钻头逐渐镂空齿突至对侧皮质，之后用火柴头或钻石头钻头磨薄皮质并最终将其磨除。锐性分离翼状韧带和齿突尖韧带，注意不要出现脑脊液漏。将周围

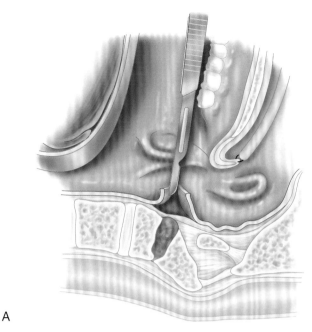

A

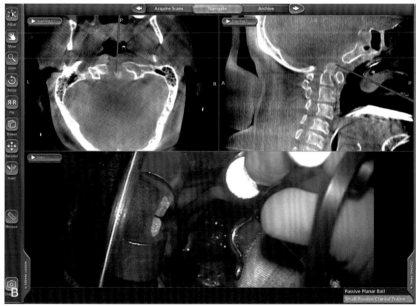

图 3.6　A、B

软组织清除后，切除近端齿突。用特殊的镊子夹住齿突会使整个过程更容易，将其从枕骨大孔水平拉下，同时分离清除其上附着的硬膜。这样即能完整切除齿突。但需要注意的是，这种操作方法最大的潜在风险是损伤硬膜，特别是在小儿患者中，这类患者齿突尖部有一个钩状突起，在切除时，可能会撕裂硬膜。

- 在齿突后方可见后纵韧带，将其切除。在 C1 前弓水平的位置可以看到横韧带纤维。切除韧带后可以清晰地看到硬膜。可以使用角度刮匙、蝶骨钳、枪刺样牙钳清除韧带和软组织。通常，韧带和硬膜之间存在一间隙。硬膜搏动并在两侧见到硬膜边界提示减压充分。
- 可以用碘海醇造影或不造影后的透视确认减压是否充分。另一种方法是使用神经导航（图 3.8A）。尾端减压充分的标志是硬膜完全膨隆。
- 静脉性出血可以用速即纱（Surgicel）及纤维蛋白胶控制（图 3.8B）。

步骤 1 争议

- 除了采用标准的经口入路，为了增加颅颈交界区的显露，也可以采用一些扩大入路。
  - 下颌骨劈开入路可以增加颈部的显露。首先在中线切开唇，之后向下切开牙龈、下颌骨，最后切开舌骨。在舌下切开黏膜，注意不要损伤下颌下腺导管，向两侧牵开下颌骨，扩大颅颈交界区上下方的显露。
  - 下颌骨及舌劈开入路可以将显露向上下方延伸，上方包括中斜坡，下方至 C3-C4 椎体。
  - 腭切开是延伸软腭在中线的切口，但保留悬雍垂。犁骨后方的连接可以被切开（包括硬腭），分离，并向两侧牵开。
  - 更加广泛的双侧黏膜牙龈扩大入路可以通过沿上颌骨骨膜下分离实现，能够有效地进行面部脱套。上颌骨上肌肉黏膜分离的上边界是眶下神经。从梨状孔至上颌窦进行双侧截骨。将上颌骨从翼上颌裂取下。切除下鼻甲。将鼻黏膜及蝶骨在鼻中隔上反折，以显露上方结构。这种扩大入路需要注意保护血运，也就是腭动脉。

步骤 1 器械 / 植入物

尽管可以通过放大镜来完成手术，但使用显微镜可以提高可视性及照明。此外，在部分患者中该手术还可通过内镜来完成。

步骤 2 要点

- 这个区域存在大血管和静脉窦，因此术后血肿形成是个问题。可以通过仔细止血，应用艾微停、速即纱、明胶海绵或纤维蛋白胶，以及术后抬高头部来减少出血风险。
- 术中间断性地放松牵开器可以使舌不被挤压在牵开器叶片和下方牙齿之间，从而减少舌水肿的发生率。
- 如果需要切开硬膜进行手术，密闭的硬膜缝合对于减少术后感染是至关重要的。用缝线缝合硬膜很少能够完全使硬膜切口闭合。使用游离的皮下脂肪、咽部黏膜旋转皮瓣、鼻中隔黏膜皮瓣有助于密闭硬膜；同时需要腰部脑脊液分流。

- 需要特别小心避免出现脑脊液漏，减少术后脑膜炎的发生。如果术中要进行硬膜内操作，术前需放置腰部脑脊液引流管。在这些手术中，脂肪、肌肉、阔筋膜或皮下脂肪都可以用来修补硬膜切口，之后使用纤维蛋白胶。后路固定常导致血管翳自发性复位，因此侵袭性小的入路对齿突周围血管翳是最安全的。
- 类风湿性血管翳或小的滋养动脉出血可以通过双极电凝来控制。如果需要切开硬膜进行手术，密闭的硬膜缝合对于减少术后感染是至关重要的。用缝线缝合硬膜很少能够完全使硬膜切口闭合。使用游离的皮下脂肪、咽部黏膜旋转皮瓣、鼻中隔黏膜皮瓣有助于密闭硬膜；同时需要腰部脑脊液分流。

经口或经鼻内镜下手术可以获得更好的显露和术野，同时避免切开软腭带来的相关并发症。此外，经鼻入路黏膜切口位于口咽上方，理论上能减少伤口感染和粘连的发生，从而可以在术后早期进食。随着内镜下手术器械的改良，以及医生对这项技术越来越熟悉，对于一部分位于鼻腭线以上的齿突病变，这项技术是一种可行的选择。

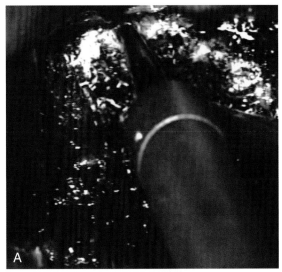

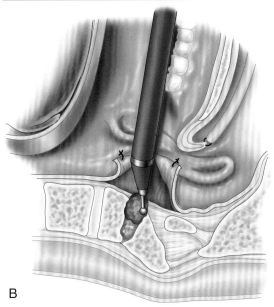

图 3.7　A、B

- 将缝针弯成 J 形可以使咽部切口更加容易。
- 为避免死腔，咽壁切口需要进行两层缝合。
- 修复软腭时也需要进行双侧缝合。

步骤 3

- 咽后壁应使用 3-0 薇乔缝线双侧缝合（图 3.8C）。
- 尽管口腔内存在菌群，如果硬膜完整，感染率低于 3%。
- 如果硬膜切开，严密缝合，可以辅助使用脂肪、筋膜、皮下脂肪片和纤维蛋白胶。此外，还应进行 5 天的腰部脑脊液分流（10～15 ml/h）。

术后处理和预后

- 如果一期没有行后路固定手术，术后应该使用 halo 架、Minerva 背心、硬围领或者牵引。
- 如果可能，要鼓励患者坐起或下地活动，减少唾液在咽部聚集以及潜在的伤口裂开的风险。
- 术后保留鼻气管插管 24～48 小时。没有明显口唇和舌肿胀后再拔除插管。
- 术后患者需要禁食 5 天。术后 5 小时可以开始进行鼻饲。

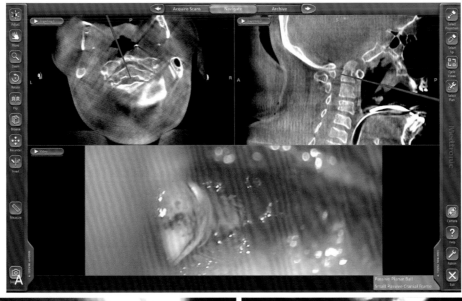

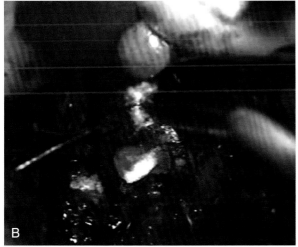 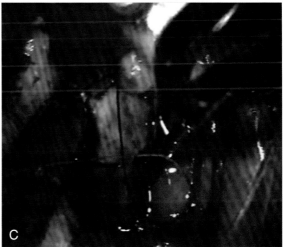

图3.8 A~C

- 术后最初48小时内舌和黏膜使用氢化可的松软膏。
- 如果硬膜切开，需行腰椎脑脊液引流5~10天。某些医生会针对革兰氏阳性菌、革兰氏阴性菌和厌氧菌预防性使用抗生素。例如，Menezes推荐在术后最初的5天行脑脊液培养，培养阴性时才能停用抗生素。偶尔，如果出现持续性脑脊液漏时，行腰椎腹腔分流术。
- 预后主要取决于术前神经功能损伤程度。类风湿患者如果因为脊髓髓性症状（Ranawat分型Ⅲb型）无法行走，存在更高的死亡率。
- 术后行MRI或CT检查，用于评价减压的程度（图3.9）。

循证文献

尽管对于前路齿突切除的长期疗效证据甚少，只要选择合适的患者，细致的术前设计，熟悉枕颈交界区解剖，这个手术对于解除枕颈交界区前方压迫来说仍然是非常有效和安全的方法。以下是一些少量的研究，它们的结果对本章手术的不同步骤有所支持：

术后处理争议

- 气道并发症是经口入路的常见问题。作者的经验是术后留置气管内插管至少24小时。如果此时出现舌或者口腔肿胀的表现，则气管内插管继续留置直到肿胀消退。术中间断性松开牵引器以防舌夹在牵引器叶片和下牙之间，可以减少术后舌肿胀的发生率。
- 迟发性并发症包括舌肿胀、脑膜炎、腭或咽部伤口裂开、神经功能恶化、咽后壁脓肿、迟发性咽部出血以及腭咽功能不全。咽部裂开可以在术后早期或晚期发生。

术后处理争议（续）

- 早期裂开（术后最初 7 天）多与伤口缝合不严密或经口进食过早有关。鼓励患者尽早坐起或行走有助于防止唾液在咽部切口顶端或最薄弱点积聚。
- 如果发生早期伤口裂开，需要尝试再次缝合（如果需要的话请头颈外科的同事协助），同时配合使用高营养和静脉使用抗生素。
- 如果发生晚期伤口裂开，需要排除是否存在感染。晚期伤口裂开的鉴别诊断包括骨髓炎、咽后壁脓肿和营养不良。咽后壁脓肿的处理包括侧方引流（而不是经口引流），同时静脉使用合适的抗生素、经鼻胃管给予高营养、颈部制动。
- 经口齿突切除后神经功能恶化最可能的原因是枕颈不稳定。此手术后的大多数患者需要行后路固定。
- 经口入路后患者出现意识改变，首先需要考虑脑膜炎。特别是类风湿关节炎的老年患者。这个诊断非常容易被忽视，因为意识障碍对于这个年龄段进行重症监护的患者而言是很常见的。
- 迟发性咽后壁出血意味着可能存在感染。同时也需要排除骨髓炎和椎动脉假性动脉瘤。除了血管造影，还需要行 MRI/MRA 检查评估枕颈交界区，排除是否有血管因素参与。如果出现椎动脉异常，这些检查也能够用于指导血管内治疗。
- 腭咽功能不全（说话时软腭肌肉不能正常关闭导致出现鼻音）的发生儿童多于成人。通常发生在经口手术后 4~6 个月，可能是软腭和鼻咽部肌肉挛缩所致。治疗需要得到耳鼻喉科医生的帮助。通常采用咽喉部训练治疗，但也可以使用腭部假体或咽部皮瓣进行治疗。

术后处理争议

固定手术的必要性和时机存在争议。尽管早期固定能够获得即刻稳定，但会使术后感染的诊断变得复杂，理论上会造成交叉感染，并且需要更长的麻醉时间。如果前后路手术不在同一天完成，枕颈交界区需要制动至后路固定手术完成。

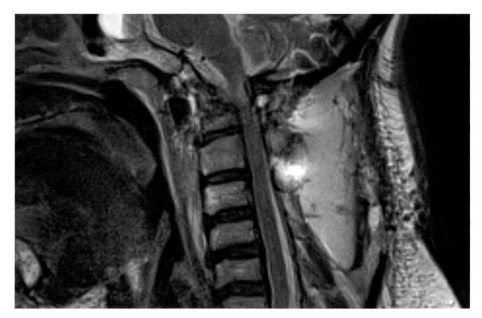

图 3.9

Apuzzo ML, Weiss MH, Heiden JS. Transoral exposure of the atlantoaxial region. Neurosurgery. 1978; 3: 201-207.

这篇文章论述了经口齿突切除术的体位、手术技巧以及术后护理 [V 级证据（专家意见）]。

Crockard HA. Transoral surgery: some lessons learned. Br J Neurosurg. 1995; 9: 283-293.

文章论述了经口入路的作者经验，并针对不同病变对该入路的使用进行了讨论。论述了术前患者的评估与选择、术中手术技巧，以及术后处理的要点（ V 级证据）。

Crockard HA, Calder I, Ransford AO. One-stage transoral decompression and posterior fixation in rheumatoid atlanto-axial subluxation. J Bone Joint Surg Br. 1990; 72: 682-685.

文章讲述了如何采用侧卧位进行前路齿突切除术及后路内固定术（ IV 级证据 [病例系列研究]：对 68 个患者采用联合入路的回顾性系列研究）。

Crockard HA, Sen CN. The transoral approach for the management of intradural lesions at the craniovertebral junction: review of 7 cases. Neurosurgery. 1991; 28: 88-97. discussion 97-8.

经口入路处理硬膜内病变（包括脑膜瘤和施万细胞瘤）的研究。论述了该入路的优点和缺点（ IV 级证据）。

Dlouhy BJ, Dahdaleh NS, Menezes AH. Evolution of transoral approaches, endoscopic endonasal approaches, and reduction strategies for treatment of craniovertebral junction pathology: a treatment algorithm update. Neurosurgical Focus. 2015; 38: E8.

文章描述了经口入路的历史发展，以及根据作者病例经验总结的当前的入路方法（ V 级证据）。

Fang HSY, Ong GB. Direct anterior approach to the upper cervical spine. J Bone Joint Surg Am. 1962; 44: 1588-1604.

Fang 和 Ong 报道了一系列经口减压脊髓及脑干治疗不可复性寰枢椎压迫病变的患者。但该入路并发症发生率高限制了他们对该入路的使用（ IV 级证据）。

Frempong-Boadu AK, Faunce WA, Fessler RG. Endoscopically assisted transoral-transpharyngeal approach to the craniovertebral junction. Neurosurgery. 2002;

51(Suppl.): S60-S66.

文章论述了内镜下经口入路方法 [IV 级证据（7 例患者的病例系列研究)]。

Goldschlager T, Hartl R, Greenfield JP, Anand VK, Schwartz TH. The endoscopic endonasal approach to the odontoid and its impact on early extubation and feeding. J Neurosurgery. 2015; 122: 511-518.

文章描述了 9 例内镜下鼻内齿突切除的病例，重点介绍了患者的预后（IV 级证据)。

Hadley MN, Martin NA, Spetzler RF, Sonntag VK, Johnson PC. Comparative transoraldural closure techniques: a canine model. Neurosurgery. 1988; 22: 392-397.

动物实验结果显示使用纤维蛋白胶修补硬膜优于其他修补方法（I 级证据：前瞻性研究)。

Hsu W, Wolinsky J, Gokaslan Z, Sciubba DM. Transoral approaches to the cervical spine. Neurosurgery. 2010; 66(Suppl. 3): 119-125.

这篇综述性文章介绍了颈椎经口 - 经咽入路以及最近内镜下鼻内和内镜下经颈入路作为备选方法的使用。

Kaibara T, Hurlbert RJ, Sutherland GR. Transoral resection of axial lesions augmented by intraoperative magnetic resonance imaging: report of three cases. J Neurosurg Spine. 2001; 95: 239-242.

关于除了 X 线透视以外的其他术中影像学检查方法的小样本研究（IV 级证据)。

Krauss WE, Bledsoe JM, Clarke MJ, Nottmeier EW, Pichelmann MA. Rheumatoid arthritis of the craniovertebral junction. Neurosurgery. 2010; 66(Suppl. 3): 83-95.

文章论述了颅颈交界区类风湿性关节炎的情况，包括评估、诊断及手术治疗。

Menezes AH. Complications of surgery at the craniovertebral junction—avoidance and management. Pediatr Neurosurg. 1991; 17: 254-266.

这篇文章详细介绍了小儿患者经口入路的并发症以及处理（IV 级证据，文中的推荐基于作者的系列病例)。

Mummaneni PV, Haid RW. Transoral odontoidectomy. Neurosurgery. 2005; 56: 1045-1050.

文章论述了术中的细微差别，包括体位、手术技巧以及并发症的防范（V 级证据——专家意见)。

Pollack IF, Welch W, Jacobs GB, Janecka IP. Frameless stereotactic guidance: an intraoperative adjunct in the transoral approach for ventral cervicomedullary junction decompression. Spine. 1995; 20: 216-220.

关于除了 X 线透视以外的其他术中影像学检查方法的小样本研究（IV 级证据)。

Singh H, Harrop J, Schiffmacher P, Rosen M, Evans J. Ventral surgical approaches to craniovertebral junction chordomas. Neurosurgery. 2010; 66(Suppl. 3): 96-103.

文章强调采用扩大的经口入路以及内镜下经口或经鼻入路治疗枕颈交界区脊索瘤。

Youssef AS, Sloan AE. Extended transoral approaches: surgical technique and analysis. Neurosurgery. 2010; 66(Suppl. 3): 126-134.

文章讨论了除了传统的经口入路，各种可以增加枕颈交界区显露的扩大入路。

（George M. Ghobrial, Debraj Mukherjee, Eli M. Baron, David Choi, James S.
Harrop, J. Patrick Johnson, Alexander R. Vaccaro,
H. Alan Crockard 著 郎 昭 译）

第 4 章

齿突螺钉内固定术

- 禁忌证
  - 由于胸部阻碍齿突螺钉工具而无法获得合适的置钉通道。
  - 颈部过短。
  - 桶状胸。
  - 颈部僵直或后凸。
- 颈部无法后伸
  - Ⅲ型骨折有明显椎体侵犯，螺钉近端保持力差。
  - 横韧带断裂（寰齿间隙 [atlantodental interval, ADI] >3 mm）。
- 尽管一些医生推荐使用 MRI 评价横韧带断裂，但作者并不推荐这种方法，除非患者存在神经损伤或者 ADI 增加。根据作者的经验，齿突骨折时横韧带损伤的概率是非常小的。
- 骨折不愈合。超过 6 个月的骨折或者骨折线出现硬化边缘，提示此时骨折愈合率很低，需要通过后方寰枢椎融合治疗。
- 不可复性的椎管压迫。后入路行寰枢椎融合进行术中复位更为可行，但是套管系统也有在术中恢复颈椎序列的作用，从而允许置入齿突螺钉。根据作者的经验，几乎所有的急性骨折通过术前牵引或术中操作均能够复位。
- 前斜行骨折（后上至前下）很难通过齿突螺钉复位并维持位置（图4.2A）。因为螺钉以一定角度穿过骨折线，容易造成齿突前移，骨折的愈合率低。作者曾报道过一组病例，齿突前斜行骨折的患者齿突螺钉内固定术后比横行或后斜行骨折（前上至后下）患者不愈合的风险高大约 2 倍（图 4.2B）。将齿突置于轻度后移的位置进行固定，并使用硬围领进行外固定，通常能够成功固定并实现骨折愈合。

适应证

- 近期（6 个月内）Ⅱ型以及一些高位的Ⅲ型齿突骨折的手术内固定（图 4.1）。
- 具有以下优势：
  - 在大多数病例中达到即刻稳定而不需要外固定支具。
  - 保留 C1-C2 正常的旋转活动。但是患者会因为受伤时寰枢椎侧块关节损伤而丧失部分活动度。
  - 有较高的融合率。

术前检查 / 影像学

- 神经及肌肉骨骼检查。
- 前后位（AP）、侧位及开口位颈椎 X 线片评估颈椎序列及其他部位骨折。注意单纯 X 线片对枢椎骨折诊断的敏感性只有 65%～95%。
- CT：
  - 敏感性高于 X 线片。
  - 如果只依赖于轴位影像，横行骨折会被漏诊。因此，需同时评估矢状位和冠状位重建影像（图 4.3A、B）。
  - 如果骨折是斜行的，有助于进行手术计划。
  - 帮助除外身体其他部位骨折。
- MRI：
  - 所有出现神经症状的患者都需要进行 MRI 检查。
  - 可用于评价横韧带的完整性。但是，除非是高度怀疑（ADI>3 mm），作者不常规行 MRI 检查。

手术解剖

必须有颈部解剖知识：

- 颈阔肌、胸锁乳突肌筋膜、颈动脉鞘内容物、气管和食管、颈长肌、C2 椎体。

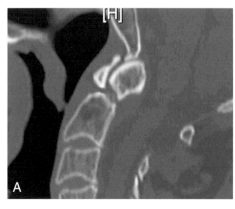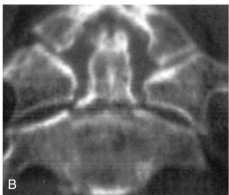

图 4.1　A、B

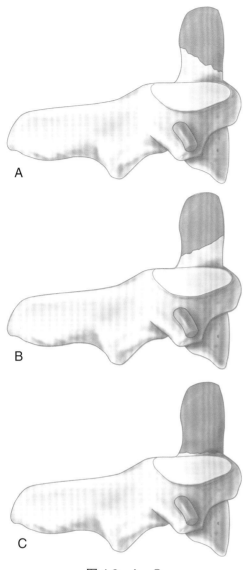

图 4.2　A ~ C

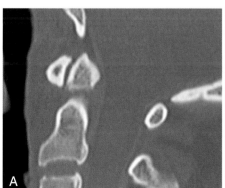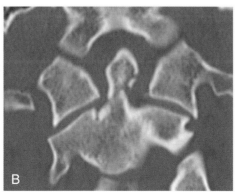

图 4.3　A、B

适应证争议

- Ⅲ型骨折（图 4.2C）
  - 一些医生建议使用齿突螺钉固定高位的Ⅲ型骨折，但是有椎体侵犯的Ⅲ型骨折齿突螺钉固定是禁忌，因为螺钉近端把持力差。
  - 仔细研究 CT 重建影像有助于识别 C2 椎体骨折患者。
- 骨折不愈合。尽管有文献报道骨折不愈合可以采用处理骨折面，之后齿突螺钉内固定的方法进行治疗，但融合率非常低。这类骨折使用后路寰枢椎融合术治疗效果更好。
- 老年患者的治疗。根据作者的经验，老年人对于齿突螺钉内固定术的耐受能力很好，早期活动使得全身内科并发症发生率低。一过性术后吞咽困难在老年患者中更常见。
- 性价比更高的替代方案
  - 单根齿突螺钉比起后路寰枢椎融合使用的器械便宜很多。
  - 比起外固定来，患者能更早地重返工作和生活。
- 该术式适合包括老年人在内的所有年龄段患者。

治疗选择

- 一般状况过差的老年患者考虑保守治疗。
- 外固定：
  - 颈托：对活动的限制程度最小。
  - 不推荐使用颈部支具＋胸部延伸部分（Minerva 和 SOMI 支具），因为颈部支具使用颌下支撑，会在说话和吃饭时增加上颈椎的活动度。
- Halo 头架：
  - 并发症包括针道感染、穿透颅骨及感染、固定物松动和呼吸抑制。
  - 总体成功率大约为 70%.
  - 老年人对 halo 头架不耐受，成功率明显降低。
- 除了年轻人，外固定的融合率很低。老年人、骨折端分离大或半脱位、粉碎性骨折的患者融合率最差。
- 使用外固定的患者需要严密观察，并严格制动 3 ~ 6 个月。

治疗选择（续）

- 后路寰枢椎融合术：
  - 可以选择经关节螺钉内固定、多轴寰枢椎螺钉及连杆内固定，以及植骨和线缆内固定。
  - 寰枢关节活动度丧失（大约50%的头部旋转活动和10%的颈椎屈伸活动发生在这个关节）。
  - 更多的手术合并症。
  - 更长的术后康复时间。
  - 如果不采用内固定器械进行融合，术后需要使用坚强外固定辅助，直到骨性融合出现。
- 前路寰枢椎融合术
  - 使用更少。

解剖要点

- 双平面透视的优点（图4.4A）。
  - 需要使用C臂采集侧位及前后位影像。
  - 可以使用一台C臂，但需要耗费额外的时间不断旋转C臂。
  - 为了保证获取更好的张口位影像，可以让患者张口并在口中放入一个透X线的撑开垫。作者的经验是可以使用葡萄酒软木塞（图4.4B）。
- 使用肩枕保证患者最大后伸颈部，从而获得合适的齿突螺钉通道。
- 开始时保持头部中立位直到完成复位。使用Halter牵引架保持10磅的力量稳定头部和颈部并抬高下颌（图4.4C）。
  - 如果颈部后伸后骨折复位，则在透视监视下小心后伸颈部，以保证不会出现椎管内神经压迫。
  - 如果颈部后伸后骨折不能复位，或者骨折块后脱位，则将患者保持在中立位，直到套管上的尖刺插入C3椎体。在套管的辅助下，骨折可以复位，之后在透视的监护下，将颈部后伸以获得置钉通道。

体位器械

- 2台C臂
- Halter牵引架
- 牙垫
- 肩枕

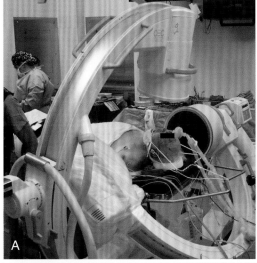

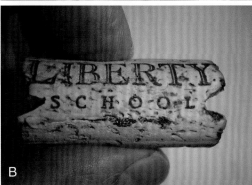

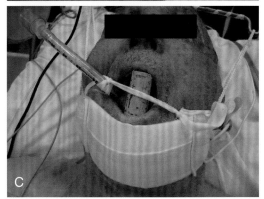

图 4.4 A ~ C

体位

- 如果患者颈部后伸时颈椎不稳定，则在清醒时行鼻气管插管或纤维支气管镜下插管。
- 如果颈部后伸时骨折复位，那么传统的喉镜下气管插管是安全的。
- 患者仰卧位，使用Halter牵引架保持10磅的力量使头部制动（图4.4C）。

入路 / 显露

在C5-6水平采用标准的Cloward或Smith-Robinson入路。

- 在约C5水平沿皮纹行单侧小切口（图4.5A）。左右两侧均可以入路，但对于右利手的医生来说，右侧入路更受欢迎。
- 水平切开颈阔肌。

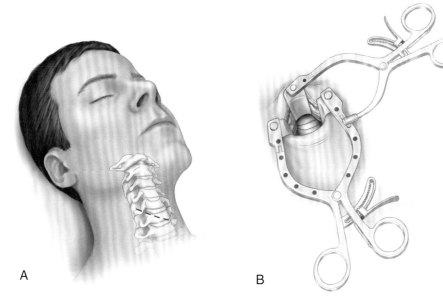

A　　　　　　　　　　　B

图 4.5　A、B

过高的切口会妨碍正确的从 C2 椎体下终板前缘至齿突尖的置钉通道。

入路 / 显露要点

- 可以使用一个直器械沿颈部放置，在透视下确定最佳的皮肤切口位置。
- 将 Caspar 牵开器叶片牢固放置在颈长肌下方对于手术过程中牵开器的正确放置非常重要。
- 在放置牵开器侧方叶片后对气管内插管套囊进行放气及再充气有助于气管内插管在喉部回到中央位置，可减少喉返神经损伤的风险。

入路 / 显露器械

- Caspar 带齿颈部牵开器叶片
- 改良 Caspar 牵开器
- 上方带角度牵开器叶片（6 个尺寸以适应患者的解剖）

- 找到胸锁乳突肌，沿肌肉内缘锐性打开筋膜。
- 触诊颈动脉搏动，确保入路位于颈动脉内侧。
- 沿天然组织平面钝性分离，非常容易到达椎前间隙。将气管和食管向内侧牵开。
- 在 C5-C6 水平中线切开椎前筋膜，提起颈长肌以容纳牵开器。
- 在 C5 水平双侧颈长肌下方安装带齿 Caspar 牵开器叶片，将叶片安装在牵开器上（图 4.5B）。
- 使用 Kittner 剥离器在椎前筋膜平面钝性分离至 C1 水平，并在侧位透视下确认位置。
- 在上方置入带角度的牵开器叶片，将咽部组织从上颈椎前方牵开并保护（见图 4.5B）。上方的叶片也安装在 Caspar 牵开器上（Apfelbaum 齿突牵开器系统）。

手术操作

步骤 1

- 在 C2 前下方选择入点，并在前后位及侧位透视下确认。
  - 单枚螺钉时入点位于中线
  - 2 枚螺钉时分别位于中线旁 2~3 mm
- 将一根 2 mm 克氏针沿预定进钉方向插入 3~5 mm（图 4.6A）。
- 沿克氏针钻入一 7 mm 空心手钻。在 C3 椎体前方及 C2-C3 纤维环上开槽以容纳钻头（图 4.6B~D）。
- 将内外钻头安装好并沿克氏针钻入。
- 外钻头有前向凸起的尖刺，可以沿椎体钻入。透视下，将其置于 C3 椎体表面。
- 克氏针尾端不超过内钻头尾端 1 mm。
- 沿内钻头置入一塑料加压器，用锤子将外钻头尖刺打入 C3 椎体，牢固固定（图 4.7）。这些在 C3 椎体内的尖刺可以让医生使用导向套管进行复位

步骤 1 要点

所有步骤需要在双平面透视监护下进行。

步骤 1 器械 / 植入物

- 2 mm 克氏针
- 7 mm 空心手钻
- 内外钻头导向套管

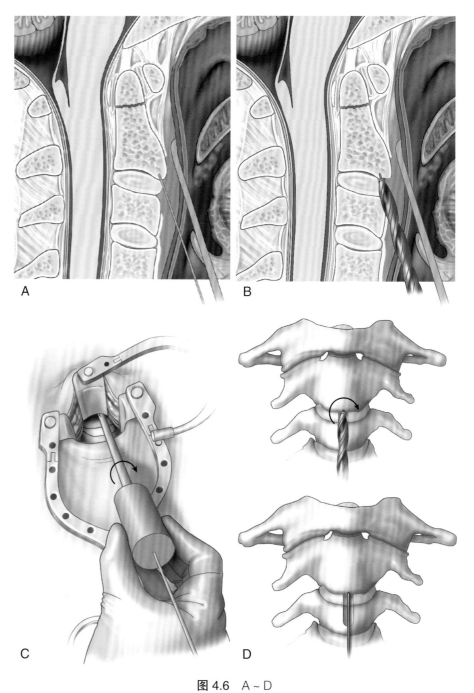

图 4.6　A ~ D

操作，使 C2-C3 同齿突 -C1 复合体重新对位。并在之后钻孔、攻丝及置入螺钉时维持对位关系，从而建立到达齿突尖端的螺钉通道。

- 之后内钻头沿之前的开槽（图 4.7B 大箭头）进至 C2 椎体底部（图 4.7B 小箭头）。此时，可以移除克氏针。

步骤 2

用带标尺的骨钻在 C2 椎体上钻孔，穿过骨折线到达齿突骨折端。在钻探齿突远端皮质时要小心（图 4.8A）。

- 下压或抬起固定在 C3 椎体上的套管可以使齿突骨折块复位。

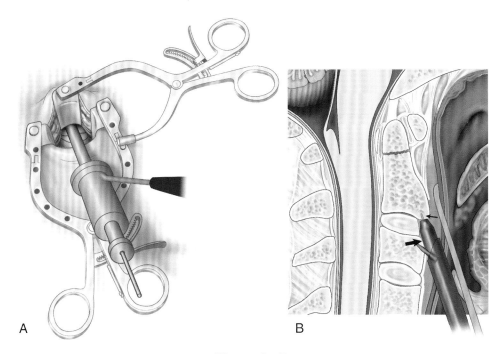

图 4.7　A、B

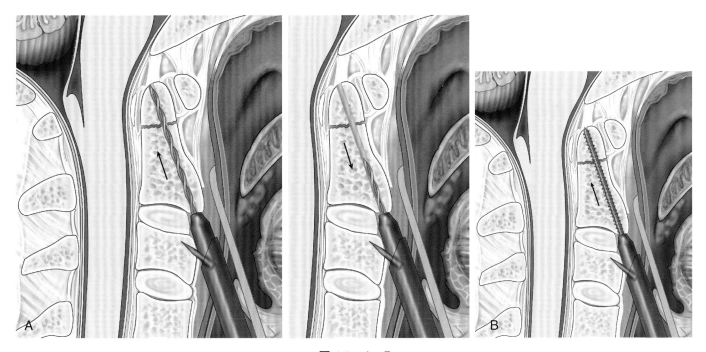

图 4.8　A、B

使用套管系统维持齿突和 C2 椎体之间的对位关系后，可以去掉患者的头枕，使颈部进一步后伸，从而获得更好的置钉通道。

- 需要穿透齿突尖端皮质。
- 3 mm 钻头用于置入 4 mm 皮质螺钉，螺钉内径为 2.9 mm。钻头本身具有良好的导向稳定性，可以在需要时对螺钉通道进行纠正。
- 钻探的深度可以在钻头的标尺上读出。根据骨折端间隙调整钻入深度。

取出内钻头，沿外套管插入带标尺的丝攻。

- 沿之前钻探的通道手动旋入丝攻。

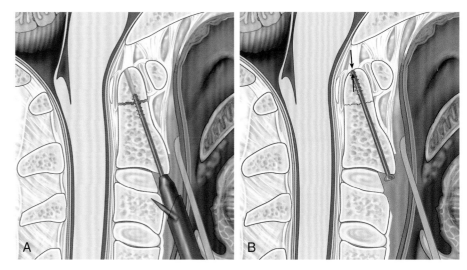

图 4.9　A、B

- 整个通道，包括齿突尖端皮质都需要在置钉前攻丝（图 4.8B）。

将 4 mm 中和螺纹皮质钛拉力螺钉（仅在远端有螺纹）沿套管拧入通道。

- 拉力螺钉穿过骨折端进入齿突远端骨折块，将骨折块拉向 C2 椎体（图 4.9B 箭头）。要注意确保螺钉进入齿突远端皮质。由于螺钉与椎管呈切线位，如果螺钉超过齿突尖端几个毫米不会对硬膜产生损伤。
- 螺钉尾端需要埋入 C2-C3 纤维环或 C2 椎体中。
- 当螺钉拧紧后需要放松患者头部的牵引。

如果解剖上允许，可以按照相同的方法置入第二枚螺钉。

- 生物力学研究没有发现单枚螺钉和双枚螺钉在即刻稳定性上存在差异。
- 尽管一些临床研究没有发现置入双枚螺钉的益处，大宗的回顾性研究显示双枚螺钉能显著增加老年患者（年龄 >70 岁）的稳定率（96% *vs.* 56%）。

稳定性能够通过透视下患者颈部的屈伸活动来明确。

移除牵开器，冲洗伤口，仔细止血，逐层关闭切口。

术后处理和预后

- 作者对所有患者在术后第一晚均进行急性并发症监护，包括血肿产生和呼吸抑制。
- 在多数病例中作者不使用外固定支具。对前斜行骨折（后上至前下）和严重骨质疏松的患者推荐使用硬围领。
- 一般来说前后位和侧位片就足够，但如果怀疑螺钉置入问题，则应该考虑行 CT 检查。
- 早期下地活动是非常重要的，尤其对于老年患者。
- 大量研究显示融合率在 85%～95%。
- 年龄、性别、移位的程度和方向对融合没有影响。
  - 前斜行骨折（前下至后上）会降低融合率：50% 的患者实现解剖复位融合，25% 的患者实现非解剖复位融合，25% 的患者未融合。
  - 融合后 83% 的患者颈部保持正常活动。

循证文献

尽管没有前瞻性随机研究明确齿突螺钉内固定的有效性，大量回顾性研究显示对于急性骨折融合率在 80%~90%。此外，保留寰枢关节活动、并发症少也是选择齿突螺钉内固定治疗急性齿突骨折的原因。

Apfelbaum RI, Kriskovich MD, Haller JR. On the incidence, cause and prevention of recurrent laryngeal nerve palsies during anterior cervical spine surgery. Spine. 2000; 25: 2906-2912.

作者描述了放置颈部牵开器后，放气和再充气气管内插管套囊，可以使气管插管位于喉部中央，避免损伤喉返神经。通过这种方法，他们将喉返神经的损伤率从 6.4% 降到 1.7% [IV 级证据（病例系列研究）：900 例患者行前路颈椎手术喉返神经损伤发生率的回顾性综述]。

Apfelbaum RI, Lonser RR, Veres R, Casey A. Direct anterior screw fixation for recent and remote odontoid fractures. J Neurosurg. 2000; 93(Suppl. 2): 227-236.

文章对齿突螺钉手术最佳时机及手术效果进行了研究。相对伤后超过 18 个月以及前斜行骨折（前下至后上）而言，在伤后 6 个月内手术，以及骨折线水平或后斜行（前上至后下）骨折有明显较高的融合率（IV 级证据：147 例患者回顾性综述）。

Cho DC, Sung JK. Analysis of risk factors associated with fusion failure after anterior odontoid screw fixation. Spine. 2012; 37: 30-34.

作者报道 41 例 II 型或浅 III 型齿突骨折的融合率为 80%。延迟 1 周以上处理骨折不愈合的风险高 37.5 倍，骨折端分离大于 2mm 骨折不愈合的风险高 21 倍（IV 级证据：41 例患者回顾性综述）。

Dailey AT, Hart D, Finn MA, Schmidt MH, Apfelbaum RI. Anterior fixation of odontoid fractures in an elderly population. J Neurosurg Spine. 2010; 12: 1-8.

研究显示双枚齿突螺钉固定比单枚螺钉在 70 岁以上患者中有明显更高的稳定率。双枚螺钉对老年患者和骨质疏松患者有益（IV 级证据：57 例患者回顾性综述）。

Fountas KN, Kapsalaki EZ, Karampelas I, et al. Results of long-term follow-up in patients undergoing anterior screw fixation for type II and rostral type III odontoid fractures. Spine. 2005; 30: 661-669.

作者报道齿突螺钉内固定术后平均随访 58.4 个月，骨折融合率高，证实了这项技术的长期有效性（IV 级证据：31 例患者回顾性综述）。

Greene KA, Dickman CA, Marciano FF, et al. Acute axis fractures: analysis of management and outcome of 340 consecutive cases. Spine. 1997; 22: 1843-1852.

文章报道采用 halo 头架制动治疗 II 型齿突骨折总体不愈合率为 26%，但是如果骨折移位超过 6mm，不愈合率达 67% [IV 级证据（病例系列研究）：340 例枢椎骨折回顾性综述，其中 119 例为 II 型齿突骨折]。

Jenkins JD, Coric D, Branch Jr. CL. A clinical comparison of one- and two-screw odontoid fixation. J Neurosurg. 1998; 89: 366-370.

研究显示使用单枚螺钉和双枚螺钉融合率无差异。文章提供了对于这个有争议话题的很好的讨论（IV 级证据：42 例患者回顾性综述）。

Majercik S, Tashjian RZ, Biffl WL, Harrington DT, Cioffi WG. Halo vest immobilization in the elderly: a death sentence? J Trauma. 2005; 59: 350-357.

作者报道在老年患者中使用 halo 头架制动及这项治疗所增加的并发症 [IV 级证据（病例系列研究）：456 例颈椎骨折患者回顾性综述]。

Montesano PX, Anderson PA, Schlehr F, Thalgott JS, Lowrey G. Odontoid fractures treated by anterior odontoid screw fixation. Spine. 1991; 16(Suppl. 3): S33-7.

作者报道在多发性创伤患者中这项治疗的效果及评论 [Ⅳ级证据 (病例系列研究) : 14 例患者回顾性综述]。

Sasso R, Doherty BJ, Crawford MJ, Heggeness MH. Biomechanics of odontoid fracture fixation: comparison of the one- and two-screw technique. Spine. 1993; 18: 1950-1953.

研究发现齿突螺钉内固定可以对无骨折的齿突提供 50% 的稳定性，2 枚螺钉仅在后伸负荷时提供稍多的强度 (尸体研究)。

Subach BR, Morone MA, Haid Jr. RW, et al. Management of acute odontoid fractures with single-screw anterior fixation. Neurosurgery. 1999; 45: 812-819. discussion 819-20.

作者报道 26 例患者采用齿突螺钉治疗急性齿突骨折，融合率为 96% (Ⅳ级证据 : 26 例患者回顾性综述)。

Tian N-F, Hu W-Q, Wu L-J, et al. Pooled analysis of non-union, re-operation, infection, and approach related complications after anterior odontoid screw fixation. PLoS One. 2014; 9. e0103065.

作者对齿突螺钉内固定术的术后结果进行了荟萃分析。54 个研究总不愈合率为 10% ；其中 48 个研究再手术率为 5%。20 个研究中总的感染率为 0.2%。吞咽困难总的发生率为 10%，声音嘶哑总的发生率为 1.2%。多元回归分析发现患者年龄大于 70 岁不愈合率更高，年龄大于 60 岁更容易出现吞咽困难 (Ⅲ a 级证据 : 63 例患者非随机对照荟萃分析)。

Waschke A, Berger-Roscher N, Kielstein H, Ewald C, Kalff R, Wilke HJ. Cement augmented anterior odontoid screw fixation is biomechanically advantageous in osteoporotic patients with Anderson type Ⅱ fractures. J Spinal Disord Tech. 2015; 28: E126-32.

对骨水泥 (PMMA) 加强齿突螺钉的生物力学进行了尸体研究。共 18 例尸体，其中 9 例进行 PMMA 加强。结果显示 PMMA 加强组最大失效力比对照组高 2.4 倍，失效能高 2.7 倍，强度高 1.76 倍 (尸体研究)。

（ Michael A. Finn, Christopher F. Villar, Daniel R. Fassett 著　郎　昭 译 ）

第 5 章

前路寰枢关节融合术：Barbour 和 Whitesides 外侧入路

适应证"陷阱"

- 椎动脉损伤
- 手术部位感染
- 对局部解剖不熟悉

治疗选择

- 后路寰枢椎关节融合术
- 枕颈融合
- 经前方咽后入路行前路经寰枢关节内固定术

体位要点

可以将耳垂缝到前方以更好地显露术野。

入路 / 显露器械

该手术应该使用双平面透视辅助。或者使用单个 C 臂结合无框架式立体定位。如果使用无框架式立体定位，需要在患者佩戴 halo 头架时采集术前影像，以减少寰枢椎相对移位从而降低配准误差。

适应证

- 寰枢椎不稳定需要前路固定或需要前方入路进行诊断。
- 寰枢椎不稳定但后方结构异常。
- 后方关节融合术失败后的补救手术。

术前检查 / 影像学

- CT 扫描显示寰枢椎的骨性解剖；并通过 CT 扫描测量螺钉长度。
- 磁共振血管造影或 CT 血管造影用于评估椎动脉走行。
- X 线片。

手术解剖

- 面神经走行通过腮腺。二腹肌后腹位于腮腺后方，向下走行到腮腺内侧。
- 副神经通过颈静脉孔出颅，向下向后走行进入胸锁乳突肌深面。尽管通常情况下神经穿肌肉走行，有时则位于肌肉深部。发出支配胸锁乳突肌神经后，副神经向下向外侧走行穿过颈后三角，支配斜方肌。
- 从 C6 开始椎动脉位于横突孔中向头侧走行。之后环绕枢椎侧块和寰椎后弓表面，通过寰枕后膜进入枕骨大孔。
- 颈部交感神经链在颈长肌及头长肌前方向上走行。如果剥离过于靠外，或者没有在骨膜下进行剥离，非常容易损伤交感神经链，造成 Horner 综合征。

体位

- 可以术前行 halo 架制动。
- 应该使用经鼻纤维镜插管，最好从手术入路的对侧插入。
- 如果没有禁忌，颈部应该转向对侧，并尽可能后伸。
- 如果咽后剥离广泛或时间较长，术后应该考虑预防性气管切开。术后进行这项操作通常会更容易。
- 应该使用术中神经电位监测，包括体感诱发电位、经颅动作诱发电位、脑神经 / 肌电图监测。

手术操作

步骤 1

- 在乳突顶端行曲棍球杆形切口，远端沿胸锁乳突肌前缘延伸（图 5.1）。
- 当耳大神经穿过胸锁乳突肌时找到该神经，在远端和近端进行分离，增加游离度，以有助于牵开。如果需要，可以切断神经，但会造成耳周轻度感觉障碍。
- 结扎并切断颈外静脉。

- 避免损伤腮腺，它位于切口头端的浅表位置。在腮腺内剥离可能导致面神经损伤或腮腺导管瘘。
- 切口头端的深方是二腹肌后腹。面神经在二腹肌和颅底间走行，避免将组织向该肌肉牵拉，可减少面神经损伤风险。
- 过度向中线牵拉鼻咽会导致黏膜裂伤，从而污染术野。
- 过度的牵拉会导致术后吞咽困难，并可能会造成舌下神经及喉上神经等脑神经损伤。
- 应避免过度牵拉副神经，减少胸锁乳突肌和（或）斜方肌力弱的风险。

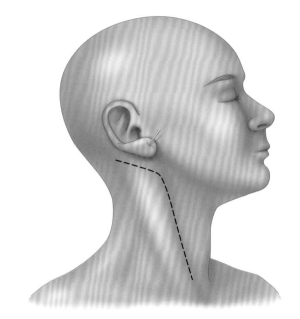

图 5.1　曲棍球杆形切口，远端跨过胸锁乳突肌前缘

步骤 2

- 沿之前的切口平行切开颈阔肌，之后切开胸锁乳突肌表面的颈深筋膜。
- 将胸锁乳突肌从乳突上游离。将其在乳突上的附着点横行切断，并将肌肉翻转（图 5.2 ）。
- 在离乳突顶端约 3 cm 处找到副神经。用吊带保护神经。激发肌电图监测有助于找到该神经。
- 颈内静脉位于颈动脉鞘内，将其从副神经上分离，使其获得最大的活动度（图 5.3 ）。
- 之后在副神经远端找到枕动脉的胸锁乳突肌分支，将其结扎。
- 将副神经和颈内静脉向近端分离至二腹肌。之后继续在颈动脉鞘后外侧及副神经、胸锁乳突肌内侧分离。

术前 CT 测量估计所需螺钉长度是必需的。

- 过度牵拉可能导致吞咽困难和脑神经损伤。
- 器械穿透进入椎管可能导致脑脊液漏和（或）神经损伤。
- 需要尽早找到副神经并用橡胶吊带保护。使用肌电图有助于找到神经。损伤副神经会导致同侧斜方肌和胸锁乳突肌力弱。
- 过度向外显露会导致 Horner 综合征，特别是没有严格在骨膜下平面分离时。
- 损伤腮腺或二腹肌肌腹可能会导致面神经麻痹。

步骤 3

- 继续沿横突前缘横向分离。
- 分离 Sharpey 纤维（附着于中线脏器和椎间筋膜肌肉之间），进入咽后间隙。
- 用"花生米"钝性分离扫清椎前筋膜表面。
- 通过触诊突出的横向走行的 C1 前弓，很容易定位 C1 位置。C2 也能通过触诊定位，因为在它的基底有一个凸起的垂直边缘。
- 骨膜下分离寰枢椎，将颈长肌及头长肌牵向两侧。
- 可以在寰枢椎前表面剥离颈长肌附着点，增加显露。不要损伤寰枢椎间的横突间膜。
- 在对侧重复上述入路及显露。
- 钝性分离显露关节突关节。使用小骨钻及颈椎刮匙清除寰枢椎关节突间软骨。并在关节间隙内填入自体髂骨植骨。

步骤 4

- 行螺钉内固定（图 5.4 ）。

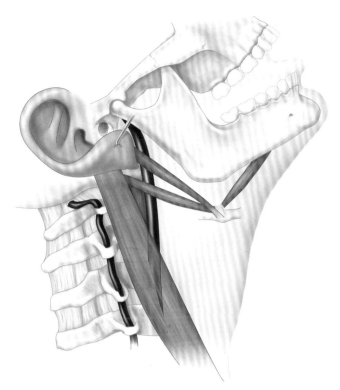

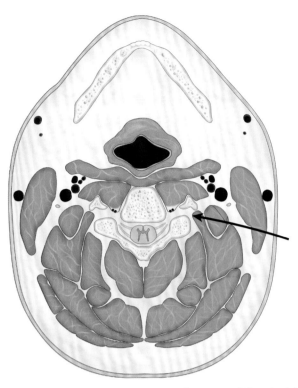

图 5.2　颈部侧方示意图显示胸锁乳突肌和乳突间的关系，以及进入咽后间隙的通道

图 5.3　轴位示意图显示颈动脉鞘后外侧以及副神经和胸锁乳突肌内侧的分离显露（箭头）

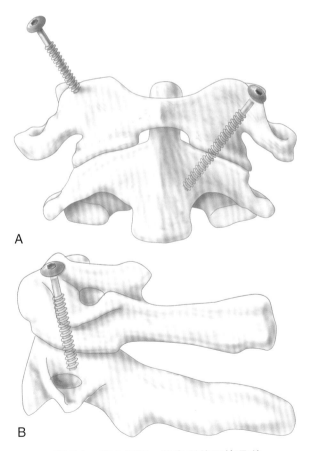

A

B

图 5.4　植入螺钉：注意所使用的通道

步骤 4 争议

考虑到入路问题，在技术上相对容易的方法是通过前方咽后入路行前路寰枢椎经关节突关节螺钉内固定术。这需要在 C5-C6 水平切口进行前入路，类似于置入齿突螺钉所需入路。手术同样需要双平面透视，在植入空心拉力螺钉前需要先置入克氏针（图 5.5）。可以使用影像导航及内镜系统进行微创植骨。

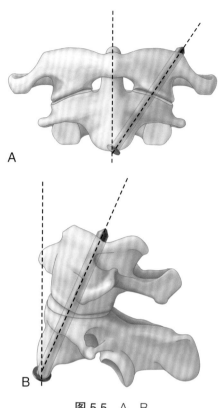

图 5.5　A、B

- 将 2 mm 导针置于 C1 横突前缘基底，在冠状面外上至内下 25°，矢状面向尾 10°。导针进针点与同侧乳突位于一条线上。
- 双平面透视确认导针位置。
- 使用空心钻钻孔，先使用 2.7 mm 钻头通过导针开始钻孔，之后使用 3.5 mm 钻头仅在 C1 侧块上钻孔，形成拉力通道。也可以使用拉力螺钉替代。
- 在对侧重复上述步骤。使用 3.5 mm 丝攻，之后植入一枚 3.5 mm × 26 mm 空心钉，这可用于大多数成年患者。

步骤 5

- 仔细止血，之后将胸锁乳突肌缝合至乳突表面的骨膜上。
- 留置引流，之后按照常规关闭颈阔肌及皮肤。
- 最后进行术后 X 线检查，观察内固定物情况。

术后处理和预后

术后患者佩戴 Philadelphia 颈托。

循证文献

Vaccaro AR, Ring D, Lee RS, Scuderi G, Garfin SR. Salvage anterior C1-C2 screw fixation and arthrodesis through the lateral approach in a patient with a symptomatic pseudoarthrosis. Am J Orthop. 1997; 26: 349-353.

IV 级证据病案报道文章回顾了上颈椎前外侧入路的技术及相关文献，强调了它在临床上的应用。

Whitesides TE. Lateral retropharyngeal approach to the upper cervical spine. In: Shark HH, Dunn EJ, Eismont FJ, et al., eds. The cervical spine; J. B. Lippincott Company: Philadelphia; 1989: 796-804.

Ⅳ级证据病例系列研究作者总结了用此入路对 26 例患者进行手术的自身经验。对手术技巧的描述非常出色。

Koller H, Kammermeier V, Ulbricht D, et al. Anterior retropharyngeal fixation C1-2 for stabilization of atlantoaxial instabilities: study of feasibility, technical description and preliminary results. Eur Spine J. 2006; 15: 1326-1338.

Ⅳ级证据病例系列研究作者 7 例患者的自身经验总结，包括了对解剖的出色讨论和经前方咽后入路行前路经关节突关节螺钉的技术要点。

Polli FM, Miscusi M, Forcato S, Raco A. Atlantoaxial anterior transarticular screw fixation: a case series and reappraisal of the technique. Spine J. 2015; 15: 185-193.

Ⅳ级证据病例系列研究在 14 例患者成功行前路经关节突关节螺钉内固定术，无并发症发生。除 1 例以外，其余患者均获得牢固融合。

Wang J, Zhou Y, Zhang Z, Li C, Zheng W, Zhang Y. Minimally invasive anterior transarticular screw fixation and microendoscopic bone graft for atlantoaxial instability. Eur Spine J. 2012; 21: 1568-1574.

Ⅳ级证据病例系列研究 7 例患者行经皮前路关节突关节螺钉内固定及微创内镜下植骨融合治疗寰枢椎不稳定。共有 14 枚螺钉正确植入。平均随访 27.5 个月（18~45 个月），CT 证实 7 例患者寰枢椎获得牢固融合，无螺钉失效。所有有临床主诉的患者均获得了康复，没有神经后遗症。术后有 2 例患者出现了吞咽困难，并在 5 天内缓解。

（Michael Schiraldi, Eli M. Baron, Alexander R. Vaccaro 著

郎　昭 译）

第 6 章

颈椎前路减压固定融合术

适应证提示

- 尽管多达 3 个节段的前路减压仍然可以有较好的术后效果，但是当减压节段多于 3 个时，术后并发症发生率会明显升高。如果需要多节段椎体次全切，应该考虑增加后路内固定。
- 吸烟的患者更容易出现不愈合，尤其是对于做椎体间融合的患者（Hilibrand 等，2001，2002）。
- 对于术前即存在吞咽困难或发声困难，以及曾做过颈前路手术的患者，术前需要常规评估喉上神经和喉返神经的功能。

适应证争议

- 由外侧间盘突出导致的上肢疼痛，也可以选择后入路椎间孔减压术。
- 对于单节段颈椎间盘退行性疾病的患者，颈椎人工间盘置换术可以在解除症状的同时保留手术节段的活动功能。

治疗选择

- 非手术治疗
  - 抗炎药物治疗
  - 物理治疗
  - 颈椎牵引
  - 硬膜外激素注射 / 选择性神经根封闭
- 手术治疗
  - 后入路椎间孔减压术（神经根型）
  - 椎板切除减压 / 椎板成形术（脊髓型）
  - 颈椎人工间盘置换术（单节段病变，神经根型 / 脊髓型）

适应证

- 保守治疗无效的神经根型颈椎病、脊髓型颈椎病或者是由于神经根或脊髓受压而导致的神经功能障碍持续性进展。
- 此外，适应证还包括特殊类型的颈椎创伤、肿瘤或者感染（Ozgen 等，2004）。

术前检查 / 影像学

- X 线平片（侧位、过屈位、过伸位）评估颈椎有无不稳定以及矢状面曲度（前凸、中立、后凸）。
- MRI（矢状位、轴位）是明确诊断推荐的影像学检查（图 6.1、图 6.2）。
- 脊髓造影后的计算机断层扫描（CTM）是一项有创检查，需要在腰椎或者颈椎进行穿刺，一般是在患者无法行 MRI 检查时才需要做这项检查。
- 肌电图是当 MRI 检查结论不明确时，为了确认或者除外神经根性病变可以考虑的检查。

手术解剖

- 颈椎前入路经过的解剖间隙平面是在位于外侧的胸锁乳突肌及颈动脉鞘和位于内侧的带状肌群及气管食管之间。
- 在切开颈阔肌和打开深筋膜时可能被伤及的解剖结构是颈外静脉。在牵拉胸锁乳突肌时神经有可能被伤及。
- 当位于胸锁乳突肌和带状肌群之间的解剖间隙平面建立好后，可能被伤及的解剖结构包括喉部和气管、咽部和食管、喉上神经、喉返神经和颈动脉鞘（图 6.3）。

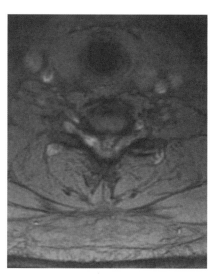

图 6.1

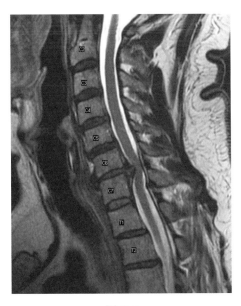

图 6.2

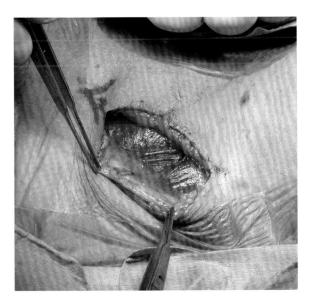

图 6.3

体位

- 患者平卧位，颈部轻度后仰以获得正常的生理曲度。这一步是通过在患者肩胛下放置充气垫实现的。
  - 患者的头颈部需要支撑以减少术中的活动。
  - 患者的肩部需要用胶带往下拉从而有利于术中侧位透视，双侧上肢需要紧贴患者躯干。

入路／显露

- 锁骨上 2～8cm 横切口，从中线切到胸锁乳突肌，足够显露 2～3 个椎间隙（图 6.4）。
  - 当需要广泛显露时，可以使用沿胸锁乳突肌内缘的纵向切口。
  - 胸锁乳突肌和颈动脉鞘向外侧牵拉，带状肌群和气管食管向内侧牵拉。

- 双肩向下牵引不够的话，会影响侧位透视。
- 颈部过度后伸会加重脊髓受压从而导致医源性的脊髓损伤。
- 双肩过度牵引可能导致 C5 神经根损伤或者臂丛神经损伤。

器械

- 对于椎体次全切植骨融合术，笔者推荐使用 Myfield 头架和颅骨牵引。
- 使用充气气囊可以控制颈椎的后伸角度，当植骨块已经置入后，松弛气囊可以实现钢板固定前的预加压。

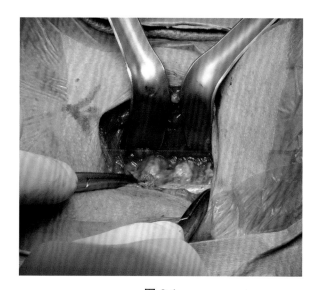

图 6.4

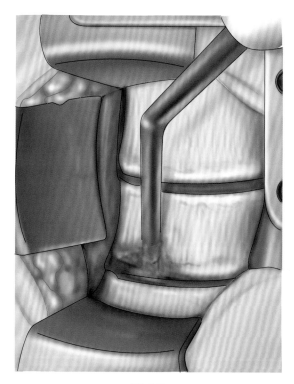

图 6.5

入路 / 显露要点

- 横切口更加美观。
- 通过触摸辨认颈动脉结节（位于 C6 横突）有助于辅助定位手术节段。
- 切口过中线以及向上、向下游离颈阔肌可以帮助显露 3 个或更多的手术节段。
- 避免过度牵拉喉部和食管。
- 骨膜下剥离颈长肌可以避免损伤颈交感干。

入路 / 显露提示

- 损伤颈交感干可以导致 Horner 综合征，其表现为同侧上睑下垂、瞳孔缩小、无汗。
- 手持拉钩或者自动拉钩均可使用。
- 右侧入路还是左侧入路可以由术者的习惯来决定。尽管之前的一些医生认为右侧入路的喉返神经损伤率更高，但是近期更多的研究认为二者没有差别。再次手术的患者喉返神经损伤率更高。
- 当拉钩放置好之后，气管插管的气囊应该放气后再充气，这样可以降低对气管、食管以及喉神经的压力。

- 识别前纵韧带和颈长肌将有助于确认中线和间盘。
- 在预计的手术椎间隙内插入针头后透视，以确认手术节段。
- 剥离颈长肌，游离颈长肌与椎体附着点的范围是手术椎间隙上下各半个椎体的长度。拉钩应放置于颈长肌的深层以获得内外侧充分的显露。

手术操作

步骤 1：切除间盘

- 切开 C5-C6 和 C6-C7 间盘纤维环，切除间盘直到后纵韧带，去除所有的间盘组织和终板软骨（图 6.5）。

- 需要识别每一节段双侧的钩椎关节。磨削过于偏外超过钩椎关节外侧缘的话，有可能会损伤到椎动脉。

步骤 2：减压

- 使用小的咬骨钳和高速磨钻在两侧的钩椎关节之间创建一个对称的减压槽。
- 在要被次全切的椎体上创建一个宽为 16 mm 的减压槽，以允许对脊髓宽度的完全减压。通过在后纵韧带水平椎体外侧的潜行减压，脊髓减压的宽度可以扩大到 18 ~ 20 mm。
- 减压槽在钩椎关节处加宽，在后纵韧带处加深，去除椎体后缘的骨皮质，从而完成充分的减压（图 6.6）。
- 当充分减压完成后，使用明胶海绵（Gelfoam）或者明胶粉末 - 凝血酶溶液充分止血。

步骤 3：植骨

- 使用磨钻将上下终板去皮质，显露出血的松质骨面，椎体后缘留出一个唇样结构以防止植骨块移位压迫脊髓。
- 使用测深尺测量间隙深度，从而精确修整植骨块的形状。
- 可以取自体髂骨，也可以使用同种异体骨。植骨块必须修剪成合适的形状从而匹配手术间隙（图 6.7）。
- 此外，还可以使用内部填充植骨的钛笼或者椎间融合器。
- 如果使用头颅牵引，在测量间隙高度前再额外施加 20 磅（约 9 kg）的牵引。在这个额外的牵引下将植骨块小心地打入夯实。
- 植骨块需要仔细修剪以充分匹配减压槽的形状。

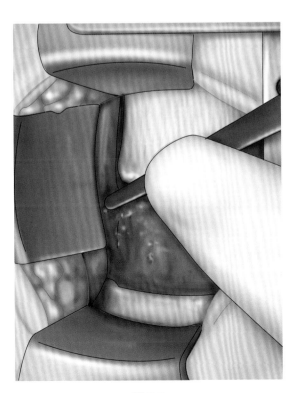

图 6.6

步骤 1 要点

- 识别两侧的钩椎关节有助于辅助确认中线和评估外侧的压迫病变。

步骤 1 提示

双侧椎动脉之间通常有 23 ~ 28 mm 的距离。术前影像学检查需要辨别出异常的椎动脉走行。如果椎动脉经过椎弓根的内侧，则不应该选择椎体次全切除术。

步骤 2 要点

- 制作一个宽 16 mm 的小尺子，用于术中确认减压的宽度足够。减压过程中应该不断测量以确保脊髓的减压宽度足够同时又不至于过宽而到达椎间孔。
- 仔细辨认后纵韧带、后方骨赘和神经结构，这对于避免医源性脊髓损伤至关重要。使用显微镜可以放大视野，帮助术者和助手更好地看清楚病变。
- 使用术中实时脊髓电生理监测可以避免潜在的神经损伤（Hilibrand 等，2004）。

步骤 2 提示

- 减压过于偏外可能会导致椎动脉损伤。
- 骨性压迫需要很小心地磨薄，直到可以使用小的椎板咬骨钳轻松去除。

步骤 2 争议

是否切除后纵韧带仍存在争议。切除后纵韧带可以实现更充分的减压，但可能会增加 C5 神经根的牵拉损伤。对于颈椎间盘突出症患者以及做颈前路手术的后纵韧带骨化症患者，后纵韧带应该切除。

步骤 3 要点

- 要仔细处理椎体终板，精确匹配植骨块形状尺寸，这样可以提高术后植骨的稳定性和融合率。
- 植骨后撑开椎间隙可以实现对神经根的间接减压。

- 如果没有在椎体后缘留出一个唇样结构，植骨块突出压迫脊髓的风险会提高。如果置入植骨块时没有施加牵引，植骨块有可能会松动，从而导致节段后凸或者植骨块突出。
- 植骨块过大可能会产生脊髓牵拉伤，有潜在神经损伤的风险。

- 植骨块在任何时候都要用钳子把持牢固，并且在头颅施加牵引时仔细置入并夯实。

步骤 4：内固定

- 颈椎前路钢板加固定角度螺钉可以构成一个坚固构型；使用可变角度螺钉可以构成一个半坚固构型，通过螺钉旋转可以实现部分的应力分享；钢板上设计沟槽通过螺钉平移从而构成一个动态构型。
- 通过导向器钻孔，拧入直径 4 mm 的螺钉，将钢板固定于椎体上（图 6.8）。
- 颈椎侧位透视以确认内植物位置良好（图 6.9、图 6.10）。

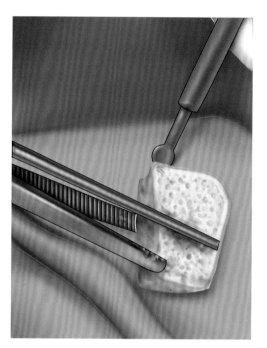

图 6.7

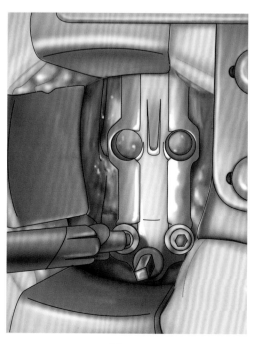

图 6.8

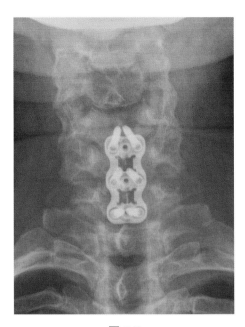

图 6.9

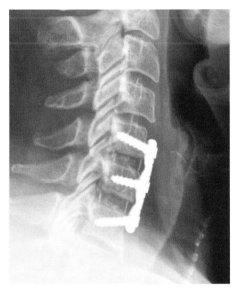

图 6.10

术后处理及预后

- 咽后血肿或水肿有可能会导致呼吸困难或脊髓压迫。对于多节段椎体次全切以及某些前后路联合的患者，由于存在较高的风险，一般建议留置气管插管至次日。
- 患者应佩戴硬质颈托 4～6 周制动。
- 神经根型颈椎病患者行颈前路间盘切除减压自体髂骨植骨融合术，Bohlman 等（1993）报道的上肢痛缓解率为 93%。
- 脊髓型颈椎病患者行颈前路间盘切除减压自体髂骨植骨融合术，Emery 等（1998）报道的步态改善率为 87%。
- 邻近节段退变在术后 10 年内的发生率为每年 3%。使用生存分析的方法可以预测出，术后 10 年将有超过 25% 的患者出现有症状的邻椎病（Hilibrand 等，1999）。

术后处理要点

使用体外骨刺激装置，如电容耦合技术或脉冲电磁场技术，这样可以加快颈前路术后植骨融合的速度。

术后处理争议

颈前路钢板可以防止植骨块的移位脱落，提高融合率，降低术后颈部制动的要求。

循证文献

Bohlman HH, Emery SE, Goodfellow DB, Jones PK. Robinson anterior cervical discectomy and arthrodesis for cervical radiculopathy. Long-term follow-up of one hundred and twenty-two patients. J Bone Joint Surg Am 1993; 75: 1298-307.

本文作者认为采用自体髂骨植骨融合的颈前路 ACDF 手术可以非常有效地缓解大部分神经根性颈椎病患者（93%）的疼痛症状和神经根性症状。

Emery SE, Bohlman HH, Bolesta MJ, Jones PK. Anterior cervical decompression and arthrodesis for the treatment of cervical spondylotic myelopathy. Two- to seventeen-year follow-up. J Bone Joint Surg Am 1998; 80: 941-51.

本文回顾了 108 例脊髓型颈椎病患者，结论是采用自体髂骨植骨融合的颈前路 ACDF 手术是安全有效的，有很大比例的患者术后都有神经症状的恢复、功能的改善和疼痛的缓解。

Hilibrand AS, Carlson GD, Palumbo MA, Jones PK, Bohlman HH. Radiculopathy and myelopathy at segments adjacent to the site of a previous anterior cervical arthrodesis. J Bone Joint Surg Am.1999; 81: 519-28.

本文总结了连续 374 例行 ACDF 手术的患者，结果发现术后 10 年内症状性的邻近节段退变的发生率为每年 2.9%。分析预测有 25.6% 的患者术后 10 年内会出现邻近节段退变。由于本文发现单节段 ACDF 手术术后出现邻近节段退变的发生率高于多节段的，因此建议将所有导致根性症状或脊髓症状的退变节段都纳入手术节段。

Hilibrand AS, Fye MA, Emery SE, Palumbo MA, Bohlman HH. The impact of smoking upon the outcome anterior cervical arthrodesis by interbody and strut grafting. J Bone Joint Surg Am. 2001; 83-A: 668-73.

本文研究了共 190 例患者，作者得出结论认为吸烟对于多节段 ACDF 手术的融合率和临床恢复情况都有不良的影响，但对于采用自体髂嵴或腓骨的支撑性植骨的颈前路手术没有影响。因此对于术前不能或不愿意戒烟的患者，手术应该选择支撑性植骨。

Hilibrand AS, Fye MA, Emery SE, Palumbo MA, Bohlman HH. Increased rate of arthrodesis with strut grafting after multilevel anterior cervical decompression. Spine 2002; 27: 146-51.

本文回顾了 190 例患者，作者发现采用支撑性植骨的 ACCF 手术的融合率更高（93%），而多节段 ACDF 手术的融合率相对更低（63%）。因此对于需要多节段减压手术的患者应该选择支撑性植骨以增加融合成功率。

Hilibrand AS, Schwartz DM, Sethuraman V, Vaccaro AR, Albert TJ. Comparison of transcranial electric motor and somatosensory evoked potential monitoring during cervical spine surgery. J Bone Joint Surg Am 2004; 86-A: 1248-53.

本文研究了 427 例患者，作者认为颈椎手术术中神经电生理监测，采用经颅运动诱发电位比传统的感觉诱发电位更有优势，能更准确地反映出运动神经传导束的损伤。

Ozgen S, Naderi S, Ozek MM, Pamir MN. A retrospective review of cervical corpectomy: indications,complications, and outcome. Acta Neurochir (Wien) 2004; 146: 1099-105. discussion 1105.

本文是回顾性单中心研究，纳入了 72 例 ACCF 手术患者，作者发现整体满意率高达 88%。作者认为 ACCF 手术对于颈椎创伤、退行性疾病、肿瘤、感染都是一个非常有效的治疗方法。

（ David T. Anderson, Alan S. Hilibrand 著   阎 凯 译）

第 7 章

前路后纵韧带骨化切除术

适应证

- 后纵韧带骨化（ossification of the posterior longitudinal ligament, OPLL）导致中度到重度的脊髓压迫。
- OPLL 位于 C2-T1 椎体。
- 节段性 OPLL 伴有局部前方硬膜囊压迫。
- OPLL 四种类型包括局灶型、节段型、连续型和混合型。

术前检查 / 影像学

- 侧位片可以明确矢状位序列（前凸、正常、后凸）。
- 高信号灶反映脊髓水肿、脊髓软化、神经胶质瘤病（磁共振 T$_2$ 加权像），可能是预后不良的表现（图 7.1 和图 7.2）
- CT 脊髓造影是精确评估脊髓形态及 OPLL 骨化压迫程度的最佳诊断工具（图 7.3）。

适应证提示

- 患者年龄大于 65 岁，伴有无症状性后纵韧带骨化（OPLL）需要保守治疗。
- 多节段 OPLL（超过 3 个节段），颈椎曲度正常或前凸，需要考虑后方入路。

适应证争议

- 患者年龄小于 65 岁，存在脊髓损伤的体征，而无脊髓损伤症状。
- 快速进展的脊髓损伤，伴有严重的内科合并症（冠心病、慢性阻塞性肺疾病、糖尿病、周围血管疾病）。

治疗选择

在颈椎曲度正常或较前凸时，椎板切除、后方融合或椎管扩大成形术也是可以选择的。

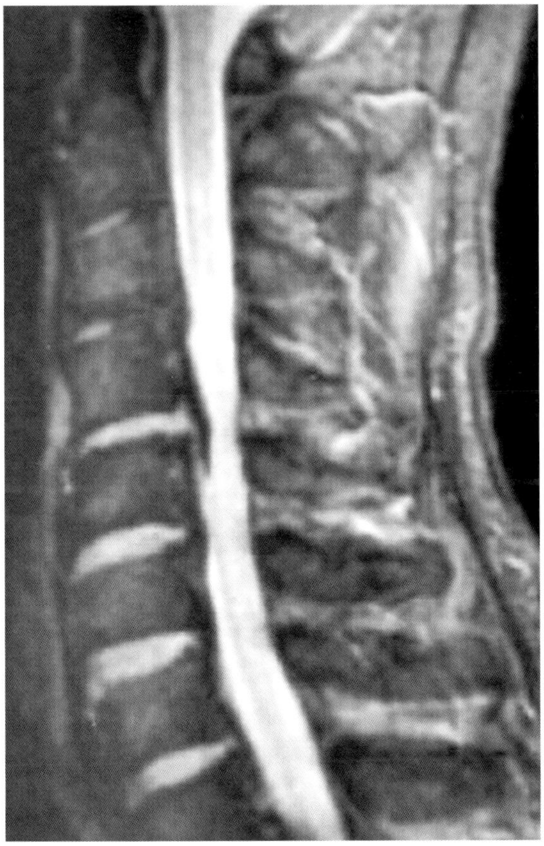

图 7.1

体位要点

- 如果术前颈椎后伸时患者症状加重，行清醒纤维镜下插管及摆放体位。
- 如果有动作诱发电位（MEP）监测，患者可以在麻醉状态下插管及摆放体位。
- 持续术中体感诱发电位监测正中神经 / 尺神经及胫后神经电位。

体位提示

- 体感诱发电位（SSEP）或动作诱发电位（MEP）监测提示颈椎过度前屈或后伸、牵拉，或肩关节、肘关节、腕关节旋转 / 受压。
- 为了避免 SSEP 信号丢失，吸入性麻醉药浓度需要保持在 0.4% 以下，或者需要适当使用麻醉镇静技术。

体位器械

- 光导纤维镜摄像头。
- 体感诱发电位（SSEP）或动作诱发电位（MEP）神经监测传感器。

体位争议

如果缺乏神经电生理监测，颈部应采取中立位。

手术解剖

椎动脉

- 在 MRI 上确认椎动脉的位置。椎动脉可能在椎体中有异常的走行（2.7%）。
- 如果可能的话首先椎动脉腔内修复。
- 损伤 6 小时内可以行椎动脉内支架植入。
- 直接修补或间接压迫 / 闭塞可能导致更高的并发症率。

脊髓和神经根

- 四肢瘫痪发生率为 2% ~ 10%，神经根损伤概率为 5% ~ 17%（尤其是 C5 神经根）。
- 直接损伤神经根的可能性较小，多数由于脊髓减压后的快速后移所致（拴系解除后效应）。

体位

- 使用透 X 线手术床，患者仰卧位，头 / 颈位于中立位。
- 插管后，如果有动作诱发电位（MEP）监测的话，可以将头 / 颈安全地后伸。

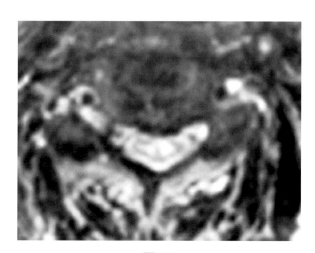

图 7.2

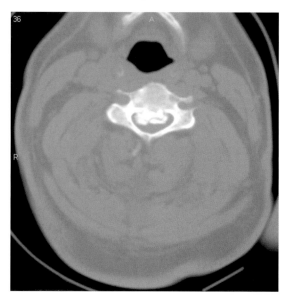

图 7.3

入路 / 显露

- 大多数病例采用横切口，从中线到胸锁乳突肌前缘。多节段病例可以采用平行于胸锁乳突肌肌腹的斜行切口。
- 潜行分离皮肤和皮下组织，之后使用电刀横行切开颈阔肌。
- 找到外侧的胸锁乳突肌和内侧的束带肌。
- 在胸锁乳突肌和束带肌之间切开颈深筋膜，钝性分离至气管前筋膜。
- 尽管是钝性分离，仍然要时刻小心地触诊颈动脉鞘，并将其牵拉至外侧。
- 一旦找到椎前筋膜，将其切开，并将颈长肌内侧缘提起。需要使用小的骨膜剥离器和电凝小心地将颈长肌游离至外侧。
- 将自动拉钩放置至颈长肌下方。
- X 线平片检查确认手术节段。

手术操作

步骤 1：椎间隙准备和 / 或颈椎椎体切除

- 找到钩突，确认中线和椎体的外侧缘。
- 切除前方骨赘。
- 锐性切开纤维环后，用刮匙刮除目标节段椎间盘。
- 将后方纤维环切除后，找到后纵韧带。
- 用椎板咬骨钳和侧方切割磨钻进行椎体切除（图 7.4A）。
  - 钩突是减压的外侧边界范围。

入路 / 显露要点

- 肩胛舌骨肌通常在 C6 椎体水平穿过术野，如果需要可以切断该肌肉。
- 避免在颈动脉鞘内分离，从而保护血管和喉返神经。
- 避免沿颈长肌本身进行分离，因为可能会损伤颈交感丛。
- 保持自动拉钩位置于颈长肌下方，从而保护食管和交感丛。
- 一旦撑开器置入合适位置，气管插管套袖就应该放气，之后再部分充气，以减少术后吞咽困难的发生。

入路 / 显露提示

- 喉返神经损伤造成声带麻痹的概率在 1% ~ 11%。
- 颈前路术后发生吞咽困难是很常见的，估计 2% ~ 60% 的患者都会发生一过性吞咽困难。
- 在减压槽中放置不透 X 线的染料，行前后位 X 线片检查，以确定中线和侧方开槽的位置。

入路 / 显露器械

显微镜或带良好光源的放大镜。

入路 / 显露争议

术中常常难以进行中线定位。如果定位困难，可以考虑行前后位 X 线片。

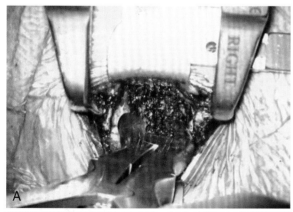
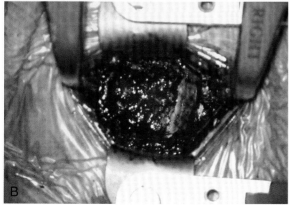

图 7.4　A、B

- 间盘切除后，后纵韧带是椎体切除深度的边界范围。
- 使用骨蜡控制出血（图 7.4B）。

步骤 2：切除骨化的后纵韧带

- 使用钻石头磨钻打薄后纵韧带。
- 辨别后纵韧带，用显微外科刮匙、尖刀片、神经钩切开后纵韧带未骨化的部分。
- 在后纵韧带骨化灶和硬膜间分离出一个平面。
- 用神经钩或显微外科刮匙将骨化的后纵韧带从硬膜表面提起（图 7.5）。使用神经钩或显微外科刮匙分离后纵韧带骨化灶和硬膜间的粘连（图 7.6）。

步骤 3：骨移植，前路钢板固定

- 仔细的终板和骨移植物准备对于形成一个平行表面，从而实现最佳的融合是至关重要的。
- 将螺钉在远离移植物 - 终板界面的方向直接拧入椎体，进行颈前钢板内固定。
- 侧位 X 线检查确定移植物和钢板的位置，以及颈椎矢状面序列。

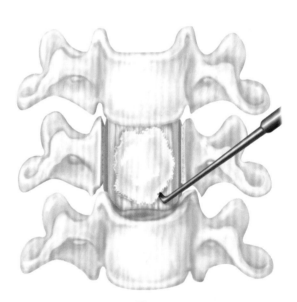

图 7.5

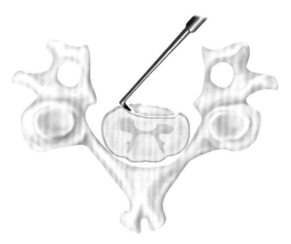

图 7.6

术后处理和预后

硬膜撕裂和脑脊液漏

直接修复：6.0 Gore-Tex 缝线

加强修复

- 自体筋膜移植（胸锁乳突肌）或异体筋膜移植（牛筋膜）
- 自体脂肪移植
- 人工硬膜
- 纤维蛋白胶
- 引流
  - 将引流经皮下通道放置于锁骨水平，远离切口，使脑脊液漏通过引流管隧道与切口连通，但又避免形成瘘管。
  - 腰部脑脊液引流用于降低硬膜修补后的压力。引流量平均每小时约 15 ml。
  - 术后患者头部抬高约 45°。
  - 留置引流管至最小流量。
- 抗生素：头孢曲松（提高在脑脊液中的浓度）。
- 体位：仰卧位，床头抬高 45°。

拔管前，考虑存在潜在气道水肿的患者需要符合以下标准：

- 直接纤维镜下评估气管和声带是否存在明显肿胀。
- 将气管插管套管放气并听诊漏气情况间接评估气道肿胀。
- 基于颈前路减压范围，可以在术后考虑使用硬性颈托或 halo 架制动。

术后水肿可以很严重。血肿形成可以进一步影响气道。患者应该采取直立坐位，并严密监测气道功能状况。

脊髓症状可能缓解，也可能不缓解。手术目的是阻止脊髓的进一步退变。颈前路间盘切除减压融合术（anterior cervical diskectomy and fusion, ACDF）术后预期恢复概率在 51%～63.2%。

循证文献

Belanger TA, Roh JS, Hanks SE, et al. Ossification of the posterior longitudinal ligament. Results of anterior cervical decompression and arthrodesis in sixty-one North American patients. J Bone Joint Surg Am. 2005; 87: 610-615.

文章报道了 61 例患者，平均术后随访 4 年。其中 56 例患者术后神经功能改善。并发症包括 8 例硬膜撕裂，其中 5 例出现脑脊液漏瘘管形成；8 例出现新发神经功能损害；3 例植骨块脱出；1 例假关节形成。在最新的随访中，58 例患者显示已出现骨性融合。

Choi BW, Song KJ, Chang H. Ossification of the posterior longitudinal ligament: a review of literature. Asian Spine J. 2011; 5: 267-276.

后纵韧带骨化症可表现出不同程度的症状，最终显示为脊髓压迫。CT、MRI 和 X 线片可以精确诊断。一旦出现脊髓压迫症，首选手术治疗，但是具体的手术方式仍存在争议。需要个体化的针对每一例患者进行设计以达到最好的治疗效果。

Curylo LJ, Mason HC, Bohlman HH, Yoo JU. Tortuous course of the vertebral artery and anterior cervical decompression: a cadaveric and clinical case study. Spine. 2000; 25: 2860-2864.

文章为椎动脉走行及横突孔解剖位置的尸体研究。在 222 例标本中，2.7% 有

术后要点

- 延迟拔管的危险因素
  - 手术时间超过 10 小时
  - 肥胖，超过 100 kg
  - 输血超过 1000～1200 ml
  - 颈前路翻修手术
  - 颈前路手术延续至 C2 水平
  - 哮喘
- 需要耐心。给予硬膜足够时间去愈合封闭，之后再增加患者的运动量。

术后提示

- 术后神经损害的危险因素包括多节段手术、术前神经状况严重、植入内固定物。
- 长节段前路重建需要后路固定融合辅助，防止出现假关节形成和移植物 / 钢板并发症。

椎体内椎动脉穿行现象。文章论述了 3 例临床病例；其中 1 例在进行椎体次全切时，术中出现了异位椎动脉撕裂的情况。

Jain SK, Salunke PS, Vyas KH, et al. Multisegmental cervical ossification of the posterior longitudinal ligament: anterior versus posterior approach. Neurol India. 2005; 53: 283-285.

文章综述 27 例多节段后纵韧带骨化症（超过 4 个节段）患者接受前路或后路减压治疗（椎板成形或椎板成形及融合）情况。两种方法预后无差异。前路减压有更高的并发症发生率，包括神经功能恶化、硬膜撕裂及脑脊液漏、植骨块脱出，以及呼吸窘迫。

Mizuno J, Nakagawa H. Ossified posterior longitudinal ligament: management strategies and outcomes. Spine J. 2006; 6（Suppl. 6）. 282S-88S.

结果显示尽管前路切除对单节段或双节段后纵韧带骨化症是适合的，对于多节段 OPLL 来说，椎板成形术更加有效。

Yamaura I, Kurosa Y, Matuoka T, Shindo S. Anterior floating method for cervical myelopathy caused by ossification of the posterior longitudinal ligament. Clin Orthop Rel Res. 1999; 259: 27-34.

文章综述了后纵韧带骨化症脊髓压迫松解的手术技术。作者报道，根据日本骨科协会的评价标准，术后的平均恢复率在 71%。

（Kern Singh, William W. Long, Benjamin C. Mayo, Dustin H. Massel, Alpesh A. Patel, Alexander R. Vaccaro 著 郎 昭译）

第 8 章

颈椎人工间盘置换术

适应证

颈痛，由颈椎间盘突出导致的神经根性症状和 / 或脊髓症状，以及 C3-C7 节段的轻度退行性改变。

术前检查 / 影像学

- 病史及体格检查必须要与影像学相符合。
- 术前使用 X 线平片、CT、MRI 检查仔细评估患者的小关节情况、椎动脉的位置以及骨赘的情况，这一点非常重要（图 8.1A、B）（图 8.2A ~ C）。
- 多节段病变的患者，确认责任节段可能会很困难（图 8.3）。

手术解剖

- 使用标准的颈椎前内侧入路（Smith-Robinson）。
- 手术入路间隙位于胸锁乳突肌的内侧，颈动脉鞘的前内侧，气管食管的外侧。根据不同的手术节段，带状肌群（肩胛舌骨肌和胸骨舌骨肌）可以拉向内侧，也可以部分切断。
- 在整个显露过程中钝性分离的同时触摸颈动脉的搏动，有助于避免意外损伤颈动脉以及显露过于偏外侧。
- 颈长肌需要清晰地辨认，双侧颈长肌可以帮助术者确认中线。
- 通过术前影像资料中前方骨赘的辨认有助于在通过术中透视之前确认目标手术间隙。

适应证提示

- 颈椎不稳定，即椎间平移大于 3mm 或者动力位上间隙活动度大于 11°，是该手术的禁忌证。
- 严重的颈椎退变以及小关节的退变都是该手术的禁忌证。

适应证争议

- 轻度至中度的小关节退变
- 多节段病变
- 颈椎人工间盘置换 / 融合术的杂交手术
- 颈椎后凸畸形
- 颈椎侧凸畸形

术前检查要点

颈前路手术之前一定要经过耳鼻喉科评估声带功能；如果存在单侧声带功能障碍，手术入路一定要从同侧进行。没有声音嘶哑 / 发音障碍的病史并不能代表患者不存在亚临床的声带功能障碍。

治疗选择

- 对于没有神经根性症状或脊髓症状，仅有单纯颈痛的患者，可以选择非手术治疗。
- 如果存在严重的小关节退变，建议选择颈前路减压融合术（ACDF）。
- 单纯颈前路减压，无植入物（Jho 手术）。
- 颈后路椎间孔减压术，如果是软性间盘突出导致的神经根性疼痛，可同时行后路椎间盘切除术。

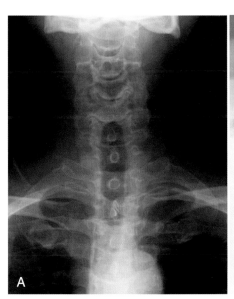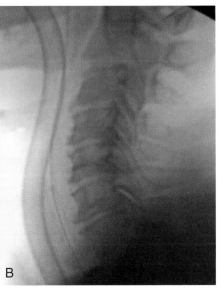

图 8.1 (A) 正位平片，(B) 侧位平片

体位要点

- 确保头部处在居中的位置是颈椎人工间盘置换术成功的关键。头部若存在旋转会造成假体位置不佳并会使假体受到异常的偏心应力，从而可能会导致过早的磨损和异常的动力学改变，进而产生疼痛。
- 用单子将肩胛垫起可以增加颈椎的后伸从而获得理想的颈椎前凸。
- 凝胶垫放置在头颈下方会影响术中透视图像的清晰度；推荐使用泡沫垫。

体位

- 颈椎人工间盘置换术的术中体位与颈前路减压融合术的非常相似；然而我们建议将颈部摆放在中立位或者是轻度的后伸位。避免在颈部处于过伸位时置入假体。
- 患者仰卧在透 X 线手术床上，双上肢固定于躯干两侧。
- 如果是下位颈椎节段，由于透视的需要，双肩要用胶带向下轻度牵引。
- 需要使用枕颌带牵引，牵引重量从 5 磅（上位颈椎节段）到 15 磅（下位颈椎节段或者多节段），一般是在置入假体时施加牵引，我们常规不会在手术开始时即施加牵引。

入路 / 显露

- 使用标准的前内侧 Smith-Robinson 手术入路。
- 手术切口要在目标节段中心的水平并沿着皮纹 Langer 线（图 8.4）。

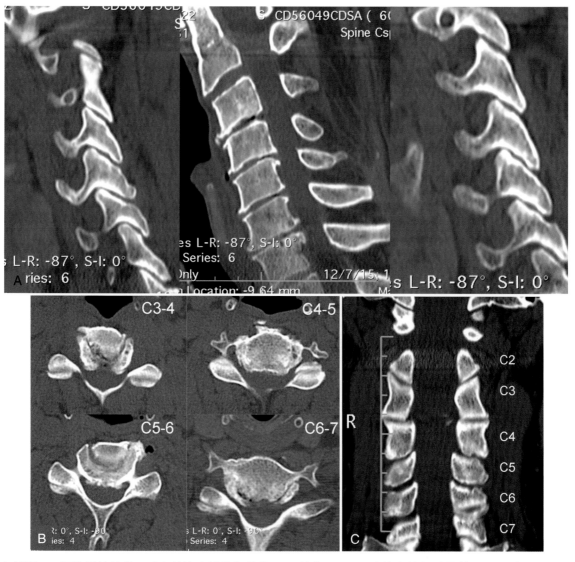

图 8.2　A. 矢状面 CT 评价骨性结构，重点关注小关节和骨赘。B. 轴位 CT 显示中线和椎间孔骨赘；C. 冠状面 CT 显示出 C3-C4 和 C4-C5 小关节仅轻度退变，而 C5-C6 和 C6-C7 小关节则是严重的退变，在左侧尤为明显。对于此患者，因为 C5-C6 和 C6-C7 小关节严重退变，不适合行颈椎人工间盘置换术，而是适合做融合术

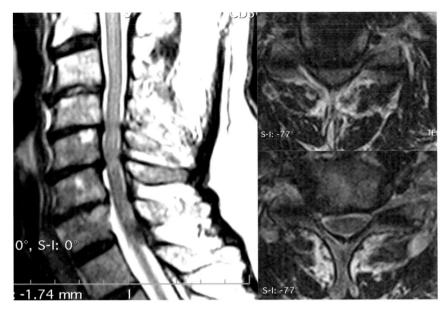

图 8.3　MRI 矢状面和轴位切面显示多节段间盘病变以及椎间孔狭窄，此患者为 60 岁男性，肱三头肌和三角肌力弱，颈部、肩部以及上肢疼痛

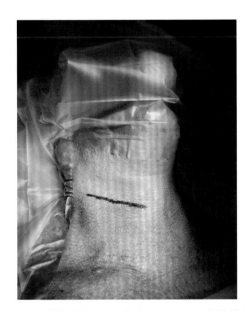

图 8.4　术前设计切口，沿皮纹 Langer 线的横切口

- 通过触摸浅层和深层的解剖结构来估计节段：舌骨（C3）、甲状软骨（C4）、环状软骨和颈动脉结节（C6）。
- 通过透视再次确认皮肤切口的位置（图 8.5）。
- 使用手术刀切开皮肤、皮下组织、颈阔肌和浅筋膜。
- 确认颈动脉搏动和胸锁乳突肌；手术分离要在胸锁乳突肌内缘和颈动脉鞘的内侧进行。
- 颈部深层筋膜使用锐性分离，从切口的两端开始沿着间隙向头尾端分离。
- 用手指钝性分离椎前筋膜，将胸锁乳突肌和颈动脉鞘从气管食管束上分开。当可以触摸到颈椎椎体前方时，入路完成。
- 助手可以使用手持拉钩协助显露。
- 椎前筋膜位于颈椎椎体前方和颈长肌的表面，可以使用电刀切开椎前筋膜。

体位提示

- 当手术节段为 C6-7 或患者的颈部较短时，一定要在手术开始之前确认术中透视能够看清手术节段。
- 要避免在颈部或者手术床下放置会干扰透视影像的东西，如电生理监测装置、心电监护的电线、管路等。
- 摆放体位时要避免过紧地固定上肢，这样有可能会压迫尺神经从而影响神经电生理监测。

体位设备

- 透 X 线手术床
- 大 C 臂透视机
- 泡沫材质的圈状头垫以及用折叠单做成的肩垫。
- 在上肢固定于躯干之前要垫好腕部及前臂，预防神经受压。
- 重量为 5 磅的枕颌带牵引以固定头部。

体位争议

是否使用头部牵引要根据术者的偏好。

入路 / 显露要点

- 沿皮纹 Langer 线的切口外观最好。此切口并不影响显露，多达 4 个节段都可以。
- 对于多节段的手术，向头尾侧充分游离颈阔肌和深筋膜至关重要。
- 颈长肌从椎体上剥离掀起并向外侧牵拉 2 ~ 3 mm。可以使用高速磨钻在椎体上开槽，从而使自动拉钩固定在一个稳定安全的位置。

入路 / 显露指示

- 要确保显露分离步骤都是在颈动脉的内侧进行，位于内侧的食管也要注意保护。自动拉钩要放置在掀起的颈长肌下方以提供保护。
- 在椎体的外 1/3 椎动脉较易损伤，在颈长肌外侧使用电刀有可能会损伤椎动脉。在分离显露钩椎关节和椎间孔时要格外小心，椎动脉有可能会显露出来并被损伤。

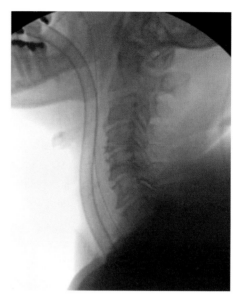

图 8.5   手术开始前拍摄侧位平片

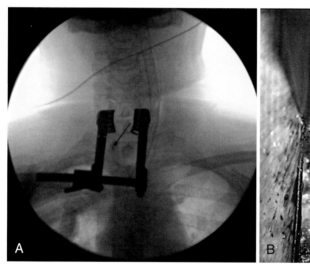
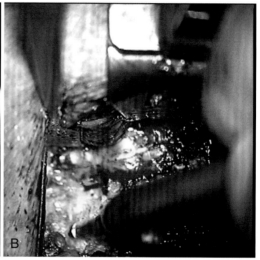

图 8.6   A 插入针头后透视以确认中线，再使用磨钻做出标记 (B)

- 电刀的使用要非常小心，整个手术过程中都要设置调低能量，避免损伤喉返神经和食管周围神经，否则会影响吞咽。
- 将 20 号针头插入间盘后透视侧位片以确认手术节段；透视正位片以确认中线。
- 位于颈长肌之间的椎体中线要用高速磨钻或者电刀做出标记。
- 颈长肌要向外侧剥离 2 ~ 3 mm，要骨膜下剥离。
- 自动拉钩要放置于颈长肌和椎体之间。

手术操作

步骤 1：切除间盘

- 在显露完成、自动拉钩放置于颈长肌下方后，将 18 号针头插入间盘后透视以确认中线以及手术节段。我们建议使用磨钻在目标间盘上方的椎体上做标记，以确保手术节段正确（图 8.6A、B）。

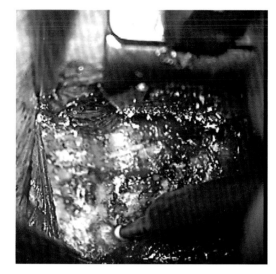

图 8.7　使用高速磨钻处理终板。图中显示的是在纤维环切开以及部分间盘切除后磨钻的使用

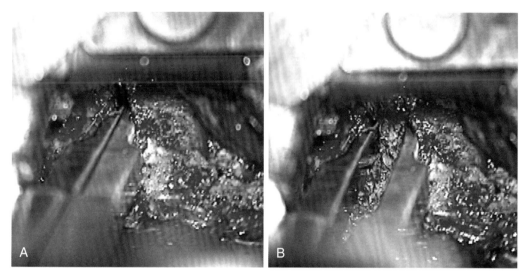

图 8.8　A. Cloward 撑开器插入间盘间隙。B. Cloward 撑开器打开，撑开间盘间隙

- 使用 15 号刀切开间盘纤维环，使用髓核钳和椎板咬骨钳切除间盘，确保终板上所有的软骨均被切除，但同时保证骨性终板的完整性。
- 使用高速磨钻、Microsect® 刮匙（Codman Neuro, Raynham, Massachusetts）、椎板咬骨钳将椎体后缘的骨赘去除并将椎体终板修整平滑（图 8.7）。
- 使用磨钻要谨慎，避免破坏骨性终板，但在处理钩突时，磨钻的使用非常必要。
- 双侧充分的减压对于颈椎人工间盘置换至关重要，即使有一侧没有症状，仍然要双侧减压；因为颈椎人工间盘置换术后，手术节段的活动度较术前会有所增加，如果没有充分减压的话，术前无症状的一侧有可能会出现神经压迫而产生新的症状。
- 插入 Cloward 间盘撑开器将椎间隙撑开（图 8.8A、B）。使用 Microsect® 刮匙、椎板咬骨钳切除后纵韧带（图 8.9）。减压先在一侧进行，然后移动撑开器，再在对侧进行减压（图 8.10）。
- Caspar 撑开器是另外一种可控的椎间撑开工具。图 8.11 展示了另外一个病例，使用的就是 Caspar 撑开器。

- 对于颈椎人工间盘置换术确认中线非常重要。术中透视要获得一张非常完美的正位平片（能够清晰地看到双侧对称的钩椎关节）对于确定中线至关重要，因为任何的旋转都会导致假体位置不佳。
- 我们建议常规切除后纵韧带。
- 使用Cloward撑开器反复多次撑开、关闭椎间隙可以最大限度地活动小关节以获得最大的假体高度。
- 当Cloward撑开器插入后，后纵韧带和骨赘的切除会更容易。
- 双侧充分的减压对于颈椎人工间盘置换至关重要，即使有一侧没有症状，仍然要双侧减压；因为颈椎人工间盘置换术后，手术节段的活动度较术前会有所增加，如果没有充分减压的话，术前无症状的一侧有可能会出现神经压迫而产生新的症状。

- 要避免破坏骨性终板，预防假体下沉。
- 所有的椎体后方骨赘都要切除，尤其是邻近椎间孔的。
- 使用磨钻要谨慎，避免破坏骨性终板，但在处理钩突时，磨钻的使用非常必要。

- Cloward椎间撑开器
- 高速磨钻，AM-8磨头

- 有的医生对所有病例都不切除后纵韧带。
- Caspar撑开器可以提供可控的椎间撑开。

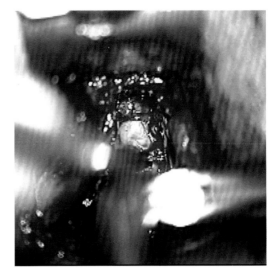

图8.9　撑开椎间隙后切除后纵韧带

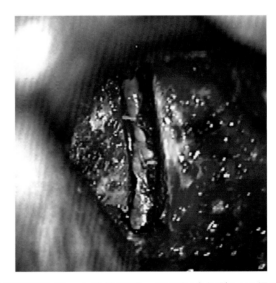

图8.10　在后纵韧带切除后，去除撑开器，可见间盘间隙已经得到松解，比撑开切除后纵韧带之前开口更大

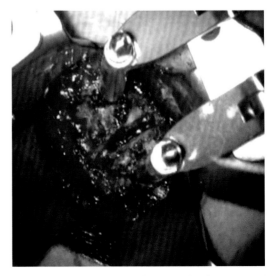

图8.11　另一个病例展示Caspar撑开器的使用。针的打入要平行以避免曲度异常

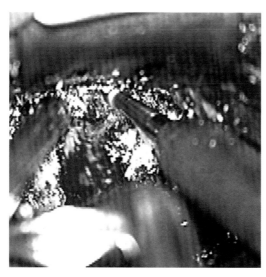

图 8.12　使用高速磨钻可以安全地减压椎间孔

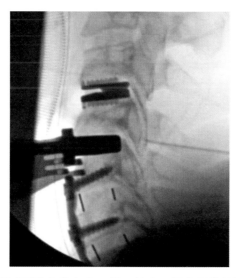

图 8.13　在双节段减压融合的上方，第二节人工间盘置换节段置入合适的试模

步骤 2：椎间孔减压

- 使用高速磨钻和椎板咬骨钳确保椎间孔充分减压（图 8.12）。
- 继续向外侧减压直到可以看到神经根及其血管鞘。

步骤 3：人工间盘假体试模选择型号

- 在椎间隙撑开后，开始置入假体试模，从适合间隙最大的试模开始，逐步加大试模直到生理的椎间高度恢复。
- 这一步骤要在实时的透视监视下进行，以确保试模置入的位置正确并避免脊髓受压。

步骤 4：处理终板和假体置入

- 在试模确定型号大小后，根据相应假体的操作手册完成骨槽的磨削，不同假体的具体操作技术各不相同（图 8.14）（图 8.15 A、B）。
- 要使用专用的持器确保骨槽的磨削垂直于脊柱长轴，避免最终假体的置入出现旋转。

步骤 2 要点

在使用刮匙和椎板咬骨钳操作时角度要远离神经根并总是保持在腹侧，避免神经根损伤。

步骤 2 提示

如果椎间孔没有充分减压，尽管影像学假体位置非常好，患者仍会有持续的疼痛。

步骤 2 器械／内植物

高速磨钻，AM-8 磨头，Microsect 刮匙，椎板咬骨钳。

步骤 2 争议

颈椎人工间盘置换术对于磨钻的使用存在争议。一些医生认为应该尽可能不用磨钻，理论上可以减少异位骨化的发生率。

步骤 3 要点

- 恢复生理的间盘高度对预后很重要；可以通过邻近正常节段的间盘高度来估计。
- 使用尽可能大的假体以充分覆盖终板以减少假体下沉和异位骨化。因此我们建议充分减压后置入更大终板的假体。

步骤 3 提示

- 偏小的假体对椎间隙的匹配不好，还可能会不稳定。此外，生理的间盘高度得不到恢复，小关节仍然处于塌陷状态。
- 过大的假体会导致小关节过度撑开从而产生术后颈后部疼痛。
- 过大的假体可能会导致手术节段活动受限。

步骤 3 器械／内植物

假体相应厂家提供的试模。

步骤 3 争议

- 置入适当大小的假体非常重要。小于生理状态的假体会导致较差的临床效果。
- 我们建议完全切除后纵韧带，从而改善置换节段的活动度。

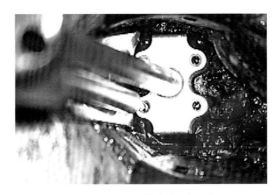

图 8.14 置入骨槽磨削引导装置

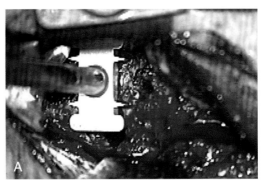

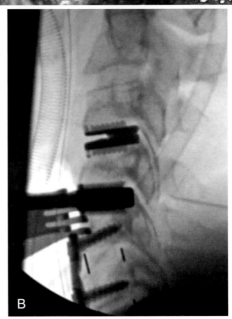

图 8.15 在钻孔之后 (A)，在透视监测下打入骨槽磨削器 (B)

步骤 4 要点

- 一人站在患者头部的头侧即无菌区域以外（例如器械公司人员或者麻醉师）观察处理终板器械手柄的位置，可以更准确地确认器械手柄是否位于中线而不是偏某一侧。这样可以确保假体的位置没有旋转。
- 用骨蜡处理假体头尾侧的骨面以充分止血，这样可能会减少异位骨化的形成。

步骤 4 提示

骨槽的磨削要足够深，这样假体的位置就不会过于偏前进而改变旋转中心的位置。

步骤 4 器械 / 内植物

- 自动拉钩
- 实时透视机
- 制作骨槽的专用工具，不同公司的器械各不相同。

步骤 4 争议

有多种假体可供选择（限制性的或半限制性的），究竟哪种假体更好，目前的研究还没有结论，需要进一步的研究。

- 在假体置入之前要仔细冲洗，确保椎间隙内没有游离物残留（图 8.16）。
- 术中反复透视以确保假体的位置良好，如果置入过深会造成脊髓的受压，如果置入偏前会导致旋转中心（center of rotation，COR）处于非生理的位置。理想的旋转中心位置是在椎体中心偏后一点。
- 在假体置入之后，应该用骨蜡处理假体头尾侧的骨面以充分止血，预防异位骨化的形成（图 8.17、图 8.18）。最后透视正侧位，可以看到该患者通过一个切口做的 C3-4、C4-5 颈椎人工间盘置换，C5-6、C6-7 颈前路减压融合（ACDF）（图 8.19）。
- 逐层缝合关闭伤口（图 8.19）。

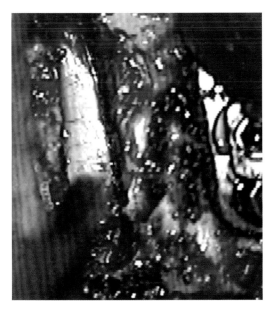

图 8.16 在假体置入之前要冲洗并检查是否残留有任何游离物

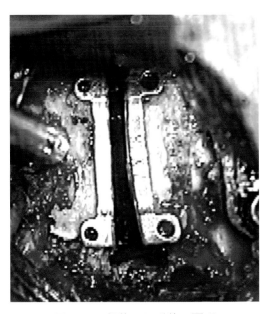

图 8.17 假体置入后的正面观

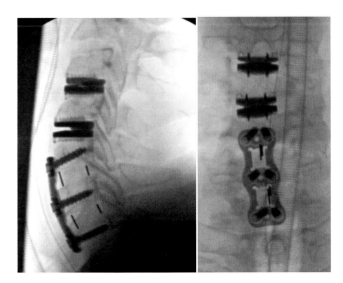

图 8.18 手术完成后透视正侧位。可以看到人工间盘置换术后较好的前凸曲度以及合适的旋转中心

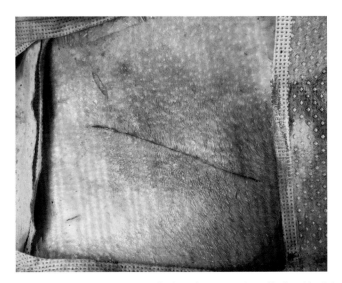

图 8.19 使用 5-0 和 6-0 尼龙线缝合颈阔肌和深筋膜；然后皮内缝合关闭伤口

术后处理及预后

- 常规的伤口护理及疼痛管理 2 周。
- 通常患者可以当天出院，对于多节段的患者可术后 1 ~ 2 天出院。
- 我们不会常规建议术后佩戴颈托。
- 术后 6 周内禁止理疗和过度的颈部活动，目的是促进假体表面的骨长入。

术后提示

- 术后吞咽困难比较常见，尤其是多节段或者是翻修的病例。
- C5 神经麻痹有可能会发生，其发生率与颈前路减压融合术（ACDF）的相似。

术后争议

- 一些医生建议所有患者术后都应该佩戴软颈托。

- 术后即刻开始使用非甾体抗炎药是安全的，并且还可能会减少异位骨化的发生。（注：颈椎人工间盘置换术与颈前路减压融合术的杂交手术目前还没有通过美国 FDA 的批准。因此在本章节展示的病例是由医生决定的，本文收录这个病例并不代表作者或者器械公司支持这种用法。）

循证文献

Burkus JK, Traynelis VC, Haid RW, Mummaneni PV. Clinical and radiographic analysis of an artifcial cervical disc: 7-year follow-up from the Prestige prospective randomized controlled clinical trial: Clinical article. J Neurosurg Spine 2014; 21: 516-28.

本文是前瞻性随机对照研究，共纳入 541 例单节段 ACDF 手术或者颈椎人工间盘置换术患者（Prestige 人工间盘 212 例，ACDF 手术 183 例），7 年随访数据。对于几乎每一个评估指标，颈椎人工间盘置换术均优于 ACDF 手术，尤其是邻近节段退变；融合组的邻近节段手术率是人工间盘置换组的 3 倍（13.7% vs. 4.8%）。

Fehlings MG, Barry S, Kopjar B, et al. Anterior versus posterior surgical approaches to treat cervical spondylotic myelopathy: outcomes of the prospective multicenter AO Spine North America CSM study in 264 patients. Spine 2013; 38: 2247-52.

本文比较了对于脊髓型颈椎病的前路减压和后路减压，前路减压的术后 C5 神经根麻痹的发生率小于 5%，与后路减压手术相似。

Janssen ME, Zigler JE, Spivak JM, et al. ProDisc-C Total disc replacement versus anterior cervical discectomy and fusion for single-level symptomatic cervical disc disease. J Bone Joint Surg Am 2015; 97: 1738-47.

本文为 7 年随访的前瞻性研究，纳入 209 例患者（ACDF 手术 106 例，ProDisc-C 人工间盘置换术 103 例）。两组的 7 年随访成功率相似，但是 ACDF 组的邻近节段手术率是人工间盘置换组的将近 3 倍（18% vs. 7%）。

Jackson RJ, Davis RJ, Hoffman GA, et al. Subsequent surgery rates after cervical total disc replacement using a Mobi-C Cervical Disc Prosthesis versus anterior cervical discectomy and fusion: a prospective randomized clinical trial with 5-year follow-up. J Neurosurg Spine 2016; 22; 1-12.

本文是 5 年的前瞻性随机对照研究，纳入了 Mobi-C 颈椎人工间盘置换术单节段 179 例，双节段 234 例，ACDF 手术单节段 81 例，双节段 105 例。两组患者的术后满意度都不错，但是颈椎人工间盘置换术患者的手术节段和邻近节段的再手术率显著低于 ACDF 术患者。

Kilburg C, Sullivan HG, Mathiason MA. Effect of approach side during anterior cervical discectomy and fusion on the incidence of recurrent laryngeal nerve injury. J Neurosurg 2006; 4: 273-7.

颈前路术后的喉返神经损伤率与手术入路的左右侧没有相关性。

Radcliff K, Lerner J, Yang C, Bernard T, Zigler JE. Seven-year cost-effectiveness of ProDisc-C total disc replacement: results from investigational device exemption and post-approval studies. J Neurosurg Spine 2016; 29; 1-9.

本研究随访 7 年，结论显示对于单节段颈椎退行性疾病，相对于 ACDF 手术，颈椎人工间盘置换术更为有效并且花费更低。

（Jason M. Cuéllar, Terrence T. Kim, Neil Bhamb, Todd Lanman 著 阎 凯 译）

第 9 章

枕颈融合术

- 可复的或难复的（例如：牵引是否必要）
- 手术或外固定 / 融合
- 枕颈融合或寰枕融合（例如：C1 侧块融合，齿突螺钉）

技术争议

- 无论对急性或慢性的枕颈不稳定，成功的枕颈融合术都能够获得满意的结果。有很多融合技术可以使用：移植骨直接覆盖、线缆、接骨板和最新的钉棒系统。有研究表明钉棒系统可改善术后神经功能障碍，降低内固定失效率，术后并发症少。
- 然而，对于肿瘤的病变，后路棒 - 线缆系统有最高的融合率，钉棒系统反而融合率不佳。
- 对于枕颈关节炎症性疾病，钉棒系统有最好的临床疗效，而棒 - 线缆系统联合移植骨直接覆盖技术疗效不佳。创伤性枕颈关节不稳有类似的结果。
- 术前需要 halo 外固定架
- 术后需要 halo 外固定架

适应证

枕颈融合术常规用于治疗寰枕关节不稳定，特别是用于增强关节稳定性、保护神经结构、避免畸形和减轻疼痛。枕颈关节不稳定会增加脊髓或脑干致压和外伤的风险，异常骨性移位、纵向移位以及颅底凹陷是其致病机制。其并发症包括疼痛、脑神经麻痹、呼吸窘迫，瘫痪、截瘫和猝死。

- 枕颈关节不稳定有两种类型：
  - 急性枕颈关节不稳定：通常由外伤导致（图 9.1A、B）。创伤性不稳定经手术治疗、使用钉棒系统、疼痛症状往往有很大改善，预后较好。
  - 慢性枕颈关节不稳定：原因可能是退行性变、炎症性疾病、感染、肿瘤（原发或继发）甚至先天畸形（图 9.2A、B）。

术前检查

- 颈椎正位和侧位平片
- 颈椎 CT，在矢状位和冠状位重建图像

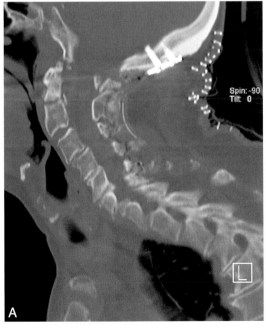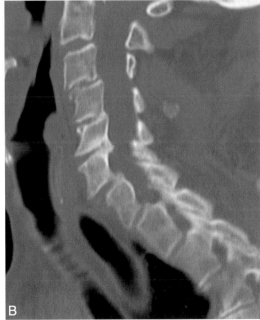

图 9.1　A、B

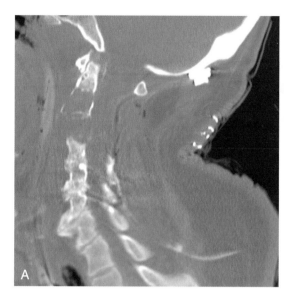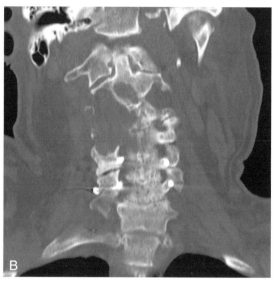

图 9.2　A、B

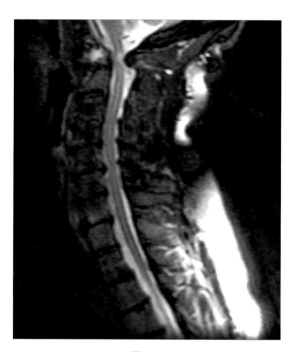

图 9.3

治疗选择

- 仅 halo 外固定架
- 前后路联合（前路切除齿突，后路融合）
- 多种枕颈融合装置选择（植骨和线缆，线圈和线缆，钉棒系统，枕骨螺钉）

- 测量 Chamberlain 线（硬腭后缘到枕骨大孔后缘）和 Wackenheim 线（沿着枕骨斜坡的线），但临床意义不大
- 颈椎 MRI，尤其对脊髓症是必要检查项目，用于评估脊髓受压的严重程度（图 9.3）
- 如果患者无法行颈椎 MRI（例如有心脏起搏器或者内置物有磁性），可行脊髓造影后 CT 检查，可以直观显示脊髓，能够提供脊髓压迫程度的信息。

理想置钉位置

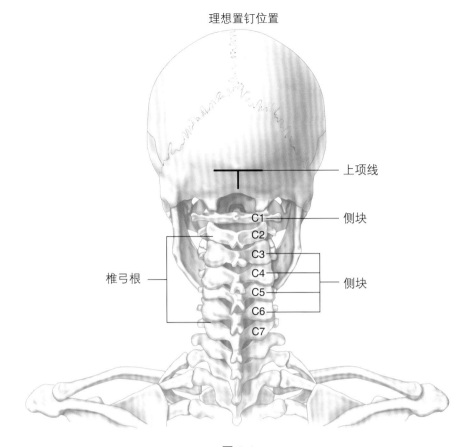

- 上项线
- 侧块
- 椎弓根
- 侧块

C1
C2
C3
C4
C5
C6
C7

图 9.4

手术解剖

- 枕骨隆凸（图 9.4）
- 椎动脉（图 9.5）
- 枕骨髁，C1 和 C2 骨性解剖（C2 螺钉置入）
- 侧块（C3-6 侧块螺钉的置入）（图 9.6）

体位

- 俯卧位，头部三点固定
- 俯卧位时，可以使用 halo 外架固定到手术台上
- 另外的选择是持续的牵引

入路 / 显露

- 枕骨隆凸到 C5 棘突（图 9.7）
- 至少显露至 C3 的侧块。

手术步骤

步骤 1

- 患者俯卧在凝胶垫上，头部中立位并固定到头架上（图 9.8）。
- 备皮并在中线上标记枕外隆凸至 C5。
- 常规消毒铺巾。
- 术前预防性抗生素输注。

体位要点

- 因为枕颈融合后，枕颈位置关系就锁定了，因此术前需要确定患者头部合适的位置。
- 患者必须悬空于手术床上。
- 患者胸部需要凝胶垫保护，建议凝胶垫和手术床平行。
- 如果患者佩戴硬颈托，变换体位时带着颈托进行轴向翻身和平移。
- 使用手臂悬吊带。
- 颈椎处在中立位。
- 如果选择持续牵引，牵引重量从 7 磅开始逐级增加，最大为 15 磅。
- 全程使用体感诱发电位和动作诱发电位。
- 避免使用麻醉剂，因其会影响神经电生理监测。

体位提示

- 横行放置的衬垫可能阻挡下颚，限制颈部屈曲。
- 合适的颈部曲度很重要，避免过伸和过屈。
- 摆放体位时注意下颏的位置。
- 如果体感诱发电位和动作诱发电位异常，将患者翻身至平卧位。按照 NASCIS II 指南进行甲泼尼龙冲击治疗。

体位设备

一些学者建议使用颈椎牵引装置（Menezes and Sonntag, 1996）。

入路 / 显露要点

- 显露枕骨和 C1 间隙时需要小心，使用双极电凝和手术器械有损伤硬膜的风险。
- 椎动脉在枕部三角内（头上斜肌、头下斜肌、头直肌）走行，向外侧分离时避免造成医源性损伤。
- 去除影响融合的软组织，例如寰枕后膜、棘间韧带和黄韧带。

入路 / 显露提示

- 椎板线缆或椎弓根 / 侧块螺钉需要充分显露椎板和侧块。
- 避免过度使用电刀，会损伤骨质。替代的方法是使用带冲洗装置的双极电凝进行止血。
- 不要忘记去除骨皮质，这样有利于融合。

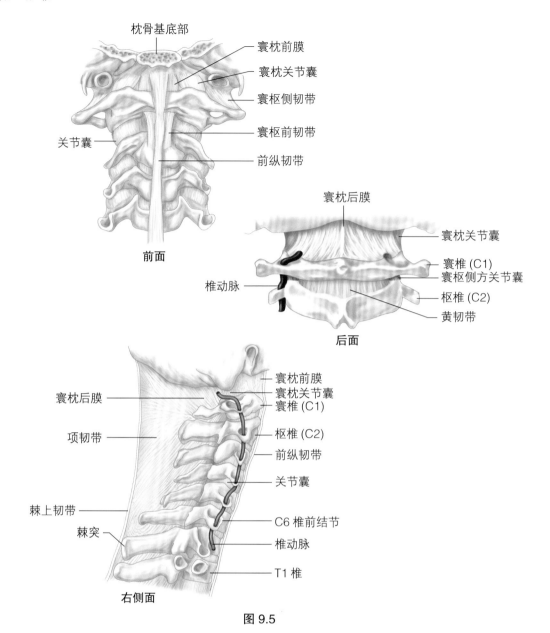

枕骨基底部

寰枕前膜

寰枕关节囊

寰枢侧韧带

寰枢前韧带

前纵韧带

关节囊

前面

寰枕后膜

寰枕关节囊

寰椎 (C1)

寰枢侧方关节囊

枢椎 (C2)

黄韧带

椎动脉

后面

寰枕后膜

项韧带

棘上韧带

棘突

寰枕前膜

寰枕关节囊

寰椎 (C1)

枢椎 (C2)

前纵韧带

关节囊

C6 椎前结节

椎动脉

T1 椎

右侧面

图 9.5

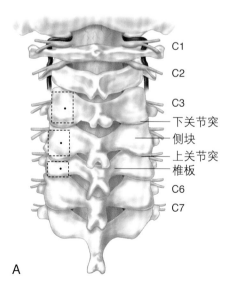

C1

C2

C3

下关节突

侧块

上关节突

椎板

C6

C7

A

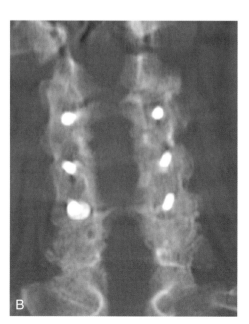

B

图 9.6 A、B

步骤 2：从枕外隆凸显露至 C5

- 自中线上，使用锐性、钝性和电刀分离以下层次（图 9.7）：
  - 浅层筋膜：辨别中线。
  - 识别棘突和椎筋膜。
  - 从棘突向两侧分离，尽量保留项韧带。
  - 小心地辨认 C2 棘突和 C1 后弓。这里需要非常谨慎，避免误入寰枕间隙和寰枢间隙。
  - 向外侧显露双侧侧块。
  - 向上显露枕外隆凸。
  - 显露范围至少包括枕骨至 C2 侧块。根据需要向下显露下位侧块关节。

步骤 3：器械 / 融合

- 在中线放置 Kiel 板（图 9.9）。
- 放置峡部螺钉或椎弓根螺钉（如需要，显露远端颈椎的侧块）。
- 预弯连杆维持枕颈交界区的中立位。连杆大约弯曲 130°，但是角度因人而异。
- 将 Kiel 板和螺钉通过连杆连接。
- 枕颈交界区去除骨皮质。
- 表面放置自体骨或异体骨促进融合。

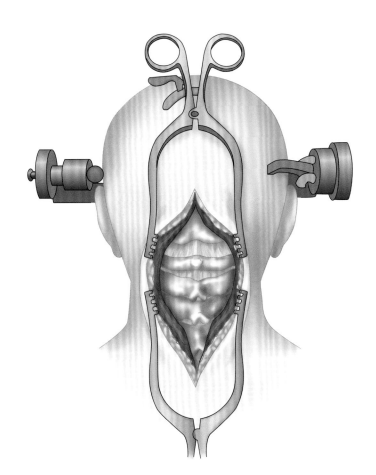

图 9.7

入路 / 显露设备

- 透视设备辅助置钉
- 导航设备辅助内固定
- 术中自体血回吸收装置，减少术中出血

步骤 1 要点

- 避免过度屈伸，选择接近解剖的体位。
- 下颏的位置需要确定。
- 建议使用体感诱发电位和动作诱发电位。
- 如果患者情况允许，术中颈部屈伸位置，可根据入路和内固定操作进行调整。

步骤 1 争议

一些医生推荐使用牵引而不是头架固定（Menezes and Sonntag, 1996）。

步骤 2 要点

- 减少电凝使用，避免损伤硬膜和骨质（影响融合）。
- 减少显露范围。

步骤 2 提示

- 避免电刀尖误入椎板间和枕骨 - 椎板间隙。

步骤 3 要点

- 在不牺牲稳定性的前提下尽量选择短节段固定。长节段固定会减少颈部活动，另外，短节段的稳定性不足。
- 对于创伤的病例，融合节段需要包括至少两个拥有完整韧带结构的节段。

步骤 3 提示

- 固定枕骨板之前需要影像学评估枕骨的解剖。注意枕骨的厚度。
- 避免过度用力操作脊柱器械。缺损、划痕和变形都是内固定物的折断点。

步骤 3 器械 / 植入物

- 钉 - 棒系统
- 钛缆系统

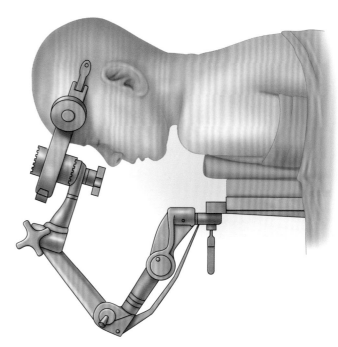

图 9.8

颈部粗大的患者，小心皮肤的对合。

步骤 4 争议

自体骨和异体骨。自体骨有很高的融合率，然而会出现供区的并发症。

术后要点

- 患者骨质较差时，术后建议使用 halo 外架固定。
- 对存在不融合风险的患者建议使用骨刺激仪。

术后处理提示

- 对肿瘤患者需要注意术后放疗和化疗的时间，术后 2 周内不要进行放化疗。
- 平衡训练和理疗很重要。
- 没有骨性融合内固定会失效。

术后处理争议

- 不是所有医生都推荐术后佩戴硬颈托。

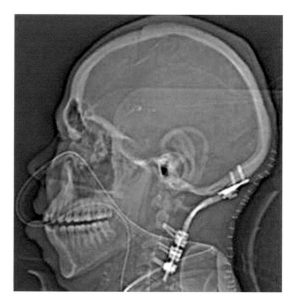

图 9.9

步骤 4：伤口闭合

- 逐层关闭伤口。
- 根据需要选择筋膜下引流。

术后处理和预后

- 嘱患者佩戴硬颈托 6 ~ 12 周并影像学随访。
- 6 ~ 12 周之后，拍摄颈椎动力位平片判断是否有影像学融合。
- 大约有 80% 的融合率。
- 并发症包括：感染，植入物导致的神经血管损伤，植入物导致的硬膜下和蛛网膜下血肿，植入物导致的脑脊液循环异常，植入物的拔出和植入物的断裂失效。

循证文献

Abumi K, Takada T, Shono Y, Kaneda K, Fujiya M. Posterior occipitocervical reconstruction using cervical pedicle screws and plate-rod systems. Spine. 1999; 24: 1425-1434.

Deutsch H, Haid Jr. RW, Rodts Jr. GE, Mummaneni PV. Occipitocervical fixation: long-term results. Spine. 2005; 30: 530-535.

Dvorak MF, Sekeramayi F, Zhu Q, et al. Anterior occiput to axis screw fixation. Part II: a biomechanical comparison with posterior fixation techniques. Spine. 2003; 28: 239-245.

Fehlings MG, Cadotte DW. Occipital cervical fusion: an evolution of techniques. J Neurosurg Spine. 2010; 13: 3-4.

Lee SC, Chen JF, Lee ST. Complications of fixation to the occiput—anatomical and design implications. Br J Neurosurg. 2004; 18: 590-597.

Menezes AH, Sonntag VKH, eds. Principles of Spinal Surgery. New York: McGraw-Hill; 1996.

Oda I, Abumi K, Sell LC, et al. Biomechanical evaluation of five different occipito-atlanto-axial fixation techniques. Spine. 1999; 24: 2377-2382.

Schmidek HH, Sweet WH, eds. Schmidek & Sweet's Operative Neurosurgical Techniques: Indications, Methods, and Results. Philadelphia: WB Saunders; 2000: 1934-1945.

Takechi Y, Iizuka H, Sorimachi Y, et al. Non-traumatic posterior atlanto-occipital joint dislocation. Case report. Eur Spine J. 2010; 20(Suppl. 2): S172-S175.

Vaccaro AR, Betz RR, Zeidman SM, eds. Principles and Practice of Spine Surgery. St. Louis: CV Mosby; 2003: 723-725.

Vender JR, Rekito AJ, Harrison SJ, McDonnell DE. The evolution of posterior cervical and occipitocervical fusion and instrumentation. Neurosurg Focus. 2004; 16: e9.

Winegar CD, Lawrence JP, Friel BC, et al. A systematic review of occipital cervical fusion: techniques and outcomes. A review. J Neurosurg Spine. 2010; 13: 5-16.

Winn HR, Youmans JR. In: Winn HR, Youmans JR, eds. Youmans Neurological Surgery. Philadelphia: WB Saunders; 2004.

（ Howard B. Levene, John Christos Styliaras, Alexander R. Vaccaro, Jack I. Jallo, James S. Harrop 著　吴静晔 译 ）

C2 椎板螺钉固定术

- 和其他的后路固定技术相比，C2 椎板螺钉需要完整的 C2 椎板。
- C2 椎板存在变异，少部分人的 C2 椎板很小，难以容纳双侧 3.5 mm 直径的螺钉。

技术争议

- 对一些瘦小的患者来说，C2 椎板螺钉靠近棘突的尾帽会明显突起并在体表可以摸到，有些患者很难接受。
- C2 椎板螺钉固定后，传统的铺置碎骨植骨技术会因为空间小而困难，可以考虑行 C1-C2 关节突关节融合，但是需要结扎 C2 神经根。
- 生物力学、尸体以及观察性研究均表明 C2 椎板螺钉拥有和 C2 椎弓根螺钉相同的临床效果，但是假关节发生率比较高。

治疗选择

- C1-C2 关节突关节螺钉: Magerl 技术（如果椎动脉条件允许）
- C1 侧块 +C2 椎弓根固定: Harms 技术（如果椎动脉条件允许）
- C1-C2 线缆技术
- Brooks-Jenkins 技术（线缆沿椎板下穿过 C1 和 C2，并在 C1 和 C2 椎板间两侧放置楔形骨块）
- Sonntag 改良 -Gallie 技术（线缆沿 C1 椎板下穿过，并绕到 C2 的棘突上，在 C1 椎板下缘和 C2 椎板以及棘突上缘之间放置合适大小的骨块）
- Halifax 椎板间夹

适应证

如下原因造成的寰枢椎不稳定：

- 寰椎或枢椎不稳定骨折
- 不稳定的齿突游离小骨
- 寰枢椎旋转半脱位
- 齿突切除术后
- 韧带松弛症，如类风湿关节炎、唐氏综合征
- 寰枢椎后路融合失效
- 寰枢椎关节炎
- 因为 C2 横突孔异常，无法行 C2 椎弓根螺钉和关节突关节螺钉植入

术前检查

CT 是必需的检查，用于判断 C2 椎板能够容纳 3.5 mm 直径的螺钉。如图 10.1 中，右侧椎板是狭窄的，很难安全地置入椎板螺钉。

手术解剖

- 椎板螺钉需要完整的 C2 后方结构才能置入
- C2 棘突通常是分叉的
- 椎板的厚度需要术前 CT 来判断，螺钉长度需要测量
- 在轴位 CT 上挑选 C2 椎板最厚的层面，然后测量螺钉的长度（图 10.2）

体位

- 使用 Mayfield 头架固定头部，俯卧位，与 C1 侧块螺钉和 C2 其他固定技术体位相似。

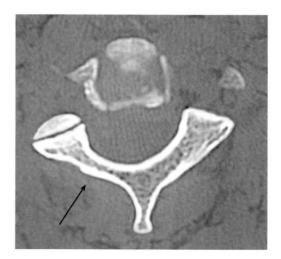

图 10.1

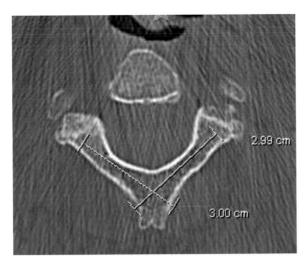

图 10.2

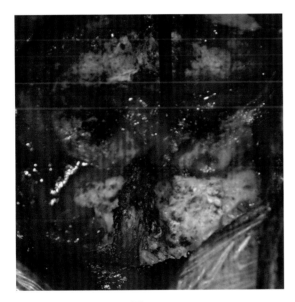

图 10.3

- 颈部固定到中立位置。
- 备皮范围为头侧至枕骨隆凸尾侧至颈椎中部。

入路 / 显露

- 切口从枕骨隆凸到 C3 水平。
- 切开背部深筋膜后，椎旁肌肉需要从枕骨下、C1 后弓、C2 棘突和椎板进行剥离。
- 保留 C2 棘突尾侧的肌肉附着点，除非固定融合节段包括下颈椎。

手术操作

步骤 1：第一个椎板螺钉开洞

- 在棘突和椎板交接处，使用高速磨钻在皮质骨开洞（图 10.4）。
- 设计第一个椎板螺钉的通道需要考虑第二个椎板螺钉的通路的位置（图 10.5）。
- 笔者首选置入头侧螺钉。

体位要点

- 尽管手术显露需要颈部处于屈曲姿势，但是这种姿势需要避免。
- 颈部固定到解剖中立位置。
- 为了在透视片上显示清楚 C1-2，肩部需要牵拉固定。
- 一旦深部拉钩就位，带直角的仰角深部拉钩（Weitlaner）有助于伤口的照明和显露。
- 对肥胖患者，可以牵拉后背部皮肤并粘牢，有助于减少颈部皱褶和切口显露。

体位提示

- 如果颈部处于屈曲姿势，会造成上颈椎固定到屈曲位置，术后会出现吞咽困难。
- 如果颈部处于后伸姿势，会造成伤口显露困难。

体位设备

- Mayfield 头架
- C 臂透视机

入路 / 显露要点

- 电刀剥离 C2 棘突和椎板上的椎旁肌肉是安全的，在 C1 后弓上剥离时不要向外侧显露太多，避免损伤椎动脉。
- 随时调整拉钩的位置，维持椎旁肌肉的张力有助于显露。

入路 / 显露提示

避免显露 C2-C3 小关节，除非 C3 是融合节段。

入路 / 显露设备

- Weitlaner 成角拉钩
- 电刀
- 骨膜剥离子，用于显露 C1 后弓

步骤 1 要点

将钻头放置到入钉点上，摆好计划好的角度，可以直视下沿着对侧椎板的角度钻入。这样可以确定入钉点位置，使钻孔的通道正好在椎板内。

步骤 1 提示

- 入点正好在棘突根部正中位置，会造成另一枚螺钉没有空间放置。
- 入点偏腹侧和背侧会造成螺钉位置不满意。

高速磨钻

- 术者使用手钻有比较好的手感，即使发生腹侧椎板穿出也能感知到。
- 术前测量螺钉长度和钻头长度非常重要。
- 如果是不稳定型损伤，为了防止钻孔时 C2 旋转，可以使用骨膜剥离子在棘突上施加对抗力量。

- 不要钻入太深，否侧可能会造成 C2-C3 小关节或椎动脉损伤。
- 腹侧椎板穿透进入椎管可能会造成硬膜撕裂、脑脊液漏和脊髓损伤。

- 手钻和导向器
- 骨膜剥离子施加对抗力量

- 轻折球形探针的远端，能控制探及的方向。
- 如果通道腹侧穿透，用球形探针尖端抵住穿透点，在入点处使用弯钳夹住探针，测量尖端到钳夹处的长度，作为螺钉长度。
- 短些的螺钉可以在棘突上而不是在椎板上固定。

如果腹侧通道没有确认，螺钉进入椎管会造成脊髓损伤。

球形探针

- 一些学者建议在椎板远端用高速磨钻开窗，可以直视椎板内的钻头或螺钉。

- 置入螺钉方向和钻孔通道方向一致。
- 如果是不稳定型损伤，为了拧入螺钉时 C2 旋转，可以使用骨膜剥离子在棘突上施加对抗力量。

如果螺钉方向比钻孔通道方向陡峭，可能会穿入椎管。

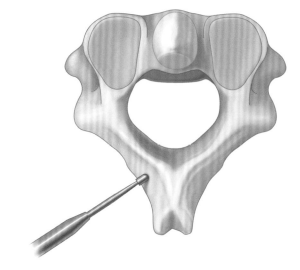

图 10.4

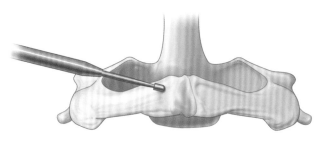

图 10.5

步骤 2：钻入对侧椎板

- 手钻钻入对侧椎板的深度取决于术前影像学测量的结果（图 10.6）。
- 导向器放置到入点处，钻的角度和对侧椎板的角度平行（图 10.7）。
- 为了安全起见，钻的角度可以比对侧椎板的角度小一些，这样即使钻头穿出骨质也是在椎板背侧，而不是腹侧进入椎管。

步骤 3：确认椎板通道安全

- 术中和术后影像在判断置钉精确性方面没有太大帮助。
- 置入螺钉之前，需要判断骨性通道的完整性。
- 用球形探针触探通道，尤其注意腹侧部分（图 10.8）。

步骤 4：置入第一枚螺钉

- 置入长度合适螺钉（术前 CT 测量和术中确认）（图 10.9）。
- 和步骤 2 类似，螺钉尖端放置到入点处，然后改椎方向和对侧椎板方向一致（图 10.10）。

步骤 5：置入第二枚螺钉

- 重复步骤 1~4。
- 第二枚螺钉的入点偏尾侧，这样就能躲开第一枚螺钉通道（图 10.11、图 10.12）。
- 有时，分叉的棘突需要去掉一部分以容许尾侧通道。
- 用球形探针确认骨性通道的完整性。

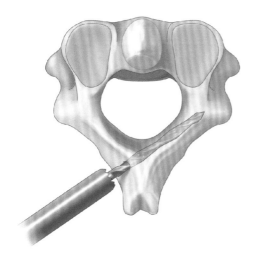

图 10.6

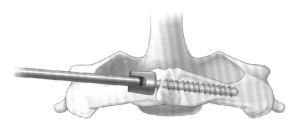

图 10.10

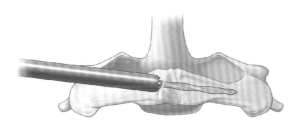

图 10.7

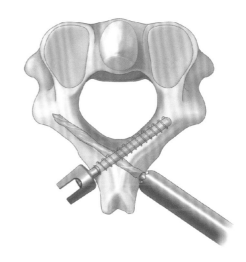

图 10.11

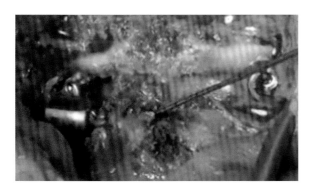

图 10.8

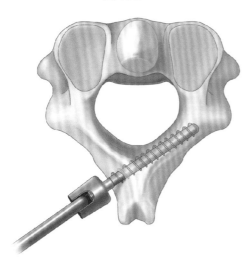

图 10.9

步骤 4 器械 / 植入物

- 螺钉
- 骨膜剥离子施加对抗力量

步骤 6 要点

- 万向螺钉可以便于连杆放置。
- 确认连杆两端位置合适后再拧紧螺母。

步骤 6 器械 / 植入物

- 连杆、折弯器和剪杆器
- 成角连杆, 尤其是长节段固定时使用

步骤 7 要点

在 C2 棘突、C2 椎板表面和 C1 后弓去皮质, 促进融合。

步骤 7 提示

注意 C2 椎板皮质不要去除太多, 否则会露出螺钉, 影响螺钉的固定强度。

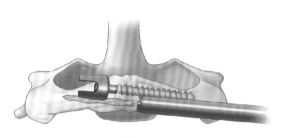

图 10.12

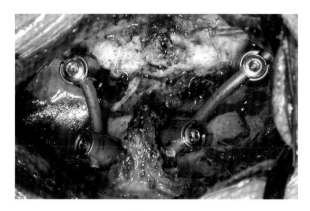

图 10.13

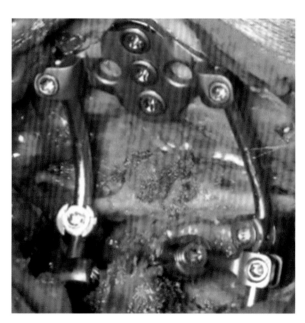

图 10.14

步骤 6：连接 C2 椎板螺钉和 C1 侧块螺钉

- 上颈椎固定系统，需要 C1 侧块螺钉来连接 C2 椎板螺钉。
- 右侧 C1 侧块螺钉连接的是凸向右侧的左侧 C2 椎板螺钉，左侧同理（图 10.13）。
- 因为 C2 椎板螺钉背侧表浅，连杆不能太长，否则会造成皮肤刺激。
- 连杆需要预折弯，在剪短连杆之前进行预折弯更加容易。
- 另一种方法，可以通过一个侧方延长杆连接到更长的连杆上，枕颈固定器如图 10.14 所示。

步骤 7：融合

- 植骨材料放置到 C2 和 C1 椎板之间。
- 植骨材料放置到连杆下，嵌入到连杆和 C2 椎板之间并牢固固定。
- 或者，C1-C2 小关节去皮质，并在周围植骨。

步骤 7 争议

- C2 椎板螺钉的主要缺点是，因为螺钉尾部阻挡，无法增加 Gallie 线缆固定技术。
- 笔者使用高速磨钻或直刮匙进行 C1-C2 小关节去皮质。根据患者解剖，本操作需要将 C2 神经根向尾侧牵拉或者结扎 C2 神经根，所以患者术前需要告知患者有可能会出现 C2 分布区麻木或者持续的疼痛。研究表明本操作很少出现并发症。

术后处理及预后

- 患者术后佩戴颈托 4 周。
- 同其他颈后路手术，术后需要使用镇痛和肌肉松弛剂。

循证文献

Cassinelli EH, Lee M, Skalak A, Ahn NU, Wright NM. Anatomic considerations for the placement of C2 laminar screws. Spine. 2006; 31: 2767-2771.

Dewan MC, Godil SS, Mendenhall SK, Devin CJ, McGirt MJ. C2 nerve root transection during C1 lateral mass fixation: does it affect functionality and quality of life? Neurosurgery. 2014; 74: 475-480.

Dorward I, Wright NM. Seven years of experience with C2 translaminar screw fixation-clinical experience and review of the literature. Neurosurgery. 2011; 68: 1490-1499.

Gorek J, Acaroglu E, Berven S, Yousef A, Puttlitz CM. Constructs incorporating intralaminar C2 screws provide rigid stability for atlantoaxial fixation. Spine. 2005; 30: 1513-1518.

Jea A, Sheth RN, Vanni S, Green BA, Levi AD. Modification of Wright's technique for placement of bilateral crossing C2 translaminar screws: technical note. Spine J. 2008; 8: 656-660.

Lehman RA, Sasso RC, Helgeson MD, et al. Accuracy of intraoperative plain radiographs to detect violations of intralaminar screws placed into the C2 vertebrae: a reliability study. Spine. 2007; 32: 3036-3040.

Leonard JR, Wright NM. Pediatric atlantoaxial fixation with bilateral, crossing C-2 translaminar screws. Technical note. J Neurosurg. 2006; 104: 59-63.

Menendez JA, Wright NM. Techniques of posterior C1-C2 stabilization. Neurosurgery. 2007; 60: 103-111.

Parker SL, McGirt MJ, Garces-Ambrossi GL, et al. Translaminar versus pedicle screw fixation of C2: comparison of surgical morbidity and accuracy of 313 consecutive screws. Neurosurgery. 2009; 64: 343-348. discussion 348-9.

Reddy C, Ingalhalikar AV, Channon S, et al. In vitro biomechanical comparison of transpedicular versus translaminar C-2 screw fixation in C2-3 instrumentation. J Neurosurg Spine. 2007; 7: 414-418.

Wang MY. C2 crossing laminar screws: cadaveric morphometric analysis. Neurosurgery. 2006; 59: 84-87.

Wang MY. Cervical crossing laminar screws: early clinical results and complications. Neurosurgery. 2007; 61: 311-315.

Wright NM. Posterior C2 fixation using bilateral, crossing C2 laminar screws: case series and technical note. J Spinal Disord Tech. 2004; 17: 158-162.

Wright NM. Translaminar rigid screw fixation of the axis. J Neurosurg Spine. 2005; 3: 409-414.

（ Neill M. Wright　著　　吴静晔　译 ）

第 11 章

后路寰枢椎融合术：Harms 技术及 Magerl 技术

- 与经关节突关节螺钉固定相比，发生椎动脉损伤的风险相同（Yoshida et al, 2006）。
- 不需要使用椎板下钢缆技术，因而降低了神经损伤的风险。
- 螺钉固定有助于 C1-C2 复位。
- 不需要保持寰椎后弓的完整性。
- 可作为枕颈融合以及（或）下颈椎融合术的一部分。

适应证提示

- 以下为手术禁忌
  - C1 侧块或 C2 椎弓根存在粉碎性骨折
  - C2 横突孔过大阻挡 C2 椎弓根
- C1 侧块由于解剖上的限制而影响 3.5 mm 螺钉的使用（Tan et al, 2003）
- 存在刺激 C2 神经节导致枕神经痛的潜在风险

术前检查要点

除非特别注明，作者通常不会利用核磁共振血管成像去评估椎动脉解剖，由于其无法提供血管与周围骨性结构的空间关系。

治疗选择

- 后路 C1-C2 融合技术包括
  - 后路 C1-C2 多轴钉棒固定（Harms 技术）
  - C2 经椎板螺钉
  - C1-C2 经关节突关节螺钉（Magerl 技术）
  - Gallie 移植"骨块"固定于 C1 与 C2 后弓之间，用椎板下钢缆加固
  - Brooks "楔形"植骨块并用椎板下钢缆加固于椎板后方
  - Halifax 椎板间夹钳

A 技术：后路 C1-C2 多轴钉棒固定（Harms 技术）

适应证

以下原因可造成寰枢关节不稳定：

- 齿突骨折（Ⅱ型和Ⅲ型）（图 11.1、图 11.2）
- C1 和 C2 邻近骨折
- 旋转性半脱位
- 类风湿关节炎
- 齿突游离小骨
- 不伴有颅底凹陷的齿突切除术后
- 先天性畸形（例如：Klippel-Feil 综合征）
- 恶性肿瘤

骨折不愈合

- 齿突骨折（Ⅱ型和Ⅲ型）
- 后路寰枢椎融合失败

C1-C2 骨性关节炎

术前检查 / 影像学

神经及骨骼肌肉的检查。

术前检查应包括颈椎的 X 线平片（图 11.3A）、CT（图 11.3B）、CT 血管成像、MRI（图 11.3C）。

- 平片应包括颈椎的正位（AP）、侧位以及开口位。两侧侧块移位超过 7 mm，或者寰齿间隙（ADI）大于 3 mm 时，提示横韧带断裂。
- 包含上颈椎轴位、矢状位以及冠状位的薄层（1～mm）CT 扫描重建图像是术前设计的重要组成部分。首先，CT 能够提供骨性结构解剖的精确细节（MRI 通常可见相关的韧带损伤）。其次，CT 显示了横突孔的位置，椎动脉在其中穿过。最后，可以对 C1 侧块及 C2 椎弓根所使用的螺钉长度提供测量依据。
- 约 20% 需行寰枢椎融合术的患者，存在椎动脉走行变异和骨性结构的异常，因而影响了螺钉的准确植入（Jun, 1998; Madawi et al, 1997）。除了评估椎动脉方面具有优势外，CT 血管成像还可以显示椎动脉相对于 C1 侧块和 C2 椎弓根之间的空间关系。
- MRI 可以清晰显示任何软组织损伤，包括横韧带损伤，以及显示脊髓损伤。
- 齿突骨折合并横韧带损伤可以采用后路融合术。
- MRI 同样有助于精确地评估类风湿患者的脊髓有效空间，在 CT 或平片上不显影的软组织血管翳造成脊髓的压迫容易被低估。
- 非侵袭性磁共振血管成像（MRA）可用于评估椎动脉损伤、血管通畅性以及（或）支配区域（代替需要造影剂的 CT 血管成像）。

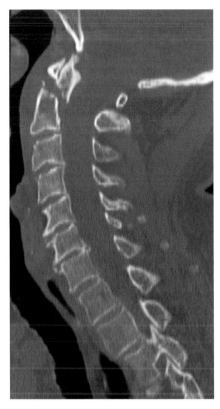

图 11.1

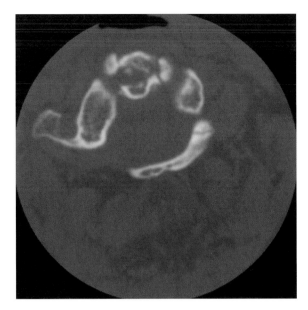

图 11.2

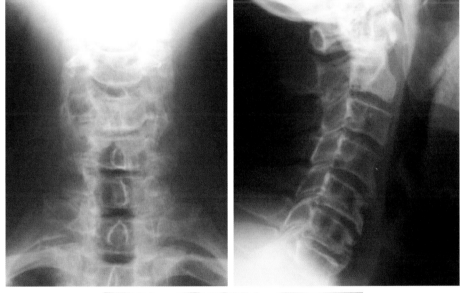

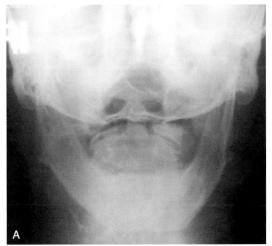

图 11.3　A ~ C

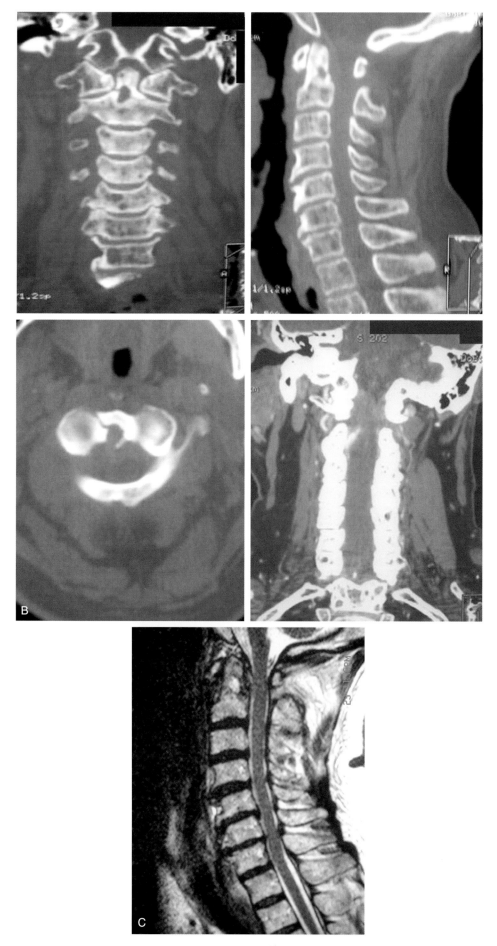

图 11.3（续）

手术解剖

- C1 后弓和 C1-C2 的椎间关节是植入 C1 侧块螺钉的重要解剖标志。
- C2 的背根神经节正好位于 C1 侧块螺钉的起始点后方，向尾端牵拉暴露时动作必须轻柔（图 11.4A）。
- C1 侧块螺钉的起始点位于 C1 侧块下部中点，侧块与后弓交汇处。
- 与经关节螺钉相比，C1 侧块螺钉钉道更偏上、偏内，因而可以降低椎动脉损伤的风险（图 11.4B、C）。
- 后桥或先天性弓状孔是寰椎常见的骨性异常（Young et al, 2005）（图 11.4D）。它是一个位于 C1 椎板头侧部分的骨性弓，其内有椎动脉走行。如果这种变异存在，很容易与 C1 的椎板相混淆，因此必须在后方显露和植入 C1 侧块螺钉过程中加以确认，以避免损伤椎动脉。

体位

- 患者清醒时，在纤维光导镜引导下，经鼻气管内插管后，再插入经鼻胃管用于术中胃部引流。
- 如果患者在术前已行 halo-vest 支具制动，halo 架可以通过接头直接连接至 Mayfield 头架。如果 halo 环接头已经取下，患者取俯卧位前，需用 Mayfield 钳和硬质颈托固定头部。
- 与麻醉师配合，手术医师站在床头端稳定患者颈部。

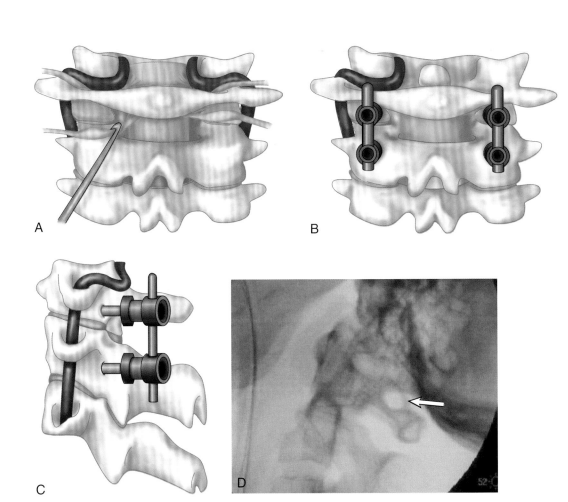

图 11.4　A ~ D

体位要点

- 拍摄开口位时可以在患者口中放置一个适当大小的灭菌纱布卷，以获得清晰的开口像。
- 对于骨量严重减少，反转（负片）X 线影像可以得到较好的骨质显示。
- 在 C 形臂的侧位影像中，枕部应该屈曲避开 C1 后弓以利于螺钉的植入。

体位设备

- C 形臂透视机应该放置于手术床头侧。
- Mayfield 头架
- 软垫或四柱床架

- 采用俯卧位将患者小心地安置在配有躯干支撑床或四柱床架的手术床上。利用 Mayfield 头架将 Mayfield 钳或 halo 环固定于手术台，并保持颈椎处于中立位（图 11.5A、B）。
- 所有的骨性结构突起都要垫好，将患者的上肢置于躯干两侧并用绑带将其固定牢固。
- 采用 C 臂透视机确定寰枢椎骨性结构的力线情况，使 C1-C2 椎间关节位于影像的中央。C1-C2 的侧位透视切勿倾斜；否则，钉道钻孔的方向错误将导致螺钉置入错误（图 11.6）。
  - 需要看到 C1 和 C2 的影像学标志。C1 侧块的侧壁和 C2 椎弓根的内侧壁都是重要的标志，可在开口像中确定。调整 C 臂的投照角度直至所有骨性标志都能清晰地显现。
- 对于 Mayfield 头架固定的患者，必要时可以适当调整头部使颈椎复位。通过 X 线透视检查确认复位情况。如果可能，应尽量避免颈部过屈或过伸。

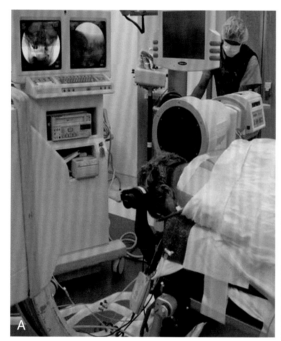
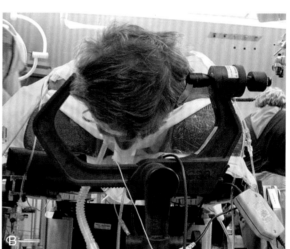

图 11.5　A、B

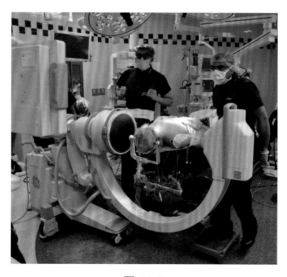

图 11.6

- 体感诱发电位（SSEP）和经颅运动诱发电位（MEP）监测是脊髓神经生理学监测手段，手术中可以使用，基础值可以分别在患者取俯卧位前、后测得。

入路 / 显露

- 使用电动剃刀将患者枕部、枕下部和颈后区域的头发剔除干净。如需行融合术，亦需在后髂嵴备皮以供骨移植之需。
- 备好颈部和后髂嵴的皮肤表面，用无菌巾覆盖。
- 在头侧选择枕骨隆凸以及在尾侧选择棘突确定中线，用消毒标记笔自枕骨至 C3-C4 做标记。
- 在拟行手术的切口皮下注射 0.5% 利多卡因，在局麻药内加入肾上腺素，按 1：10 万的比例稀释。
- 用 10 号刀片沿中线从枕骨到 C3-C4 锐性切开皮肤。
- 用电刀向深部切开皮下组织，并切开项韧带，沿中线切开项韧带，可以在相对无血管的区域分离组织，并降低损伤枕大神经和第三枕神经的危险。放置自动牵开器来保证充分的手术视野。
- 有时需要在切口头端，沿颈脊推开 1.5cm 长的斜方肌筋膜袖，以便于 C1-C2 的侧方显露。从枕骨下骨做骨膜下完全分离椎旁肌止点。
- 在分离时，C1 椎弓中央的结节和 C2 大而分叉的棘突可作为触摸标志。自中线开始，锐性切开 C1 以及 C2、C3 棘突顶部的骨膜。
- 继续沿 C3 至 C1 方向仔细地进行骨膜下分离，由中线开始，向侧方剥离。当侧方剥离时，使用骨膜剥离器可以容易地剥离棘突旁的肌肉。小心显露 C3 和 C2 的侧块和椎弓根，不要伤及 C2-C3 小关节的关节囊。
- 在 C2 峡部和椎弓根上面显露 C1-C2 关节。在环绕 C2 神经根的海绵状静脉丛附近分离时会导致明显出血，可以用双极电刀，浸有凝血酶的明胶海绵或棉拭子有效地控制出血。
- 为了降低在 C1 椎板头端表面损伤椎动脉的风险，在显露 C1 时，需仔细辨识椎板及后弓尾侧缘。在后方剥离时，必须确定是否存在寰椎椎动脉沟环或先天性弓状孔等骨性异常，因为后者易与 C1 椎板相混淆（Young et al, 2005）。
- 向头端剥离至完全显露枕骨大孔的枕骨下缘。

手术操作

步骤 1

- C2 背根神经节必须小心向尾部牵开，以暴露 C1 侧块螺钉的入点。
- C1 螺钉的入点位于 C1 侧块下部中点，与后弓的连接处。
- C 臂成像可用于确认 C1 侧块螺钉的中点和通道。
- 使用 2 mm 高速磨钻标记钻的起始点，并防止钻离开 C1 后下侧块的凸面。
- 当钻头头端指向前方穿过 C1 侧块时，使用 2 mm 钻头以直的或者以横向角度钻取一个双皮质导孔，并在矢状面平行于 C1 后弓（Seal et al, 2009）。钻孔位置与正侧位透视图像一致（图 11.7、图 11.8）。
- 测深尺可用于匹配术前 CT 扫描获得的适当长度螺钉的测量值，并可在侧位透视图像上进行检查。
- 攻取钻孔，将 3.5 mm 多轴螺钉拧入 C1 侧块。
- C1 万向螺钉的 8 mm 无螺纹部分突出于侧块的骨表面，允许螺钉的万向部分位于 C1 后弓上方，这样棒可以与 C2 螺钉头连接。

入路 / 显露要点

- C2 棘突是一个容易辨认的标志。C2 棘突比 C1 后弓位置更偏后，在剥离时可用于定位。
- C2 的椎弓根向头侧方向延伸需要向下暴露至 C3，以便置入 C2 椎弓根钉。
- 侧方剥离不应超过 C1-C2 椎间小关节的外缘，以避免医源性损伤椎动脉。

入路 / 显露提示

对于 C1 骨折的患者，在剥离时触摸骨性标志时，应仔细避免将后方骨折块推向脊髓。

步骤 1 要点

- 准确放置 C1 侧块螺钉的关键解剖标志
  - C1-C2 关节
  - C1 侧块的中点和侧壁（图 11.9、图 11.10）
- 后小桥或先天性弓状孔容易与 C1 椎板混淆，必须加以识别，以防止在后路解剖和置入 C1 侧块螺钉过程中发生椎动脉损伤（Young et al, 2005）。
- C1 侧块螺钉的上方和稍内侧轨迹（0~10°）可降低椎动脉损伤的风险（图 11.11）。

步骤 1 器械 / 植入物

- Penfield 骨膜剥离子
- 钝性椎弓根探子
- 高速磨钻
- 气钻和 2 mm 钻头

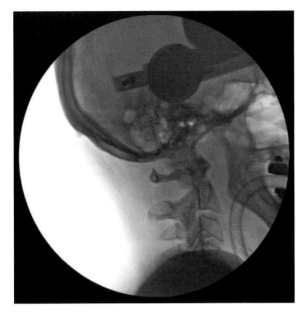

图 11.7

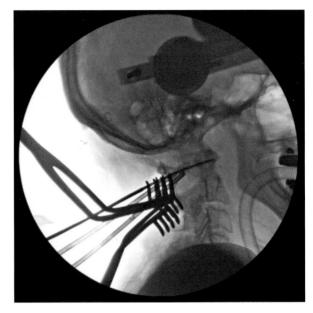

图 11.8

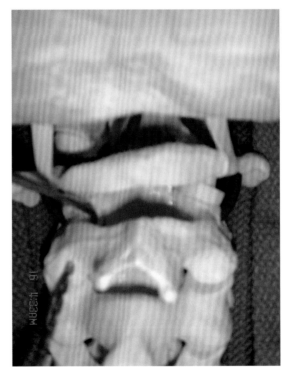

图 11.9

步骤 2 要点

- 术中标志、术前薄层（1 mm）轴向 CT 扫描、侧位和开口透视图像均有助于准确放置 C1 侧块和 C2 峡部螺钉。
- C2 单侧椎动脉异常患者的替代手术。
- 万向螺钉放置在椎动脉异常侧的 C1 和 C3。
- C1、C2 和 C3 上在正常解剖结构侧的多轴螺钉置入。从 C1 到 C3 进行后路融合。
- 如果存在椎动脉异常，椎板在 CT 上显示上足够宽，也可以选择 C2 椎板螺钉固定技术。

步骤 2 器械 / 植入物

- Penfield 骨膜剥离子
- 钝性椎弓根探子
- 高速磨钻
- 气钻和 2 mm 钻头

- 螺钉的突出部分无螺纹，理论上可最大程度降低枕大神经受刺激的风险。
- 对侧侧块螺钉置入重复步骤 1。

步骤 2

- 在 C2 处，使用 4 号 Penfield 骨膜剥离子确认 C2 峡部的内侧缘。C2 峡部螺钉的入点位于 C2 峡部的上内侧象限。C2 峡部螺钉的入点用 2 mm 高速钻头标记（图 11.12）。
- 在 C 臂引导下，可在开口和侧位透视图像下确定起始孔和钻头轨迹。
- 使用 2 mm 钻头，以 C2 峡部的上内侧面为标志，以 20°～30° 头向和内向

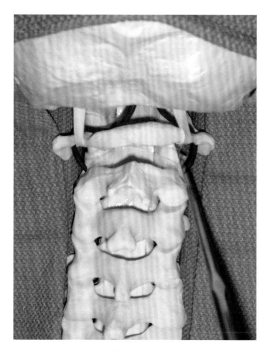

图 11.10

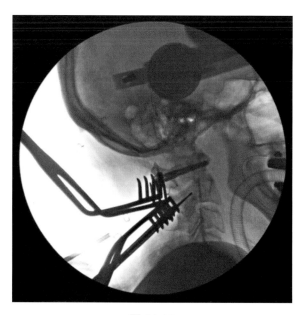

图 11.12

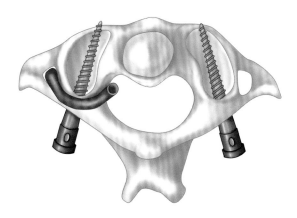

图 11.11

角度钻取通道。钝性椎弓根探针探查通道四个壁。

- 使用深度尺测量术前 CT 扫描获得的合适长度的螺钉，并可在侧位透视图像上确认。
- 钻取螺纹孔，将 3.5 mm 万向螺钉置入 C2 峡部（Wait et al, 2009）（图 11.13）。
- 对侧螺钉重复此步骤。

步骤 3

如果需要复位 C1，可在将棒连接到螺钉上之前重新定位患者头部。进行固定时，复位过程透视可见。

步骤 4

- 螺钉用连杆连接，螺母进行固定（图 11.14）。
- 可以进行分离和加压操作。
- 用扭力改锥将螺母锁紧（图 11.15）。

步骤 3 要点

可通过直接操作 C1 和 C2 螺钉完成 C1-C2 复位。作者建议在术前（如果可能，在患者清醒时）进行复位，以评估神经功能状态。或者，在准备和铺巾之前，可在患者俯卧于手术台上后进行复位。

步骤 4 要点

- 使用这种技术，可以避免 C1-C2 关节突关节损伤，并且棒和螺钉可以用作临时骨折固定，而不需要进行固定融合（Ⅱ 型和 Ⅲ 型齿突骨折）（Harms and Melcherd, 2001）。最终取出内固定器械后，可使患者在骨折愈合后恢复寰枢椎运动。
- C1 后弓的完整性对于稳定融合不是必需的。
- 类风湿关节炎患者的寰枢椎区域通常存在不稳定，需要更广泛的融合。该技术可作为枕骨和 / 或下颈椎融合的一部分。

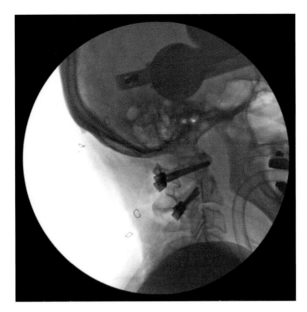

图 11.13

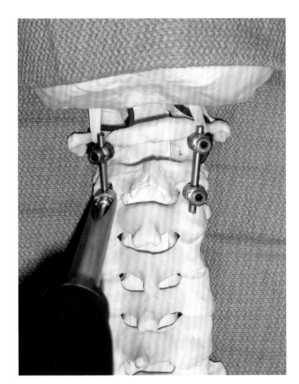

图 11.15

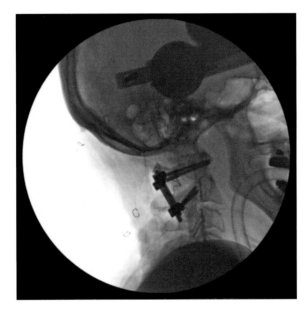

图 11.14

步骤 4 器械 / 植入物

万向螺钉 - 棒固定系统，复位工具。

步骤 5 器械 / 植入物

- Cobb 剥离器
- 骨刀
- 剥离子

步骤 5

- 取髂后上嵴植骨。触及髂后上嵴，以髂嵴为中心用无菌记号笔标记一条 8 cm 的线。使用 10 号手术刀切开皮肤。插入自动拉钩拉开。
- Bovie 电刀用于分离皮下组织，直至腰背肌和臀大肌筋膜连接处。
- 触及髂后上嵴，开始使用 Bovie 电刀分离筋膜。使用 Cobb 剥离器在嵴顶的上缘和侧缘进行骨膜下剥离。骨凿在顶部创建一个向内侧反折的皮质窗口。在髂后上嵴 8 cm 范围内开窗，以避免损伤臀上皮神经，因为这些神经穿过髂后上棘外侧 8 cm 的后皮质。
- 使用小圆凿通过皮质窗口采集松质骨移植物。
- 将修补片放入与患者血液混合的无菌杯中并覆盖。

- 用骨蜡止血。冲洗伤口，移植部位填充浸有 Marcaine 的明胶海绵，并关闭皮质窗。
- 取出自动拉钩，闭合切口。

步骤 6

- 用抗生素溶液冲洗颈椎术野，并从术野中抽吸冲洗液。
- 如果正在进行减压融合，使用高速钻头对 C1 和 C2 的后表面进行去皮质处理。或者，在插入螺钉和棒之前，对 C1 和 C2 后方进行去皮质。
- 松质骨移植物放置在 C1 和 C2 的去皮质表面上。
- C1-C2 关节面也可以去皮质，并填充植骨进行关节内融合。
- 或者，在 C1 后环和 C2 棘突之间固定一片髂嵴植骨。

步骤 7

- 获得最终的颈椎前后位和侧位 X 线片，以评估内固定的位置和寰枢椎区域的力线情况。
- 逐层缝合伤口，消除死腔。
- 如果医生认为需要，则放置筋膜下引流管。
- 无菌条垂直于切口放置，并用无菌 4×4 纱布和透明 Tegaderm 敷料覆盖。
- 硬颈托（如 Philadelphia 或 Miami J）外固定。
- 术者站在手术台头，当患者仰卧位重新搬运到医院病床上时，负责稳定颈部。取下 Mayfield 头架。

术后处理及预后

- 患者送至恢复室或外科重症监护室（SICU）进行术后恢复。
- 拍摄仰卧位和直立位颈椎侧位 X 线片，以评估术后第 1 天的稳定性。如果获得了寰枢椎稳定性，患者可以活动（图 11.16）。
- 术后第 1 天，或病情稳定时，可将患者转至普通病房。
- 如果对螺钉放置有任何疑问，可进行术后 CT 扫描。

术后提示

螺钉位置不良会造成：

- 螺钉错位可能导致固定不充分，从而可能导致结构不稳定。如果存在不稳定，需要 halo 背心外固定 10～12 周，以提供足够的寰枢椎稳定性来实现融合。
- 硬膜撕裂和脑脊液漏。作者主张对所有硬膜撕裂进行早期缝合，并在修复处放置明胶海绵。床头应置于 30°，保持硬膜囊内压力低。如果无法直接修复，可能需要放置腰椎分流管，引流速度为 10 ml/h，平卧数天。持续性渗漏可能需要再次探查，可能需要使用胸锁乳突肌前方和脊柱旁或斜方肌后方覆盖肌肉。
- 横突孔侵犯可导致椎动脉破裂、夹层、假性动脉瘤或闭塞。即使在没有直接侵犯动脉壁的情况下，螺钉螺纹也可能接触动脉，并因正常搏动而导致损伤。如果在术中或术后影像时发现，应通过手术取出螺钉，以降低椎动脉损伤的风险。
- 术中椎动脉损伤是令人恐惧的并发症，可导致严重的临床后遗症，包括脑干卒中。如果发生这种情况，可将螺钉留在原位以填塞出血，然后应进行血管造影。
- 通常情况下，可使用明胶海绵或氧化纤维素（Surgicel）轻轻压迫控制动脉出血，尤其是较小的撕裂伤。如填塞不成功，应直接修补。应避免盲目缝合来控制出血，否则会造成神经根损伤。修复过程中的可视化是必要的。无论采用何种方法控制出血，均应获得术后血管造影照片，以评价椎动脉，并排除动静脉瘘或假动脉瘤形成。C1 前弓双皮质螺钉固定，会造成颈内动脉损伤潜在风险（Currier et al，2008）。

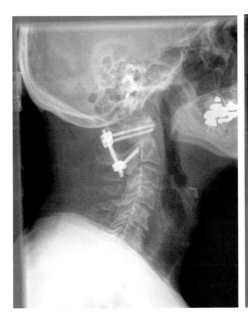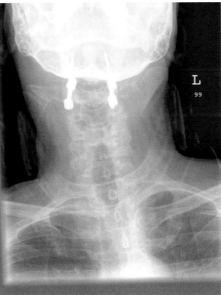

图 11.16

- 患者病情稳定后可出院。术后使用硬颈托固定。
- 常规门诊静态侧位和动态屈伸侧位片可以在约 4 周时拍摄，以确定稳定性。如果获得稳定，颈托可以停止使用。每隔 4~6 周拍摄一次 X 线片，以评估稳定性和融合情况。
- 此外，术后 3~6 个月可进行 CT 扫描，以评估融合和骨折愈合情况。

B 技术：C1-C2 关节突关节螺钉（Magerl 技术）

适应证

以下原因造成的寰枢椎不稳定：

- 齿突骨折（Ⅱ型和Ⅲ型）（Jeanneret and Magerl, 1992）
- 相邻 C1 和 C2 的骨折
- 旋转半脱位
- 类风湿关节炎
- 齿突小骨
- 齿突切除术后，不伴有颅底凹陷
- 先天性畸形（Klippel-Feil 畸形）
- 恶性肿瘤

骨折不愈合

- 齿突骨折不愈合（Ⅱ型和Ⅲ型骨折）
- 失败的 C1-C2 融合

C1-C2 骨性关节炎

术前检查

- 完善的神经系统和骨科查体。
- 术前影像需要包括颈椎平片（图 11.3A）、CT（图 11.3B）、CT 血管造影和 MRI（图 11.3C）。
  - X 线片应包括正侧位和开口位，以评价 C1 和 C2 的对线情况。动力位颈椎侧位屈伸评估有助于确定寰枢椎半脱位的可复性。
  - 上颈椎的轴位、矢状位和冠状位薄层切割（1 mm）重建图像的 CT 扫描，是术前计划的重要组成部分。CT 可以提供 C1 侧块和 C2 关节面的解剖细节，以便最佳放置经关节突关节螺钉。可以显示椎动脉走行的横突孔的位置。此外，它还能评估寰椎的骨量是否能充分固定螺钉。
  - 大约 20% 需要寰枢椎融合的患者显示椎动脉路径和骨性解剖结构存在解剖变异，这将妨碍螺钉的置入（Jun, 1998; Madawi et al, 1997）。CT 血管造影除可评价椎动脉的优势外，还可通过横突孔描绘椎动脉的走行及其与周围骨性结构的空间关系。这有助于确定是否可以在椎动脉损伤风险最小的情况下安全置入螺钉。
  - MRI 可显示任何软组织损伤，包括寰椎横韧带和脊髓。
  - MRI 有助于识别寰椎横韧带损伤合并齿突骨折，这可能有助于决定前路与后路手术入路。即使联合应用，单纯前路齿突螺钉固定也不能恢复继发于韧带断裂的寰枢椎稳定性。
  - 在类风湿病患者，识别齿突后方的血管翳可以更准确地测量脊髓的可用空间。
    - 无创的 MRA 可以用来评估椎动脉是否通畅和优势侧。

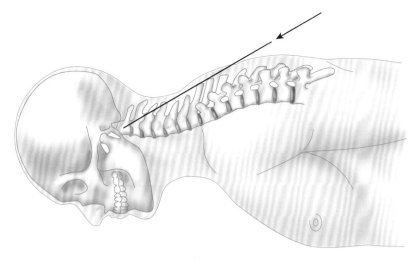

图 11.17

手术解剖

- 要想实现 C1-C2 经关节突关节螺钉的头侧路径，和充分寰枢椎对线所需的颈部位置，可能需要经皮置入经关节突关节螺钉（图 11.17）。
- 椎动脉沟环或先天性弓状孔是寰椎常见的变异（Young et al, 2005），这一骨性拱状结构位于 C1 椎板的头侧，贴近椎动脉。如果存在，很容易与 C1 椎板混淆，必须在后路解剖过程中识别，防止椎动脉损伤。
- C2 神经的灰色交通支是定位 C2 峡部螺钉进入点的可靠标志（Cavalcanti et al, 2010）。

体位

- 患者清醒时，在纤维光导镜引导下，经鼻气管内插管后，再插入经鼻胃管用于术中胃部引流。
- 如果患者佩戴 halo 背心制动，摘下 halo 背心前，需提前佩戴 Philadelphia 硬颈托。
- 与麻醉师配合，手术医师站在床头端稳定患者颈部。
- 采用俯卧位将患者小心地安置在配有躯干支撑床或四柱床架的手术床上。Halo 环可以连接到 Mayfield 头架上。如果取下 halo 环，在俯卧位前将患者置于 Mayfield 头架中。
- 患者俯卧位复位后，使用 Mayfeld 头托将 Mayfeld 钳固定在手术台上，颈部保持在中间位置。
- 所有的骨性结构突起都要垫好，将患者的上肢置于躯干两侧并用绑带将其固定牢固。
- C 臂确认 C1-C2 力线合适。C1-C2 的透视图像不得倾斜，否则可能导致螺钉钉道错误。
- 对于 Mayfield 头架固定的患者，必要时可以适当调整头部使颈椎复位。通过 X 线透视检查确认复位情况。如果可能，应尽量避免颈部过屈或过伸。
- 体感诱发电位（SSEP）和经颅运动诱发电位（MEP）监测是脊髓神经生理学监测手段，手术中可以使用，基础值可以分别在患者取俯卧位前、后测得。

体位要点

- 对骨量差的患者，可以采用反透视图像，图像的识别更加清楚。

体位提示

- 术前必须确认 C1-C2 关节已复位或能够复位；否则，经关节突螺钉的准确放置可能是困难和危险的。

体位设备

- 在手术床头侧放置 C 臂
- Mayfield 头架
- 四柱床架

入路 / 显露

- 使用电动剃刀将患者枕部、枕下部和颈后区域的头发剃除干净。如需行融合术，亦需在后髂嵴备皮以供骨移植之需。
- 备好颈部和后髂嵴的皮肤表面，用无菌巾覆盖。
- 在头侧选择枕骨隆凸以及在尾侧选择棘突确定中线，用消毒标记笔自枕骨至 C3-C4 做标记。
- 在拟行手术的切口皮下注射 0.5% 利多卡因，在局麻药内加入肾上腺素，按 1：10 万的比例稀释。
- 用 10 号刀片沿中线从枕骨到 C3-C4 锐性切开皮肤。
- 用电刀向深部切开皮下组织，并切开项韧带，沿中线切开项韧带，可以在相对无血管的区域分离组织，并降低损伤枕大神经和第三枕神经的危险。放置自动牵开器来保证充分的手术视野。
- 有时需要在切口头端，沿颈脊推开 1.5 cm 长的斜方肌筋膜袖，以便于 C1-C2 的侧方显露。从枕骨下骨做骨膜下完全分离椎旁肌止点。
- 在分离时，C1 椎弓中央的结节和 C2 大而分叉的棘突可作为触摸标志。自中线开始，锐性切开 C1 以及 C2、C3 棘突顶部的骨膜。
- 继续沿 C3 至 C1 方向仔细地进行骨膜下分离，由中线开始，向侧方剥离。当侧方剥离时，使用骨膜剥离器可以容易地剥离棘突旁的肌肉。向 C2 和 C3 外侧显露，小心不要破坏 C2-C3 关节囊。
- 在 C2 峡部和椎弓根上面显露 C1-C2 关节。C1-C2 关节突关节囊从尾侧反折到头侧，小心不要损伤 C2 神经和周围血管。
- 在环绕 C2 神经的海绵状静脉丛附近分离时会导致明显出血，可以用双极电刀、浸有凝血酶的明胶海绵或棉拭子有效地控制出血。
- 为了降低在 C1 椎板头端表面损伤椎动脉的风险，在显露 C1 时，需仔细辨识椎板及后弓尾侧缘。
- 向头端剥离至完全显露枕骨大孔的枕骨下缘。

手术操作

步骤 1

- 如果后路植骨和椎板下线缆联合经关节突关节螺钉固定一起使用，则应在插入经关节突关节螺钉之前完成植骨采集和 C1 椎板下钢丝穿过的步骤。
- 显露后，C1-C2 后弓间隙和移植物大小需要匹配。在伤口中放置湿润的海绵，以防止组织脱水，同时取骨。
- 触摸髂后上嵴，用无菌记号笔在髂后上嵴上标记一条 8 cm 的线。使用 10 号手术刀切开皮肤。自动拉钩拉开。
- Bovie 电刀分离皮下组织，直至腰背肌和臀大肌筋膜交界处。触诊髂后上嵴，使用 Bovie 电刀切开筋膜。使用 Cobb 剥离器在嵴顶的上缘和侧缘进行骨膜下剥离。使用骨凿和摆锯在髂后上嵴 8 cm 范围内获得三皮质骨块，以避免损伤臀上皮神经。
- 获得 1.5 cm × 4 cm 三皮质骨块。使用小刮匙取出松质骨移植物。
- 用骨蜡止血。冲洗伤口，移植部位填充凝血酶浸泡的明胶海绵。取出自动拉钩，冲洗伤口，逐层闭合切口。
- 使用小 Cobb 或刮匙清除移植物上的任何软组织。
- 将移植物放入与患者血液混合的无菌器皿中。

步骤 2

- 为准备椎板下线缆通过，使用小刮匙将 C1 和 C2 后弓上的黄韧带从椎板上表面和下表面上进行剥离。
- 可使用 Woodson 剥离器仔细剥离硬膜的粘连部分。
- 使用 2 mm Kerrison 咬骨钳切除韧带。深达韧带的静脉丛出血可用双极电凝、凝血酶浸泡的明胶海绵和纱布控制。

步骤 2 器械 / 植入物

- 直或弯的小刮匙
- Woodson 剥离器
- Kerrison 咬骨钳

步骤 3

- 使用 4 号 Penfield 剥离器剥离 C2 峡部的内侧缘。必须注意不要损伤硬膜。Penfield 剥离器可用于保护 C2 神经根和静脉丛。切除邻近 C2 椎板的黄韧带将改善 C2 峡部和寰枢关节的显露，并有助于确定经关节突螺钉放置的方向。
- 对侧操作重复步骤 3。

步骤 3 器械 / 植入物

Penfield 剥离器

步骤 4

- 使用 Gallie 技术，拧入关节突关节螺钉之前穿过 C1 椎板下线缆。在 16 号或 18 号双环线缆末端做一个小弯，使其与 C1 椎板的长度和厚度接近。
- 线缆小心穿过 C1 椎板下方。使用 00- 丝线或钢丝穿线器可辅助该操作。用双手将导丝牵拉至 C1 椎板下方。一只手牵拉并推进椎板下线缆，另一只手在线缆的另一端提供一定的张力。保持导丝紧贴椎板下面，降低了导丝撞击椎板造成神经损伤的风险。

步骤 4 器械 / 植入物

- 16 号或 18 号双环线缆
- 00- 丝线或钢丝穿线器

步骤 5

- 寰枢椎对位满意是准确置入 C1-C2 关节突关节螺钉的必要条件。这可以通过侧位 C 臂透视来实现 (图 11.17)。
- 如有必要，术中可通过一定手法重新对准寰枢椎前半脱位，在 C1 椎板下钢丝上轻轻牵引，并对枢椎加压。
- 寰枢椎后半脱位可通过在 Mayfield 头架中进行屈曲复位重新对准。或者，寰枢椎后半脱位可以通过在 C1 和 C2 之间放置骨块移植物来实现。放置后，可在 C1 后弓手动操作移植物来获得复位。
- C1 椎板下线缆固定在 C2 棘突和骨块移植物周围后可维持复位。
- C1-C2 经关节突关节螺钉的头侧角度可能使置钉困难。为便于螺钉放置，可将 C2 轻轻向枕骨头端移动。这为 C2 峡部提供了更好的角度，以便准确放置关节突关节螺钉。
- 颈部的位置也会影响获得关节突关节螺钉最佳位置所需的通道。如果术中寰枢椎对线妨碍螺钉穿过后路颈椎的伤口，经皮置入 C1-C2 关节突关节螺钉可能是必要的。

步骤 6

- 如果需要经皮入路，用 15 号手术刀通过皮肤刺入 T2-T3 椎旁区域。
- 将一个导针放入软组织保护鞘内，并通过 T2-T3 处的穿刺切口插入。软组织保护鞘有一个大手柄，可用于操纵和引导通道穿过软组织。
- 在放置关节突关节螺钉所需的通道中，可以小心地通过颈部软组织创建通道，手术工具位于枕颈伤口的下方。

步骤 6 器械 / 植入物

- 导针
- 软组织保护鞘

步骤 7 要点

- 为了降低椎动脉损伤的风险，克氏针不得朝向外侧，必须沿着 C2 峡部的内侧壁。
- 术中骨性标志、术前薄层（1 mm）CT、正侧位透视成像均有助于克氏针和 C1-C2 关节突关节螺钉的准确放置（Weidner et al，2000）。
- 使用 3.5 mm 空心螺钉系统的螺钉固定是作者首选的关节突关节螺钉置入方法。

步骤 7 器械 / 植入物

- （1.2×50）mm 克氏针
- 克氏针导向器
- 气钻
- Penfield 剥离器

步骤 8 器械 / 植入物

- （1.2 × 50）mm 克氏针
- 空心钻
- 量尺
- 空心丝攻
- 空心全螺纹 3.5 mm 皮质骨螺钉（图 11.21）

- 将组织鞘头端贴靠 C2 下关节突放置，并从组织鞘中取出导针。

步骤 7

- 将克氏针钻导向器插入软组织鞘中。然后将直径为 1.2 mm 的克氏针插入钻导向器，并固定到钻上。
- 如果不需要经皮技术，可将克氏针钻导向器直接插入软组织鞘内，置于 C2 窝内。
- 螺钉进入的起点在 C2 窝内，椎板和侧块连接处外侧 2 ~ 3 mm 处（图 11.18、图 11.19）。
- C 臂透视用于识别所有寰枢椎骨性结构，并引导 1.2 mm 克氏针的置入。克氏针朝向 C1 侧块上缘，正好在 C2 峡部外侧，平行于 C2 峡部内侧缘。
- 正位上，克氏针沿 C2 椎弓根中心轴沿着 0 ~ 10° 横向角穿过 C2 峡部部分。
- 4 号 Penfield 剥离器头端轻轻回缩保护 C2 神经根和静脉丛。这使得克氏针穿过寰枢关节突关节后缘进入 C1 侧块时可以观察到。克氏针头端应进入到 C1 侧块的前上缘。
- C 臂透视确认克氏针放置位置。

步骤 8

- 透视下放置空心钻头并沿克氏针钻孔。在沿克氏针推进时必须小心。由于克氏针穿过 C1-C2 关节突关节并穿透 C1 皮质表面时存在头端弯曲的风险，因此可能会发生克氏针在空心钻中的撞击。这可能导致随后将克氏针推进至口咽后窝。
- 将钻导向器从组织鞘中取出，并在组织鞘中放置第二根相同长度的克氏针，直至其位于 C2 的后表面，与另一根克氏针相邻。克氏针的长度差决定了螺钉的长度，其可用量尺测量。

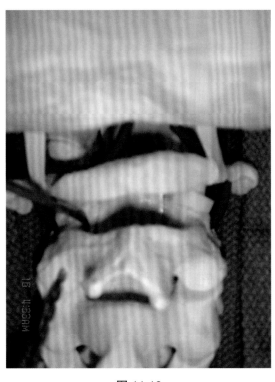

图 11.18

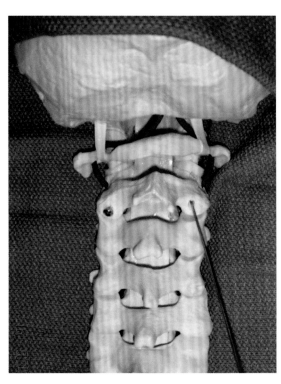

图 11.19

- 通过组织鞘用空心丝攻攻取近皮质。
- 透视下，用空心改锥沿克氏针插入长度适当（通常为 40～45 mm）的空心 3.5 mm 皮质骨螺钉。C1 侧块的前皮质应穿透。骨密度正常时，单皮质螺钉可避免神经血管损伤（Cyr et al, 2008）（图 11.20）。
- 取出克氏针，C 臂透视确认位置
- 重复步骤 5～7 进行对侧置钉。

步骤 9

- C1-C2 后弓放置骨块的位置去皮质。C1 后弓下缘和 C2 椎板上缘以及棘突均需要去皮质。
- C2 椎板棘突交界处下缘开一个小口，可以让椎板下线缆固定到这个小口处。

步骤 9 器械 / 植入物

- 高速磨钻
- Kerrison 咬骨钳

步骤 10

- 使用 Leksell 咬骨钳，通过去除圆形皮质边缘，将三皮质骨块转换为双皮质骨块。
- 将移植物放置在 C1 和 C2 的后弓之间，最终测量，并接近骨块中线。
- Leksell 咬骨钳修改骨移植物形状，以优化移植物尺寸。

步骤 10 器械 / 植入物

- Leksell 咬骨钳
- Kerrison 咬骨钳

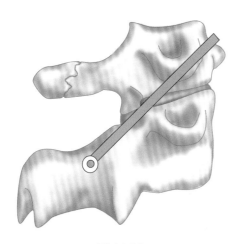

图 11.20

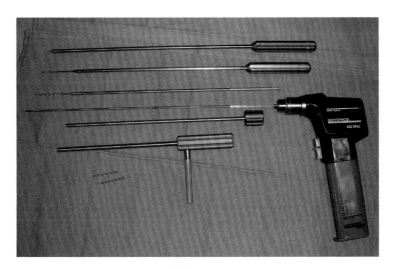

图 11.21

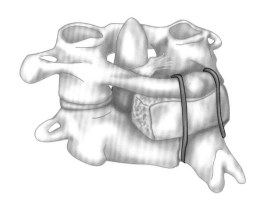

图 11.22

- 使用 Kerrison 咬骨钳在移植物下面的中线上开槽，以容纳 C2 棘突，从而实现牢固固定。

步骤 11

步骤 11 器械 / 植入物

- 大的持针器
- 剪线器

- 将骨块放置到寰椎和枢椎之间，骨块的切迹位于枢椎的棘突上。
- 从 C1 椎板下穿过线缆，并固定在 C2 棘突下表面的凹槽内（图 11.22）。
- 线缆的游离端缠绕在植骨周围并固定。用持针器将线缆的游离端拧在一起，并紧固在骨块周围。使用剪线器剪断并取出多余的线缆。
- 小心地将线缆的切割端埋到骨块内。

步骤 12

步骤 12 器械 / 植入物

高速磨钻

- C1 后弓、C2 椎板以及骨块均需要去皮质。
- 骨屑留在植骨床附近，松质骨铺到去皮质的骨表面附近。

步骤 13

- 伤口对合，逐层缝合，封闭死腔。
- 皮肤黏合后，4×4 纱布覆盖。
- 拍摄正侧位平片确认内固定物位置以及 C1-C2 的力线对位（图 11.23）。
- 术后佩戴硬颈托。
- 移除 Mayfield 头架。翻身时医生在手术床头侧稳定住颈部。

术后处理及预后

- 患者送至恢复室或外科重症监护室（SICU）进行术后恢复。
- 拍摄仰卧位和直立位颈椎侧位 X 线片，以评估术后第 1 天的稳定性。如果获得寰枢椎稳定，患者可以活动。
- 术后第 1 天，或病情稳定时，可将患者转移至普通病房。
- 如果对螺钉放置有任何疑问，可进行术后 CT 扫描。
- 患者病情稳定后可出院。
- 术后使用硬颈托固定 8 ~ 12 周。
- 术后 4 周可以拍摄静态侧位 X 线片以确定稳定性。每隔 4 周可以拍摄 X 线片，以评估稳定性和融合情况。在 8 ~ 12 周后，可获得动态侧位 X 线片，以进一步评估寰枢椎稳定性。如果获得稳定，颈托可以停止使用。
- 此外，术后 3 ~ 6 个月可进行 CT 扫描，以评估融合和骨折愈合情况。

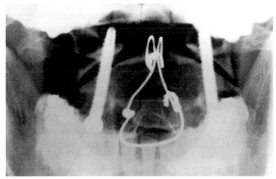

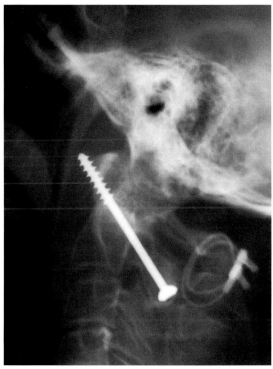

图 11.23

术后提示

- 螺钉位置不良会造成：
  - 固定不当，导致结构可能不稳定。如果存在不稳定，应 halo 外固定 10～12 周，提供足够的寰枢椎稳定性以实现融合。
  - 硬膜撕裂和脑脊液漏。作者主张对所有硬膜撕裂进行早期修补，并在修补处放置明胶海绵。
  - 横突孔侵犯可导致椎动脉破裂、夹层、假性动脉瘤或闭塞。即使在没有直接侵犯动脉壁的情况下，螺钉螺纹也可能接触动脉，并因正常搏动而导致损伤。如果在术中或术后发现，应将螺钉留在原位以填塞出血，然后进行血管造影检查。
  - 术中椎动脉损伤是最可怕的并发症，可引起严重的临床后遗症，包括脑干卒中。如果发生这种情况，应立即取出螺钉，并在该部位填充足够大的明胶海绵，以免成为栓子来源。骨蜡也可以用来帮助填塞出血。血管外科医生在血管周围显露后直接修复微血管也是一种选择。无论采用何种方法填塞出血，均应获得术后血管造影照片以评价椎动脉。

- 近 100% 的病例可以实现融合，尽管 16.7% 的患者可能出现并发症（Finn 和 Apfelbaum，2010）。

循证文献

Cavalcanti D, Agrawal A, Garcia-Gonzalez U, et al. Anterolateral C1-C2 transarticular fixation for atlantoaxial arthrodesis: landmarks, working area, and angles of approach. Operative Neurosurg. 2010; 67: 38-42.
对 5 具尸体颈部进行了双侧解剖，以研究解剖标志，然后分析了 10 例 CT 片，以量化工作区域和最佳入路角度。C2 横突是解剖颈动脉鞘后方的标志，从颈上神经节到 C2 神经的灰色交通支是定位 C2 峡部的标志。平均工作面积为 71.2 mm^2，螺钉置入的理想角度为矢状面内侧夹角 22.9°，冠状面后夹角 25.3°。

Currier B, Maus T, Eck J, et al. Relationship of the internal carotid artery to the anterior aspect of the C1 vertebra. Spine. 2008; 33: 635-639.
作者回顾性地分析了 50 例使用造影剂进行的头颈部 CT 扫描，以研究 C1 椎体前面和颈内动脉之间的关系。动脉与 C1 的平均最短距离左侧为 2.88 mm，右侧为 2.89 mm。84% 的病例动脉管腔位于横突孔内侧。作者得出结论，C1 靠近颈内动脉在 46% 的病例中造成中度风险，在 12% 的病例中至少一侧造成高风险。因此，他们建议对所有螺钉放置在 C1 的病例进行术前造影成像。如果动脉靠近 C1 前缘，应考虑使用单皮质固定或其他的融合技术。

Cyr S, Currier B, Eck J, et al. Fixation strength of unicortical versus bicortical C1-C2 transarticular screws. Spine J. 2008; 8: 661-665.

颈内动脉和舌下神经紧靠 C1 的前面。作者对 15 具尸体标本进行了拔出强度的生物力学研究。他们发现单皮质和双皮质 C1-C2 经关节突关节螺钉之间的拔出强度无统计学显著差异。在骨量充足的病例中，作者建议使用单皮质螺钉，以避免神经血管损伤。

Finn M, Apfelbaum R. Atlantoaxial transarticular screw fixation: update on techniques and outcomes in 269 patients. Neurosurgery. 2010; 66A: 184-192.

作者回顾性分析了 269 名进行经关节突关节螺钉固定的患者，平均随访时间为 15.7 个月。99% 病例实现融合。16.7% 病例发生并发症（包括 5 例椎动脉损伤，其中 1 例为双侧和致死性）。13.3% 病例由于解剖结构限制而无法应用该技术。

Harms J, Melcher R. Posterior C1-C2 fusion with polyaxial screw and rod fixation. Spine. 2001; 26: 2467-2471.

作者描述了将 3.5 mm 万向螺钉双侧插入 C1 侧块和 C2 峡部，随后复位（如需要）并用 3 mm 棒固定。与经关节突关节螺钉和后路钢丝技术不同，这不依赖于完整的后弓，降低了椎动脉损伤的风险，并可用于矫正 C1-C2 半脱位。由于小关节面保持完整，如果需要，患者可以在取出内固定器械后恢复活动。作者描述了 37 名患者成功融合，无神经或血管损伤。

Henriques T, Cunningham B, Olerud C, et al. Biomechanical comparison of five different atlantoaxial posterior fixation techniques. Spine. 2000; 25: 2877-2883.

比较了四种内固定情况：①双侧经关节突关节螺钉、②后路线缆、③两者结合、④对照，以 3 个自由度对 8 个尸体脊柱施加载荷。作者发现，当生物力学加载时，三点固定（双侧经关节突关节螺钉结合后路钢丝固定）具有更好的耐久性。

Jeanneret B, Magerl F. Primary posterior fusion C1/2 in odontoid fractures: indications, techniques, and results of transarticular screw fixation. J Spinal Disord. 1992; 5: 464-475.

作者介绍了 12 例急性齿突骨折，采用经关节突关节螺钉固定。随访时，全部愈合并保持复位。作者讨论了采用后路固定而不是前路螺钉固定治疗的不稳定骨折模式。

Jun BY. Anatomic study for ideal and safe posterior C1-C2 transarticular screw fixation. Spine. 1998; 23: 1703-1707.

对 64 例正常颈椎重建 CT 扫描后，数字化植入多通道经关节突关节螺钉，并用导航软件进行分析。由于横突孔和椎动脉的位置，1 例患者的可用空间不足以容纳螺钉，另有 4 例患者的可用空间几乎不足。侧位透视检查是安全置入螺钉的必要条件。

Madawi A, Solanki G, Casey AT, et al. Variation of the groove in the axis vertebra for the vertebral artery: implications for instrumentation. J Bone Joint Surg Br. 1997; 79: 820-823.

在 50 例干燥尸体标本中研究了 C2 椎动脉的凹槽。作者发现，11 个标本的椎弓根宽度或侧块高度小于 2 mm，这将使椎动脉处于风险中，或为经关节突关节 C1-C2 融合提供的骨量不足。作者认为，薄层 CT 扫描对于术前计划至关重要。

Magerl F, Seemann P-S. Stable posterior fusion of the atlas and axis by transarticular screw fixation. In: Kehr P, Weidner A, eds. Cervical Spine I. New York: Springer Wien; 1986: 322-327.

Seal C, Zarro C, Gelb D, et al. C1 lateral mass anatomy: proper placement of lateral mass screws. J Spinal Disord Tech. 2009; 22: 516-523.

作者解剖了 15 具尸体脊柱，用卡尺测量研究 C1 解剖结构，随后进行 CT 扫描。对其他样本进行内固定，并制定了 C1 螺钉固定指南。对 50 例临床病例进行回顾性总结。作者得出结论，内侧 10° 和头侧 22° 倾斜是 C1 螺钉固定的首选通道方向。

Tan M, Wang H, Wang Y, et al. Morphometric evaluation of screw fixation in atlas via posterior arch and lateral mass. Spine. 2003; 28: 888-895.

使用卡尺、量角器和 CT 扫描对 50 个寰椎标本进行研究，以确定经关节突关节螺钉固定的最佳尺寸和通道，并将参数应用于 5 例患者中，未发生并发症。钉道的轨迹距离最长约 30 mm，沟槽最薄处的外层厚度为 4.58 mm，发现小于 4 mm 的有 4 例（8%）。进钉点在中线外侧 18 ~ 20 mm，后弓下缘上 2 mm。螺钉置入方向与冠状面垂直，头侧约 5° 倾斜与横断面垂直。

Wait S, Ponce F, Colle K, et al. Importance of the C1 anterior tubercle depth and lateral mass geometry when placing C1 lateral mass screws. Neurosurgery. 2009; 65: 952-957.

作者回顾了 100 例连续颈椎 CT 扫描结果。C1 结节的平均深度为 6.9 mm（范围 2.7~11.2 mm）。术前计划和侧位透视检查对于引导 C1 侧方螺钉放置深度至关重要。

Weidner A, Wahler M, Chiu T, Ullrich C. Modification of C1-C2 transarticular screw fixation by image-guided surgery. Spine. 2000; 25: 2668-2674.

将 37 例前瞻性分配患者的 CT 扫描数据上传到手术计划计算机程序中，生成最佳螺钉轨迹。将手术视野与虚拟计算机术野匹配，并根据计划钻入 C2。对照组包括 78 例在透视引导下进行类似手术的患者。图像引导手术降低但未消除螺钉误置的风险。手术时间未延长。

Yoshida M, Feo M, Fujibayashi S, Nakamura T. Comparison of the anatomical risk for vertebral artery injury associated with the C2-pars interarticularis screw and atlantoaxial transarticular screw. Spine. 2006; 31: E513-E51117.

回顾性评价了 62 例颈椎病变患者的三维 CT 扫描，以比较寰枢椎经关节突关节螺钉和 C2 峡部螺钉轨迹的最大可能直径。两种技术的椎动脉损伤解剖学风险相似。

Young JP, Young PH, Ackermann MJ, et al. The ponticulus posticus: implications for screw insertion into the first cervical lateral mass. J Bone Joint Surg Am. 2005; 87: 2495-2498.

后小桥是寰椎的骨性异常。通过对 464 例颈部侧位 X 线片的回顾性分析，作者发现患病率为 15.5%。术者应避免将椎动脉沟环作为侧块螺钉的入点，以免损伤椎动脉。

（Sean M. Esmende，Joon Y. Lee 著　吴静晔 译）

颈椎侧块螺钉固定术

适应证

- 急性及慢性不稳定
  - 后方附件骨折
  - 后方韧带损伤
  - 椎板切除术后不稳定
- 肿瘤导致的骨破坏
- 前路多节段减压融合术后的固定（因肿瘤、感染、强直性脊柱炎及多节段颈椎病需行长节段融合者）
- 颈椎椎间盘置换失败后行固定术者
- 前方颈椎融合术后假关节形成
- 儿童先天性畸形

术前检查 / 影像学

- 薄层（2 mm）CT 扫描，进行三维重建来评估下颈椎侧块的质量
- T2 加权矢状面 MRI 能够更好地分辨神经压迫及血管走行（图 12.1）

手术解剖（图 12.2）

- 如果螺钉方向有误，或者穿透过深（双皮质固定），或者可能会损伤神经根。
- 椎动脉损伤是罕见并发症，如果螺钉置入过深或者偏内容易损伤。

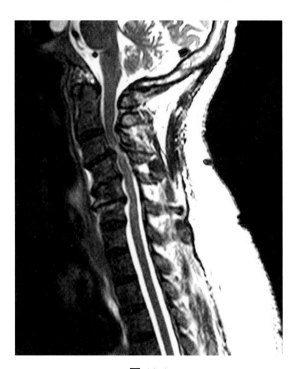

图 12.1

- 如果在钻孔时出现搏动性大量鲜红血液，应当使用骨蜡、凝血酶原或者在孔道上置入螺钉来止血。术后行动脉造影术来评估椎动脉损伤程度。

体位

- 使用 Mayfield 头架，患者俯卧位，头部牢靠固定于手术床上（图 12.3、图 12.4）
- 颈部轻微过伸，如果过伸位明显影响椎管容积，可以安排一名助手在台下，在完成减压后调整头架来达到颈椎后伸的目的
- 上肢置于躯体两侧，充分保护预防褥疮发生
- 使用胶带牵拉双侧肩关节
- 膝关节屈曲预防患者向远端移动

入路 / 显露

- 从枕骨隆凸到 C7 棘突（通常为最突出的棘突）沿中线行垂直切口
- 沿中线分离项韧带，并切除至棘突尖端
- 使用电刀从棘突上靠近骨面处分离深层肌肉（图 12.5A、B）
- 在靠近关节突侧方的地方进行骨膜下剥离

体位要点

轻微头高脚低位能够让静脉回流，减少术中出血

体位提示

避免过度屈曲或后伸头部，预防颈椎融合在非解剖位置

体位设备

- Mayfield 头架
- 侧位 X 线片明确颈椎序列

体位争议

如果没有设计好颈椎序列直接行固定可能导致术后无法平视，或者需要其他部位代偿来达到平视的效果

入路 / 显露要点

- 棘突呈分叉状可能会导致分离到椎旁肌肌腹中，影响到浅层静脉丛
- 小心不要损伤小关节囊，直到影像学确认好目标椎体再进行下一步操作

入路 / 显露提示

小关节突偏腹侧、偏外侧过多剥离会增加出血及神经根损伤的风险

入路 / 显露设备

- Bovie 电刀
- Cobb 骨膜剥离子

入路 / 显露设备

尽量减小手术切口，减轻术后颈部不适并加速康复过程

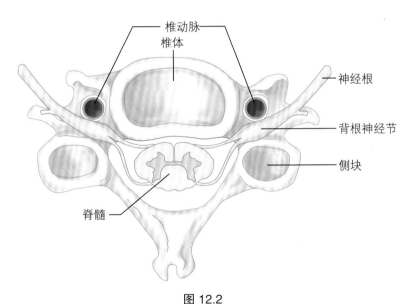

图 12.2

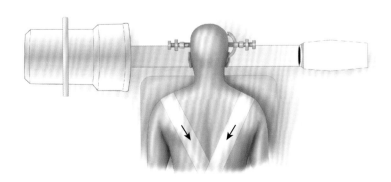

图 12.3

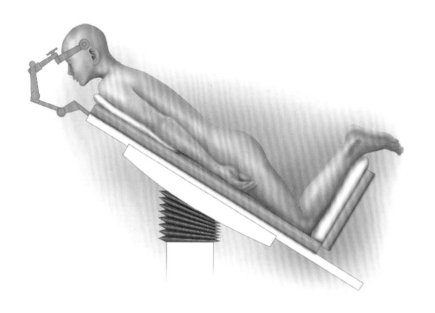

图 12.4

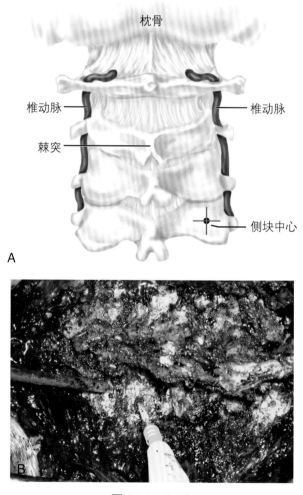

枕骨

椎动脉　　　　　　　　　椎动脉

棘突

侧块中心

A

B

图 12.5　A、B

手术操作

步骤 1：决定入针点

- 入针点位于侧块中点偏向 1 mm，C3-C6 椎体入针角度为朝头向 15°，朝侧方 30°（图 12.6A ）

步骤 2：螺钉钻孔

- 通过导向器使用 2.4 mm 钻头钻孔
- 深度按照 2 mm 递增
- 使用测深尺确认合适的螺钉长度

步骤 3：攻丝并置入螺钉

- 攻丝尺寸可以与螺钉外径相同或者稍小一些。自攻螺钉可以避免额外的攻丝过程
- 沿攻丝的角度置入合适尺寸的螺钉（图 12.7 ）

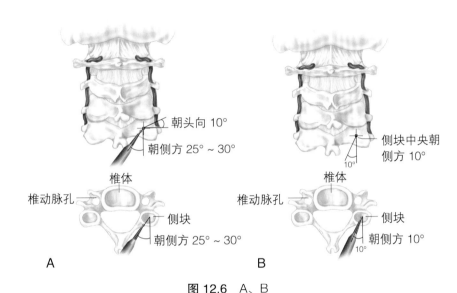

图 12.6　A、B

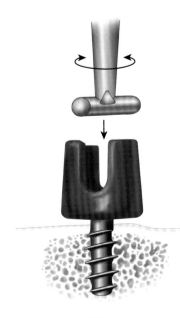

图 12.7

步骤 1 要点

- 必须使用侧位 X 线片来确认内固定节段。
- 小心移除侧块上的软组织从而更好地辨认解剖结构。

步骤 1 提示

固定前缺少定位的影像学资料可能会导致手术节段错误

步骤 1 器械 / 植入物

2 mm 圆头磨钻、钻头及克氏针

步骤 1 争议

可以使用 Roy-Camille 技术确认入钉点（图 12.6B ）。螺钉起始位置位于侧块的中点，螺钉朝侧方呈 10° 角，头尾向没有倾斜，该技术可导致螺钉侵袭头侧关节突关节。

步骤 2 要点

- 如果棘突阻挡了钻孔的方向，可以用磨钻或咬骨钳对棘突进行打磨。
- 可以将神经剥离子放在关节间隙，从而确保钻孔方向在矢状面上平行于关节突关节。

步骤 2 提示

- 钻孔过深可能会激惹神经根
- 角度错误可能会损伤脊髓或者椎动脉
- 矢状面置钉角度过低可能会侵袭到关节突关节
- 置钉角度偏内侧可能会损伤椎动脉

步骤 2 器械 / 植入物

- 手钻或动力钻

步骤 3 要点

- 为保证侧块螺钉足够的把持力，建议行双皮质固定
- 使用双皮质螺钉固定时，为避免神经根激惹，螺钉长度应该比测量值小 2 mm

步骤 3 器械 / 植入物

- 丝攻
- 多轴螺钉

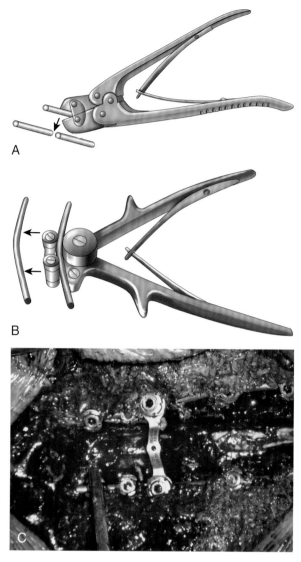

图 12.8　A~C

步骤 4 要点

- 复杂或者长节段融合时，可通过在连接杆上增加横联的方法来提供额外的稳定性
- 对于骨质较差，不适合侧块螺钉固定的患者，可使用椎板下线缆，并通过接头和杆相连作为额外固定

步骤 4 提示

- 避免多次折弯钛棒，容易发生疲劳断裂
- 小心放置横联位置，避免椎板切除术后撞击后方硬膜（图 12.8C）

步骤 4 器械 / 植入物

多轴钉棒系统，复位工具

步骤 4：置入连接杆

- 使用断杆器切成合适长度的连接杆（图 12.8A），并进行折弯（图 12.8B）
- 分段预弯连接杆，达到合适的形状

步骤 5：置入螺钉帽

- 依次、适度预紧螺钉（将螺钉母置于多轴螺钉的钉帽），并通过放置连接杆控制颈椎序列，避免螺钉上的扭力，因其可能会导致螺钉松动（图 12.9）。
- 使用扭力改锥及抗扭力设备保证螺母适度锁紧来达到最终锁紧的目的，避免晚期连接杆松动。

术后处理和预后

- 取决于手术时间及范围、病因、骨质量等情况，术后处理明显不同（图 12.10）。
- 患者常规在医院观察过夜。
- 在退行性疾病短节段手术中使用软颈围。按照病因及固定节段的不同，硬

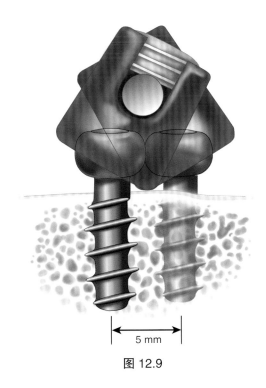

图 12.9

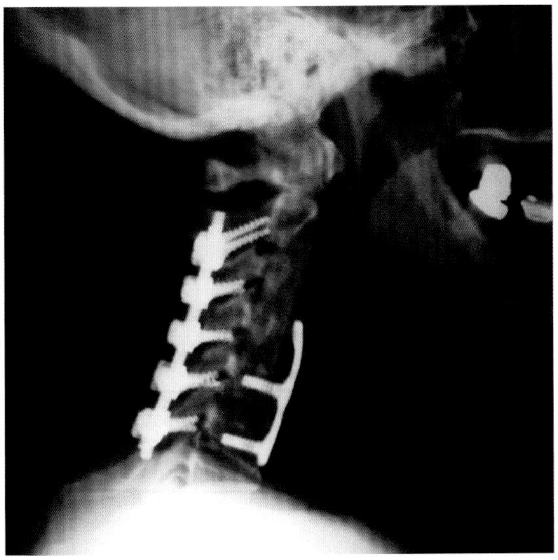

5 mm

图 12.10

性颈围的佩戴时间约为 6 周。除非是严重的骨质疏松、可能的并发症、肿瘤或者特定类型骨折，一般不需要使用坚强外固定和 halo-vest 支具。

- 早期注意深层或浅层伤口感染。严重感染可能需要移除内固定，并进行坚强外固定。
- 术后神经功能恶化可能是由内固定位置移位导致，常需要翻修手术或者取出内固定。
- 骨性融合失败常会导致内固定失效，需行翻修手术。

循证文献

Bayley E, Zia Z, Kerslake R, Klezl Z, Boszczyk BM. Lamina-guided lateral mass screw placement in the sub-axial cervical spine. Eur Spine J. 2010; 19: 660-664.

该研究结果提示对于下颈椎来说，将椎板作为侧块螺钉置入的参考平面能够降低椎体损伤的概率。

Deen GH, Birch BD, Wharen RE, Reimer R. Lateral mass screw-rod fixation of the cervical spine: a prospective clinical series with 1-year follow-up. Spine J. 2003; 3: 489-495.

这些数据提示使用颈椎多轴钉棒后路固定系统是一种安全、直接的技术，较现有技术有明显优势。

Hedequist D, Proctor M, Hresko T. Lateral mass screw fixation in children. J Child Orthop. 2010; 4: 197-201.

研究结果提示对于儿童来说，侧块螺钉固定是一种安全的手术方式，术后并发症发生概率较低。

Merrola AA, Castro BA, Alongi PR. Anatomic consideration for standard and modified techniques of cervical lateral mass screw placement. Spine J. 2002; 2: 430-435.

该研究提示不同螺钉置入技术、固定节段及螺钉在旁矢状面的置入角度，其潜在神经血管损伤概率明显不同。

Wang MY, Levi AD. Minimally invasive lateral mass screw fixation in the cervical spine; initial clinical experience with long-term follow-up. Neurosurgery. 2006; 58: 907-912.

该研究结果提示微创入路通过保留结构完整性能够提供颈椎的稳定性。

Xu R, Haman SP, Ebraheim NA, Yeasting RA. The anatomic relation of lateral mass screws to the spinal nerves: a comparison of the Magerl, Anderson, and An techniques. Spine. 1999; 24: 2057-2061.

该研究结果提示 Magerl 及 Anderson 技术与 An 技术相比，潜在神经根损伤概率更高。

（ Kern Singh, Krishna Modi, Benjamin C. Mayo,
Alexander R. Vaccaro　著　蒋继乐　译 ）

第13章

颈椎椎弓根螺钉固定术

概述

尽管在胸椎和腰椎手术中椎弓根螺钉使用日渐增多，但除 C2 和 C7 外，由于神经血管解剖结构，颈椎椎弓根螺钉置入仍被认为是高风险的手术。Leconte 首先报道使用 C2 椎弓根螺钉治疗 C2 Hangman 骨折。20 世纪 80 年代晚期 Goel 和 Laheri 开始使用 C2 椎弓根螺钉联合 C1 侧块螺钉进行寰枢椎固定。直到 1994 年，才有下颈椎椎弓根螺钉的报道，Abumi 等尝试使用椎弓根螺钉固定 C3-C6 的骨折。生物力学研究显示椎弓根螺钉与其他颈椎固定技术（例如侧块螺钉）相比，明显更稳定。在近期实验研究中，Johnston 等认为经过重复载荷测试后，椎弓根螺钉的抗拔出力明显高于侧块螺钉。Dunlop 等通过体外生物力学研究证实，椎弓根钉棒系统和侧块螺钉钉棒系统相比，轴向载荷更大。

椎弓根固定提供坚强内固定，从而可以恢复颈椎生理序列，并可用于矫正枕颈交界区及颈胸交界区的畸形。另外，椎弓根螺钉并不需要椎板来进行固定，可用于一期后路减压内固定，或者既往接受过颈椎后路减压手术的患者。另一方面，由于螺钉置入位置偏差导致的神经血管损伤无法完全避免。术者需要熟悉局部解剖，完善术前影像学检查，熟练掌握手术技巧。

适应证

- 适用于枕颈交界、颈椎及颈胸交界各种需行后路固定手术的疾病。
- 大多数中下颈椎损伤伴后方结构损伤，或者前后柱损伤前柱无明显移位者，都可以使用单纯后路椎弓根螺钉进行固定。
- 非创伤原因导致的颈椎不稳定，包括转移性肿瘤、类风湿关节炎、破坏性脊柱炎性疾病。
- 多种原因导致的颈椎后凸，包括椎板切除术后、创伤后后凸畸形、颈椎病伴后凸畸形。
- 退行性颈椎疾病节段不稳定需行后路减压者，可通过椎弓根螺钉固定同时行减压和固定。
- 手术同样适用于由于广泛神经根或脊髓减压，影响关节突关节稳定性导致节段不稳需行固定者。
- 前路融合失败术后的翻修手术。
- 前路或后路融合术后融合节段出现的邻近节段退变。

术前检查 / 影像学

- 术前斜位片可用来评估椎弓根大小。在斜位片中，对侧椎弓根看起来像是凸向椎体的卵圆形，可以分辨出椎弓根的内径和外径。如果无法看出来内径，该椎弓根可能没有松质骨通道。
- CT 的骨窗可用来评估椎弓根形态以及大小，从而确定椎弓根螺钉的合适直径、长度、冠状面角度以及入钉位置。重建 CT 可进一步明确神经根孔

适应证提示

- 颈椎后方结构因感染性疾病骨破坏无法行椎弓根螺钉固定者
- 创伤、肿瘤或类风湿关节炎导致的椎弓根破坏
- 严重骨质疏松
- 过于细小的椎弓根
- 椎弓根伴椎动脉明显变异，导致无法置入椎弓根螺钉或者风险过高者（图 13.1、图 13.2）。图 13.1A 示侧块骨折，其中椎弓根有骨折线；图 13.1B 示类风湿关节炎患者椎弓根过细。图 13.2 示枢椎椎弓根过小。图 13.2A 示由于枢椎侧块右侧椎动脉高跨（箭头处），导致右侧枢椎椎弓根过小；图 13.2B 示枢椎双侧椎弓根过细，难以置入螺钉
- 有些患者单侧椎动脉明显占优。这种情况下，优势侧椎动脉孔增大，同侧椎弓根减小（图 13.3）。椎动脉优势侧椎弓根退化。图 13.3A 示有些患者具有右侧椎动脉明显占优；图 13.3B 示优势侧椎动脉增大，而同侧椎弓根变小（白色箭头）
- 对于因损伤、肿瘤或者先天畸形导致单侧堵塞的患者，一定要小心保护另外一侧的血管，或者仅在堵塞侧置入螺钉

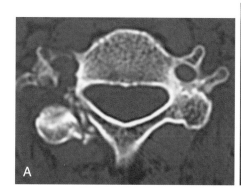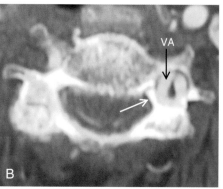

图 13.1　A、B

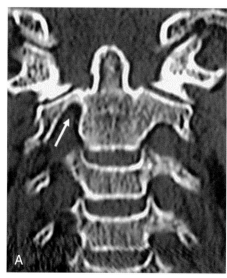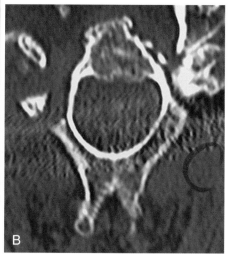

图 13.2　A、B

的大小。

- 术前评估椎动脉的形态对于降低椎动脉损伤相关并发症非常重要。

  - Duan 等在影像学解剖研究上证实，枕颈交界处椎动脉发生变异的概率较高。

  - 单侧闭塞导致的脑缺血并发症发生概率较低，但是如果损伤的是优势侧椎动脉，可能会发生严重的神经系统并发症。

  - CT 和 MRI 能够提供椎动脉的左、右优势侧及解剖变异。对于怀疑血管有解剖变异者，应行磁共振血管成像（MRA）或三维 CT 血管造影术。

- 建议术前评估 Willis 动脉环。Nagahama 等发现 Willis 动脉环不全发生率较高。如果患者 Willis 动脉环不正常，例如缺少前后交通支，损伤优势侧椎动脉或者双侧椎动脉可能会产生致命的脑干缺血并发症。

手术解剖

- 按照 Panjabi 等和 Karakovic 等的研究，正常人群的颈椎椎弓根足够置入 3.5 mm 直径或更粗的螺钉。

  - 这些作者通过测量尸体颈椎标本来确定数值。C2 椎弓根外径的高度和宽度都是最大，最小的是 C3，然后依次增加到 C7。

  - 一部分患者椎弓根过于细小，无法置入螺钉。

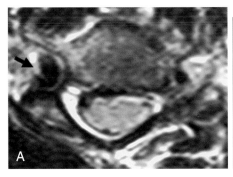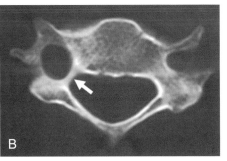

图 13.3 A、B

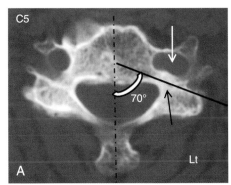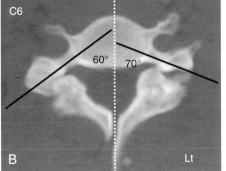

图 13.4 A、B

- 按照 Reinhold 的解剖学研究，矢状面与椎弓根螺钉长轴的平均角度为 46°，从 30° 到 62° 不等。最小的角度在 C7，最大在 C4，这一结果与 Karaikovic 等的研究结果类似。

- 椎弓根长轴与矢状面之间置入角度过大可能会产生损伤椎动脉或脊髓的风险。图 13.4 示椎弓根轴线与矢状面之间角度过大。左侧的椎动脉孔增大凸向椎体（图 13.4A，空心箭头），由于该变形导致椎弓根轴线（黑线）和矢状面之间夹角过大（图 13.4）。在 C6 滑脱的病例中，椎弓根轴线（图 13.4B，黑线）与矢状面夹角过大，置入左侧螺钉很容易损伤椎动脉和脊髓。

- Karaikovic 等研究颈椎椎弓根内部的形态学。他们发现外侧皮质总是最薄的皮质骨，有些椎弓根没有髓腔（例如，C2：0.9%，；C3 和 C4：2.8%；C5：3.8%）。

- 椎动脉有时候会弯向椎体，形成动脉环，同侧置入的螺钉容易损伤椎动脉。图 13.5 显示椎动脉环变异。

- MRA 显示左侧椎动脉向内成环（图 13.5A，箭头）

- CT（图 13.5B）和 MRI（图 13.5C）示椎动脉凸向椎体，形成动脉环（箭头）。置入左侧螺钉容易损伤动脉。

体位

- 作者倾向于坐在患者头侧，保证双侧螺钉置入对称，右利手术者的助手通常站在左侧。

- C 臂显示器放在患者左侧，靠近骨盆处，术者能够轻松看到。对于颈椎后路手术，作者喜欢的手术室放置方式如图 13.6 所示。

- 患者俯卧位，放置于 Relton-Hall 架上，使用马蹄形头枕或者 Mayfield 头架。

- 使用胶带将双肩向尾侧拉，方便术中透视下颈椎的侧位像。

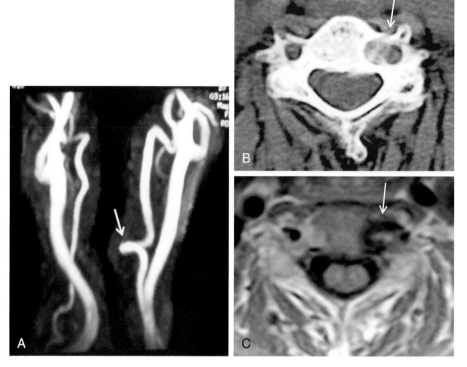

图 13.5　A ~ C

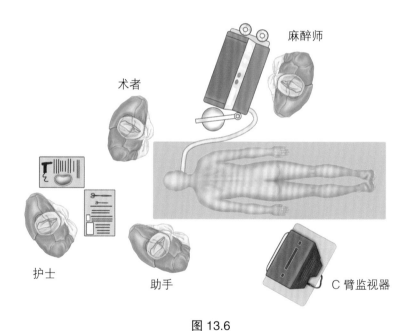

图 13.6

入路 / 显露

　　手术切口通常要比标准棘突线缆捆绑手术更长。完全暴露头端固定椎的头侧椎板，小心保护周围关节突关节。向侧方剥离椎旁肌直到关节突的外侧边缘，从而决定入钉点。

手术操作

步骤 1：置入螺钉

手动置入螺钉

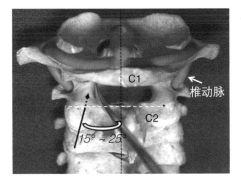

图 13.7

- 图 13.7 显示 C2 椎弓根螺钉置入点。C2 椎板头端（白点线）是 C2（星号）置钉的标记。为了确认 C2 置钉点，可以使用小的神经探子沿 C2 椎板头端插入椎管，从而明确 C2 椎弓根内壁。黑点箭头指示螺钉方向，与椎弓根方向一致。
- C2 椎弓根角度在横断面应该是 15°~25° 内倾。
- C3-C7 螺钉置入点在侧块中央稍偏外侧，靠近头端相邻椎下关节突的下边缘。但是不同患者不同椎体的侧块的外形和大小变异差别较大。
- 颈椎侧块的外侧边缘在近椎弓根水平有一个缺口。在 C2 椎弓根位于侧块缺口稍下方，C3-C6 和缺口位于同一水平，C7 则在稍上方。图 13.8 显示 C3-C7 的椎弓根置钉点。置钉点（黑色十字）为缺口内侧 2~4 mm。白色星号显示了 C2 椎弓根入钉点。
  - C3 到 C7 椎弓根置钉点位于侧块中心稍偏外，靠近头端相邻椎下关节突的下边缘，螺钉置入的头尾向角度可以通过侧位 X 线透视来确定。
  - 横断面上椎弓根轴线的解剖方向在 C7 水平最小，C5 水平最大。
  - 矢状面上椎弓根螺钉置入角度大会导致置钉困难。因为颈椎椎弓根长度较短，因此置钉角度可以稍小而非沿解剖轴线。
  - 矢状面上作者选择的置钉角度从 C3 到 C7 通常从 25° 到 45° 不等。

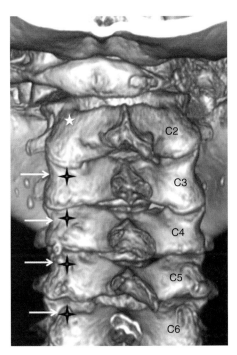

图 13.8

  - 使用刮匙或者高速磨钻不断加深加大，从而制作出漏斗形钉道，大多数情况下术者能够看到后方椎弓根的内侧皮质，或者椎弓根通道。这种漏斗法切除了侧块的外侧部分，从而暴露出椎弓根通道入针点，置钉时的角度和位置更自由。图 13.9 显示 C3-C7 椎弓根螺钉的入针点和方向。两个黑线标记了椎弓根的解剖轴线方向。半圆形的阴影区域显示了侧块已切除的外侧部分。通过高速磨钻在椎弓根通道入口处做漏斗形切除，置钉点即位于椎弓根通道的入口处。而术者在置钉角度方面可以更自由。两条黑线之间的三角形区域指示着螺钉置入的可能方向。
  - 另外，很多情况下，术者可以通过使用刮匙或者高速磨钻扩大入钉孔道，直视椎弓根通道。
  - 建立置钉通道后，使用小的椎弓根探子，并在侧位透视的帮助下明确置钉角度和深度，然后攻丝，最后置入螺钉。作者建议开孔以及攻丝后，使用定位针最后确定椎弓根螺钉通道位置。图 13.10 显示使用 C 臂调整螺钉的置入。两条白线指示椎弓根头端和尾端的边缘。椎弓根探子、丝攻和螺钉都必须在这两条线之间。图 13.10A 显示制作漏斗形孔道的过程，图 13.10B 中正在使用椎弓根探子，图 13.10C 显示正在进行攻丝，图 13.10D 示进行螺钉置入。
  - Yukawa 等证实使用术中斜位透视能够增加螺钉置入的准确度。
- 椎弓根外侧皮质是最薄的部分，因此在探查、攻丝和置入螺钉的过程中，术者应当小心外侧壁。
- 椎弓根内侧壁可作为螺钉通过椎弓根峡部置入椎体的安全标志。
- 不建议使用钻头穿透侧块皮质或者制作螺钉置入所需的孔道。但由于探子有时候很难通过颈椎椎弓根与椎体交界处，这种情况下可以使用克氏针或者小型高速钻石磨头来制作椎弓根探子的通道。

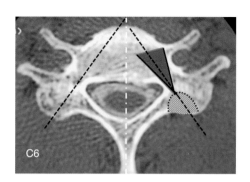

图 13.9

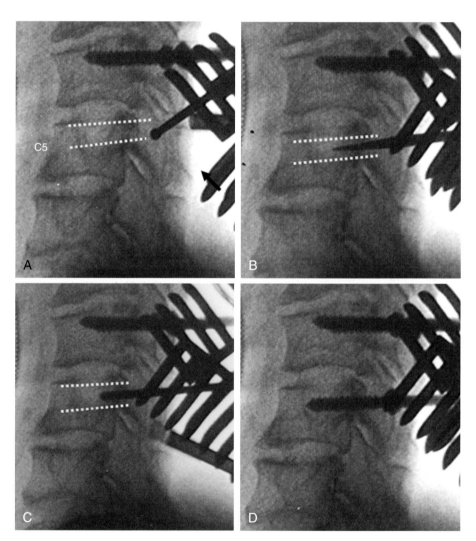

图 13.10 A ~ D

- 矢状面螺钉置入角度在 C5-C7 水平平行于头端终板，在 C2-C4 水平稍偏头向（基于矢状面的角度），C2 螺钉常垂直于椎体的前缘。

计算机辅助置钉

- 现代技术例如计算机导航技术已广泛应用于颈椎手术领域。
- Kim 及 Ludwig 等开展了一项实验室研究，比较计算机辅助技术和术中透视下置钉。结论是计算机辅助导航技术并没有增加椎弓根螺钉置钉的安全性或准确性。但是他们的计算机辅助系统（Stealth Station; Medtronic

Sofamor-Danek, Memphis, TN）仅能够通过螺钉置入导向器在骨表面指示入针点，并不能指示椎弓根内探子、丝攻和螺钉的实际位置。

- 近年来，多位学者报道术中基于影像的三维导航增加了颈椎椎弓根螺钉置入的安全性和准确性。
- Rajasekaran 等强调在成人中基于影像的三维导航所具有的优势同样能够适用于青少年人群中。
- Ishikawa 等证实基于 O 形臂（旋转三维影像）导航系统能够将颈椎椎弓根螺钉穿破率降低到 2.8%。
- 该项技术的进一步改良和发展能够进一步增加手术技术的精细度和安全性。

使用模板系统置入螺钉

- Miyamoto 和 Uno 显示了使用基于 CT 的个体化切割导板达到颈椎椎弓根螺钉的精准置钉。
- Kaneyama 等认为在颈椎中段椎弓根使用 3D 打印导板辅助置钉能够提供精确性，避免由于术中颈椎序列改变导致的置钉失误（图 13.11）。图 13.11A～C 分别为用于螺钉置入点的位置导板、钻孔导板以及螺钉置入导板（引自 Kanayama and colleagues, Spine [Phila Pa 1976] 2015; 40: 341-8）。

步骤 2：纵向连接

- 在使用固定板或连杆之前，对于颈椎管狭窄的患者，建议行椎板成形术或椎板切除术进行后路减压，这样可以避免纵向连接螺钉改变椎体序列后导致的神经症状加重。
- 在侧块和椎板上进行去皮质，并放置从棘突和椎板上取下的碎骨粒
- 在内固定的最后一步，使用固定板或连杆连接置入的螺钉。
  - 单节段或双节段固定可以使用简单固定板。图 13.12 显示的是单节段固定。患者诊断为脊髓型颈椎病，C3-4 节段不稳定。过屈过伸位平片示 C3-4 节段间不稳定（图 13.12A、B）；MRI 和 CT 平扫（图 13.12 C～E）示椎管狭窄，脊髓被压迫。图 13.12 F、G 为 C3-4 单节段椎弓根 / 钢板固定的术后影像。轴向 CT（图 13.12 H、I）显示了置入螺钉的位置。
- 多节段固定冠状面钉尾可能不在一个平面，因此超过 3 个节段的多节段固定建议使用连杆连接而不是固定板。

步骤 3：矫正畸形

- 椎弓根螺钉是用来矫正颈椎畸形的有效工具。
- 固定板和连杆都能在矢状面预弯，从而矫正后凸畸形。
- 通过锁紧螺母或者旋转连杆从而矫正畸形（图 13.13）。图 13.13A 示按照预期矫正的后凸度数预弯连杆后，连接在置入的螺钉上；图 13.13B 示使用双杆旋转技术来矫正畸形。图 13.14 显示矫正后凸畸形，患者接受双开门椎管成形术治疗混合型后纵韧带骨化症，但术后出现了后凸畸形进展以及脊髓压迫症状加重。X 线片和 CT 示 25° 的后凸角度（图 13.14A、B），MRI 显示骨化的后纵韧带压迫脊髓（图 13.14C），患者接受了一期后路椎板及瘢痕切除减压及双杆旋转矫正后凸技术。术后后凸角度改善至 5°（图 13.14D），脊髓压迫症状消失。术后 MRI 显示脊髓减压充分（图 13.14E）。
- 矫正后凸后，颈椎后方结构缩短，有发生医源性椎间孔狭窄导致神经根压迫的风险。

器械 / 植入物

颈椎椎弓根螺钉直径从 3.5 mm 到 4.5 mm 不等。但是，要选择合适直径的螺钉，从而达到螺纹充分咬合椎弓根皮质的目的。螺钉长度从 C3 的 20 mm 到 C7 的 24 mm 不等。对于 C2 来说，常需要 24 mm 或更长来穿透椎体前方皮质，从而增加稳定性。需要锁定铰链机制来连接螺钉和连杆 / 固定板从而达到坚强固定的效果。对于螺钉纵向连接机制，尤其是多节段固定，建议使用连杆而不是固定板。

步骤 3 要点

- 退行性疾病的患者颈椎椎间孔在术前通常已存在狭窄的情况。由于矫正后凸或者向前滑移复位后导致椎间孔进一步狭窄，可能会导致医源性神经根压迫。
- CT 重建斜位片可以提供椎间孔大小的有效信息。
- 在头端椎弓根螺钉连杆或固定板下方使用垫片可以避免螺钉锁紧导致的过度复位。
- 矫正后凸过程中，术者一定要避免后方过度加压导致原本退变的椎间孔进一步狭窄。对于术前就有明显狭窄的患者，建议行预防性椎间孔切开术。

步骤 3 提示

- 术者一定要小心，避免过度短缩脊柱导致医源性椎间孔狭窄产生的神经根压迫症状。
- 需要手术矫正的颈椎侧凸非常少见。如果需要的话，可以通过凹侧撑开技术来矫正畸形（图 13.15）。术前影像（图 13.15A、B）显示椎板成形术后脊柱侧凸 31°。由于左侧 C4-C5 和 C5-C6 椎间孔狭窄压迫导致患者患有严重的左侧 C5 和 C6 根性疼痛。术前 CT 扫描（图 13.15C～F）显示左侧侧块退行性增生改变。术后平片（图 15G、H）可见侧凸得到了明显改善。术后 CT 片（图 13.15I～K）示螺钉置入位置良好。

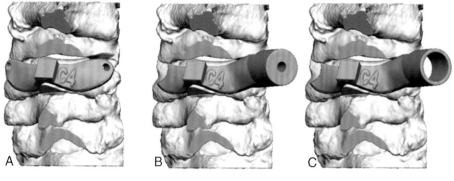

图 13.11　A ~ C

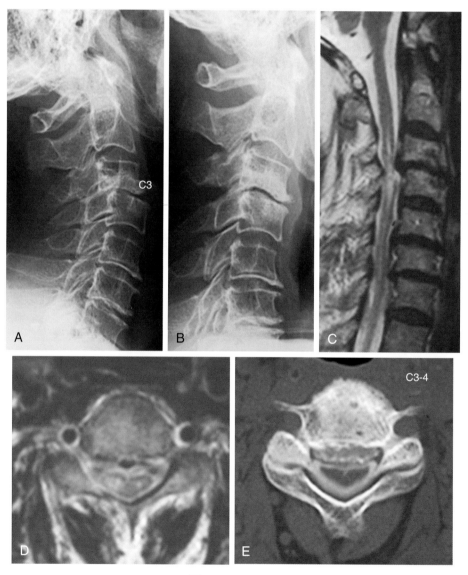

图 13.12　A ~ I

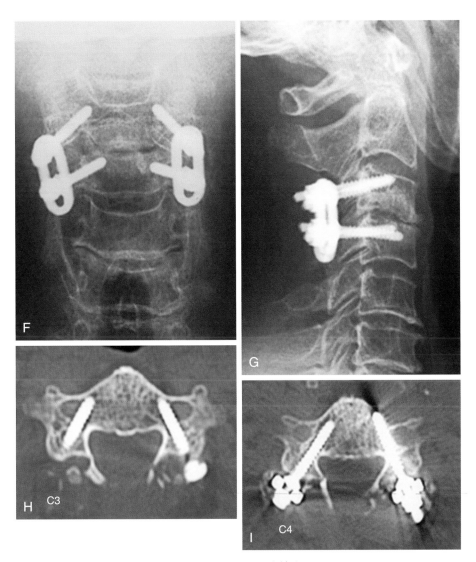

图 13.12　A ~ I（续）

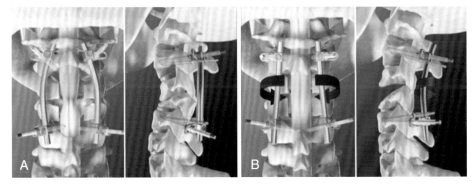

图 13.13　A、B

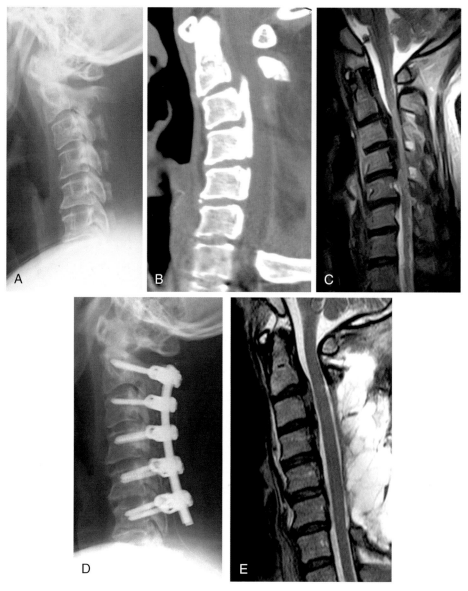

图 13.14　A~E

术后处理及预后

螺钉置入相关并发症

- 多篇英文文献报道颈椎椎弓根螺钉的固定效果。共计 5 项研究中 568 名患者接受颈椎重建手术。
  - 5 篇报道中共出现 4 例椎动脉损伤，8 例神经根损伤。
  - 没有出现脊髓损伤的病例。
- Onishi 等报道了一例由于椎弓根螺钉穿破侧壁，导致脑梗死的晚期并发症
- 基于 Abumi 等在 1990—2015 年共计 637 例颈椎椎弓根螺钉固定的资料，由于螺钉置入导致的神经血管损伤并发症发生率很低。
  - 作者的临床病例中，共有 5 例出现螺钉置入导致的神经血管损伤，2 例为椎动脉损伤，3 例为根性疼痛。
  - 一例术中椎动脉损伤是一名 C6-C7 颈椎损伤的患者，在骨折处椎弓根进行攻丝时发生损伤。通过在丝攻孔进行骨腊填塞来止血。

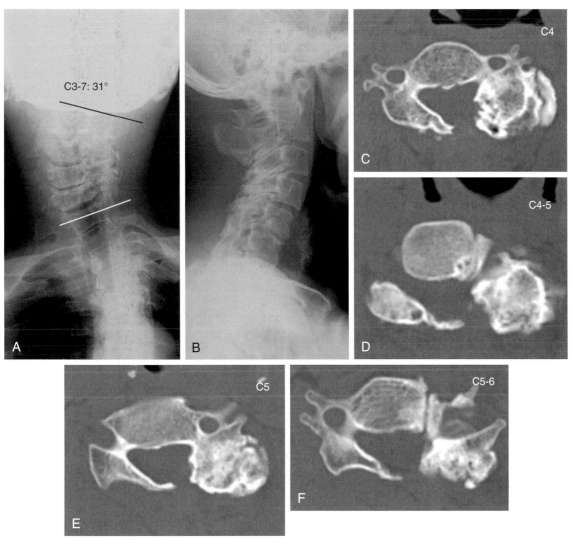

图 13.15　A ~ K

- 另一例接受颈枕固定的患者术中由于螺钉偏外堵塞了一侧椎动脉。这 2 例患者并未表现出大脑缺血相应的神经损伤症状。
- 有 3 例患者出现因椎弓根螺钉导致的根性疼痛。1 例是 C6 椎弓根螺钉偏上导致的 C6 神经根损伤，随访过程中症状逐渐缓解，并未移除螺钉。2 例 C4 螺钉偏下导致 C5 神经根损伤，螺钉移除后肌力恢复到正常。

与螺钉置入无关的并发症

- 基于 Abumi 等发表的包括 227 例颈椎椎弓根螺钉固定的资料，2.6% 的患者在后路重建术后出现晚期神经功能恶化。
- 神经功能恶化和使用椎弓根螺钉矫正颈椎后凸有关。
- 20% 接受后凸畸形矫正手术的患者可能会出现神经功能损伤。
- 可能的原因包括医源性椎间孔狭窄或者矫正后凸后脊髓后移导致的神经根紧张。
- 矫正的角度越大，发生并发症的可能性越高。
- 对于术前 CT 上椎间孔狭窄的患者，建议 C4-C5 节段行预防性椎间孔切开。

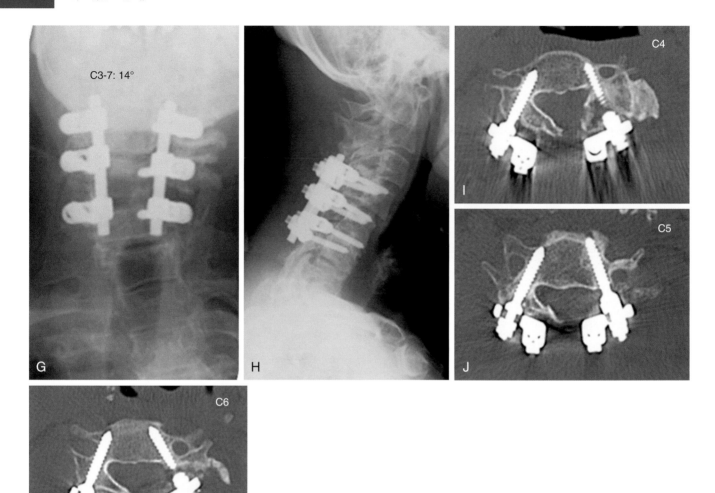

图 13.15 （续）

- 避免过度矫正，为降低该并发症的发生率，避免在中颈椎每个节段矫正超过 9.7°。
- 发生该并发症时，无论是否行翻修手术、减压或者仅仅是观察，大部分患者都有所恢复。

总结

- 椎弓根螺钉固定是治疗颈椎多种疾病的有效手段。并且，颈椎椎弓根螺钉可作为枕颈交界区和颈胸交界区的重要固定点。术者要牢记的是，由于椎弓根和椎动脉的解剖变异，颈椎椎弓根螺钉置入有各种限制。螺钉置入相关的并发症不能完全避免，但可以通过完善术前影像学检查、熟悉局部解剖知识，以及术中严格控制螺钉方向来减少并发症的发生。
- 在未来，颈椎椎弓根螺钉可能会成为颈椎重建手术的标准工具，并联合各种补充技术，例如计算机辅助导航、神经电生理检测等。

循证文献

Abumi K, Ito H, Taneichi H, et al. Transpedicular screw fixation for traumatic lesions of the middle and lower cervical spine. Description of the techniques and preliminary report. J Spinal Disorder. 1994; 7: 19-28.

Abumi K, Kaneda K, Shono Y, et al. One-stage posterior decompression and reconstruction of the cervical spine by using pedicle screw fixation systems. J Neurosurg (Spine 1). 1999; 90: 19-26.

Abumi K, Takada T, Shono Y, et al. Posterior occipitocervical reconstruction using cervical pedicle screws and plate-rod systems. Spine. 1999; 24: 1425-1434.

Abumi K, Shono Y, Taneichi T, et al. Correction of cervical kyphosis using pedicle screw fixation systems. Spine. 1999; 24: 2389-2396.

Abumi K, Shono Y, Ito M, et al. Complication of pedicle screw fixation in reconstructive surgery of the cervical spine. Spine. 2000: 25.962-25.969.

Abumi K. Cervical spondylotic myelopathy: posterior decompression and pedicle screw fixation. Eur Spine J. 2015; 24(Suppl. 2): 186-196.

Duan S, Lv S, Ye F, Lin Q. Imaging anatomy and variation of vertebral artery and bone structure at craniocervical junction. Eur Spine J. 2009; 18: 1102-1108.

Dunlap BJ, Karaikovic EE, Park HS, et al. Load sharing properties of cervical pedicle screw-rod constructs versus lateral mass screw-rod constructs. Eur Spine J. 2010; 19: 803-808.

Goel A, Leheri V. Plate and screw fixation for atlanto-axial subluxation. Acta Neurochir (Wien). 1994; 129: 47-53.

Hojo Y, Ito M, Abumi K, et al. A late neurological complication following posterior correction surgery of severe cervical kyphosis. Eur Spine J. 2010; 20: 890-898.

Hojo Y, Ito M, Suda K, Oda I, et al. A multicenter study on accuracy and complications of freehand placement of cervical pedicle screws under lateral fluoroscopy in different pathological conditions: CT-based evaluation of more than 1,000 screws. Eur Spine J. 2014; 23: 2166-2174.

Ishikawa Y, Kanemura T, Yoshida G, et al. Clinical accuracy of three-dimensional fluoroscopy-based computer-assisted cervical pedicle screw placement: a retrospective comparative study of conventional versus computer-assisted cervical pedicle screw placement. J Neurosurg Spine. 2010; 13: 606-611.

Ishikawa Y, Kanemura T, Yoshida G, et al. Intraoperative, full-rotation, three-dimensional image (O-arm)-based navigation system for cervical pedicle screw insertion. J Neurosurg Spine. 2011; 15: 472-478.

Johnston TL, Karaikovic EE, Lautenschlager EP, et al. Cervical pedicle screws versus lateral mass screws: uniplanar fatigue analysis and residual pullout strengths. Spine J. 2006; 6: 667-672.

Kaneyama S, Sugawara T, Sumi M. Safe and accurate midcervical pedicle screw insertion procedure with the patient-specific screw guide template system. Spine (Phila Pa 1976). 2015; 40: 341-348.

Karaikovic EE, Daubs MD, Madsen RW, et al. Morphologic characteristics of human cervical pedicles. Spine. 1997; 22: 493-550.

Karaikovic EE, Kunakornsawat S, Daubs MD, et al. Surgical anatomy of the cervical pedicles: landmarks for posterior cervical pedicle entrance localization. J Spinal Disord. 2000; 13: 63-72.

Karaikovic EE, Yngsakmongkol W, Gaines RW. Accuracy of cervical pedicle screw placement using the funnel technique. Spine. 2001; 26: 2456-2462.

Kast E, Mohr K, Richter HP, et al. Complication of transpedicular screw fixation in the cervical spine. Eur Spine J. 2005; 15: 327-334.

Kim HS, Heller JG, Hudgins PA, et al. The accuracy of computed tomography in assessing cervical pedicle screw placement. Spine. 2003; 28: 2441-2446.

Kothe R, Ruther W, Schneider E, et al. Biomechanical analysis of transpedicular screw fixation in the subaxial cervical spine. Spine. 2004; 29: 1969-1975.

Leconte P. Fracture et luxation des deux premieres vertebres cervicales. In: Judet R, ed. Luxation congenitale de la hanche. Fractures du Cou-de-pied Rachis Cervical. Actualites de Chirurgie Orthopedique de l'Hospital Raymond-Poincare; Vol. 3. Paris: Masson et Cie; 1964: 147-166.

Ludwig SC, Kowalski JM, Edwards 2nd CC, et al. Comparative accuracy of two insertion techniques. Spine. 2000; 25: 2675-2681.

Miyamoto H, Uno K. Cervical pedicle screw insertion using a computed tomography cutout technique. J Neurosurg Spine. 2009; 11: 681-687.

Nakashima H, Yukawa Y, Imagama S, et al. Complications of cervical pedicle screw fixation for nontraumatic lesions: a multicenter study of 84 patients. J Neurosurg Spine. 2012; 16: 238-247.

Oda I, Abumi K, Haggerty CJ, et al. Biomechanical evaluation of five different occipito-atlanto-axial fixation techniques. Spine. 1999; 24: 2377-2382.

Onishi E, Sekimoto Y, Fukumitsu R, et al. Cerebral infarction due to an embolism after cervical pedicle screw fixation. Spine. 2010; 35: E63-E66.

Rajasekaran S, Kanna PR, Shetty TA. Intra-operative computer navigation guided cervical pedicle screw insertion in thirty-three complex cervical spine deformities. J Craniovert Jun Spine. 2010; 1: 38-43.

Reinhold M, Magerl F, Rieger M, et al. Cervical pedicle screw placement: feasibility and accuracy of two insertion techniques based on morphometric data. Eur Spine J. 2007; 16: 46-56.

Shintani A, Zervas NT. Consequence of ligation of the vertebral artery. J Neurosurg. 1972; 36: 447-450.

Yukawa Y, Kato F, Yoshihara H, et al. Cervical pedicle screw fixation in 100 cases of unstable cervical injuries: pedicle axis views obtained using fluoroscopy. J Neurosurg Spine. 2006; 5: 488-493.

（ Kuniyoshi Abumi, Manabu Ito, Yuichiro Abe 著　蒋继乐 译 ）

第 14 章

颈椎后路截骨术

适应证

颈中段或者上端后凸畸形（患者 C7 铅垂线也许正常通过骶骨）
颈胸交界区后凸畸形

- 退行性矢状面畸形伴疼痛
- 颌触胸畸形
- 功能障碍：无法平视，吞咽困难
- 颈胸后凸导致的脊髓压迫或者根性症状
- 椎板切除术后后凸畸形
- 感染后后凸畸形
- 肿瘤术后后凸畸形
- 创伤后后凸畸形（急性和慢性）
- 融合术后后凸畸形
- 前路融合失败
- 强直性脊柱炎
- 类风湿关节炎
- 胸椎融合术后上邻椎后凸畸形（交界性后凸）
- 其他医源性：融合失败，放疗后综合征

手术操作要点

- 对于整体矢状面失平衡（C7 铅垂线落在 L5/S1 椎间隙前方）的患者，腰椎行椎弓根截骨（pedicle subtraction osteotomy，PSO）术后颈椎仍处于失代偿的位置可进行颈胸段经椎弓根截骨。其中 PSO 手术步骤具体可参考相关手术解剖部分。图 14.1A 为术前侧位片，显示强直性脊柱炎患者颈胸段和胸腰段后凸畸形。图 14.1B 为术前 CT 片，提示该强直性脊柱炎患者颈胸交界段后凸伴向前失平衡。图 14.1C 为颈胸交界后凸的侧位片。图 14.1D 侧位片显示经过 L2 和 T1 PSO 术后，恢复了较好的整体矢状面平衡。
- 图 14.2A、B 显示既往类风湿关节炎和侧凸的患者，接受 Luque 椎板下钢缆侧凸矫正术，术后内固定失效，侧凸进展并移除了双侧连杆。患者颈胸交界段和胸椎出现后凸畸形进展，并接受了初次翻修手术：胸椎到骶椎后路融合手术（图 14.2C）。患者颈胸交界段后凸加重，导致矢状面失平衡和疲劳相关疼痛。图 14.2D 为侧凸全长 X 线片，提示颈胸交界段 PSO 术后矢状面平衡得到改善。图 14.2E、F 分别为 PSO 术前和术后 X 线片。
- 脊柱截骨术必要时可以扩大范围从而达到有效的后凸畸形矫正，从轻到重依次为上胸椎 Ponte 截骨，单个或多节段 Smith-Peterson 截骨，以及颈胸段 PSO。图 14.3A、B 为一名软骨发育不全的患者术前和术后中矢状面 CT，患者既往（25 年前）因中央椎管狭窄性 C1-T12 椎板切除术，2 年前行 C3-C7 融合手术，术后出现进展性颈胸段后凸畸形，因此行颈胸段 Ponte 和 Smith-Peterson 截骨术矫正后凸畸形。值得注意的是该例患者不需要行 PSO。

- 感染
- 肿瘤
- 前路神经压迫：可能在畸形矫正前需行前路减压
- 后纵韧带骨化：可能粘连或穿透腹侧硬膜
- 骨质疏松：可能需要长节段固定
- 慢性激素依赖：可能需要使用骨形成蛋白联合自体骨

- 经椎弓根截骨（pedicle subtraction osteotomy, PSO）：单一后路截骨矫正局部畸形
- 联合手术：单纯后路，胸椎截骨（Ponte 截骨或 Smith-Petersen 截骨，联合 C7 或 T1 PSO）；前后路联合矫正畸形：前方多个间隙行椎间盘切除融合术联合后路胸椎截骨（Ponte, Smith-Petersen, PSO）
- 前路颈椎截骨（切除钩椎关节）辅助畸形矫正
- 椎体次全切

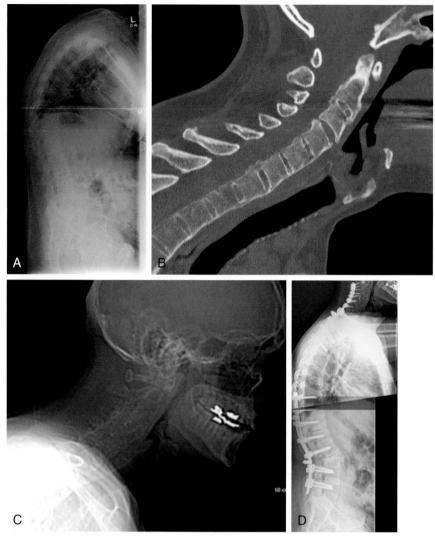

图 14.1

对比术前（图 14.3C）和术后（图 14.3D）CT 可发现 Smith-Petersen 截骨术后 C7-T1 前柱明显延长。相对应的是 PSO 截骨术后后柱缩短（图 14.2F）。

术前检查 / 影像学

- 完整病史；评估可能影响手术效果的内科合并症。
- 强直性脊柱炎患者常合并心肺系统疾病，导致呼吸困难。
- 检查脊柱全长，评估髋关节的屈曲程度，可能会造成颌眉角丢失。
- 检查腰椎节段，为了维持水平视野腰椎过度代偿会导致腰椎相关疾病发生。
- 评估有无脊髓压迫相关步态。
- 测量颌眉角从而决定为达到水平视野所需要矫正的畸形度数。相比矫正过度，患者更适应矫正不足，因为仍然能够向下看到地面。
- 测量枕骨到墙的距离来评估颈椎矫形的度数。
- 站立位侧凸全长 X 线片：前后（AP）和侧位，髋关节、膝关节要保持伸直。
  - 测量 C7 铅垂线，如果在骶骨岬前方，需要纠正腰椎或胸椎后凸。
- 颈椎正侧、过屈过伸位片
  - 明确局部后凸区域（颈胸交界段还是颈中段）
  - 动力位片确定节段间运动（例如，棘突间活动）

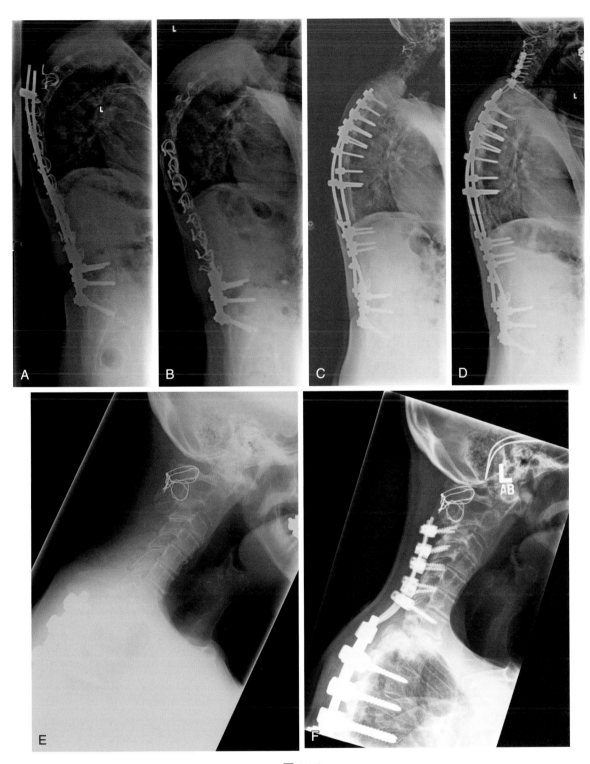

图 14.2

- 正位片用于评估冠状面平衡。
- MRI 用于明确脊髓压迫及椎动脉的走行（确认从 C6 横突孔发出而不是 C7 横突孔，如果行 C2 椎弓根螺钉需排除椎动脉异常走行）
- CT
  - 提供颈椎和胸椎椎体的具体解剖结构并测量（椎弓根，椎动脉，以及用于术中导航注册）
  - 明确后纵韧带骨化情况

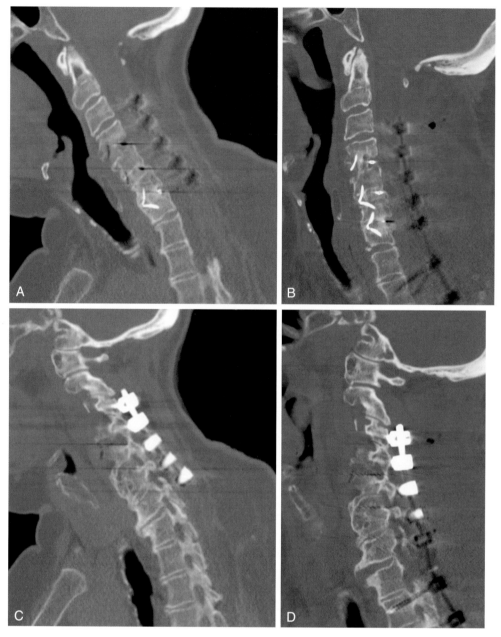

图 14.3

手术解剖

- PSO 截骨包括双侧椎板、关节突和椎弓根以及楔形切除的前方椎体（图 14.4）。
- 截骨闭合之后后方结构达到骨性接触。
  - 在一个椎间孔处可能发出两个神经根（如果 PSO 在 C7 的话为 C7 和 C8，如果 PSO 在 T1 的话为 C8 和 T1）（图 14.5）。
- C7 水平适合做 PSO，因为没有椎动脉走行。术前需行 MRI 排除解剖变异。

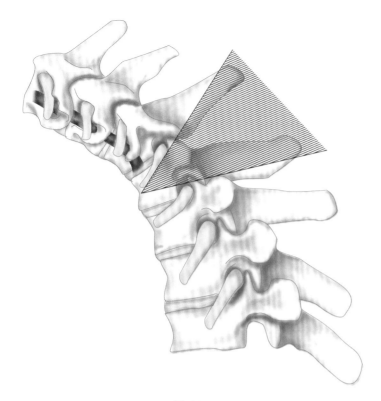

图 14.4

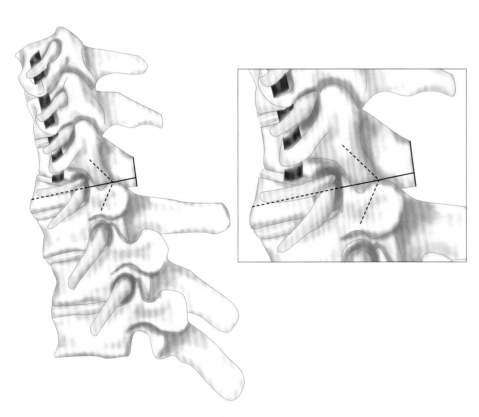

图 14.5

体位设备

- 术中体感诱发电位和持续肌电图监测用于监测脊髓和神经根的功能，尤其在畸形矫正的时候。
- 使用自体血回输装置减少截骨处的失血量。
- 椎体截骨时减少骨腊使用，因为可能会影响骨性愈合。
- 使用含凝血酶的凝胶（Gelfoam 或 Floseal）和脑棉片来控制出血。

步骤 1 要点

- 一个或多个阶段前方椎间盘切除术并置入前凸内植物，能够减压并直接矫正后凸畸形。
- 可使用颈前路板来辅助前方融合。
- 前路减压融合的时候切除钩椎关节可进一步矫正畸形。

步骤 1 提示

- C7 和 T1 水平，椎管 - 脊髓比和颈椎头端节段相比更大，因此在 C7 和 T1 水平，脊髓空间更大，发生损伤的概率更小。
- 椎动脉通常从 C6 进入横突孔。

体位

- 患者俯卧在胸卷上。
- 放置 Mayfield 头架，牵引以固定颈椎。
- 小心保护，避免压力集中在下颌等部位。
- 使用神经电生理检测装置包括经颅运动诱发电位、体感诱发电位（SSEP）和皮节诱发电位。

入路 / 显露

- C7 或 T1 PSO：主要在单一节段。
- 多节段 Smith-Petersen 截骨（任意节段）。

手术操作

步骤 1

- 从 C2（如果骨量较好，C2 椎弓根发育不良或椎动脉变异可以从 C3 开始）到 T2（如果在 T1 做 PSO 可选择 T3）。
- 对于 C7 PSO 来说，从 C3-C6 置入多轴关节突螺钉，C2、T1 和 T2 置入多轴椎弓根螺钉。
- 对于 T1 PSO 来说，从 C3-C7 置入多轴关节突螺钉，C2、T2 和 T3 置入多轴椎弓根螺钉。
- PSO 节段没有内固定。

步骤 2

- 在 PSO 节段行双侧椎板和关节突切除术，暴露硬膜和双侧关节突。
- PSO 节段上下两节切除双侧椎板，提供了畸形矫正后脊髓缩短的空间，避免了后方的骨性压迫。
- 在 PSO 节段用磨钻打薄双侧椎弓根并磨到椎体。图 14.6 显示在 PSO 水平及上下两个节段均已完成双侧椎板切除术。为行 T1 PSO，切除双侧 C7 和 T1 关节突关节。用磨钻处理双侧椎弓根，打薄皮质骨边缘，然后移除。
- 使用薄的咬骨钳、髓核钳和刮匙移除皮质边缘。
- 通过椎弓根使用直的或弯的骨刀 V 形切除椎体内松质骨（图 14.7）。应该一直切除到椎体前皮质。小心行松质骨截骨术，确保在椎体内进行。术中

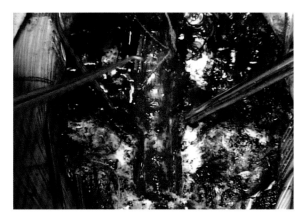

图 14.6

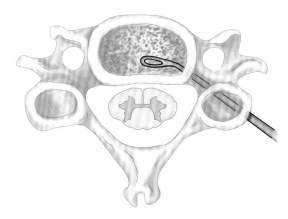

图 14.7

透视明确骨刀的深度到达椎体皮质骨边缘。垂直切除 T1 的横突，在双侧椎体后外侧小心切除皮质骨部分从而达到整个椎体的楔形切除。可以通过弯的刮匙进行骨膜下剥离，然后使用 2 mm Kerrison 咬骨钳来达到骨膜下切除的目的。必要时可结扎节段动脉。切除侧方皮质骨有助于活动并最后闭合楔形截骨。

- 在椎体后方皮质切除之前可暂时把连杆和椎弓根螺钉、侧块螺钉固定起来，避免脊髓向前滑移或者突然活动。
- 使用 Epstein 反向刮匙将后方和侧方的椎体皮质骨向下推入椎体空腔内（图 14.8）。应该双侧同时进行，并作为截骨的最后一步。因为后方楔形截骨处闭合后，前方截骨部位暴露较困难。在这一步之前在单侧放置临时固定杆，这样能够预防截骨处整体的塌陷。

步骤 3

- 放松 Mayfield 头架，然后小心抬起头架最后锁紧，来闭合截骨部位。观察硬膜和神经根，避免卡压。
- 拍摄侧位片明确矢状面序列。
- 在临时固定杆的另一面选择塑形至合适曲度的连杆，固定在椎弓根 / 侧块螺钉上。
- 移除临时固定杆，放置第二根杆。
- 通过加压工具进一步复位并通过截骨端加压（图 14.9）。后凸矫正后可见硬膜褶皱。
- 可以使用横联来增加固定的稳定性。

术后处理和预后

- 闭合楔形截骨可以增加颈椎前凸。
- 截骨节段移除后方附件，切除上下两个节段的椎板。
- 达到前、中、后柱的骨性接触。
- 使用后方固定器械稳定脊柱，维持截骨端的持续加压从而增加融合率。如果患者骨质疏松术后可以使用 halo 头架。

步骤 2 要点

- 移除椎体后方皮质骨来完成整个截骨。切除硬膜腹侧的骨桥是椎体截骨术的最后一步。这一部分骨质维持着张开的椎体后方窗口，可以通过这个窗口进行椎体截骨术。一旦后方皮质断裂，后方椎体闭合，导致很难暴露椎体内的截骨部位。
- 术中使用侧位透视辨别椎体截骨的深度。在截骨工具不断向前深入的过程中使用系列 X 线片动态观察。可以使用一个小的刮匙放置在 V 形截骨的前段用来在透视中辨明深度。
- 可以使用不对称截骨来矫正冠状面和矢状面的畸形。

步骤 2 提示

- 术前应行 MRI 或 CT 评估椎动脉的走行。椎动脉异常走行或从 C7 横突孔进入可影响 C2 椎弓根螺钉的置入。
- 术中没有放置临时固定杆可能导致不稳定，进而导致神经系统并发症。
- 椎板切除范围不够，尤其是 PSO 截骨节段的远近端，可能会导致复位时脊髓损伤。
- 如果在截骨早期就破坏了后方和侧方皮质骨的连续性，导致不稳定，就很难控制复位。
- 术中止血非常关键，截骨过程中出血可能很快速，尤其是松质骨来源的出血，一定要及时控制。

步骤 2 器械 / 内植物

- Midas Rex 高速磨钻，M8，侧切型钻头
- Kerrison 咬骨钳（2 mm，3 mm）
- 直头及弯头刮匙
- 髓核钳
- 反向刮匙（Epstein）
- 骨腊、Floseal 和凝血酶复合 Gelfoam 用于止血

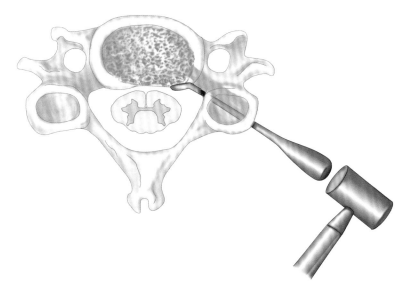

图 14.8

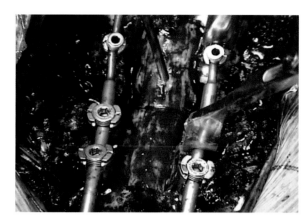

图 14.9

- 术后脊柱长度会短缩
- PSO 支点在前柱，Smith-Peterson 截骨术支点在中柱，因此前者发生脊髓损伤的风险更小。
- 研究发现该入路能够有效地恢复影像学的前凸角度，并改善生活质量。

循证文献

Momeni M, Taylor N, Tehrani M. Cardiopulmonary manifestations of ankylosing spondylitis. Int J Rheumatol. 2011; 2011: 728-771.
该文章描述了强直性脊柱炎（AS）患者特征性的心肺系统障碍。AS 患者常合并颈胸段后凸畸形。

Mesfin A, Bakhsh WR, Chuntarapas T, et al. Cervical scoliosis: clinical and radiographic outcomes. Global Spine J. 2016; 6: 7-13.
需行手术矫正的颈椎侧凸较罕见，但并发症发生率较高，高达 54%。这是一项回顾性研究，纳入了 Klippel-Feil 综合征、I 型神经纤维瘤病和斜颈，是颈椎畸形中纳入病例最多的一项研究。

Theologis AA, Tabaraee E, Funao H, et al. Three-column osteotomies of the lower cervical and upper thoracic spine: comparison of early outcomes, radiographic parameters, and peri-operative complications in 48 patients. Eur Spine J. 2015; 24(Suppl 1): S23-S30.
作者报道 48 名接受下颈椎截骨（LCO）或上胸椎截骨（UTO）的患者，其中一半接受 PSO 截骨（n=24），一半接受 VCR 截骨（n=24）。该研究并不是为了比较两种技术，但发现两种手术均能有效改善后凸畸形、NDI 指数和疼痛视觉评分（$p<0.05$）。

Mummaneni PV, Mummaneni VP, Haid Jr. RW, et al. Cervical osteotomy for the correction of chin-on-chest deformity in ankylosing spondylitis. Technical note. Neurosurg Focus. 2003; 14. e9.
作者描述了矫正强直性脊柱炎患者下颌胸畸形的一种手术技术。该技术包括影像学评估到手术技巧，从前路和后路两方面如何矫正固定的后凸畸形。并进一步描述了后方楔形截骨技巧。作者建议清醒纤维支气管镜插管避免脊髓损伤。

（ Neel Anand, Brian Perri, Jason Ezra Cohen, Ryan Baruch Cohen 著
蒋继乐 译)

第 15 章

颈椎后路椎板成形术

适应证

- ≥3 个节段受累的颈椎退变性脊髓症（图 15.1）
  - 相比融合手术，不需要术后支具
  - 需要中立或前凸的颈椎曲度
  - 最好用于术前无颈痛症状患者
- 后纵韧带骨化症（OPLL）（图 15.2）
- 切除下颈椎占位

术前检查 / 影像学

- 上运动神经元征（Hoffmann 征、阵挛、Babinski 征、小指逃逸征）
- 步态和平衡障碍
- 精细运动障碍（系扣子、写字）
- 手内在肌萎缩
- 影像学检查
  - X 线片：检查整体曲度、病变范围、稳定性、后纵韧带骨化
  - MRI：评价脊髓形态和实质性病变、软组织结构

适应证提示

- 术前颈椎后凸≥13° 为禁忌证。图 15.3 显示不适合颈椎椎板成形术的术前颈椎后凸。
- 严重的术前轴性疼痛
- 术前不稳定（图 15.4）

适应证争议

- 治疗颈椎退变性脊髓症的手术入路选择（前路、后路或联合入路）
- 椎板成形的种类（"单开门"或"双开门"）

"保留肌肉"微创技术在部分研究中被证明可减少术后短期颈部疼痛

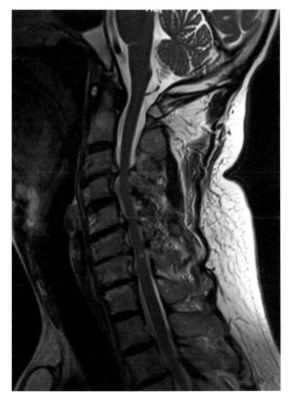

图 15.1

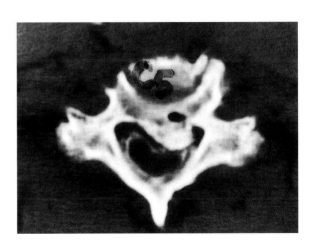

图 15.2

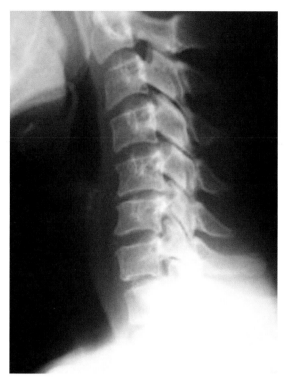

图 15.3

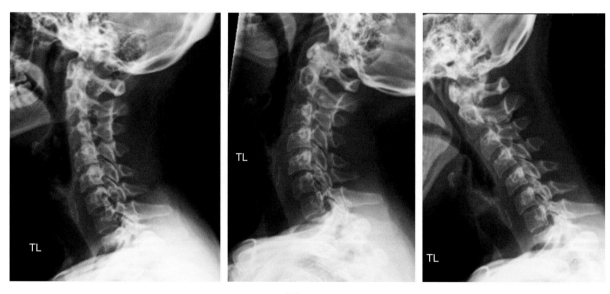

图 15.4

- 前路颈椎间盘切除融合术（anterior cervical diskectomy and fusion, ACDF）
- 前路颈椎椎体切除融合术（anterior cervical corpectomy and fusion, ACF）
- 后路颈椎椎板成形术，融合或非融合

- CT 脊髓造影（CTM）：用于无法行 MRI 的患者，可更好地评价骨性结构和既往内固定。图 15.5 为轴位 MRI 和 CTM，显示左侧压迫。
- 开门侧选择取决于神经压迫在哪一侧。此例中，应选择左侧开门。

手术解剖

- C2、C7 和 T1 棘突较突出，可在体表触及（图 15.6）。
- C2 棘突分叉，为颈部多条肌肉止点，应保留（图 15.7）。

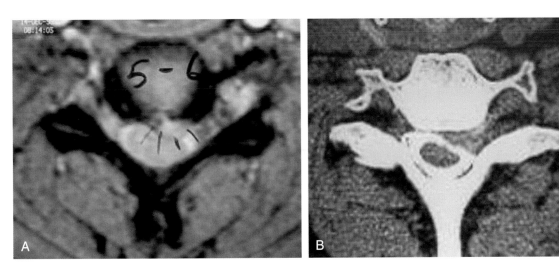

图 15.5　A、B

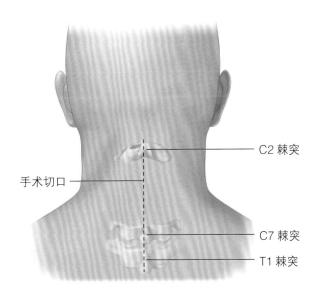

图 15.6

C2 棘突

手术切口

C7 棘突

T1 棘突

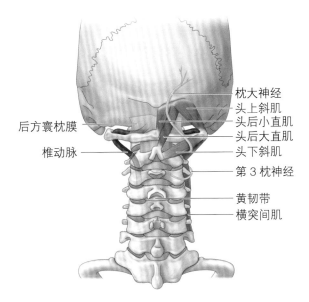

图 15.7

枕大神经
头上斜肌
头后小直肌
头后大直肌
头下斜肌
第 3 枕神经
黄韧带
横突间肌

后方寰枕膜
椎动脉

体位要点

对于严重脊髓症或狭窄患者，使用纤维光学可视气管插管

体位器械

- 带 Mayfield 连接的手术床
- Mayfield 头架

入路 / 显露要点

精准的后正中线入路和骨膜下剥离可减少出血。

入路 / 显露提示

- 破坏 C2 棘突上大量的肌肉止点
- 进入椎旁肌内进行剥离会导致大量出血
- 脊柱裂
- 既往后路手术史可导致硬膜粘连

入路 / 显露器械

McCullough 自动拉钩

体位

- 剃发至枕骨下缘
- 俯卧位，使用 Mayfield 头架连接于手术床
- 将头置于收下颌、轻度前屈位，以方便暴露
- 放置于手术床上
- 双膝屈曲，防止患者滑落
- 头高脚底 30° 位，可方便暴露，减少静脉出血，并且使颈椎更平行于地面从而方便操作（图 15.8）
- 患者就位后，将双肩用胶带下拉
- 可使用不透射线皮肤标志物预估切口长度，但一般 C2 和 C7 较突出的棘突即可提供较好的指示。

入路 / 显露

- C2 和 C7 的棘突可作为体表标志。
- 向椎旁肌注射含肾上腺素的局麻药物可减少出血（图 15.9）。
- 循项部中线到达棘突（图 15.10）。沿着中线经项韧带仔细分离可减少肌肉出血。
- 从 C2 到 T1 进行标准的颈椎后路显露（图 15.11）。

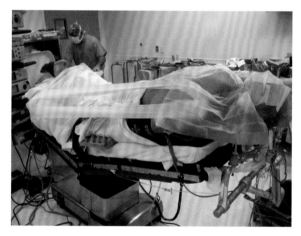

图 15.8

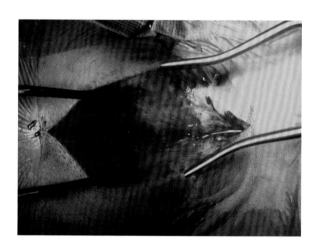

图 15.10

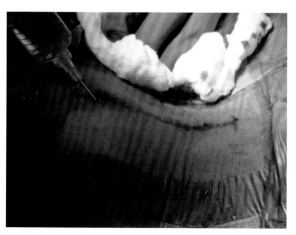

图 15.9

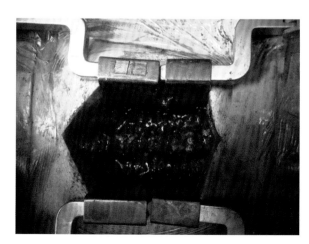

图 15.11

- 将椎旁肌进行骨膜下剥离，向外至关节突关节的内缘。
- 放置自动拉钩。

手术操作

- 我们将介绍最初由平林（Hirabayashi）等发明的改良"单开门椎板成形术"。该技术还包括其他变种：可被大致分类为单侧铰链（"单开门"）和双侧铰链（"双开门"）及其附加操作。许多附加方法被用来维持椎板成形的开门状态（椎板成形金属板、缝线、骨移植物）

步骤 1

- 如不适用棘突缝线固定，可切除 C3-C7 的棘突以便显露。
- 使用高速 AM-8 磨钻在侧块内缘或椎板 - 小关节交界处做两道骨槽（图 15.12）。
- 椎板上缘较厚，下缘较薄。
- 在铰链侧，仅磨除单皮质和松质骨，小心不要磨穿第二层皮质。
- 在开门侧，磨除双层皮质（皮质 - 松质 - 皮质）。

步骤 2

- 使用椎板咬骨钳切除 C2-C3 间隙和 C7-T1 间隙的黄韧带（图 15.13A、B）。椎板成形范围的头端和尾端椎板间隙的黄韧带需要切除。
- 如在开门侧有硬膜粘连，用刮匙和 2 mm 椎板咬骨钳游离（图 15.14）。

步骤 1 要点

如铰链侧意外磨穿双层皮质，可补救性使用金属板固定。

步骤 1 提示

- 磨钻进入小关节可导致术后颈痛。
- 过度切除铰链侧骨质会导致椎板成形变为椎板切除。

步骤 1 工具 / 植入物

- 手术显微镜
- AM-8 Midas Rex 高速磨钻

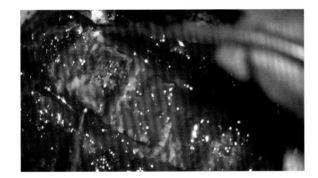

图 15.12

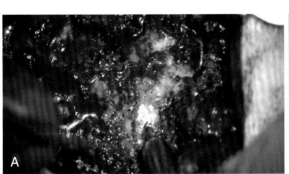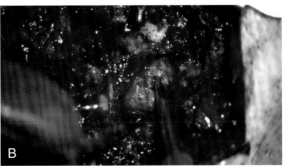

图 15.13　A、B

步骤 3 要点

- 开门时避免过度。打开 6～8 mm 即可获得良好减压，同时减少脊髓向后漂移和神经根张力过大。
- 同种异体骨间隔物试模可用于预估骨移植物大小（图 15.15）。
- 部分证据表明预防性 C4-C5 椎间孔切开可降低术后 C5 神经根麻痹发生率。
- 同种异体骨间隔物放置于开门侧（图 15.16）。

步骤 3 工具 / 植入物

机械加工的同种异体骨

步骤 4 要点

如铰链侧意外磨穿双层皮质，可补救性使用金属板固定。

步骤 4 提示

术后再关门可导致神经再度受压。

步骤 4 器械 / 植入物

椎板成形金属板、螺钉或缝线（不可吸收）

步骤 3

- 助手在铰链侧小心辅助开门，可使用小号正向刮匙或皮肤拉钩。
- 缓慢打开椎板，给椎板和脊髓缓慢蠕变的过程，打开至足够放置 6～8 mm 骨移植物。

步骤 4

- 椎板成形金属板逐个放置，所用螺钉长度大致为侧块 8 mm、椎板 6 mm（图 15.17、图 15.18）。
- 金属板提供术后即时稳定性，可在不需要支具情况下活动颈椎。
- 另一方法是用缝线维持开门，将棘突缝合于小关节囊和椎旁肌。
- 可联合使用骨蜡、明胶海绵、凝血酶等进行止血。

术后护理和预后

- 颈椎椎板成形术可获得良好疗效。
- 可选择性使用软颈托并鼓励早期活动度锻炼。
- 术后 6 周开始物理康复治疗。

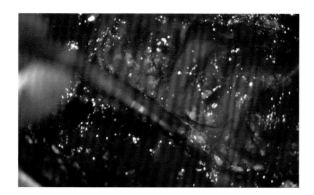

图 15.14

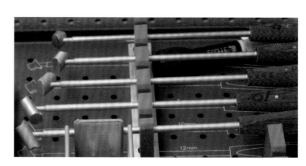

图 15.15

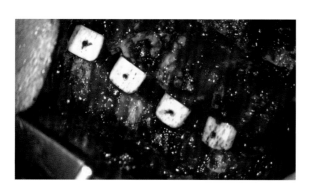

图 15.16

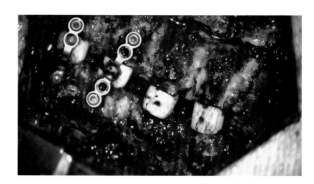

图 15.17

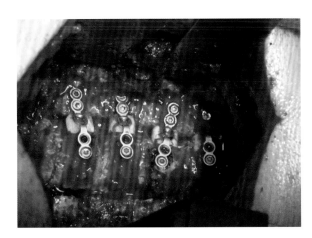

图 15.18

循证文献

Duetzmann S, Cole T, Ratliff JK. Cervical laminoplasty developments and trends, 2003-2013: a systematic review. J Neurosurg Spine. 2015; 23: 24-34.

Herkowitz HN. A comparison of anterior cervical fusion, cervical laminectomy, and cervical laminoplasty for the surgical management of multiple level spondylotic radiculopathy. Spine. 1988; 13: 774-780.

Hirabayashi K, Watanabe K, Wakano K, et al. Expansive open-door laminoplasty for cervical spinal stenotic myelopathy. Spine. 1983; 8: 693-699.

Ohashi M, Yamazaki A, Watanabe K, Katsumi K, Shoji H. Two-year clinical and radiological outcomes of open-door cervical laminoplasty with prophylactic bilateral C4-C5 foraminotomy in a prospective study. Spine. 2014; 39: 721-727.

Park AE, Heller JG. Cervical laminoplasty: use of a novel titanium plate to maintain canal expansion-surgical technique. J Spinal Disord Tech. 2004; 17: 265-271.

Satomi K, Ogawa J, Ishii Y, Hirabayashi K. Short-term complications and long-term results of expansive open-door laminoplasty for cervical stenotic myelopathy. Spine J. 2001; 1: 26-30.

Suda K, Abumi K, Ito M, et al. Local kyphosis reduces surgical outcomes of expansive open-door laminoplasty for cervical spondylotic myelopathy. Spine. 2003; 28: 1258-1262.

（ Jason M. Cuéllar, Hyun Bae 著 王 含 译 ）

第 16 章

颈椎后路椎间孔切开减压、微创椎间盘切除术

1951 年，Spurling 和 Scoville 首次报道颈椎间盘突出症的手术治疗，描述了通过后路椎板椎间孔切开减压治疗颈椎间盘突出的手术，近 10 年后，Smith 和 Robinson 才报道了前路的颈椎间盘切除减压术。1958 年，Cloward 完善诊疗技术，研发了前路颈椎间盘切除和融合术。目前的后路颈椎椎板椎间孔切开减压、内侧关节突切除术，是 Spurling 和 Scoville 技术的发展。

适应证

- 有症状的颈椎退变性疾病。
- 过伸时出现的颈部轴性疼痛。
  - 当患者颈部过伸时，经常会诱发颈部疼痛，因为过伸会引起椎间孔进一步狭窄，导致神经根性症状之外的颈部轴性疼痛。询问病史对确认这些信息很重要。
- 外侧椎间孔骨性狭窄导致的神经根性病或神经功能障碍。
  - 如果神经功能障碍仍然可逆，且没有变为慢性，则大多数患者的神经根性病和神经症状在术后均可以得到改善。
  - 神经根性病定义为在特定神经根分布区域的疼痛和 / 或神经功能障碍，包括肌力下降、感觉异常和反射减退。当出现感觉异常或肌力下降时，常需要间盘切除手术（Zeidman）治疗。这些症状常是持续性的和可诱发的。
  - 因神经根性病进行颈椎椎间孔切开减压术的患者平均年龄为 49 岁。
  - 最常见节段为 C5-C6 和 / 或 C6-C7（Zeidman）。
  - 多节段颈椎后路椎间孔切开减压术通常用于多节段椎间盘退变疾病的老年患者，这些患者通常在过伸时出现多发神经根压迫的根性症状和颈部轴性疼痛。在这些患者中可避免多节段前路颈椎椎间盘切除和融合术（ACDF）。
- 颈椎间盘外侧突出导致的神经根性病。

体格检查 / 影像学

- 术前，应通过病史和体格检查明确特定受累神经根，给出神经系统诊断，并通过影像学检查确认。如果担心存在双根挤压现象或外周神经疾病或为进一步确定神经根性病特征，判断急性还是慢性，则应进行肌电图和神经传导速度检查。这有助于更好地为患者提供咨询及围手术期管理。
- 颈椎正侧位以及过伸过屈位平片用于评估颈椎序列和是否存在不稳定，并有助于观察棘突解剖，有助于手术定位。
  - CT 检查主要用于评估骨性解剖，观察椎间孔解剖和辨别间盘突出是钙化抑或软组织起作用。
- MRI 用于评估神经解剖和椎间盘突出，观察软组织病变如椎间盘囊肿或极少数情况下肿瘤等引起的椎间孔狭窄程度。
- 在无法行磁共振检查或术后的患者中，可使用 CT 脊髓造影检查（图 16.1）。

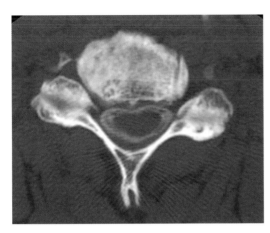

图 16.1　颈椎 CT 脊髓造影轴位像，显示双侧椎间孔狭窄，右侧更严重

- 我们建议所有影像学检查均应在手术前 4~6 个月内进行。如果患者症状发生了变化，即使先前的 MRI 只有几天或几周，也应该拍摄新的 MRI。

手术解剖

在椎间关节处的椎板及椎间孔切开减压术，首先是在椎间隙中心上方和下方去除部分椎板，然后去除关节突关节的内侧边缘，尤其是上关节突的尖部。

- 鉴别和触摸椎弓根在判断外侧减压范围时是绝对有必要和最重要的。
- 在需要微创椎间盘切除时，清晰显露下位椎弓根的上内侧缘、硬膜内侧缘、出口神经根自硬膜囊分叉处及下缘，以及血管鞘，是非常有必要的。
- 可以向上轻柔牵拉神经根，而不用担心会有严重损伤。在 C4-C5，对 C5 神经根的操作需非常小（如果有的话）。
- 切开神经根腹侧的后外侧后纵韧带。
- 对于严重的椎间孔骨性狭窄患者，行椎板及椎间孔切开减压术时，应避免因骨性增生而导致减压太偏外，因为有时椎动脉在神经根孔的上部走行。
- 与腰椎不同，颈椎神经根在水平方向不是垂直向外走行，而是在进入椎间孔三分之一或最多一半时，向腹侧走行。

体位

我们建议头高脚低（反 Trendelenburg）俯卧位。

另一选择为坐位（Zeidman）。

- 重力可促进血液和体液回流，减少静脉迂曲，使手术视野清晰。
  - 然而，这个体位会增加空气栓塞和心脏疾病的风险，推荐预防性使用心前区多普勒和呼吸末 CO_2 监测。

手术操作

步骤 1：椎板和内侧下关节突切除

- 切开皮肤，使用电刀分离皮下软组织。
- 切开颈椎背侧筋膜，随后骨膜下分离颈椎肌肉，显露椎板和内侧 1/4 ~ 1/3 相应水平的关节突关节（图 16.2）。
- 需要使用清晰图像进行手术定位（图 16.3）

治疗选择

- 微创椎板椎间孔成形术 *vs* 传统正中切开入路
- 前路颈椎椎间盘切除和融合术
- 颈椎椎间盘置换术

体位要点

- 通过解剖标志将 Mayfield 架头针固定于头部。
- 当患者伴有肾性骨营养不良、成骨不全病史或其他骨异常时，在植入头针时需要特别小心。因为这些患者的头骨骨骼可能比较疏松，头针易轻松穿透头骨，而导致颅骨骨折、颅脑损伤、脑脊液漏或致命的颅内出血。
- 将头部轻度屈曲以增加椎间间隙的操作空间。
- 在消毒和铺单前行局部 X 线透视定位，对评估是否有充分透视视野和最大程度降低手术节段错误非常有帮助。尤其是对下颈椎病变更重要，因为肩膀在侧位透视时对颈椎会有遮挡。
- 使用胶带轻柔地将双侧肩膀固定或透视时牵拉双侧上肢，可以在透视下更加充分地观察远端颈椎。但长时间胶带固定和过度牵拉可能会引起臂丛神经损伤。

体位提示

- 我们推荐在翻身过程中一手扶住额头，一手扶住下巴，而不是抓紧 Mayfield 架。一旦患者翻过身后，可以通过 Mayfield 架来调整颈椎的姿势。
- 如果患者为严重的颈椎管狭窄，那在搬运患者时最好保持颈椎序列中立位，以避免挤压脊髓。

体位设备

- Mayfield 架和合适的手术床
- X 线设备或透视设备
- 如果患者颈部较厚，为明确手术节段，需要影像定位设备。

体位争议

对于神经根性病一般不需要神经电生理监测。中央管综合征、低血压或低氧血症的风险较小。

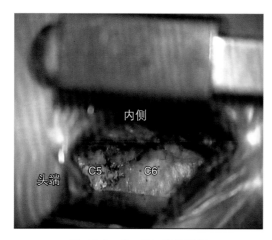

图 16.2　C5-C6 节段显露

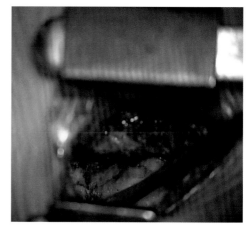

图 16.3　4 号笔式剥离器置于近侧关节突关节，行透视定位

步骤 1 要点

- 通过术中 X 线精确定位，减少剥离范围。
- 有些患者棘突分叉较大，导致医生分离非常偏外。在这种情况下，在向深部分离之前，可以去除棘突分叉的外侧部分直到靠近中线。
- 很多医生发现当使用显微镜时，站在对侧操作起来更方便。这样可以使磨钻给出角度潜行减压关节突关节：这样可以在去除上关节突尖端的同时，保留下关节突和上关节突的近段和外侧。简单来说可以保留关节的稳定性。

步骤 1 提示

- 大部分外侧关节突关节应该被保留，以维持脊柱稳定性。
- 太偏外的磨削（多于 1/2 关节突关节）可能会损伤椎动脉。
- 当在椎间孔上半部分使用微型刮匙或锐性探钩时，需要非常小心，因为可能会损伤血管。
- 不需要向外侧减压显露太多（超过 1/2 关节突关节），因为神经根在椎间孔一半时即向腹侧走行。过多去除关节突易引起不稳定。

步骤 1 工具 / 植入物

- 手术显微镜。
- 高速磨钻。
- 微型刮匙和剃刀。或者可使用非常小的探钩，但不推荐使用。
- 微型椎板咬骨钳：比传统的椎板咬骨钳厚度更薄，不易出现挤压神经。

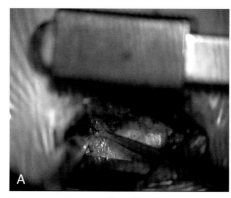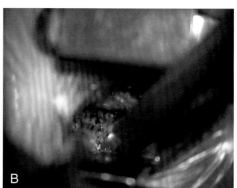

图 16.4　使用（A）刮匙和（B）椎板咬骨钳去除椎板间隙的软组织

- 清理间隙处椎板上附着的所有软组织（图 16.4）。
- 使用 2 ~ 3 mm 的磨钻去除骨质：上位的椎板从内向外进行磨削。去除下关节突的内侧部分直到看到上关节突，随后，向头端进行骨性减压到上关节突的尖部（例如：如果正在进行 C5-C6 的椎板及椎间孔切开减压术，则为 C5 的下关节突和上方的 C5 椎板）。在进入小关节外侧之前，必须在下位椎板的近端由内向外进行磨削（例如：如果正在进行 C5-C6 的椎板及椎间孔切开减压术，则为 C6 椎板的头端），并首先识别下位椎弓根的内侧缘（例如：如果正在进行 C5-C6 的椎板及椎间孔切开减压术，则为 C6 的椎弓根）。
  - 为了判断方向，需要识别下位椎体的椎弓根。
  - 可以一直磨削到黄韧带表面。
  - 当靠近椎间孔时，骨骼可以磨薄成蛋壳样厚度。
- 当看到上关节突的尖部和头侧部分时，磨削可以停止。这是近端减压的范围。
- 使用刮匙小心地从骨面上分离黄韧带（图 16.5 ~ 图 16.8）。

步骤 2：椎间孔减压和上关节突尖部切除

- 使用磨钻潜行减压 1/3 至最多 1/2 关节突关节，来进行神经根孔减压。
- 从边缘切开黄韧带，但我们不建议将其切除。仅切除影响手术视野的部分。
- 为了减少出血，应尽量保留硬膜外静脉丛。如果需要，小的 Gelfoam® 止血纱布（Pfizer Pharmaceutical, New York）和凝血酶胶（Baxter, Deerfield,

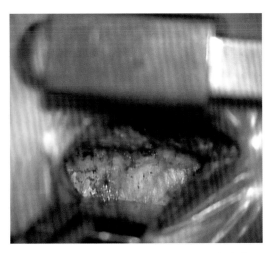

图 16.5　使用微创软组织扩张器清楚显露操作节段，两个椎体（C5 和 C6）都可以看到

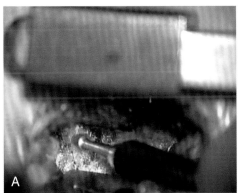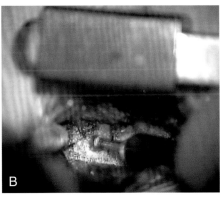

图 16.6　使用磨钻（A）去除头端椎板的下缘和下关节突的内侧缘。（B）使用磨钻去除尾端椎板的上缘

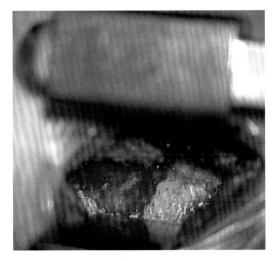

图 16.7

步骤 2 要点

- 如果需要去除韧带，最好在椎弓根附近操作以减少出血。
- 我们推荐使用 1 号和 2 号微型刮匙、剃刀和 Microsect 椎板钳。在 C5-C6 和 C6-C7 时，使用剃刀和 Microsect 椎板钳比较方便，但在头端间隙时，因为关节突关节为垂直方向，最好使用磨钻尽量磨薄骨质（蛋壳样厚度），随后使用 Microsect 刮匙将关节突关节表面剩余的骨质刮除。

步骤 2 提示

- 最少需要保留 50% 的关节突关节，以维持术后的稳定性。
- 当深度达关节突关节一半时，避免在椎间孔上半部分使用锐性器械。在椎间孔底部向远端和下方探查神经根。

步骤 2 工具 / 植入物

- 微型探钩、Microsect 椎板钳和微型椎板钳
- 明胶海绵和明胶凝血酶
- 双极电凝

Illinois）对于止血非常有帮助。也可以使用双极止血，但应当尽量少用，以避免高温对神经的损伤。

- 上关节突尖部可以使用磨钻磨薄，随后使用 Microsect 刮匙（Codman Neuro, Raynham, Massachusetts）或在显微镜辅助下使用 Microsect 椎板钳完整去除（图 16.9 和图 16.10）。

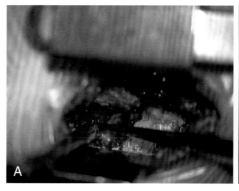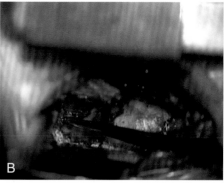

图 16.8 使用 Microsect 刮匙沿着上关节突切开黄韧带，从尾端开始（A），向头端进行（B）

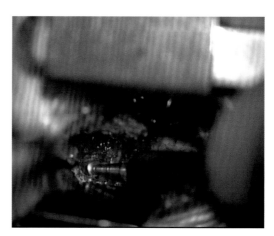

图 16.9 使用磨钻磨薄上关节突

步骤 3 要点

- 向上方游离牵拉神经根会降低神经损伤风险，然而牵拉 C5 神经根时需要非常小心。当处理 C4-C5 间隙时，如果必须牵拉神经根才能处理椎间盘突出时，手术可能被迫终止。
- 理解解剖标志和方向是成功手术的关键。
- 充分止血是确保视野清晰的关键。
- 在很少情况下，间盘碎片移到出口根的上方。这种情况尤其在 C7-T1 时比较常见，间盘碎片向下方 C8 神经根移位。在这种情况下，需要明确上位椎弓根，出口根周围均需要减压，需要神经探钩向下方牵拉神经根，进行腹侧减压。

步骤 3 提示

- 有时会分不清手术方位，尤其是在手术显微镜下操作时。出现这种情况时，确认下位椎弓根非常关键。
- 如果没有发现椎间盘碎片，需要行透视检查确认定位是否准确。如果手术间隙正确，需要在核磁上确认突出方向是否正确。

步骤 3 工具 / 植入物

- 带角度的神经探钩
- Rhoton 微创手术器械

步骤 3 争议

不建议用于椎间盘向内侧突出压迫脊髓的减压手术

- 可使用 1 号或 2 号 Microsect 刮匙探查椎间孔。一旦进入椎间孔 1/3 后，刮匙一定不要置于椎间孔上半部分。
- 联合使用 Microsect 刮匙、微型椎板钳和 Microsect 椎板钳去除较薄的外层骨质。标准的椎板咬骨钳太厚，容易压迫神经根，在此使用不安全。Microsect 椎板钳和微型椎板钳比较薄。

步骤 3：椎间盘切除

- 在椎间盘切除时，需要切开黄韧带，最远端外侧部分可以去除以显露硬膜和血管鞘，神经根表面的黄韧带也可以切除。
  - 在微创椎间盘切除时，需要确定由下位椎弓根内上侧缘、硬膜外缘和出口根下缘组成的解剖三角。这是工作区域和进入突出间盘最安全区域。
  - 血管鞘需要轻柔地止血（图 16.11）。
  - 如果间盘碎片较大，应对下位椎板的头端进行更广泛的椎板切开术，增加对脊髓、硬膜和血管鞘的操作视野（例如，C5-C6 正在进行椎板及椎间孔切开减压、微创椎间盘切除术，则为 C6 的椎板头端）。
- 显露神经根腋部，在椎间盘和硬膜外缘及神经根之间建立工作区域。建议轻柔地向头端牵拉神经根，但尽量避免牵拉 C5 神经根（图 16.12 和图 16.13）。
- 应再次确认神经根的内侧缘和内上缘，以及硬膜囊和神经根。
- 使用钝头的神经探钩置于神经根和硬膜下方，360° 活动以探查穿过后纵韧带突出的椎间盘碎片。如果在韧带下方，可在纤维环切一个小口，使用

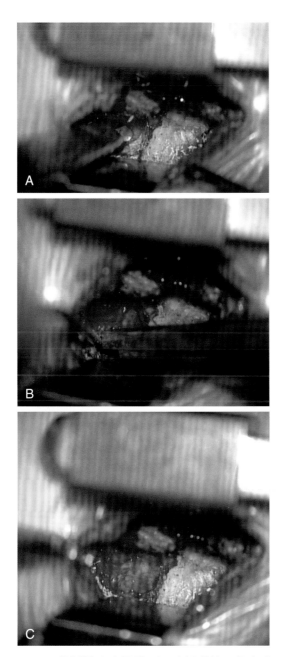

图 16.10　使用 Microsect 椎板钳去除骨质。（A）沿着椎弓根去除蛋壳一样薄的上关节突；（B）打开椎间孔；C. 通过这种方法，对关节突腹侧及椎间孔区域减压

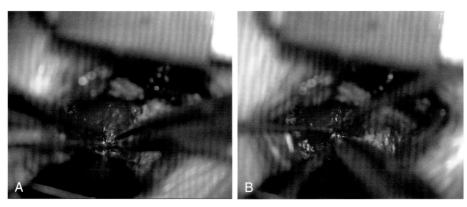

图 16.11　使用双极电凝在硬膜外静脉丛轻柔止血，沿着椎间隙从内侧（A）向外侧（B）

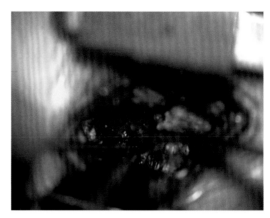

图 16.12 显露神经根腋部，在出口神经根下方和硬膜囊外侧建立清晰的工作区域

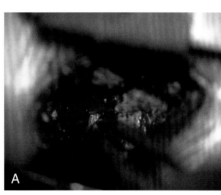 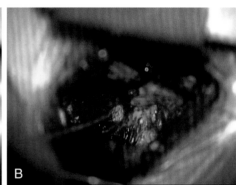

图 16.13 在硬膜外间隙使用（A）明胶海绵和（B）Micropatty 压迫止血，以获得进入腹侧硬膜外间隙的操作空间

步骤 4 要点

- 微创椎间盘切除时，看到下位椎弓根的内上侧是必需的，应在椎弓根下缘的远端行椎板切开。椎板切开应与椎弓根的内侧缘和上内侧缘保持齐平。
- 虽然一般情况下上述解剖三角中有充分的操作空间，但有时需要向下磨削椎弓根的内侧上缘。

步骤 4 提示

- 在切除间盘时必须非常小心，变薄的硬膜皱褶可能会被误当作纤维环而切开，导致脑脊液漏
- 应仔细研究术前 MRI/ 或 CT 和 CT 脊髓造影检查。处理椎间盘时，微型髓核钳方向应朝向内侧。经常沿着椎弓根的方向。不合适的垂直或外侧方向会导致椎动脉损伤。椎间盘切除的操作方向需与椎弓根平行或位于偏内侧。
- 使用大号的垂体咬骨钳可能会导致神经根或脊髓损伤。
- 不建议去除钙化的椎间盘组织，因为可能会损伤脊髓或神经根。

步骤 4 工具 / 植入物

- 微型髓核钳
- Rhoton 手术工具

步骤 5 要点

- 为了评估神经根从钙化椎间盘或前方骨赘中是否充分减压，一旦小关节内侧缘被去除（通常为关节内侧的 1/3），则非常容易通过 2 号微型刮匙。不要使用大于或号刮匙来间检查椎间孔是否减压充分。

Rhoton 剥离子将碎片挤出，然后使用钝头探钩取出碎片。同时，微型吸引器尖端可以做轻柔抽吸。我们建议使用 5 号吸头。

- Rhoton 微型手术工具（Becton Dickinson, Franklin Lakes, New Jersey）非常有帮助（图 16.14）。

步骤 4：切开后纵韧带和间盘切除

- 大多数情况下，后纵韧带和纤维环已经有个裂口，或后纵韧带已经非常薄，使用 Rhoton paddle 可以穿透和打开后纵韧带。然而有时必须使用 11 号刀片在后外侧切开后纵韧带。在下缘和外缘做切口，这样能相应地远离神经根和脊髓。
- 可以使用直角神经探钩和 Rhoton 器械（尤其是 Paddle）清理突出间盘碎片。大多数使用探钩和吸管就可以去除碎片。也可以使用微型髓核钳，但有时空间太小导致无法安全去除碎片（图 16.15）。

步骤 5：骨赘切除减压

- 对于伴有钙化或前方骨赘的椎间盘突出，大多数情况下可以只进行椎板及椎间孔切开减压，而不用去除前方的间盘，因为神经根适应性很强，仅去除背侧骨质就可以得到充分减压。
- 并不建议去除钙化的椎间盘组织，因为有可能损伤脊髓或神经根。
- 如果患者症状缓解不够成功，可以再行 ACDF 术。

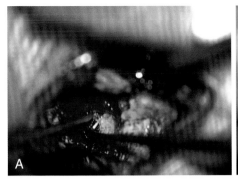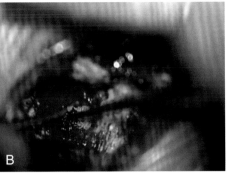

图 16.14 使用神经探钩深入硬膜外腹侧间隙（A），将椎间盘碎片从腹侧椎管挤出（B）

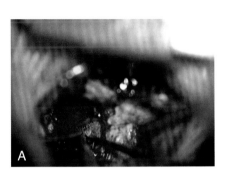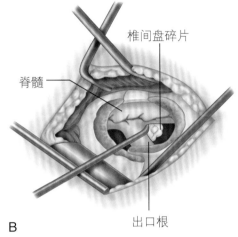

椎间盘碎片

脊髓

出口根

图 16.15 （A）使用神经探钩取出椎间盘碎片，（B）结构示意图

术后处理和预期结果

- 如果适应证选择合适，超过 90% 的患者可以得到明显的症状改善，大多数为优良。以我们的经验，好的结果可以持续很多年，并且与 ACDF 术相比，此手术有较低的再手术率。
- 最初的 Spurling 和 Scoville 报道的系列神经根性病患者中，90% 获得良好或优异的结果。从那时起，已有多个系列研究持续显示在 90% 以上的患者中有阳性结果。1983 年，Henderson 等报道了在 846 名患者取得 91.5% 的优良率。1986 年，Simeone 和 Dillin 报道了 96% 的良好或优异结果。1990年，Herkowitz 报道 93% 的患者术前症状得到改善。
- 对于仅行简单骨性减压的患者，6 周后就可以从事所有活动。对于行微创间盘切除手术患者，在 8 周后可以逐渐开始增加活动。
- 术后前 2 周冰敷可有效减轻切口部位疼痛，商业化的冷敷机对此有好处。
- 在早期几周出现术前症状反复是很常见的，建议患者不要焦虑。这些症状在最初的 6 周内会出现波动。
- 我们建议在术后前 6 周内不要举超过 15 磅的重物。
- 大多数患者在术后早期会内出现相当程度的脊柱旁疼痛、斜方肌和颈部轴性疼痛。2 周后会逐渐改善。

步骤 5 提示

- 缺少 CT 检查可能会导致减压不充分。最好从 CT 上评估小关节增生和钩椎骨刺。这样能确保充分减压。
- 当医生在轴位或矢状位观察到骨赘已经占据椎间孔的整个长度时，医生常尝试向外侧完全减压椎间孔。但其实忽略了事实，那就是神经根在椎间孔走行一半时，即开始向腹侧走行，远离骨赘了。太外侧和上方的减压可能会增加椎动脉的损伤风险。
- 在 C4-C5 和更高节段时，因为小关节为垂直方向，伸入刮刀可能会比较困难，可能会导致挤压神经根引起医源性或加重神经根损伤。在这些节段或更高节段，可以使用磨钻进行减压，磨削上关节突至蛋壳样薄，随后使用 1 号和 2 号微型刮匙刮除剩下的骨面。

术后处理要点

- 多节段椎板椎间孔切除会残留感觉功能障碍，而单节段椎板椎间孔切除术有较高的感觉和运动改善率。

术后处理争议

- 后入路避免了前入路的各种并发症，如食管损伤、血管损伤、喉返神经麻痹、吞咽困难和融合后邻近节段退变加重
- 具有相应的并发症，如因骨膜下剥离而导致的椎旁疼痛和痉挛（18% ~ 60%）
  - 使用劈肌肉的套筒牵开器和内镜系统可降低此并发症
- 长节段减压时，前凸丢失可导致矢状位畸形
- 发生神经损伤
  - 正确使用磨钻和微创操作技术可减少其发生
- 发生脑脊液漏
  - 有时硬膜切开可以使用缝线修补；有时纤维蛋白胶很有帮助
  - 有时腰大池引流很有帮助
- 小心选择合适适应证是避免并发症的关键
- 巨大的中央型椎间盘突出或骨赘最好采用前入路

循证证据

Cloward RB. The anterior approach for removal of ruptured cervical discs. J Neurosurg. 1958; 15: 602-17.

Henderson CM, Hennessy RG, Shuey JR HM, Shackelford EG. Posterior-lateral foraminotomy as an exclusive operative technique for cervical radiculopathy; a review of 846 consecutively operated cases. Neurosurg. 1983; 13: 504-12.

Roh SW, Kim DH, Cardoso AC, Fessler RG. Endoscopic foraminotomy using MED system in cadaveric specimens. Spine. 2000; 15(25): 260-4.

Fager CA. Management of cervical disc lesions and spondylosis by posterior approaches. Clin Neurosurg. 1977; 24: 488-507.

Fager CA. Posterior surgical tactics for the neurological syndromes of cervical disc and spondylotic lesions. Clin Neurosurg. 1978; 25: 218-44.

Fager CA. Posterolateral approach to ruptured median and paramedian cervical disk. Surg Neurol. 1983; 20: 443-52.

Herkowitz HN, Kurz LT, Overholt DP. Surgical management of cervical soft disc herniation. A comparison between the anterior and posterior approach. Spine. 1990; 15: 1026-30.

Murphey F, Simmons JC. Ruptured cervical disc. Experience with 250 cases. Am Surg. 1966; 32: 83-8.

Murphey F, Simmons HCH, Brunson B. Ruptured cervical discs: 1939-1972. Clin Neurosurg. 1973; 20: 9-17.

Scoville WB, Whitcomb BB, McLaurin RL. The cervical ruptured disc: Report of 115 operative cases. Trans AM Neurol Assoc. 1951; 76: 222-4.

Simeone FA, Dillin W. Treatment of cervical disc disease: Selection of operative approach. Contemp Neurosurg. 1986; 8: 1-6.

Spurling RG, Scoville WB. Lateral rupture of cervical intervertebral disc. A common cause of shoulder and arm pain. Surg Gynecol Obstet. 1944; 798: 350-8.

Zeidman SM, Ducker TB. Posterior cervical laminoforaminotomy for radiculopathy: review of 172 cases. Neurosurgery. 1993; 33: 356-62.

（ Lindsey Ross, Hooman Melamed, Eli M. Baron, J. Patrick Johnson, Robert S. Bray, Jr. 著　韩晓光 译）

第 17 章
下颈椎损伤的分型与治疗

引言

　　下颈椎为 C3-C7，具有较高活动性，受伤可导致严重并发症。分型系统使损伤描述标准化，从而指导治疗和判断预后。分型系统在创伤后尤其重要，因为这些患者可能会接受多学科团队治疗和（或）转移到三级医疗中心，在那里，治疗者之间的沟通是最重要的。一个标准化的分型系统对创伤性颈椎损伤具有重要意义，因为沟通不畅或误诊会对治疗和预后产生重大影响。最后，分类系统可将损伤描述标准化便于学术交流。

　　理想的分型系统是全面的、确切的以及没有歧义的。它以可重复的方式强调了与患者护理相关的损伤特征。尽管已经有了一些分型系统，但目前还没有一个普遍接受的颈椎损伤分型系统。

受伤机制分型系统

- Böhler 在 1951 年首次描述了基于影像形态学的颈椎损伤分型系统。Holdsworth 强调基于损伤机制的分型，强调稳定与不稳定损伤的区别以及后方韧带复合体（posterior ligamentous complex, PLC）的重要性。

- Harris 分型系统也基于受伤机制，分为屈曲、屈曲旋转、过伸旋转、垂直压缩、过伸和侧方屈曲型。

- Allen-Ferguson 系统将损伤分为类似亚型：屈曲压缩、垂直压缩、屈曲牵张、伸展压缩、牵张性和侧方屈曲。

- Aebi 和 Nazarian 基于脊柱前柱和后柱对损伤进行分型。

- 这些分型系统侧重于难以验证的机械学机制，而最近的分型系统则侧重于损伤形态学，具有更好的可靠性。

形态学分型系统

脊柱创伤研究会（Spine Trauma Study Group, STSG）在 2007 年提出下颈椎损伤分型（Sub-axial Injury Classification, SLIC）和严重程度量表，试图完善和标准化以往分型系统，并制定相关治疗流程。SLIC 基于形态学、韧带完整性和神经功能进行分型。

- 虽然与以往分类系统相比，SLIC 被接受程度较高，但 SLIC 使用者之间在形态描述上仍存有分歧。

最近，国际组织开发了 AO 脊柱下颈椎损伤分型系统，其目的是建立一种普遍接受的颈椎损伤分型方法。与最近的 AO 胸腰椎创伤系统相似，颈椎分型系统是一个简单而全面的系统，具有较高的观察者内和观察者间稳定性。

- 该系统基于四个方面描述损伤：损伤形态、关节突关节损伤状态、神经功能状态和个案处理建议。

- 损伤由损伤程度、主要损伤形态以及包括关节突关节损伤和神经功能状态在内的相关内容描述。

- AO 脊柱的下颈椎损伤分型系统目前正在被验证。

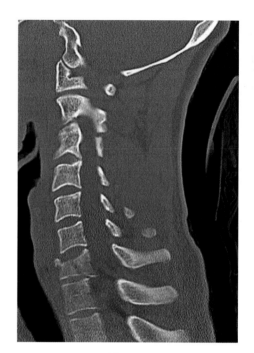

图 17.1

- AO 脊柱分型系统描述了三种基本形态类型：A 型为压缩损伤，B 型无移位的牵张损伤，C 型为平移损伤。
- 颈椎压缩损伤（AO 分型 A）表现为前柱（椎体）损伤或对脊柱稳定性不重要的后方结构（棘突、横突）损伤。
  - 轻微压缩损伤导致软组织损伤或仅椎板或棘突骨折（AO 分型 A0）。
  - 不影响椎体后壁的压缩性骨折，可能伴有单独终板骨折（AO 分型 A1）或冠状位的劈裂引起的上下终板骨折（AO 分型 A2）。
  - 爆裂性骨折是一种屈曲型损伤，延伸至椎体后壁，可累及一个（AO 分型 A3）或两个终板损伤（AO 分型 A4），伴有不同程度的骨块进入椎管。图 17.1 为 C7 爆裂性骨折的中矢状位 CT 图像。骨折包括两个椎体终板（AO 分型 A4）。
- 牵张性损伤（AO B 型）为颈椎前、后张力带结构破坏，而不伴有椎体移位的损伤。
  - 后张力带损伤可能仅涉及骨结构损伤（AO 分型 B1）或 / 伴关节囊和韧带结构损伤（AO 分型 B2）。这些损伤可通过椎体或椎间盘向前方延伸。前张力带损伤包括椎体或椎间盘损伤，伴有完整的后铰链，阻止完全移位和平移（AO 分型 B3）。图 17.2A 显示的是一种前张力带损伤，发生在强直脊柱 C6 处，AO 分型 B3（M3）。图 17.2B 是通过关节突关节的矢状位图像，没有明显的平移，因此不认为这种损伤属于 AO 分型 C。
- 伴有前后张力带损伤的损伤椎体移位则属于平移损伤。
- 平移损伤（AO 分型 C）是发生一个椎体相对于邻近椎体的移位。图 17.3 为中矢状位 CT 图像，显示在强直性脊柱炎的 C4-C5 水平出现具有显著牵张移位的平移损伤，AO 型 C（M3）。
  - 平移可发生在任何方向（前、后、外侧、垂直、旋转），常伴有椎体或后方结构骨折（AO 分型 C）。
  - 任何与平移相关的 A 或 B 型损伤都应首先被归类为 A 或 B 亚型的平移损伤。

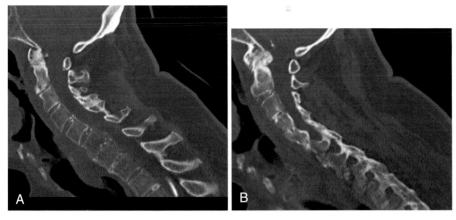

图 17.2　A、B

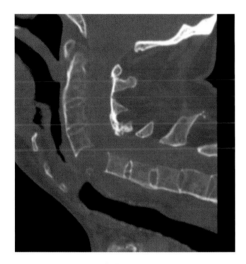

图 17.3

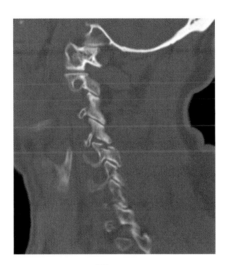

图 17.4

- 这些都是非常不稳定的损伤。
- 关节突关节复合体的完整性是决定下颈椎创伤稳定性的重要因素。
  - 损伤可能从轻微的非移位骨折（AO 分型 F1），到碎片大于 1cm 或 40% 侧块的移位性骨折（AO 分型 F2），到漂浮关节突模式（AO 型 F3）和不同程度的关节突半脱位（AO 分型 F4）。图 17.4 为 C6 关节突骨折的旁矢状位 CT 像，属于 F1 型。图 17.5 为 C4-C5 关节突关节的旁矢状位 CT 图像，提示经关节突关节的后张力带损伤，为 AO 型 B2（F4）。
  - 在单侧关节突关节骨折中，稳定性可根据 CT 测量的侧块受累百分比来确定。
  - Spector 等证实，侧块高度超过完整侧块高度的 40% 或绝对高度大于 1 cm 的单侧关节突关节骨折患者非手术治疗失败的风险增加。
- 神经状态的分级与描述与胸腰椎创伤分类系统类似：神经系统完好（N0）、已恢复的一过性缺损（N1）、神经根病变（N2）、不完全脊髓损伤（N3）、完全脊髓损伤（N4）和未确定（NX）。
  - 患者特殊情况包括后方韧带复合体损伤（M1），这种情况常见于牵张型损伤。
  - 后方韧带复合体（PLC）包括关节突关节囊、棘上韧带和棘间韧带。关节突关节囊完整性可以区分轻微损伤和不稳定损伤。仅根据磁共振成像

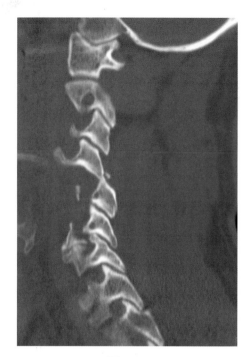

图 17.5

　　（MRI）确定 PLC 的损伤程度已被证明是不准确的，不应单独用于确定损伤的稳定程度和后续治疗。
- 其他特殊情况包括临界椎间盘突出（M2）、代谢性/僵硬性骨病（M3）和椎动脉损伤（M4）。

治疗

- 下颈椎损伤的治疗目标是必要时进行椎管和神经元件减压，并稳定损伤。
- 稳定有助于早期活动和康复，并防止后期移位和相关畸形或神经元件受压。
- 在治疗这些损伤时，不仅考虑影像学上的稳定性问题，还应考虑患者的具体因素，如基础疾病、伴随损伤和患者偏好。非手术治疗用于稳定的、没有神经功能损害的损伤。
- 轻微损伤，如没有间盘韧带损伤的单发棘突骨折，可使用颈部支具治疗。
- 支具的选择范围从柔软的颈托到坚硬的 Philadelphia、Aspen 或者 Miami-J 领。
- 支具在支撑患者颈部同时，也可限制颈椎过度弯曲和伸展。
- 颈胸矫形器（cervicothoracic orthoses，CTO）延伸到更坚硬的胸椎，进一步限制矢状面运动。
- Halo 架是限制性最高的 CTO，但对治疗下颈椎损伤的适应证有限。在老年患者中使用 halo 架固定可出现严重并发症。
- 不管患者神经状况如何，不稳定的损伤均需要手术干预。
- 脊柱创伤研究会描述了评估下颈椎损伤患者时三种应该考虑的因素：损伤形态、后方韧带复合体完整性和患者神经状态。
- 患者具体因素也应考虑在内，包括基础疾病、相关损伤、强直性脊柱炎或弥漫性特发性骨质增生、骨质疏松症或既往手术史。
- 手术干预是通过基于解剖病理和不稳定程度进行的前路、后路或联合入路手术。一般来说，前方或腹侧病变通过前路手术结合或不结合后路手术辅助来治疗，后方病变治疗则是通过后路手术来实现的。

- 压缩损伤的治疗取决于损伤类型的稳定性。
  - 稳定的损伤，如孤立的椎板或棘突骨折和压缩骨折可用坚强颈部支具治疗。
  - 如果稳定损伤伴有神经系统损伤，应进一步采用影像学检查排除椎间盘突出可能。
  - 若发生椎间盘突出，出现神经功能缺损，则建议采用颈椎前路减压融合术。
  - 在终板骨折的情况下放置前路内植物时必须谨慎，因为可能会发生沉降和结构破坏。
  - 影像学提示后方韧带复合体的破坏，可能预示着需前后路联合手术。
- 累及单侧或双侧终板的爆裂性骨折常采用前路手术，以减轻脊髓的腹侧压迫。
  - 前路减压包括椎体切除、植骨和钢板重建。
  - 根据前方结构的稳定性，前路减压和融合术可能需要辅以后路固定。
  - 矢状位上的椎体骨折也可能不稳定，需要手术干预。
  - 这些损伤与"泪滴"或"四角形"骨折同时发生，并可通过椎体的平移造成不稳定。这些都是高度不稳定损伤，需要手术稳定。
- 颈椎的牵张损伤包括 PLC 破坏、椎间盘内破坏或两者的结合，并可能与椎体或后方结构骨折有关。
  - 颈椎后张力带损伤的严重程度和不稳定程度区别很大，从韧带扭伤到关节突骨折、关节突半脱位、关节突嵌顿和关节突脱位。
  - 不伴有不稳定的单发关节突关节囊损伤可通过坚固颈部支具治疗。
  - 关节突半脱位和脱位则需要及时复位、神经元件减压和稳定。
- 颈椎小关节脱位的复位时机和方法存在争议，因为闭合复位时椎间盘移位可能导致脊髓损伤。
- 通过骨牵引常可完成关节突关节复位。
- 对于清醒、警觉和神经系统完好的患者，在 MRI 评估之前行牵引应该是安全的。
- 对于不完全或完全性脊髓损伤患者，目前尚无循证指南支持在 MRI 评估之前对关节突脱位进行闭合复位。
- 对于患者意识较差无法进行可靠检查时，可在 MRI 评估后行切开复位。
- 在开放手术前，无论患者的精神状况如何，也不管是否尝试过闭合性复位，都应进行 MRI 检查。
- 治疗关节突脱位的手术方式取决于不稳定程度和相关损伤程度。
  - 对于后方韧带损伤程度较轻的患者，尽管有矢状面序列丢失和内固定失效的报道，但仍可采用单纯前路手术。
  - 当进行前路椎间盘切除术时，如果存在关节突关节不稳定，为了提高内固定稳定性，常需要前后路联合手术。
  - 无椎间盘突出或存在椎体或终板骨折的情况下，可单纯采用后路手术。
  - 在两种入路均可治疗的病例中，必须权衡前路手术吞咽困难的风险与后路手术感染的高风险。
  - 颈椎前张力带损伤在老年颈椎病和强直性脊柱炎患者中较为常见。
  - 影像学特征包括椎体前柱的撕脱骨折，MRI 上脊柱前方结构高信号以及椎间盘间隙内信号异常。水肿和 MRI 信号也可在后方软组织结构中看到，这是由于伸展牵张机制的压迫造成的，并不代表这些结构的拉伸破坏。

- 强直性（强直性脊柱炎、弥漫性特发性骨质增生）患者中，前张力带的牵张损伤很常见。这些情况在强直患者中是高度不稳定的，最好的治疗方法是采用多节段后路固定，如果存在巨大损失时，需联合前路椎体间支撑。

- 下颈椎平移损伤可由多种机制引起，都是高度不稳定损伤，需要手术治疗。
  - 这些损伤可由关节突脱位或骨折、完全张力带损伤或严重压缩损伤引起。
  - 复位平移损伤通常使用加德纳 - 维尔钳和牵引，注意避免复位错误或分离。
  - 对于轻微的压缩损伤患者，颈部后伸仰卧位就能达到复位效果。
  - 一些患者可采用单纯前路手术进行减压和融合。
  - 由于造成平移损伤常需要很高能量，对于这些极其不稳定损伤，我们首选的治疗方法是前后路联合手术。

- 所有颈椎损伤患者都应评估椎动脉，尤其是当骨折线延伸至横突孔时。
  - 对于根据损伤模式高度怀疑动脉损伤患者，CT 血管造影有助于评估椎动脉的完整性。
  - 及时识别伴有椎动脉损伤的下颈椎损伤，可协调动脉修复 / 栓塞和脊柱稳定的治疗。
    - 在 126 例颈椎损伤患者的回顾性研究中，所以患者均进行了 CT 血管造影检查。19 例（15%）患者有椎动脉损伤，在 C1-C3 损伤时具有更高的发生率。然而，这些血管损伤均不需要手术干预。
    - 11 例需要手术治疗的颈椎骨折患者，只有 1 例患者的手术计划因血管损伤进行了更改。
    - 在下颈椎创伤患者中及时发现椎动脉损伤，对于避免继发后遗症和迟发脑血管事件是非常必要的，尽管椎动脉损伤的诊断一般不影响手术方案的制订。

结论

- 高活动性下颈椎的创伤性损伤可导致严重的不稳定和神经功能障碍。
- 在保持严格脊柱制动的情况下，需要对这些患者进行仔细评估，包括全面的物理和神经学检查、X 线片，并在需要时进行进一步的影像学检查。
- 下颈椎损伤的治疗目标包括在必要时减压、复位和稳定脊柱，以促进早期运动和康复，防止长期功能障碍。

循证证据

Aebi M, Nazarian S. [Classification of injuries of the cervical spine]. Der Orthopade. 1987; 16: 27-36.

Allen BLJ, Ferguson RL, Lehmann TR, O'Brien RP. A mechanistic classification of closed, indirect fractures and dislocations of the lower cervical spine. Spine. 1982; 7: 1-27.
这是早期基于受伤机制进行骨折分类的尝试。虽然已经不再使用，但对于后续的骨折分型出现提供了很多帮助。

Blauth MKA, Mair G, Schmid R, et al. In: Classification of injuries of the subaxial cervical spine. AO Spine Manual: Clinical Applications. Vol 2. Stuttgart: Thieme; 1987: 21-38.

Bohler L. Die Technik der Knochenbruchbehandlung. Wien: Maudrich; 1951.
这篇德语的文章首次尝试通过影像形态学对颈椎骨折进行系统分型。

Cabanela ME, Ebersold MJ. Anterior plate stabilization for bursting teardrop fractures of the cervical spine. Spine. 1988;13:888-91.

Caron T, Bransford R, Nguyen Q, et al. Spine fractures in patients with ankylosing spinal disorders. Spine. 2010; 35: E458-64.
回顾性系列病例报道描述了在强直性脊柱炎患者中，由于颈椎骨折的严重不稳定性，具有较高的并发症发生率和死亡率。

Eismont FJ, Arena MJ, Green BA. Extrusion of an intervertebral disc associated with traumatic subluxa- tion or dislocation of cervical facets. Case report. J Bone Joint Surg. Am Vol. 1991; 73: 1555-60.

Garfin SR, Botte MJ, Nickel VL. Complications in the use of the halo fixation device. J Bone Joint Surg Am Vol. 1987; 69: 954.

Grauer JN, Vaccaro AR, Lee JY, et al. The timing and influence of MRI on the management of patients with cervical facet dislocations remains highly variable: a survey of members of the Spine Trauma Study Group. J Spinal Disord Tech. 2009; 22: 96-9.
尽管在关节突脱位复位过程中，椎间盘突出可能会引起脊髓损伤，但在治疗之前是否行磁共振检查，还存在较大的分歧。

Hagedorn 2nd JC, Emery SE, France JC, Daffner SD. Does CT angiography matter for patients with cervical spine injuries? J Bone Joint Surg Am Vol. 2014; 96: 951-5.
这项研究证实在下颈椎损伤时进行 CT 血管造影检查意义不大，但因为上颈椎损伤更容易伴发椎动脉损伤，应考虑使用这项检查。

Harris JHJ, Edeiken-Monroe B, Kopaniky DR. A practical classification of acute cervical spine injuries. Orthop Clin N Am. 1986; 17: 15-30.
与 Allen-Ferguson 方法类似，Harris 也是基于损伤机制对颈椎损伤进行了描述分型。

Holdsworth F. Fractures, dislocations, and fracture-dislocations of the spine. J Bone Joint Surg Am Vol. 1970; 52: 1534-51.
这篇文章的主要贡献是考虑了后方韧带复合体和脊柱稳定性。

Ianuzzi A, Zambrano I, Tataria J, et al. Biomechanical evaluation of surgical constructs for stabilization of cervical teardrop fractures. Spine J. 2006; 6: 514-23.

Johnson MG, Fisher CG, Boyd M, et al. The radiographic failure of single segment anterior cervical plate fixation in traumatic cervical flexion distraction injuries. Spine. 2004; 29: 2815-20.

Kwon BK, Fisher CG, Boyd MC, et al. A prospective randomized controlled trial of anterior compared with posterior stabilization for unilateral facet injuries of the cervical spine. J Neurosurg Spine. 2007; 7: 1-12.
这项研究证实前路和后路固定的各自优势和不足，但对于临床结果没有明显差异。手术入路的选择应根据每个患者进行选择。

Nassr A, Lee JY, Dvorak MF, et al. Variations in surgical treatment of cervical facet dislocations. Spine. 2008; 33: E188-93.

Onan OA, Heggeness MH, Hipp JA. A motion analysis of the cervical facet joint. Spine. 1998; 23: 430-9.

Rizzolo SJ, Vaccaro AR, Cotler JM. Cervical spine trauma. Spine. 1994; 19: 2288-98.

Spector LR, Kim DH, Affonso J, et al. Use of computed tomography to predict failure of nonoperative treatment of unilateral facet fractures of the cervical spine. Spine. 2006; 31: 2827-35.

这项影像学研究发现关节碎片高度（测量值和占侧块的百分比）可作为无异位关节突骨折保守治疗失效的危险因素。

Sypert GW. External spinal orthotics. Neurosurg. 1987; 20: 642-9.

Vaccaro AR, Hulbert RJ, Patel AA, et al. The subaxial cervical spine injury classification system: a novel approach to recognize the importance of morphology, neurology, and integrity of the disco-ligamentous complex. Spine. 2007; 32: 2365-74.

这个分型系统考虑了所列因素作为颈椎损伤分型的重要指标，但缺点是判断韧带损伤的可靠性低，在欧洲被接受程度较低。

Vaccaro AR, Koerner JD, Radcliff KE, et al. AOSpine subaxial cervical spine injury classification system. Eur Spine J. 2015. [Epub ahead of print].

Vaccaro AR, Oner C, Kepler CK, et al. AOSpine thoracolumbar spine injury classification system: frac-ture description, neurological status, and key modifiers. Eur Spine J. 2016; 25(7): 2173-84.

这篇文章描述了想整合 AO 和 SLIC 分型系统的想法，以形成被广泛认可的分型系统。

Vaccaro AR, Rihn JA, Saravanja D, et al. Injury of the posterior ligamentous complex of the thora- columbar spine: a prospective evaluation of the diagnostic accuracy of magnetic resonance imaging. Spine. 2009; 34: E841-47.

van Middendorp JJ, Audige L, Hanson B, Chapman JR, Hosman AJF. What should an ideal spinal injury classification system consist of? A methodological review and conceptual proposal for future clas- sifications. Eur Spine J. 2010; 19: 1238-49.

Walters BC, Hadley MN, Hurlbert RJ, et al. Guidelines for the management of acute cervical spine and spinal cord injuries: 2013 update. Neurosurg. 2013; 60(Suppl. 1): 82-91.

（Christopher K. Kepler，Alexander R. Vaccaro 著　韩晓光 译）

第二部分

胸 椎

第18章

前路胸椎间盘切除和椎体切除术

适应证

- 不同类型的脊髓压迫病变：进展性脊髓病，下肢力弱，或者顽固性神经根病
- 胸椎间盘突出症（thoracic disk herniations, TDH）：软性或硬性（钙化）
- 后纵韧带骨化症（ossification of posterior longitudinal ligament, OPLL）
- 肿瘤：原发或转移
- 骨折
- 畸形进展
- 骨髓炎：化脓性，结核性

术前检查 / 影像学

- 胸椎病变通常没有症状或症状轻微，可以表现出颈椎间盘疾病、心肺疾病、腹部疾病、主动脉疾病、原发性肌病以及肾钙化病变的临床症状，需要对所有疾病进行详细的评估。
- 大多数胸椎间盘疾病患者无症状，但胸部 MRI 显示约 73% 的成人患者 MRI 异常，其中脊髓变形占 29%。
- 症状性椎间盘患者有多种多样的临床表现，包括胸痛（前方束带样根性胸痛）、轴性背痛、无力、便频或尿频、便失禁或尿失禁、尿便急。
- 体格检查可以显示上肢无力、麻木、霍纳综合征（T1 间盘突出）、下肢麻木和力弱（下位胸椎间盘突出）、长传导束脊髓病征、痉挛和反射亢进、步态异常和括约肌功能障碍。
- 影像检查通常包括 X 线片、CT、MRI 或 CT 脊髓造影（如果 MRI 禁忌）。
- 3 英尺长立位片对于确定腰椎和胸椎的数目是很重要的，可以通过它计数肋骨和腰椎节段的数目，这些将用于术前和术中透视。矢状位和冠状位畸形最好在 X 线片上评估。在 X 线片上还可以显示病理性骨折以及钙化椎间盘（图 18.1）。
- MRI 对于评估正常的和病理性软组织（韧带、椎间盘）和神经组织非常有用。MRI 容易区分胸椎间盘突出、肿瘤、感染、神经根或脊髓损伤。矢状位全长脊柱 MRI 有助于术中透视定位脊柱节段。
- CT 扫描有助于评估骨折、后纵韧带骨化、钙化性胸椎间盘突出、骨性解剖和标志点、椎管侵占程度，以及规划理想的椎体切除术和器械选择（方向或位置、长度、大小）（图 18.2）。相邻的半椎切除术和器械选择（钛笼 - 螺钉）规划可以基于术前矢状位和冠状位重建来完成。
- 病理性肥胖患者中，术前聚甲基丙烯酸甲酯（PMMA）注入可在术前 1 天或 2 天在 CT 或透视下进行，以确保术中正确定位脊柱节段。此外，PMMA 可用于增加骨质疏松患者的螺钉固定强度，可以经前路注入（在前路器械置入前），也可以经后路注入（在椎弓根螺钉置入前）（图 18.3）。
- 肺功能检查（pulmonary function tests, PFTs）可以识别和量化患者术前心肺

- 不能明确间盘突出类型："硬性和软性间盘"（存在钙化）
- 不能明确间盘突出位置：中央，旁中央，外侧
- 不能明确间盘突出程度：硬膜内和硬膜外
- 同时进行相邻椎体部分切除也无法做到安全切除硬性的突出间盘
- 内科合并症或不能耐受单肺通气（耐受前路手术）

- 入路相关并发症。传统的前路开胸手术很难在有明显心肺疾病的患者上施行，通常会因肋骨切除、牵拉和置入胸引管而造成术后疼痛。入路常常需要相关外科医生配合进行。而后方开放入路会使椎旁肌肉失神经支配，出血和感染机会也更高。
- 胸腔镜手术指征和地位：对于前路小切口、中胸段（T4-T11）、非钙化、不肥胖的患者最为适用。学习曲线陡峭，需要特殊的设备和培训（通常需要胸外科医生指导）。禁忌证包括既往的胸部外伤、手术、粘连、感染和妨碍单肺通气的心肺疾病。
- 扩大的微创后路技术。支持者认为局部解剖结构如果能够保留，那么手术并发症的发生率就会降低。主要的限制在于微创外科手术和内镜使用的培训。如果出现过度出血或硬膜切开，可以转为开放手术。需要进一步的研究来更好地确定适应证和预后。

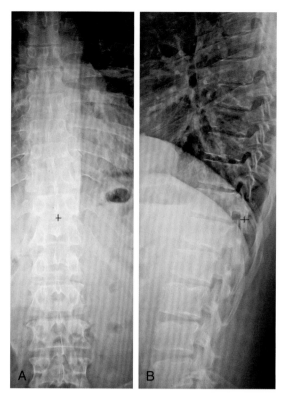

图 18.1 术前胸椎前后位和侧位 X 线片表现为轻度椎间隙塌陷，T11-T12 后方骨赘（叉号）。12 个肋骨和 5 个腰椎可见

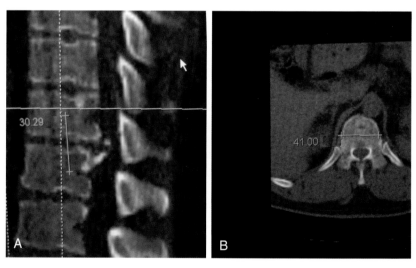

图 18.2 T11-T12 运动节段的术前正中矢状位（A）和轴位（B）CT 图像显示 T11-T12 节段严重椎管狭窄、轻度椎间隙塌陷和后方骨赘。可估计椎管受累程度、理想的骨切除量和计划内固定器械（方向或位置、长度、大小）

治疗选择

- 开胸术（经胸经胸膜或胸膜后）
- 胸腔镜辅助
- 椎板切除
- 经椎弓根
- 经关节突关节（保留椎弓根）
- 肋横突切除
- 侧方胸腔外（图 18.4）
- 微创后方入路

阻塞性、限制性或扩散限制性病变的程度，识别临界状态的患者。

- 血管检查（MR、CT 或常规血管造影）有助于定位正常的脊髓血供或栓塞富血管性病变（转移性病变）。
- 有人提倡使用诱发性椎间盘造影，从而在胸部轴性疼痛保守治疗失败而 MRI 又显示多节段胸椎间盘突出的患者上找到疼痛源。
- 术前或术中肌电图（EMG）、神经传导检查（NCS）、经颅运动诱发电位（tcMEPs）和体感诱发电位（SSEP）有助于建立和监测基线神经功能。

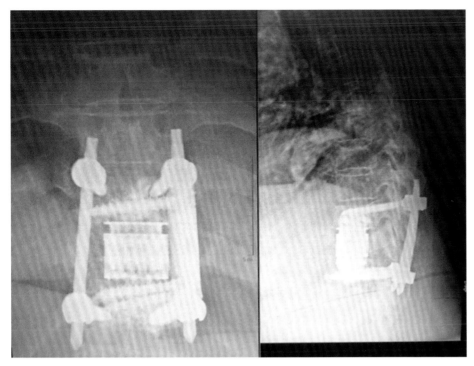

图 18.3　胸椎骨质疏松性爆裂性骨折伴神经功能缺损患者，术后 1 年的前后位和侧位 X 线片显示椎体切除术后牢固融合。图中展示了多种先进技术，包括可扩张的钛笼、上下节段椎骨和螺钉骨水泥加强以及微创后路固定

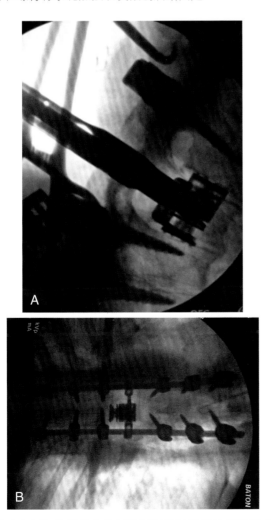

图 18.4　术中侧位（A）和前后位（B）透视图像显示后外侧胸腔外入路行胸椎椎体切除术，切除肿瘤后可使用扩张钛笼重建

手术解剖

- 右侧开胸术最适合上胸部（T1-T4）病变（通常行第 3 肋切除）：避免损伤胸导管，主动脉和主动脉弓在上胸椎位于左侧。

- 左侧开胸术最适合中下胸腰椎（T4-L2）病变：肝脏是右侧胸腹入路（胸腰椎）的主要障碍。主动脉比腔静脉更有弹性，当向后分离时可以将其向前移动，并且左侧节段动脉比右侧更容易结扎。

- 凸起（椎间盘）和凹陷（椎体）用于确认到达前外侧胸椎。

- 后方浅表到深层肌肉包括斜方肌、背阔肌、长菱形肌和后锯肌，之后到达肋骨。前外侧肋骨骨膜位于皮肤和脂肪之下，而如果选择肋骨保留技术，则会逐层显露肋间外肌、肋间内肌、肋间最内肌、壁层胸膜、胸膜腔，然后是脏层胸膜（和下方的肺组织）。

- 肋骨编号：术前常规计算肋骨数量（即 12 个肋骨）。在有 12 个肋骨的患者中，第 12 肋骨指向 T11-T12 间隙。

- 应在腋中线切除头侧肋骨（主要病变水平以上 1～2 肋），以提供足够的近端显露用于椎体切除术。

- 以单个间盘为中心的直接椎管减压需要将对应该间盘间隙的肋骨切除（T7-T8 间盘切除第 8 肋）。

- 第 1 肋位于第 2 肋内侧，在术中成像时很难识别。切除可以获得到达颈胸部病变的通路（向上至 C6）。

- 肋骨解剖对于定位非常重要。第 2 至第 10 肋通向肋横突关节（肋骨颈），然后通向椎间隙（肋骨头）。第 10 至第 12 肋位于尾端椎体椎弓根处或其下方（即目标椎间隙通常位于头侧）（图 18.5）。

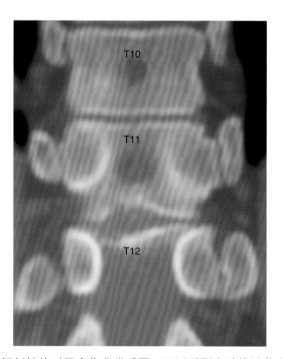

图 18.5　肋骨头解剖结构对于定位非常重要。可以看到在肋椎关节水平的冠状位 CT 扫描图像。第 2 至第 10 肋通向肋横突关节（肋骨颈），然后通向椎间隙（肋骨头）。第 10 至 12 肋位于尾端椎体椎弓根处或其下方（即目标椎间隙通常位于头侧）

- 肋间动脉向后起源于主动脉，向前来自胸内动脉。它们通常位于椎体的中部。
- 神经血管束位于每根肋骨的下方，避免损伤是关键。
- 交感神经链及交感丛通常位于 T2-T12 脊柱两侧的每一个节段。星状（或下颈胸）神经节通常位于 C6-T2。如果发生损伤，可能会发生同侧霍纳综合征（眼睑下垂，肌无力或针状瞳孔，眼球内陷和面部无汗）。
- 横膈膜由扁平肌、中央肌腱和插入胸腰椎前纵韧带的两个膈脚组成。将其分离可以获得下至 L2 的工作通道。胸膜后入路可以避免切开和修复上述组织，并且在尾端可以提供腹膜后路径。
- Adamkiewicz 动脉（大的前根髓动脉）通常（约 70%）来自左侧肋间或腰椎节段动脉（T9-L2）。潜在的脊髓缺血可能与其结扎有关，但是也有学者认为没有证据表明双侧栓塞或结扎多达 3 个节段的动脉同脊髓缺血和神经损伤有关。

体位

- 插入双腔气管插管。
- 连接神经监测导联（MEP 和 SSEP），并在摆放体位之前和之后以及后续病例中获得基线。
- 留置 Foley 尿管，并安装气压装置以防止出现静脉血栓栓塞。
- 使用透 X 线的 Jackson 手术床，患者侧卧位，突出部位垫软垫［腋卷置于腋下两指水平，压力点（腓神经和尺神经）充分垫软垫保护］。
- 主要根据病变水平、血管结构位置（主动脉、奇静脉系统）和病理位置（即：可选择右侧开胸入路治疗 T7-T8 右侧旁中央型间盘突出）选择右侧与左侧入路，侧卧位是必须要采用的体位。畸形病例通常通过凸侧入路。
  - 右侧开胸：上胸椎病变
  - 左侧开胸：中胸椎及下胸椎病变
- 在患者剑突和耻骨联合处腹侧，以及腰骶连接处背侧放置软垫。这些对于确保患者体位平行于地面非常有帮助。腹部悬空减少硬膜外静脉丛淤血（图 18.6）。
- 透视获取目标椎间隙前后位（AP）及侧位片。在脊柱上方标记切口并沿相应的肋骨做切口。
- 确保术前静脉使用预防性抗生素。
- 使用 Chloraprep® 完成消毒。
- 铺单范围包括前方至对侧肋软骨交界处，整个后方脊柱，头侧至颈部，尾侧至髂嵴。
- 外科医生通常站在患者后方，一助位于患者前方、术者对面。

入路 / 显露

- 右侧与左侧入路：入路的位置主要基于病变水平、血管位置（主动脉、奇静脉系统）和病变位置（如：可选择右侧开胸术治疗旁中央型 T7-T8 右侧间盘突出）。胸导管也在 T5 周围从右向左穿行。
  - 右侧开胸：上胸椎病变。避开左侧主动脉弓。
  - 左侧开胸：中下胸椎病变最好从左侧入路，因为这样可以避开肝脏，并且主动脉在此处更靠近前侧而不是外侧。
- 通常在透视下确定切口。在术前影像学上确认肋骨数目和 / 或腰椎节段。

- 前后位透视可以用来计数肋骨。在躯干侧面标记切口。
- 术中胸腔内可视化：观察到的最头侧肋骨是第 2 肋骨。
- 用先前的后路内固定物、已知的骨折或病变确定手术节段。
- 腰骶交界区：可以从该标志点向上计数正确的节段。
- 术前 PMMA：术前可通过椎体成形技术在病态肥胖患者身上注射。
- 对于多节段病变，传统上切口应在需要置入内固定物节段的头侧 2 个肋骨水平。尾侧比头侧更容易显露。但是，我们通常直接在皮肤上标出手术节段，并让入路医生直接从该标记进行显露。
- 对于上胸椎或心胸交界区的右侧入路，通常需要切除第 3 肋骨。

入路 / 显露提示

- 上胸部显露受到肩胛骨的限制。
- 背阔肌可以牵开，但外侧常常需要分离。
- 相继切除第 2 肋及第 1 肋，以进入心胸交界区并向头侧延伸。

入路 / 显露争议

- 开胸及胸腔镜入路：胸腔镜的支持者认为该入路能减少失血、术后疼痛、住院时间和并发症率。当然，对于中胸椎到下胸椎（T4-T11）中度胸椎间盘突出症的非恶性肥胖患者，胸腔镜入路可能有益。

步骤 1 要点

- 沿骨膜下剥离，可以实现不出血的胸膜外平面分离，并且避免神经血管束损伤。如果需要，应在肋骨上缘进行肋间肌切开以避免损伤神经血管束。
- 在整个手术过程中可以使用骨蜡或止血产品（如凝血酶附着制剂、明胶海绵或纤维蛋白喷雾剂）实现骨面止血。

步骤 1 设备和内植物

- 手术刀，电刀
- 翼状尖端的骨膜起子，Doyen 肋骨剥离子，肋骨骨刀

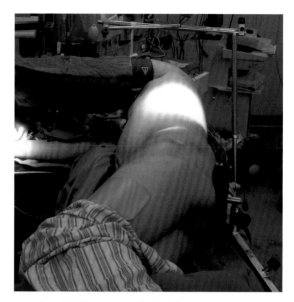

图 18.6 定位。在双腔气管插管后，患者侧卧位固定于垂直于地面的透 X 线手术床上。置入 Foley 尿管，连接神经监测导联，放置腋卷、腰垫和加压鞋。消毒范围为从腋窝到髂嵴下方的整个胸壁，需要超过前正中线和后正中线

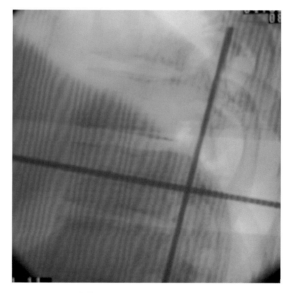

图 18.7 透视引导切口和术前节段定位。通常使用侧位透视来计划切口位置。将斯氏针固定在皮肤上，拍摄透视图像，直到找到正确的椎间盘或椎体水平。标记切口，沿肋骨向前做 15 cm 切口

从骶骨向上计数通常可以可靠地识别中下胸椎，作用同上述肋骨计数相同。

- 将斯氏针固定在皮肤上，透视下找到正确的椎间隙或椎体水平。标记切口并沿该肋骨向前做 15 cm 切口（图 18.7）。

手术操作

步骤 1：浅表组织显露及肋骨切除

- 如前所述，透视下设计 15 cm 切口。
- 手术刀切开皮肤，使用电刀分离脂肪至选定的肋骨。
- 使用电刀切开骨膜表面（图 18.8）。
- 将骨膜自上而下分离（翼状尖端的骨膜起子）。

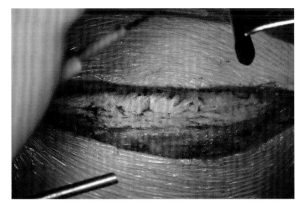

图 18.8 切口和表面入路。如前所述，用透视确定 15 cm 切口位置。用手术刀切开皮肤，然后使用电刀将脂肪切开直到目标肋骨。用电刀切开骨膜表面

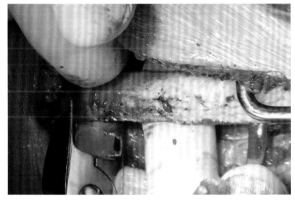

图 18.9 暴露和切除肋骨。使用翼状尖端的骨膜起子（避免损伤下方神经血管束）进行上方然后下方的骨膜剥离。将 Doyen 肋骨剥离器置于骨膜下及胸膜外平面，之后使用肋骨骨刀从前后方切断肋骨

- 避免损伤神经血管束，如果可能的话尽量保护而不是结扎。
- 使用 Doyen 肋骨剥离器，保持在骨膜下和胸膜外平面。
  - 在前后方使用肋骨骨刀切除肋骨（图 18.9）。
    - 助手进行局部自体骨颗粒移植物准备。

步骤 2：经胸胸膜后深部组织显露
- Metzenbaum 剪刀：切开深部肋骨床骨膜层但停留在胸膜外平面（图 18.10）。
- 胸膜外分离：结合使用手指、海绵和"花生米"使壁层胸膜从骨膜上分离。
- 置入肋骨自动拉钩。
- 单侧肺通气。
- 使用湿海绵垫轻柔牵开胸膜、肺及主动脉，显露脊柱。
- 辨别脊柱上的突起部分（椎间盘）和凹陷部分（椎体）。
- 将腰麻针插入椎间盘，透视定位正确节段（图 18.11）。
- 在椎体腰部找到节段动脉并将其结扎（从远离主动脉的位置用双股丝线结扎）（图 18.12）。

步骤 3：间盘切除
- 纤维环切开：使用长刀柄 15 号刀片在前后及相邻间盘终板交界处矩形切

肋骨切除与保留。肋骨切除能够提供更好的术野，但可能增加肋间神经痛和伤口闭合问题。

- 胸膜后显露可以避免使用胸引管。在胸膜后平面向远端扩大显露也能够避免碰到膈肌，而不用分离它。
- 切除肋骨头：使用 Cobb 骨膜起子、刮匙和电凝松解肋横突及肋椎关节韧带进行显露。切除肋骨头显露尾侧椎弓根、邻近的神经根孔和椎体后缘（椎管最前部），交感神经链有时会被损伤。

- 手术节段错误。术前必须知道腰椎节段的数量，并能够在术中从腰骶结合处向上计数，同时与术前图像相关联。
- 通过肋骨计数进行节段识别。可以通过术前肋骨的计数，并从第 12 肋（T11-T12 间隙）向头端或第 2 肋（通常是可见的最头端的肋骨）计数来完成。
- 和术前矢状位 MRI 相对应，注意病变水平以便术中透视下确认节段。
- 节段血管损伤：必须注意至少距离主动脉 1 cm 结扎节段动脉，以避免从主动脉壁从腋下撕裂。

- 自动撑开器和湿海绵垫（轻轻牵开肺、胸膜和主动脉）
- 腰麻针
- 透视机

- 术前栓塞或术中节段动脉结扎可能造成医源性脊髓缺血：一些医生主张通过夹闭或缝合暂时阻断节段血管，然后行运动诱发电位 / 体感诱发电位监测以确保在最终结扎节段血管前脊髓电位没有变化。Tomita 等已经证实对肿瘤病例没有证据表明在犬和人类中"牺牲" 3 节段双侧节段性动脉会造成医源性脊髓坏死。

- 不必切除前纵韧带、最前方椎间盘、邻近终板和椎体。
- 空腔化。空的椎间隙作为一个空腔来容纳骨和椎间盘，使得所有操作总是朝向远离椎管的方向进行。
- 椎体切除。使用椎板咬骨钳、刮匙和高速磨钻完整切除要切除椎体的上下方椎间盘。

在通过椎体次全切减压邻近节段脊髓前，如果尝试进行后方钙化椎间盘或骨化后纵韧带切除，则非常容易出现硬膜切开和（或）神经损伤。

如果椎间盘突出是软性的，单纯的间盘切除对比间盘切除及伴或不伴内固定的椎体间融合，指南性的文献很少。很多学者推荐进行额外的融合及内固定来治疗或预防胸部的轴性疼痛或畸形。

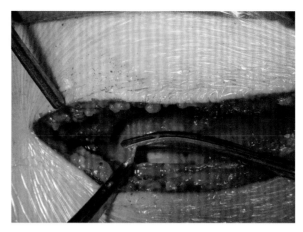

图 18.10　经胸胸膜后显露。用 Metzenbaum 剪刀切开深方肋骨骨膜，但不要进入胸膜。通过手指、海绵和"花生米"将壁层胸膜和肋骨骨膜分开，分离出胸膜后入路

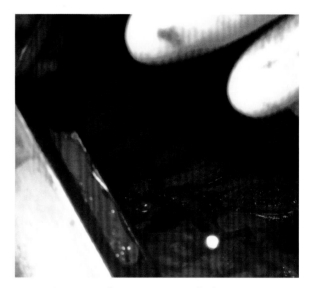

图 18.11　暴露深方脊柱并确认节段。在同侧肺萎陷后，使用湿海绵垫和自动肋骨拉钩轻轻牵开胸膜、肺和主动脉，显露脊柱凸起部分（椎间盘）和凹陷部分（椎体）。将腰穿针放入椎间隙，透视确定节段正常。在相邻椎体腰部（星形标记）可见节段动脉

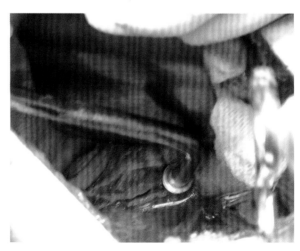

图 18.12　结扎节段动脉。节段动脉位于椎体腰部，将其结扎（两股丝线，距离主动脉约 1 cm，以防止血管从主动脉壁撕裂）

开椎间盘。
- 使用 Cobb 骨膜起子将椎间盘从终板上松解下来。
- 使用刮匙和髓核钳部分切除椎间盘（图 18.13）。
- 完成相邻椎体次全切后再直接减压后方椎管内钙化的间盘或后纵韧带。

步骤 4：椎体次全切（或椎体切除）及脊髓减压

- 进行头尾侧部分椎体次全切除，以便在后方钙化椎间盘和骨赘造成的最严重压迫节段上下安全地减压脊髓。
- 术前计划有助于规划性地减压，否则切除会过多，或者会影响外侧钉板内固定系统的稳定（图 18.2）。
- 骨刀用来进行最开始的头尾侧骨组织切除（图 18.14）。
- 使用刮匙逐步将骨组织从椎管内移向椎间隙内。
- 最后在直视下进行钙化椎间盘、骨赘和脊髓的完全减压，所有动作均朝向远离脊髓的方向进行，或者使用高速钻石头磨钻（图 18.15）。透视图像可以帮助显示椎管减压是否完全，在前后位片上可看见减压至对侧椎弓根（图 18.16）。

步骤 4 要点

- 开方经胸入路是唯一可以在直视下对中央型巨大钙化椎间盘突出进行安全脊髓减压的方法。
- 在切除最狭窄部位的钙化间盘 - 骨赘复合体前，邻近节段的部分椎体次全切除可以让术者更好的辨识正常的椎管和脊髓。
- 尽管在肿瘤病例中可以行多节段椎体顺序切除或整块切除术，但是对于图示的病例不需要行完全的前路部分椎体次全切除术。
- 最好通过开放式前路手术完成硬脊膜损伤的直接修复。

步骤 4 提示

- 过度的椎体次全切除会影响钢板螺钉系统的稳定性。完全的椎体切除需要延长内固定范围。
- 非平行的椎体次全切除会影响后续的椎体间融合以及椎间融合器的放置，从而诱发医源性矢状位及冠状位畸形

步骤 4 设备及内植物

- 骨刀
- 高速磨钻

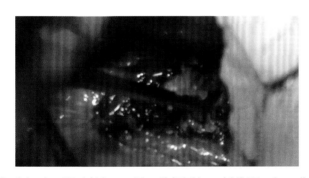

图 18.13　椎间盘切除。通过长柄 15 号刀片矩形切开纤维环，切口位于前后方和相邻椎间盘 - 终板连接处。使用 Cobb 骨膜起子将椎间盘从终板上松解下来。使用刮匙和髓核钳进行椎间盘部分切除

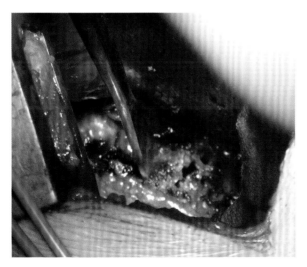

图 18.14　尾端 T12 椎体次全切除术。进行头侧和尾侧部分椎体次全切除术可以在后方钙化椎间盘和骨赘的最大狭窄部位之上和之下安全地减压脊髓。切除不能过多，否则侧方螺钉钢板内固定可能受到影响，但术前计划可以尽量避免此情况发生

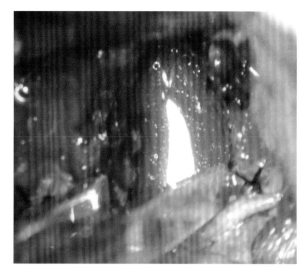

图 18.15　减压。完成从椎弓根到椎弓根的整个椎管减压，并用卡尺测量椎间器械高度

- 神经根孔和椎体后缘上方和下方为椎管的边界，可以以此为参考，在无须透视的情况下准确地将椎间融合器置入合适的前后位置。
- 在术前影像中仔细测量椎体宽度，可以准确地将融合器插入到正确的深度（例如，图 18.2 显示了椎体宽度为 40 mm，选择 20 mm 的融合器，每侧留有 10 mm）。
- 最近，经胸外侧 PEEK 椎间融合器可以在更靠前的位置以微创方式置入，可以完成椎体间重建，同时仍然可以进行标准的后路减压，联合邻近节段后路椎体次全切除可以进行椎管减压（图 18.18）。

- 椎间融合器在椎管内移位、偏心置入、诱发矢状位或冠状位畸形。
- 融合器沉降。
- 结构性同种异体移植物吸收（使用后）。

- 卡尺
- 融合器修剪器
- 椎板咬骨钳：制备局部同种自体骨移植物
- 锤子

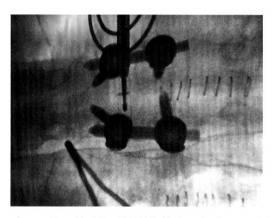

图 18.16　减压。使用前后位透视影像辅助证实减压已到对侧椎弓根

- 如果进行完整的椎体切除术，在完全切除椎体及椎弓根至椎弓根椎管减压之前，需要进行完整的椎体上下方椎间盘切除。

步骤 5：关节融合、椎间融合器制备及置入

融合器尺寸：使用卡尺确定椎间融合器或结构性同种异体移植物高度，而融合器直径通常可基于术前影像来选择。

融合器选择：可以使用钛笼、模块化融合器（椎体重建）、PMMA 或者结构性同种异体移植物。

- 钛笼可用于任何情况的椎间缺损（椎间盘切除、部分或完全的椎体切除）。
- 模块化融合器能够提供不同椎体和终板大小的尺寸；矢状位上的前凸和后凸能够被恢复，但终板需要保持强度以满足融合器置入的需要。

椎间融合器修剪及移植物（局部同种自体移植物）准备：

- 移植物选择：局部同种自体移植物
- 同种自体移植物（局部）：颗粒状或柱状，在后台进行准备
- 同种异体移植物：结构性或皮质松质冻干骨块
- 生物辅助制剂

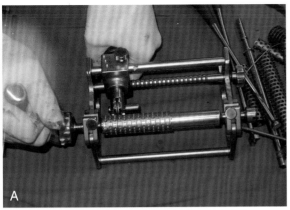

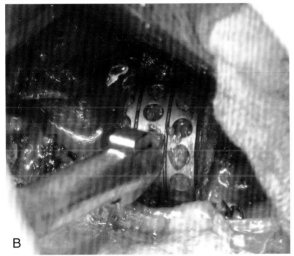

图 18.17　选择、修剪和置入融合器（A）。手持式融合器铰刀用于形成置入融合器的空间。将局部自体骨移植物置入融合器，将融合器装入手柄，之后将其锤入相应位置（B）

- 局部骨髓穿刺抽吸
- 可以在后台用厂商工具对钛笼进行修剪（图 18.17A）
- 将采集的局部同种自体移植物填入椎间融合器中，将融合器安装在手柄上，准备置入

置入融合器：将融合器锤入适当位置（图 18.17B）。

当融合器到达合适深度，取出打入器。

步骤 6：螺钉 – 钢板内固定系统

- 有许多可选择的钢板 - 螺钉系统。单枚或双枚螺钉、加压钢板或锁定钢板均可获得。
- 后路螺钉置入：通常平行于脊髓直接放置于椎体两侧（图 18.19A）。入点预钻孔可以通过高速磨钻或尖锥完成，之后将计划好长度的螺钉拧入。
- 置入前侧方钢板，加压椎间融合器和相邻椎体（图 18.19B）。
- 置入前方螺钉：螺钉通常略微向后倾斜，与后方螺钉会聚并呈三角形排列（图 18.19C）。
- 锁紧螺母最终稳固内固定。
- 透视：最后检查内固定位置（图 18.20A、B）。

步骤 6 要点

- 神经根孔和后方椎体缘上下为椎管边界，可以以此为参考完成精确置入，而不需要进行前后位透视。
- 理想的情况是置入双皮质螺钉，可以轻轻地触及椎体对侧来确认双皮质螺钉位置。
- 双连杆有助于稳定性。
- 前柱融合器和移植物最好结构性放置，以防止移位、下沉和增加关节融合率。残留的前皮质骨可以帮助实现这一目标。
- 其他方法包括放置椎体螺钉，然后使用牵开器械，置入椎间融合器，并在移除牵开力时可对椎间融合器进行加压。

步骤 6 提示

- 螺钉误置
- 神经、血管或脏器损伤
- 偶然性硬膜切开
- 假关节形成

步骤 6 设备及内植物

- 前外侧螺钉 - 钢板或螺钉 - 杆植入物
- 高速磨钻或尖锥
- 加压和撑开内固定物
- 透视

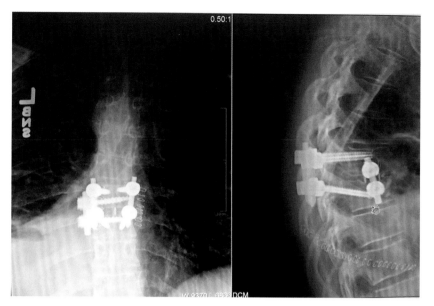

图 18.18　术后 1 年的前后位和侧位 X 线片显示，胸膜后微创胸椎间盘切除、椎间聚醚醚酮融合器置入、后路微创椎弓根螺钉固定术后，患者获得牢固融合

并发症

- 肺部：胸腔积液、气胸和血胸可通过胸腔穿刺或胸腔置管来治疗。肺不张需要进行胸部理疗和大量肺活量练习，并且可以通过术中每半小时间歇性肺充气来减少肺不张。深部积脓很少见。

- 入路相关肋间神经痛、手术部位感染和伤口裂开。

- 血管损伤：可能出现主动脉、腔静脉、奇静脉系统或节段神经血管束损伤。需要请胸外科医生及时修复。

- 乳糜胸可能偶然发生在胸导管损伤后。

- 神经损伤：术中体感诱发电位或运动诱发电位监测出现变化要立即评估先前的麻醉和手术步骤，包括评估血压、麻醉药物、刚刚置入的内固定、移植物、减压或复位操作。术后神经功能障碍要求立即评估内固定、椎体间移植物，并且要评估因为内固定位置不当、移位和硬膜外血肿导致的神经系统损伤。快速获取 X 线片和 CT 评估骨结构和内固定，之后使用 MRI 来评估神经和软组织。

- 交感神经链损伤会导致霍纳综合征。

- 硬膜切开后应尝试一期修复，并根据需要使用合成药物，包括纤维蛋白胶、合成的硬膜补片或移植物，也可以放置腰部分流管。如果使用胸引管，应该采用重力引流而不能负压吸引以防止脑脊液漏。

- 减压不足可能导致术前神经症状无法缓解，应通过适当的横断面影像进行评估。

- 融合相关并发症：椎间关节融合可能出现假关节形成、移植物移位、下沉，以及邻近椎体骨折，但比较罕见。更常见的是内固定位置不当（特别是螺钉 - 钢板结构）。

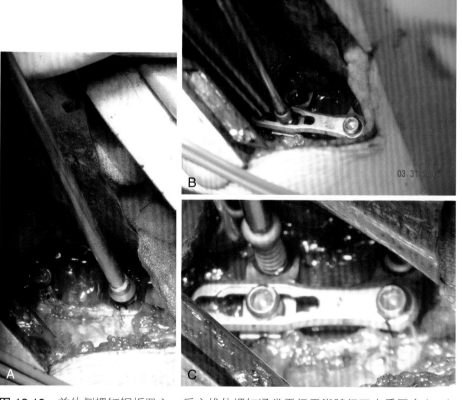

图 18.19　前外侧螺钉钢板置入。后方椎体螺钉通常平行于脊髓行双皮质固定（A）。使用高速磨钻或尖锥打孔，然后置入适当长度螺钉。置入前外侧钢板，加压下方融合器和相邻椎体（B）。前方螺钉通常稍微向后倾斜，与后方螺钉（C）会聚并呈三角形排列。放置锁定螺母，最后拧紧

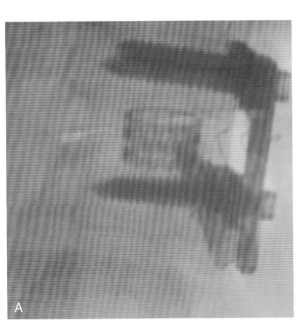
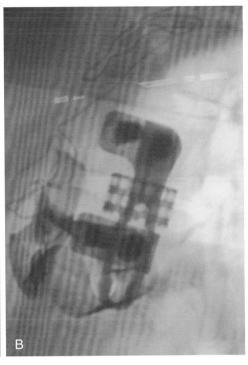

图 18.20　术中前后位和侧位透视用于确认最终植入物位置（A、B）

步骤 7：关闭切口

- 彻底冲洗脊柱床、胸膜后间隙（或胸腔）。仔细观察纵隔结构，小心止血。之后取出胸部器械和牵开器。
- 切口尾部 1~2 个椎间隙，直视下置入闭合吸引 Jackson-Pratt 或 Hemovac 引流管（胸膜后）。
- 修复无意中损伤的壁胸膜。
- 逐层关闭伤口：关闭肋骨床骨膜→肋间最内肌→肋间内肌→肋间外肌→皮下组织→表皮下。
- 敷料包扎。

术后处理

- 患者术后第一晚通常在重症监护室进行监护及拔管。
- 常规进行疼痛咨询和（或）使用自控式镇痛泵（PCA）。
- 围手术期持续使用抗生素 24 小时。
- 引流每天小于 30 ml 时拔除。
- 不常规进行行术后胸部 X 线片检查。
- 术后通常使用机械性血栓栓塞预防措施。
- 早期下床活动是非常重要的。
- 术后通常不使用支具。
- 患者出院前行站立位前后位及侧位 X 线片检查，明确在生理负荷下内固定正常。

预后

- 尽管前路胸椎间盘切除术或椎体切除术（包括退行性、创伤性、肿瘤性、感染性和畸形病因）的适应证广泛，但胸椎间盘突出症仍然比其他原因更常见。

- 症状性胸椎间盘突出症的自然病史是进行性的，大多数患者因为脊髓压迫导致的神经功能恶化或持续性疼痛而手术。神经系统发病机制很可能是由机械压迫和血管缺血共同造成的。

- 入路很多，包括前路、后路（椎板切除术，经椎弓根，经关节突关节，肋横突切除术，外侧胸腔外）、胸腔镜和内镜。每个入路都有其固有的优点和缺点。

- 对于适当的入路至关重要的是病变位置（节段、左右侧）、程度、性质、合并症、习惯和症状。

- 尽管大多数患者在肌力的 Frankel 分级方面有近 1 级的改善，并且根性症状和（或）轴性疼痛有所减轻，但直接比较各种方法的文献很少（主要是3～5 级回顾性研究），部分原因是胸椎间盘突出相对罕见。

- 由于神经功能恶化（在某些情况下为 28%），单纯椎板切除术基本上被放弃了。

- 比较所有其他方法，前外侧开胸入路仍然是金标准。对神经结构可以清楚直视，以及可以完成多节段手术是其明显的优势，尽管合并症和需要入路医生是其主要缺点。几乎所有患者神经功能预后良好。

- 胸腔镜入路可以减轻疼痛，缩短住院时间，减少失血，减少输血，减少肋间神经痛发生风险。

- 上位胸椎间盘最好通过肋横突切除术进行治疗，因为经胸入路更加困难。

- 只要遵守脊柱手术的主要原则，各种手术入路均能获得良好的效果：充分的术野暴露，必要的神经结构减压，面对不稳定适当的脊柱重建，以及细致的分层伤口闭合。

循证文献

Anand N, Regan JJ. Video-assisted thoracoscopic surgery for thoracic disc disease: classification and outcome study of 100 consecutive cases with a 2-year minimum follow-up period. Spine. 2002; 27: 871-879.

　　100 例胸腔镜治疗胸椎间盘突出症（平均随访 4 年）的系列病例研究，技术和临床结果显示 70% 的长期成功率和 84% 的患者满意率。

Bohlman HH, Zdeblick TA. Anterior excision of herniated thoracic discs. J Bone Joint Surg Am. 1988; 70: 1038-1047.

　　系列病例研究比较经胸胸椎间盘切除术与肋横突切除术的早期结果，前路减压组效果更好。

Brown CW, Deffer PA, Akmakjian J, et al. The natural history of thoracic disc herniation. Spine. 1992; 17: S97-S102.

　　作者概述了胸椎间盘突出症的诊断和非手术治疗结果。

Bransford R, Zhang F, Bellabarba C, Konodi M, Chapman JR. Early experience treating thoracic disc herniations using a modified transfacet pedicle-sparing decompression and fusion. J Neurosurg Spine. 2010; 12: 221-231.

　　回顾性系列病例研究描述了一种改良的经关节椎弓根保留入路，用于胸椎间盘突出症的减压和融合。文章概述了其手术技术、初期并发症和治疗结果。虽然有 6 名患者需要再次手术，但 Nurick 评分和 VAS 评分是改善的。

Khoo LT, Smith ZA, Asgarzadie F, et al. Minimally invasive extracavitary approach for thoracic discectomy and interbody fusion: one-year clinical and radiographic outcomes in 13 patients compared with a cohort of traditional anterior transthoracic approaches. J Neurosurg Spine. 2011; 14: 250-260.

病例对照研究描述了相关手术技术，并比较了 13 例使用微创外侧胸腔外通道入路进行椎间盘切除融合的病例，与采用开胸入路治疗胸椎间盘突出症的对照组都进行了 1 年随访。他们发现两种方法在影像学和临床结果上相似。

McCormick WE, Will SF, Benzel EC. Surgery for thoracic disc disease. Complication avoidance: overview and management. Neurosurg Focus. 2000; 9: e13.

对胸椎间盘切除术的手术入路进行了全面回顾，并比较了不同入路的并发症，包括死亡、神经功能恶化、术后脊柱不稳定、椎间盘切除不完全、脑脊液漏和瘘、感染、误诊、肺栓塞、肺炎和肋间神经痛。

Murakami H, Kawahara N, Demura S, et al. Neurological function after total en bloc spondylectomy for thoracic spinal tumors. J Neurosurg Spine. 2010; 12: 253-256.

79 例脊柱肿瘤术后状态的回顾性系列病例研究，术前对脊柱肿瘤进行双侧栓塞，节段血管结扎，术中脊柱肿瘤环周减压。当节段血管结扎时，没有证据表明脊髓血流减少。

Stillerman CB, Chen TC, Couldwell WT, et al. Experience in the surgical management of 82 symptomatic herniated thoracic discs and review of the literature. J Neurosurg. 1998; 88: 623-633.

回顾性系列病例研究比较单一机构 71 例共 82 个胸椎间盘突出症患者的治疗结果，使用 4 种不同的入路进行手术，总体时间超过 25 年，疼痛缓解率为 87%，肠道 / 膀胱功能改善率为 76%，运动改善率为 58%，并发症发生率为 14%。

Wait SD, Fox DJ, Kenny JK, Dickman CA. Thoracoscopic resection of symptomatic herniated thoracic discs: clinical results in 121 patients. Spine（Phila Pa 1976）2012; 37: 35-40.

经胸腔镜治疗的 121 例胸椎间盘突出症患者的系列病例研究。平均随访 2.4 年，神经根症状、脊髓压迫症状和背部疼痛分别改善 91%、98% 和 86%，97.4% 的患者愿意再次接受手术治疗。

Wakefield AE, Steinmetz MP, Benzel EC. Biomechanics of thoracic discectomy. Neurosurg Focus. 2001; 11: e6.

该综述简明概述了由区域解剖学和生物力学因素决定的外科手术管理策略。手术入路包括后路、后外侧入路和前路。

Wood KB, Garvey TA, Gundry C, Heitkoff KB. Magnetic resonance imaging of the thoracic spine. J Bone Joint Surg Am. 1995; 77: 1631-1638.

对 90 例无症状患者的回顾性研究，胸部 MRI 显示 73% 的患者存在 MRI 异常，其中 29% 的患者伴有脊髓畸形。

（Christopher C. Harrod, Devan B. Moody, Alexander R. Vaccaro 著　郎　昭 译）

第19章

特发性脊柱侧凸的开放性前路胸腰椎融合术

- 前路手术易导致脊柱后凸加重。对于胸椎后凸大于 40° 或者胸腰段（交界区）后凸或腰椎前凸减少的病例不适用。
- 患者体重大于 60kg，侧凸大于 75°，伴或不伴有过度后凸畸形的患者，不适合行开放或胸腔镜下单棒胸椎融合术。

- 多保留一个脊柱运动节段对患者有很大帮助吗？
- 前路手术风险更大或并发症更多吗？
- 与后路手术相比，前路手术能够更好地矫正侧凸吗？

- 后路脊柱融合及双棒固定。
- 开放或胸腔镜下单棒或双棒固定前路脊柱融合术。

适应证

- 阻止侧凸进展
- 恢复脊柱序列及平衡
- 和后路融合术相比可以保留尾端活动节段（通常 1~2 个节段）
- 在骨骼不成熟的患者中防止出现曲轴现象（Risser 征 0 级，三角软骨未闭合）
- 也可以在某些胸腔镜入路患者中使用
- 通常合适的患者包括 Lenke 1 型（单个结构性胸弯）和 Lenke 5 型（单个结构性胸腰弯 / 腰弯）（图 19.1A、B）

术前检查 / 影像学

- 评估侧凸位置、冠状面及矢状面平衡、躯干旋转、双肩不对称、骨盆倾斜、神经功能完整性以及其他相关异常。
- 全长站立位前后片、侧位片、左右卧位侧屈位片有助于侧凸的分型，评估侧凸的柔韧性，以及选择融合节段。
- 在某些患者中行 MRI 检查（例如：存在神经体征或症状，早发或青少年型脊柱侧凸，侧凸快速进展，不常见的侧凸类型）。

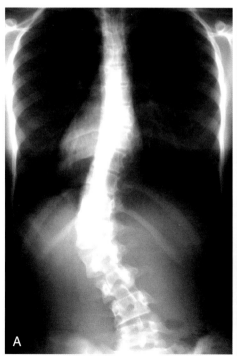
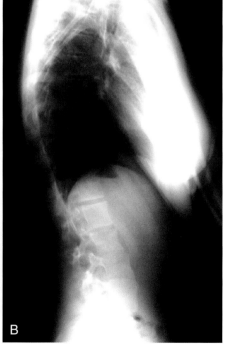

图 19.1　A、B

体位

- 患者侧卧位，手术入路一般在侧凸的凸侧。

入路 / 显露

胸椎

- 标准的开胸入路能够显露 T2 至大约 L1 椎体水平。
- 除非绝对有必要，否则不必行双肋间切口扩大入路。

胸腰段

- 经第 10 肋的胸腹联合入路可以最大限度地暴露脊柱胸腰段并有助于固定融合（图 19.2）。

腰椎

- 前方腹膜后协腹入路可以充分暴露腰椎各节段。

手术操作：经开放入路使用单棒固定行胸腰椎融合术

步骤 1：前路松解及间盘切除

- 充分显露术野后，横行切断前纵韧带并完整切除间盘，甚至切断后纵韧带。

步骤 2：前路椎体螺钉置入

- 最佳椎体螺钉的置入点位于椎弓根起点与椎体交界处，经过椎体中心，垂直指向对侧。在头尾端椎，可以使用带齿的垫片防止螺钉松动及拔出。在中间部分，可以放置垫片以帮助分配负载。
- 首先用开路锥扩孔。用直的椎弓根探子对准术者在椎体对侧的手指钻入。测量所需螺钉长度。用丝攻攻丝后置入螺钉。可选择使用影像导航系统，能够保证螺钉通过椎体中心，并且平行于椎体终板。

步骤 3：终板刮除

- 完整地刮除椎体的软骨终板，直到形成粗糙的新鲜出血骨面，这是骨融合所必需的（图 19.3）。

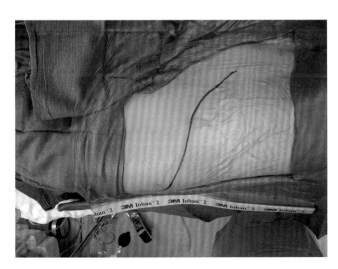

图 19.2

步骤 1 要点

- 松解前纵韧带并完整切除椎间盘，能够获得最大的侧凸柔韧性，更好地矫正畸形。
- 在椎间隙的周围至远端使用压肠板保护血管结构。
- 对于严重僵硬、已形成楔形椎体的侧凸畸形，可能需要进行椎体截骨以获得最大的矫正效果。

步骤 2 要点

- 充分显露椎体对侧（凹侧），以便可以用手指触诊探针、丝攻及椎体螺钉的钝头。
- 螺钉行双皮质固定，螺钉尖端突出不超过 2 mm。
- 内固定范围应包括整个 Cobb 角范围。

步骤 2 注意事项

外科医生必须了解椎体后壁和靠近椎弓根基底的椎管的位置，避免椎体螺钉进入椎管。

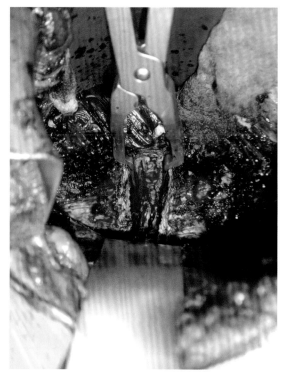

图 19.3

步骤 4 要点

当使用自体肋骨或髂骨移植时，骨块应放置在椎间支撑物周围。如果使用同种异体股骨环移植，其中空部分可以用自体骨填塞。

步骤 4 提示

前部加压将导致后凸。注意在腰椎或胸腰结合部不要过分加压椎间隙。

步骤 4：前方椎体支撑物置入

- 前方椎体间支撑对于内固定系统的总体强度以及获得满意的腰椎前凸都是很重要的。使用单棒固定时，椎体间支撑物应放置在从顶椎向头尾侧的每一个节段。应该将植入物朝向侧凸的凹侧打压，并使其同椎体前方平齐，以重建腰椎前凸。置入支撑物后，即使未安装棒，脊柱侧凸和前凸已得到了充分矫正。
- 对于单一结构性胸弯（Lenke 1 型）融合至胸腰结合部（T12 或 L1），应在固定末端椎体上方 1~2 个节段植入结构性支撑移植物，以防止出现交界性后凸。

步骤 5：安装连棒

- 将棒预弯成适当的矢状位和冠状位曲度，并置入螺钉内。钉棒安装好后依次拧紧螺母。
- 需要时可以适度旋转棒或螺钉以更好地矫形。这个过程不需要太大的力量。
- 如果有必要可以通过最终加压跨越椎间隙的螺钉以压紧支撑物。

步骤 6：置入胸引管，关闭伤口

- 置入普通胸引管，并通过单独小切口引出。
- 关闭切口时仔细对合膈肌（见入路/显露要点）。
- 胸引管连接墙壁负压吸引至术后 1~2 天。如果气胸/血胸缓解则将其拔除，标准是 12 小时出血少于 75~100 ml。

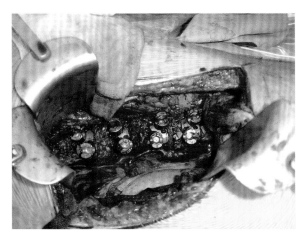

图 19.4

手术步骤：经开放入路使用双棒固定行胸腰椎融合术

步骤 1：前方松解及间盘切除

- 与单棒固定中步骤 1 做法相同。

步骤 2：前方椎体螺钉置入

- 如果采用双棒内固定，通常方法是首先在椎体上置入双孔垫片，以备椎体螺钉置入（图 19.4）。置入这些器械时，注意不要让前方螺钉太接近椎体前部，以免出现椎体骨折。垫片尺寸选择的标准是最大限度地覆盖椎体侧方，但又不侵犯邻近的椎间隙。
- 前方置入器械可能会加重后凸，这对于腰椎是不利的。后方螺钉在不侵入椎管的前提下应尽量靠后。

步骤 3：终板刮除

- 与单棒固定中步骤 3 做法相同。

步骤 4：前方椎体间支撑物置入

- 与单棒固定中步骤 4 做法相同。

步骤 5：安装连棒

- 将连杆预弯成适当的矢状位及冠状位曲度。先将靠后侧的棒引入螺钉孔并拧紧螺钉。尽管通过彻底的间盘切除和结构性支撑物置入已经大部分矫正畸形，但有时仍需要通过轻度旋转棒对矫形进行微调。
- 如果必要，可以通过前部螺钉进一步使椎体去旋转。在这一环节，通常需要加压跨越椎间隙的后部螺钉以压紧支撑物，并最终锁紧后部螺钉。之后安装前方棒并在原位锁紧。
- 一些脊柱内固定系统配有横连，此时可以进行安装（图 19.5）。

步骤 6：留置胸引管并关闭切口

- 与单棒固定中步骤 6 做法相同。

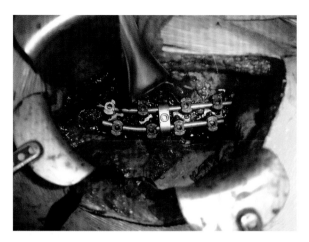

图 19.5

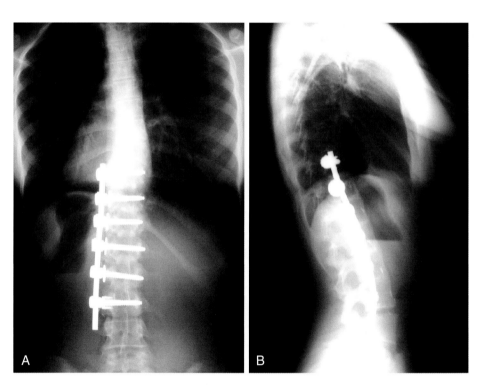

图 19.6　A、B

术后处理及预后

- 患者术后第 2 天开始活动。如果使用单棒固定，术后应使用脊柱支具 3~4 个月。如果使用双棒固定，则不需要佩戴腰围。

- 术后应限制活动至少 6 个月。术后 12 个月或者影像检查证实有明确骨融合后方可进行竞技性运动。

- 术后 1、3、6 和 12 个月分别拍摄 X 线片评价内固定的稳定性、矫形的维持以及骨融合的程度（图 19.6A、B 和图 19.7）。然后每年拍摄 X 线片一次直至达到最终融合。

术后处理争议

如果使用直径大于 5 mm 的棒，同时使用多节段椎体间支撑，那么在使用单棒固定时，术后早期不需要使用支具。

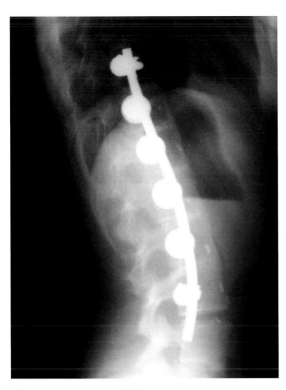

图 19.7

循证文献

Fricka KB, Mahar AT, Newton PO. Biomechanical analysis of anterior scoliosis instrumentation: differences between single and dual rod systems with and without structural interbody support. Spine. 2002; 27: 702-706.

在牛脊柱标本实验中，双棒固定在旋转和屈伸应力下比单棒固定更加牢固。侧屈应力下两者稳定性相似。当使用结构性椎体间支撑时，单棒固定在屈曲应力下的强度明显增加，接近双棒固定的强度。

Kelly DM, McCarthy RE, McCullough FL, Kelly HR. Long-term outcomes of anterior spinal fusion with instrumentation for thoracolumbar and lumbar curves in adolescent idiopathic scioliosis. Spine. 2010; 35(2): 194-198.

这篇回顾性文章评价 31 例青少年特发性脊柱侧凸采用前路脊柱器械融合矫正胸腰弯和腰弯的长期临床及影像学疗效。共有 18 个患者术后平均随访接近 17 年。基于 SDRS-30 评分及 ODI 评分，大多数患者术后功能良好，疼痛程度也可接受。没有患者出现侧凸进展。2 例患者出现内固定失效。退行性变和 SRS 评分及 ODI 评分无关。

Lowe TG, Alongi PR, Smith DA, et al. Anterior single-rod instrumentation for thoracolumbar adolescent idiopathic scoliosis with and without the use of structural interbody support. Spine. 2003; 28: 2221-2232.

41 例青少年特发性脊柱侧凸患者接受前路单棒 (6.0 mm 或 6.5 mm) 融合。其中 21 例使用结构性椎体间支撑（SIS），20 例使用自体颗粒骨移植。3 年随访无螺钉、棒失效及假关节形成。两组间侧凸矫正、矢状位平衡重建以及 SRS 评分结果相似。当使用大直径单棒固定时，结构性椎体间支撑的疗效与自体颗粒骨移植没有显著性差异。

Lowe TG, Enguidanos ST, Smith DA, et al. Single-rod versus dual-rod anterior instrumentation for idiopathic scoliosis: a biomechanical study. Spine. 2005; 30: 311-317.

人尸体样本研究中，无论单棒固定还是双棒固定，结构性椎体间支撑 (SIS) 在脊柱屈曲时能够提供大部分的支撑强度。在侧屈时，有无结构性椎体间支撑，单棒固定和双棒固定的强度是相同的。在扭转时，单棒固定和双棒固定以及结构性椎体间支撑提供了总体性的强度。双棒固定时，横连只在扭转时增加强度。在牛标本中，双棒固定强度大于单棒固定，结构性椎体间支撑的作用并不重要。

Polly Jr. DW, Cunningham BW, Kuklo TR, et al. Anterior thoracic scoliosis constructs: effect of rod diameter and intervertebral cages on multi-segmental construct stability. Spine J. 2003; 3: 213-219.

在牛标本中，对比联合使用 4 mm 和 5 mm 单棒固定及 7 节段椎体间支撑，以及只使用单节段支撑 (顶椎椎间盘)、双节段支撑 (端椎椎间盘) 和三节段支撑 (顶椎及端椎椎间盘)。同仅增加棒的直径相比，每节段行椎体间支撑能够显著提高内固定的强度。如果不使用结构性支撑，轴向压力会造成最大的应力。

Potter BK, Kuklo TR, Lenke LG. Radiographic outcomes of anterior spinal fusion versus posterior spinal fusion with thoracic pedicle screws for treatment of Lenke type I adolescent idiopathic scoliosis curves. Spine. 2005; 30: 1859-1866.

这篇回顾性文章研究 40 例 Lenke 1 型脊柱侧凸患者，分别接受前路单棒固定融合和后路胸椎椎弓根螺钉固定 (PSF/TPS)，对比侧凸矫形及椎体去旋转的效果。前路手术可以使融合范围平均减少一个节段。但是，PSF/TPS 组显示出更明显的主胸弯矫正，更大的非结构性胸腰弯或腰弯的自发性矫正，以及更好的胸椎旋转的矫正。

Rhee JM, Bridwell KH, Won DS, et al. Sagittal plane analysis of adolescent idiopathic scoliosis: the effect of anterior versus posterior instrumentation. Spine. 2002; 27: 2350-2356.

这篇回顾性研究分析了 110 例青少年特发性脊柱侧凸患者术后矢状面序列的情况。60 例患者接受后路双棒固定融合，50 例患者接受前路单棒固定融合。随访 32 个月，近端交界区 (后凸) 角度测量 (近端固定端椎至头侧两个节段椎体) 后路手术组增加最多。胸椎后凸 (T5-T12) 在前路手术组中增加最多。在两组中，腰椎前凸均增加。远端交界区角度 (远端固定端椎至尾侧两个节段椎体) 在两组中无明显改变。作者总结入路对矢状位序列的影响是不同的，尽管程度较小。只要正确使用，两种入路都能获得可接受的矢状位序列。

Smith JA, Deviren V, Berven S, Bradford DS. Does instrumented anterior scoliosis surgery lead to kyphosis, pseudarthrosis, or inadequate correction in adults? Spine. 2002; 27: 529-534.

这篇回顾性文章分析了 14 例脊柱侧凸成人病例。患者采用单棒 (6 mm) 前路固定融合治疗，术后未出现假关节形成、进展性后凸或内固定失效。Cobb 角平均矫正率为 66%，每一个患者胸腰段矢状面序列均得到了保持和改善。SRS 评分显示患者在满意度、疼痛、外形、功能以及心理健康方面改善良好。

Sudo H, Ito M, Kaneda K, Shono Y, Abumi K. Long-term outcomes of anterior dual-rod instrumentation for thoracolumbar and lumbar curves in adolescent idiopathic scoliosis: a twelve to twenty-three-year follow-up study. J Bone and Joint Surg Am. 2013; Apr 17; 95(8): e49.

这篇回顾性文章研究了 32 例 Lenke 5C 型青少年特发性脊柱侧凸患者，采用前路双棒固定治疗，平均随访 17.2 年，结果显示肺功能没有下降，无内固定失效，无假关节形成，无手术部位感染，无临床相关神经血管并发症。Cobb 角矫正率为 79.8%，随访时会丢失 3.4°。平均 SRS-30 评分为 4.2。2 例患者需要翻修，1 例因为相邻节段下方椎间盘楔形变，1 例是因为胸椎侧凸出现了进展。

Verma K, Auerbach JD, Kean KE, Chamas F, Vorsanger M, Lonner BS. Anterior spinal fusion for thoracolumbar scoliosis: comprehensive assessment of radiographic, clinical and pulmonary outcomes on 2-years follow-up. J Pediatr

Orthop. 2010; 30: 664-669.

31 例 Lenke 5 型青少年特发性脊柱侧凸患者，由一个术者行前路脊柱固定融合术，本文对其进行回顾性综述。术前及术后 2 年随访评估 SRS-22 评分、顶椎躯干旋转、影像学改变以及肺功能。胸腰弯或腰弯平均矫正率为 74%，胸弯自发性平均矫正率为 42%。固定节段前凸增加 11°。胸腰段顶椎躯干旋转从 12°改善为 3°。SRS-22 评分、体形以及疼痛明显改善。根据绝对和预测用力肺活量以及用力呼气末容积测量，肺功能没有下降。

（Peter G. Gabos 著　郎　昭 译）

休门氏后凸畸形的手术治疗

适应证

- 进展性后凸：胸椎 80° 或胸腰椎 65°
- 出现后凸相关症状：胸椎 75° 或胸腰椎 60°
- 严重矢状位失平衡
- 无法接受的外观
- 神经功能损害
- 由超过 100° 的畸形造成的心肺功能障碍

术前检查 / 影像学

- 脊柱全长正侧位 X 线片
- 过伸位 X 线片
- 胸椎和腰椎 MRI 以除外囊肿或间盘突出
- 是否常规行 MRI 检查存在争议

手术解剖

- T2-T12 节段可经胸腔入路，其他下方节段可经腹膜后入路。
- 行电视辅助胸腔镜手术时，单个通道通常可显露 2 ~ 3 个间隙水平。
- 另一方法是单纯后路行多个 Smith-Peterson 截骨（SPO）。
- 行 SPO 时，重要的是切除上位椎体的下关节突和小关节前关节囊。
- 注意保留手术范围头侧节段的棘上韧带和小关节，以避免近端交界性后凸畸形（proximal junctional kyphosis, PJK）。
- 就患者体型而言，休门氏后凸畸形（Scheuermann kyphosis）往往大于青少年特发性侧凸（AIS）。
- 休门氏后凸畸形可合并侧凸或峡部裂滑脱。

体位

- 单纯后路：将患者俯卧置于四柱床架上。
- 单纯前路：将患者置于侧卧位。
- 前后路联合脊柱融合术
  - 前路经胸腔镜：俯卧置于四柱床架上。
  - 前路经开胸：分期手术（先侧卧位松解，再俯卧位行二期后路融合）

手术操作

步骤 1：前路松解和融合

- 开胸或电视辅助胸腔镜
- 在过伸位 X 线片上没有呈前凸的间盘需要切除
- 可放置支撑植骨以促进融合和防止矫形丢失
- 前路切口缝合后，置换为单腔气管插管，将患者翻转成俯卧位。

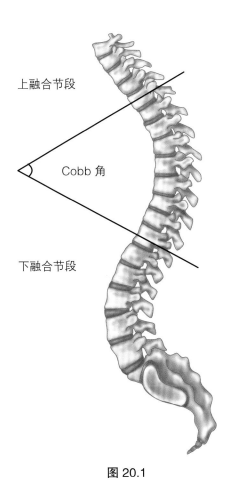

上融合节段

Cobb 角

下融合节段

图 20.1

步骤 2：后路脊柱融合

- 行广泛松解，包括在后凸顶点和头尾端各 3 个邻近节段行 SPO。
- 顶点双侧椎弓根钉加上下各至少 8 枚椎弓根钉。
- 将连杆预弯成正常的弧度。
- 将连杆插入最远端或最近端的螺钉，利用悬臂梁技术压入其他的螺钉（图 20.1 ）。
- 当连杆完全置入后，给予加压可闭合多节段截骨、增加后凸矫正。
- 如行经椎弓根截骨（ PSO ）或全脊椎截骨（ VCR ），任何矫形操作时应使用临时固定杆。

术后处理及预后

- 通常不需要支具。
- 手术当晚将患者安置于重症监护室或监护病床。
- 术后第一天鼓励活动。
- 神经症状术后通常可改善。
- 矫正度数与疼痛缓解无相关性。
- 常见并发症为矫形丢失、交界性后凸、伤口感染。其他并发症包括假关节形成、神经损伤、内固定失效、肠系膜上动脉综合征。
- 胸管每 8 小时引流量少于 80 ml 时可拔出。

步骤 2 争议

- 在脊髓对应节段行 VCR 或 PSO 有较高的神经损伤并发症率，特别是老年患者。
- 单纯后路 VCR 或 PSO 可获得与前路松解加后路融合类似的矫形效果。
- 单纯后路胸椎椎弓根内固定加多节段截骨相较前后联合手术，可减少手术时间、出血量和并发症率。
- 固定融合后凸畸形的全长，包含被骶骨后上角垂线等分的腰椎椎体。
- 对原始畸形矫正过多（＞50%）可能导致代偿性 PJK。

术后处理提示

肠系膜上动脉综合征表现为恶心、呕吐和腹痛。治疗为禁饮食、合理水化，直到综合征缓解。

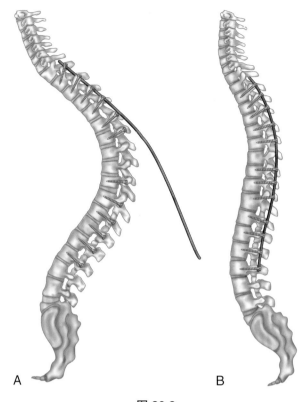

A   B

图 20.2

循证文献

Arlet V, Schlenzka D. Scheuermann's kyphosis: surgical management. Eur Spine J. 2005; 14: 817-827.
此篇综述讨论了使用新型节段性内固定矫正后凸畸形。四连杆技术和多种加压技术也被提出。

Boachie-Adjei O, Sarwahi V. Scheuermann's kyphosis. In: DeWald RL, ed. Spinal Deformities: A Comprehensive Text. Thieme Medical Publishers; 2003: 777-786.
此章节描述了矫正休门氏后凸畸形手术的一些概念和技术。

Lee SS, Lenke LG, Kuklo TR, et al. Comparison of Scheuermann kyphosis correction by posterior-only thoracic pedicle screw fixation versus combined anterior/posterior fixation. Spine. 2006; 31: 2316-2321.
此文章对比了 18 例单纯后路和 21 例前后联合入路手术的临床和影像学结果。单纯后路使用节段性截骨和胸椎椎弓根钉的效果似乎优于联合入路使用混合钩 - 钉系统。

Murray PM, Weinstein SL, Spratt KF. The natural history and long-term follow-up of Scheuermann kyphosis. J Bone Joint Surg Am. 1993; 75: 236-248.
此篇经典文献描述了 67 例休门氏后凸畸形的 32 年长期随访结果。后凸畸形患者有更严重的腰背痛、低体力活动的工作和低躯干后伸活动度。

Wood KB, Melikian R, Villamil F. Adult Scheuermann kyphosis: evaluation, management, and new developments. J Am AcadOrthop Surg. 2012; 20: 113-121.

Cho W, Lenke LG. Vertebral osteotomies—review of current concepts. US Musculoskeletal Review. 2010; 5: 45-49.

Ondra SL, Marzouk S, Koski T, et al. Mathematical calculation of pedicle subtraction osteotomy size to allow precision correction of fixed sagittal deformity. Spine. 2006; 31(25): E973-E979.

Cho W, Lenke L, Bridwell KH, et al. The prevalence of abnormal preoperative neurological examination in Scheuermann kyphosis—correlation with x-ray, magnetic resonance imaging, and surgical outcome. Spine. 2014; 39: 1771-1776.

Ogilvie JW, Sherman J. Spondylolysis in Scheuermann's disease. **Spine**. 1987; 12: 251-253.

（ Alok D. Sharan, Thomas J. Errico, Jimmy J. Chan, Woojin Cho 著　王　含 译 ）

第21章

硬膜内髓内或髓外脊髓肿瘤切除术

适应证

- 脊髓压迫，可表现为：
  - 肌力下降（上肢、下肢或上下肢）
  - 胃肠及膀胱功能障碍
  - 感觉异常（轻触或针刺）
  - 手部动作或步态不协调
- 症状性神经元压迫，表现为神经根病
- 影像学检查显示肿瘤呈进行性生长
- 持续性的疼痛或神经根病
- 由骨性成分重塑造成的脊柱畸形

术前检查 / 影像学

体格检查

脊髓压迫：

　脊髓病变

　根性症状或体征

　肿瘤引起的皮肤神经改变（如神经纤维瘤病）

X 线平片 / 计算机断层（CT）扫描：

　通常不能明确诊断

　可见由于长期病变导致的骨质破坏或骨性成分重塑（扇形），但不常见

　可以通过 CT 来判断骨性结构对脊髓软组织的压迫

增强 MRI：

　具有科研价值，因其提供了病变的更多信息

　鉴别硬膜内病变的不同类型

髓外型：位于脊髓实质之外

- 脊膜瘤：肿瘤基底位于硬膜。在大多数低级别 T1 像和 T2 像中，与脊髓相比，脊膜瘤表现为均匀的低信号病变，而在增强 MRI 上，脊膜瘤信号均匀增强，并通常显示钙化。
- 神经鞘瘤（施万细胞瘤和神经纤维瘤）：通常，肿瘤沿出口神经走行，影像上呈典型的哑铃形，提示椎管内外的肿瘤，它沿神经走行，穿过椎间孔（图 21.1A）。冠状位图像（图 21.1B）显示神经鞘瘤穿过椎弓根构成的椎间孔。在 T1 加权像上，神经鞘瘤与脊髓等信号，而在 T2 图像上，显示为不均匀的高信号。在增强 MRI 上，神经鞘瘤通常显示出不规则边缘和环形增强。
  - 由于病变生长缓慢，常见椎间孔扩张，而对于恶性肿瘤，则观察到椎间孔未改变或侵蚀。

髓内型：位于脊髓实质内（图 21.2）

　脊髓膨大

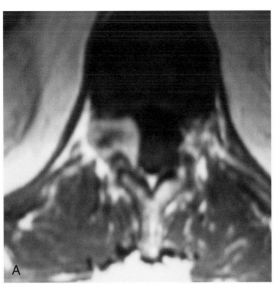 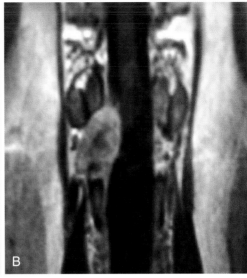

图 21.1　A、B

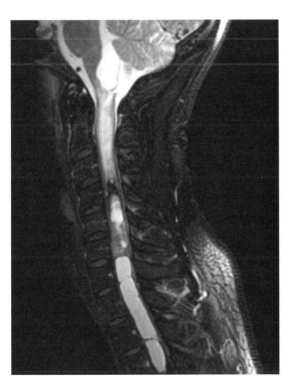

图 21.2

伴有实质内囊肿或瘘管

原发性神经胶质瘤（例如室管膜瘤）较常见。在 T1 加权像上，与脊髓等信号，而在 T2 加权像上，表现为高信号。在增强 MRI 上，病变边界清晰且均匀增强。

手术解剖

椎骨构成了椎管的边界。边界如下：

- 前方：椎体
- 外侧：椎弓根

治疗选择

- 最大范围肿瘤切除术：髓内肿瘤术后的良好预后是基于肿瘤的组织病理学、全切除和术前神经功能。在髓外肿瘤患者中，绝大多数病例术后神经功能恢复良好。
- 动态影像学观察和临床评估是神经功能正常的硬膜内脊髓肿瘤患者的一种治疗方案。
- 放射治疗是恶性或快速复发型髓内脊柱肿瘤的二级治疗方案或辅助治疗（尽管这些病例的最佳治疗仍存在争议）。

- 后方：椎板和棘突

脊柱的节段：

- 颈椎：7 块
- 胸椎：12 块
- 腰椎：5 块

脊髓被膜：

- 硬膜
  - 较厚的纤维层
  - 与骨性椎管形成硬膜外腔，其内包含硬膜外静脉、脂肪和纤维组织
- 蛛网膜
  - 硬膜和软脊膜之间的较薄层，包含蛛网膜下腔
  - 蛛网膜下腔充满脑脊液并向下延伸至 S2
- 软脊膜
  - 脊髓表面的薄层
  - 紧贴脊髓并进入脊髓的血管表面

脊髓：

长约 45 cm

从脊髓发出 31 对脊神经：8 对颈神经，12 对胸神经，5 对腰神经，5 对骶神经和 1 对尾神经

圆锥：脊髓的末端（结束于 L1-L2）

终丝：继续向远端延伸的纤维带，末端位于第一尾椎的背侧

脊髓：由两种在功能和解剖上不同的高度组织化、投射排列的组织构成

灰质：位于脊髓中央；由神经元胞体及其营养结构组成

- 轴平面：左、右两侧对称，中间以一条状灰质相连，呈 H 形
- 腹侧：含有前角运动神经元

白质：

- 包围灰质
- 由具有轴索及无轴索的神经束组成

中央管：在 H 形结构的中心

- 是胚胎期神经板神经化的残留
- 起于第四脑室，沿脊髓延伸
- 贯穿脊髓全长，止于脊髓圆锥的梭形终室
- 由立方室管膜细胞排列而成

体位

- 全身麻醉，进行神经电生理监测
- 俯卧位，并使脊柱正中线位于身体的中线
  - 确保没有挤压眼睛
  - 确保气管插管无堵塞
  - 凡体表骨突有神经走行的部位（如尺神经和腓神经）必须加软垫保护
- 病灶位于枕骨到 T4 范围（图 21.3）
  - 使用 Mayfield 头架
  - 将颈部置于中立位，确保眼眶和气管插管没有受到外部压迫
  - 固定肩部以便于术中透视
- 病灶位于 T4 到骶骨范围（图 21.4）

体位要点

- 摆放体位时要最大限度地避免压迫腹部，以降低腹内压力，从而降低硬膜外静脉压。这可减少术中出血。
- 胸椎病灶的定位比较困难。术前定位器或全脊柱影像检查可帮助定位切口和肿瘤。

体位提示

- 固定肩部时确定没有牵拉臂丛。术中进行肌电图和上肢体感诱发电位监测，以减少臂丛神经的损伤。
- 肱骨头阻挡了颈胸椎侧位透视区域，因此可能需要使用正后位影像进行定位。作者建议 T4 及以上节段病变患者手臂置于侧位并在低处固定，而对于 T4 以下节段病变患者，手臂可向前固定在手臂板上。手臂向前固定时，应注意避免臂丛神经牵拉。

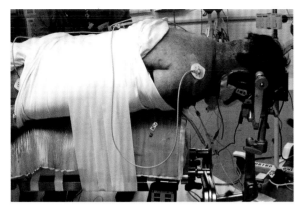

图 21.3

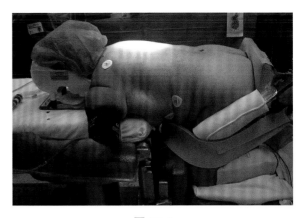

图 21.4

- 使用四托架或胸腹卷轴侧垫
- 保证腹部没有压力，有利于减小术中硬膜外静脉压

入路／显露

- 确定中线的位置和计划椎板切除术或骨移除的范围。
- 做正中切口，逐层切开达椎旁筋膜。
- 从棘突向两侧沿椎板做骨膜剥离。
- 在胸腰椎段，尽管应该在椎板切除术中暴露双侧边界以获得足够的显露，但仍应注意避免破坏小关节关节面。在颈椎段，如果进行融合术则可暴露双侧关节面。
- 此处应用低切迹拉钩暴露术野，远离手术部位
- 用高速磨钻切除后弓。
- 在椎板两侧与关节突连接部切除椎板。
- 切除头侧和尾侧的棘间韧带。
- 整块地切除椎板，仔细分离与椎板粘连的硬膜（图 21.5）。
- 通过以下手段确定硬膜暴露的范围是否充分
  - 初诊探查病变
  - 肉眼观察：通常可以在硬膜下方看到病变的边缘
  - 影像学确认
  - 术中超声检查
- 确定充分止血，尤其是在硬膜的边缘。

手术操作

步骤 1

- 打开硬膜前，一定要认真止血，尤其是硬膜外区域止血一定要彻底。
- 确定肿瘤头侧和尾侧的边界，保证肿瘤范围内的椎板已充分打开。
- 根据术前影像学检查，在适当的位置缝针留线以便牵开硬膜暴露脊髓。
- 在正中或侧方使用锋利器械切开硬膜。
  - 如果可能尽量保留蛛网膜。
  - 蛛网膜打开后使脑脊液流出，降低椎管内压力。
- 在切开硬膜后，牵开两侧硬膜缝线既可以暴露肿瘤，也可以防止周围的血液进入脑脊液（图 21.6）。另外，在硬膜外区域使用止血材料（Surgicel；

- 将切开的硬膜边缘与止血纱条重叠缝合，以填塞硬膜外区域。
- 将硬膜切口两侧牵引线悬吊在椎旁肌上，有利于暴露脊髓区域。

步骤 1 提示

切开硬膜前暴露不充分会增加骨屑和血液进入椎管的可能。

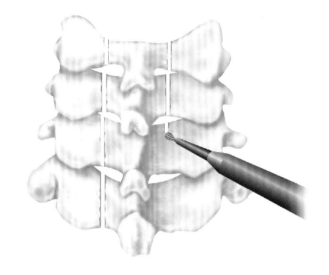

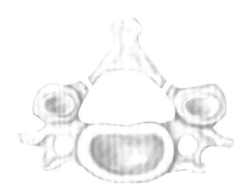

图 21.5

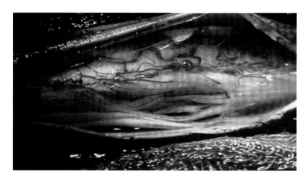

图 21.6

步骤 2 要点

- 使用显微镜时应同时安装配套的平衡装置。
- 如果有可能，拍摄操作过程。
- 在使用显微器械前，应撤掉之前的手术器械。

步骤 2 提示

应用显微镜时，如果使用过大的放大倍数可能会造成视野范围受到限制。

步骤 2 器械 / 植入物

- 手术显微镜
- 显微器械

Ethicon, Somerville, New Jersey)，有利于保证术野的干净。

步骤 2

- 硬膜内髓外病变手术中可使用或不使用手术显微镜；作者推荐在髓内病变中使用手术显微镜。
  - 提供照明
  - 放大倍数优于头镜
- 用专门的显微器械切除，其优点在于
  - 明确病灶远近端的正常解剖结构
  - 更准确地观察病灶的侵犯范围（图 21.7）
  - 更准确地探查神经根和脊髓的侵犯情况

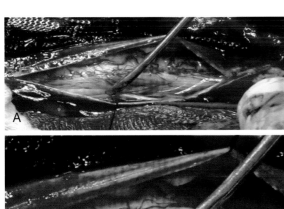
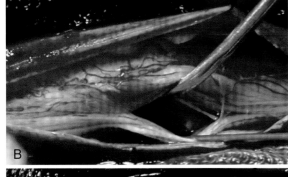
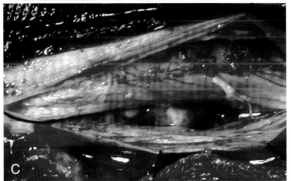

图 21.7　A ~ C

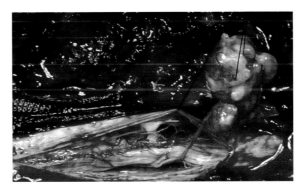

图 21.8

步骤 3

- 髓外肿瘤
  - 应切除神经鞘瘤的脊髓病灶，并明确穿入和穿出神经根（图 21.8）。
  - 神经纤维瘤和神经鞘瘤可能沿出口神经走行，并在影像学上呈哑铃形。
  - 切开肿瘤包膜并分块切除肿瘤可以在椎管内提供远离脊髓的操作空间。
  - 手术主要目标是切除椎管内占位，解除脊髓压迫症状。
  - 神经电生理刺激提供神经传导和电位损伤的数据。在实践中，只要减压不会导致丧失运动诱发电位，在功能性运动神经根受累的情况下，推荐切除病灶减压。
  - 脊膜瘤位于硬膜上，应一并切除。然后进行可扩张的硬膜成形术。
- 髓内肿瘤
  - 术中超声检查，明确病变范围。
  - 估计脊髓前侧柱切断术的切除范围，用双极电凝对该范围内的脊髓背侧血管进行止血。
  - 做脊髓切除时应沿正中裂与脊髓后柱平行。
  - 术中取病灶组织送病理检查。
  - 延长脊髓前侧柱切断范围至病变范围，确保切除脊髓的头侧和尾侧均为肿瘤残留。

步骤 3 提示

切除创面的活动出血常提示有肿瘤残留。

步骤 3 器械 / 植入物

- 术中超声检查
- 显微手术器械

- 确定神经胶质细胞增生层，确定肿瘤位于切除的组织内。
- 如果肿瘤中心区域有坏死形成空洞，肿瘤边缘的包膜或假包膜可能会塌陷，根据情况缩小切除范围。

步骤 4

- 切除病灶后确保无活动性出血。
  - 检查手术创面是否残留肿瘤以明确肿瘤已经完整切除。
  - 用不可吸收线缝合硬膜。
  - 在完全闭合硬膜前，以生理盐水注入蛛网膜下腔，检查是否有水漏出。
- 逐层闭合切口。

术后处理和预后

- 术后短期内行 MRI 检查，了解手术切除情况，同时以便后期随访比较。
- 在增强影像上，可评估残留肿瘤的数量，并帮助确定术后治疗方案。

循证文献

Berhouma M, Bahri K, Houissa S, et al. Management of intramedullary spinal cord tumors: surgical considerations and results in 45 cases. Neurochirurgie. 2009; 55: 293-302.

　　Berhouma 等回顾了 45 例行脊髓髓内肿瘤切除术的患者，表明最佳的神经功能预后来自最大的显微外科手术切除，而不需要辅助治疗。

Biswas A, Puri T, Goyal S, et al. Spinal intradural primary germ cell tumour—review of literature and case report. Acta Neurochir. 2009; 151: 277-284.

　　Biswas 等回顾了 19 例罕见的原发性脊柱生殖细胞肿瘤病例。他们发现，限制性手术（通常是病变内切除术或切开活检术）以及前期放疗伴化疗是最佳治疗方法。

Brotchi J. Intrinsic spinal cord tumor resection. Neurosurgery. 2002; 50: 1059-1066.

　　一名有 260 名患者治疗经验和 300 例手术经验的外科医生发现，在可能的情况下，完全切除是治疗髓内脊髓肿瘤的理想方法。

Burger PC, Scheithauer BW. Tumors of the central nervous system. In: Rosai J, Sobin LH, eds. Atlas of Tumor Pathology, Series 3, Facs 10. Washington, DC: Armed Forces Institute of Pathology; 1994.

Cavalcanti DD, Martirosyan NL, Verma K, et al. Surgical management and outcome of schwannomas in the craniocervical region. J Neurosurg. 2010; 114: 1257-1267.

Constantini S, Miller DC, Allen JC, et al. Radical excision of intramedullary spinal cord tumors: surgical morbidity and long-term follow-up evaluation in 164 children and young adults. J Neurosurg Spine. 2000; 93: 183-193.

　　Constantini 等综述了小儿患者脊髓髓内肿瘤的治疗。在 164 例患者中，他们的经验表明，低级别神经胶质瘤需要大于 95％的最大切除，或行具有一定生活质量和较长生存期的小面积切除伴放疗。

Dong-Ki Ahn, Hoon-Seok Park, Daw-Jung Choi, et al. The surgical treatment for spinal intradural extramedullary tumors. Clin Orthop Surg. 2009; 1: 165-172.

Epstein FJ, Farmer JP, Freed D. Adult intramedullary astrocytomas of the spinal cord. J Neurosurg. 1992; 77: 355-359.

Halvorsen CM, Ronning P, Hald J, Johannesen TB, et al. The long-term outcome after resection of intraspinal nerve sheath tumors: report of 131 consecutive cases. Neurosurgery. 2015; 77: 585-593.

Mechtler L, Cohen ME. Clinical presentation and therapy of spinal tumors. In: Bradley WG, Daroff RB, Fenchel GM, Marsden CD, eds. Neurology in Clinical Practice: The Neurological Disorders. 2nd ed. Boston: Butterworth-Heinemann; 1996.

Osborn AG. Diagnostic Neuroradiology. St. Louis: Mosby-Year Book; 1994.

Simeone FA. Intradural tumors. In: Rothman RH, Simeone FA, eds. The Spine. 3rd ed. Philadelphia: WB Saunders; 1992.

Xiao R, Miller JA, Abdullah K, Lubelski D, Mroz T, Benzel EC. Quality of life outcomes after resection of adult intramedullary spinal cord tumors. Neurosurgery. 2016; 78(6): 821-828.

（John Christos Styliaras, George M. Ghobrial, Ashwini Sharan, John Birknes, John K. Ratliff, James S. Harrop 著　刘龙奇 译）

第22章

内镜下胸椎间盘切除术

适应证提示

- 学习曲线陡峭
- 多节段椎间盘疾病注意无症状节段
- 结构性肺部疾病
- 难以耐受单肺通气

争议

- 导航技术能够帮助手术（Holly et al., 2001）。
- 后外侧入路，例如经椎弓根或经肋横突入路能够处理腹侧椎间盘突出，但这些入路更适合于旁正中突出（Johnson et al., 2000）。
- 由于胸腔镜手术时间较长，因此多节段手术更适合使用开胸手术。
- 术前血管造影以明确 Adamkiewicz 动脉的位置（Di Chiro et al., 1970），但对于胸椎间盘切除术来说，一般不需要结扎节段动脉。
- 如果脊柱不稳定或者切除过多椎间盘组织，可能需行融合手术。

适应证

- 胸腔镜下椎间盘切除术的适应证与其他治疗中央型胸椎间盘突出症的手术相同。
  - 胸椎间盘向腹侧突出，导致脊髓压迫、步态异常、下肢无力或者括约肌功能障碍。
  - 胸椎间盘突出伴轴性背痛，神经根压迫或下肢疼痛，保守治疗失败（注射、应用非甾体类抗炎药、理疗等）。
- 胸腔镜脊柱手术可用于切除神经纤维瘤，脊柱侧凸手术的前路松解，治疗多汗症的交感神经切除术或者椎体次全切手术。图 22.1 示 55 岁女性，侧位胸片偶然发现纵隔肿物。轴向 CT（图 22.1A）以及 MRI 横切面（图 22.1B）和矢状面（图 22.1C）显示哑铃状肿瘤，椎间孔扩大。肿瘤在后路联合胸腔镜入路下成功切除。

术前检查 / 影像学

- 胸椎间盘突出症相关症状，包括肋间神经痛、胸背痛，脊髓压迫症状或模糊非皮节分布的下肢疼痛（Anand and Regan, 2002）。
- 选择性胸椎神经根阻滞可用于诊断和治疗，虽然文献提示没有长期疼痛缓解效果。

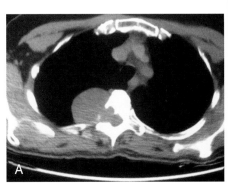
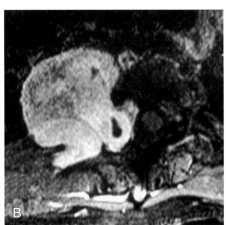
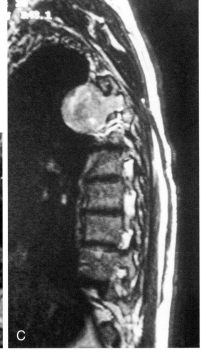

图 22.1 A ~ C

- MRI 能更好地显示软组织细节，并能在多个层面显示脊髓压迫。作者建议术前行包括胸腰段矢状面的腰椎 MRI 和胸椎 MRI，协助术中定位。
- 对于解剖定位不清、解剖印迹少的中胸段患者或者伴有明显椎体畸形的困难患者，可以在术前经 CT 引导下经皮经背侧将显影设备（Guglielmi 弹簧圈）放置在责任节段的邻近椎弓根内（Binning and Schmidt，2010）。
  - 图 22.2 显示一例脊髓压迫症状的患者。矢状位（图 22.2A）和轴位（图 22.2B）T2 加权 MRI 显示正中椎间盘突出，伴有严重脊髓压迫。需要从腹侧入路进行安全减压。
  - 图 22.3 T2 加权 MRI 提示急性软性椎间盘突出导致脊髓明显受压。
- CT 相比 MRI 能够更好地显示骨性结构细节和钙化椎间盘。
  - 图 22.4 比较了钙化旁中央椎间盘突出导致胸椎神经根疾病的 T1 加权 MRI（图 22.4A）以及 CT 扫描（图 22.4B），CT 可以更好地显示钙化细节。
  - 图 22-5 中 CT（图 22.5A）和矢状面重建（图 22.5B）很好地显示了一例较大的旁中央钙化突出椎间盘伴进行性进展的脊髓压迫症状。
- 高质量的腰椎和胸椎平片重叠显示胸腰交界段对于辨认节段非常重要，尤其是伴有胸椎变异的患者（例如 13 个胸椎）。

治疗选择

- 经胸腔入路切除中央椎间盘突出（图 22.6A）
- 后外侧入路切除侧方钙化椎间盘或中央软性椎间盘突出：经椎弓根或经关节突（椎弓根保留）入路（图 22.6B）
- 其他治疗腹侧椎间盘突出的方式包括侧方经胸膜外入路和经肋横突切除入路（Bohlman and Zdeblick，1988）（图 22.6C）。

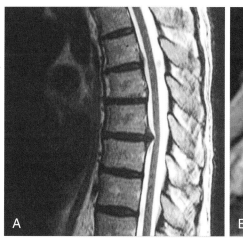
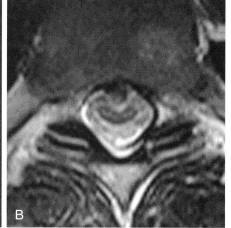

图 22.2 A、B

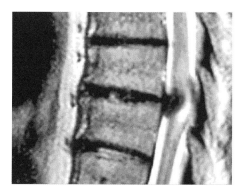

图 22.3

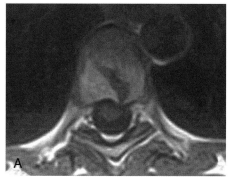
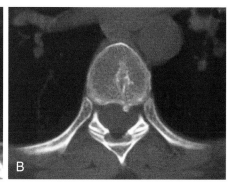

图 22.4 A、B

解剖要点

- 对于体型较小的患者使用折叠床，可以通过侧卧位增加肋间隙。
- 患者体位与手术间结构相平行。
- 切口前透视确认可获得相应节段的完整影像。
- 很多放射科医生使用颈椎来定位胸椎的节段，这可能会导致节段错误，因为术中一般使用腰椎、胸腰段和肋骨来确定手术节段。因此作者建议术前完善高质量的腰椎平片和 MRI，并明确胸腰段以及胸椎相关解剖特征（骨赘、椎间隙塌陷、短肋等）。
- 如需要行融合手术的话，准备同侧髂嵴。
- 确保手术台能够向前倾斜，从而帮助牵开肺组织。
- 使用 Trendelenburg 体位协助止血。
- 显示器位置不好可能会影响手术视野和手术速度。
- 如果既往有胸部手术史，强烈建议从对侧胸腔入路避免粘连和瘢痕。
- 真空沙袋、术中显示器的电线和床的附件都有可能影响术中高质量的影像。

手术解剖

- 神经血管束走行于肋骨下表面。头端节段的肋骨头更偏于头侧，即更靠近椎间隙。T10 以上水平，可能需完整切除肋骨头来暴露椎间隙（Johnson et al., 2000; Moro et al., 2004）。
- 对于 T7-T8 椎间盘切除，需切除 T8 肋骨头。
- 椎间隙位于椎弓根头侧。
- Adamkiewicz 动脉通常位于左侧，在 T9 和 L3 之间。
- 节段动脉位于椎体的中段，对于椎间盘切除术来说，可以将其牵开或者电凝。
- 如果手术入口低于 T7，有损伤膈肌的风险。

体位

- 预防性使用覆盖革兰氏阳性菌的抗生素。
- 合适的外科团队、麻醉师和监护设备非常重要。
- 使用弹力袜和间隙式通气加压泵。
- 双腔气管插管用于单肺通气。

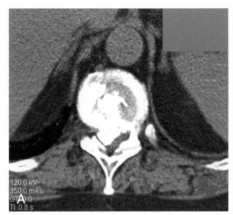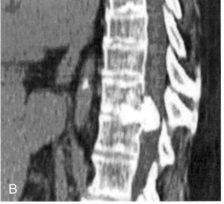

图 22.5 A、B

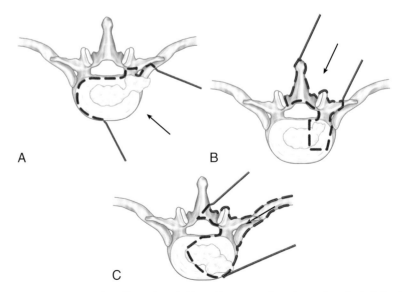

图 22.6 A. 经胸腔入路通往胸椎间盘的通道。B. 经椎弓根入路通往胸椎间盘的通道。C. 侧方经胸膜外入路通往胸椎间盘的通道

- 患者侧卧位，通气侧在下方（图 22.7），手臂通过飞机型于架支撑暴露胸壁。
- 保护所有骨性突起和表浅神经（例如腓神经和尺神经）。
- 做好开胸准备；也要做好一期后路手术的准备。
- 术者和助手站在患者的腹侧。二助站在患者背侧，做好需要使用额外器械的准备（图 22.8）。
- 显示器放在患者的双侧，术者、助手和手术护士都能直接面对显示器。

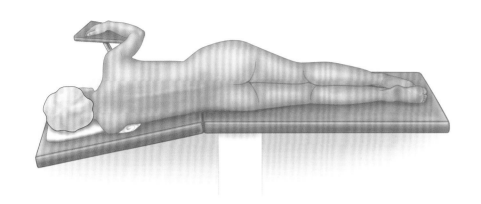

图 22.7

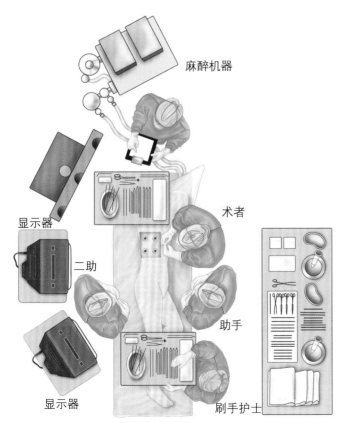

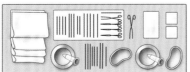

图 22.8

体位争议

- 过左侧卧位还是右侧卧位见前述。
- 左侧主动脉较厚、较有弹性，相比右侧的奇静脉系统更不容易损伤，但在低位胸椎手术时，肝可能影响右侧的暴露。

体位设备

- 标准带有腰桥的透 X 线床；必要时可以折弯手术床打开椎间隙。
- 手术床连接的柱子能够协助侧卧位摆放，必要时可以使用枕头、皮带、胶带等。

胸腔镜设备

- 15 mm 软工作套筒
- 传统 5 mm 或 10 mm 镜头带有 0°、30° 或 45° 角（图 22.9A）；带角度内镜可以减少胸腔内的盲区（30° 镜最理想）
- 标准光源、照相机附件和显示器
- 带有长杆（25 cm）的气钻和用于旋转的枪柄（图 22.9B）
- 粗头钻石头或者大的圆形磨头（5 mm）（图 22.9C）
- 长柄 Kerrison 咬骨钳、Cobb 骨膜剥离子、髓核钳和刮匙（图 22.9D）
- 胸腔镜棉球棍
- 解剖刀片
- 长柄 Fraser 吸引器
- 内镜下扇形拉钩用于牵引肺组织

体位提示

- 小心牵开肺组织暴露脊柱
- 入口不在病变中心可能会导致减压不充分
- 入口低于 T7 可能会损伤膈肌

Trocar 设备用来穿透肌肉丰富的腹壁（图 22.10）。

软通道口更不容易导致胸神经炎，但硬通道口不容易塌陷，使用器械更方便。

- 椎间隙和近端肋骨头位于同一水平时有助于术者定位。
- 神经孔外覆盖有硬膜外脂肪可以帮助辨认神经根的近端。
- 为保证合适的手术节段，将金属器械置于椎间隙后透视，并和术前的平片及 MRI 相对比。

可以将斯氏针置于椎间隙用于术中定位，但如果插错节段可能会损伤正常椎间盘。

入路 / 显露

- 通常需要 3~4 个入口用于内镜、拉钩、吸引器和冲洗装置行椎间盘切除术。
- 切口中心位于肋间，沿肋骨上缘钝性分离（图 22.10）。
- 主要工作通道应该置于腋后线，垂直于病灶部位（图 22.11A、B）。但第一个通道要高于第 6 或第 7 肋避免损伤膈肌。直视下插入其他通道。
- 沿腋前线放置 2~3 个副通道，位于主通道的头端和尾端从而在胸腔内形成三角形（见图 22.11）。
- 垂直通道用来插入磨钻和咬骨钳，但每个通道都可以插入不同器械从而确保手术安全进行。

手术操作

步骤 1

- 一旦植入套管后，使用扇形拉钩向前牵拉肺组织，沿肋骨追溯到脊柱方向来定位椎间隙。
- 将金属器械放置到椎间隙进行透视或行胸椎正位像来确认合适的节段（图 22.12A、B）。
- 可牵开或者电凝节段血管，这取决于骨性减压的范围。
- 沿肋骨头和椎间隙使用解剖刀广泛剥离壁层胸膜（图 22.13A、B）。
- 使用气钻移除近端 2 cm 肋骨，暴露椎弓根侧壁和神经根孔（图 22.14）。
- 磨除椎弓根以暴露硬膜。

步骤 2

- 继续移除椎弓根，暴露神经根孔和硬膜外脂肪，触摸椎体后方边缘，磨除上下终板（图 22.15）。

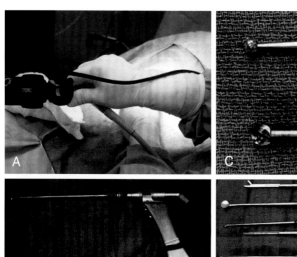

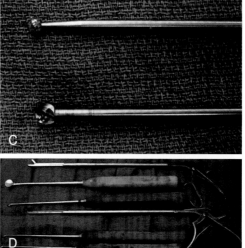

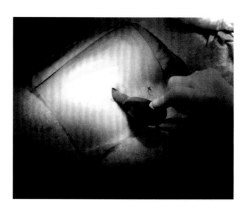

图 22.9 A~D

图 22.10

- 从椎体后缘磨除 1/3 椎体，保留后方皮质骨壳以保护腹侧的脊髓。
- 保留椎体前 2/3 的完整性。
- 根据突出椎间盘的大小和方向确定头侧和尾侧的减压范围。

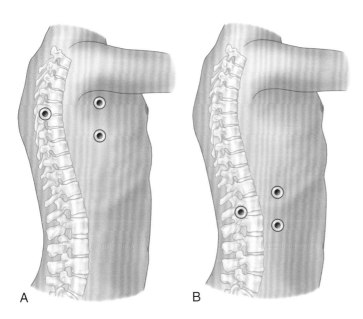

图 22.11　A、B

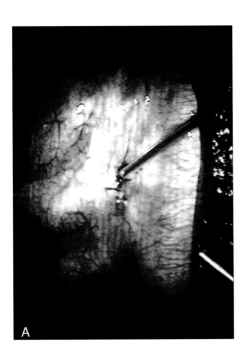
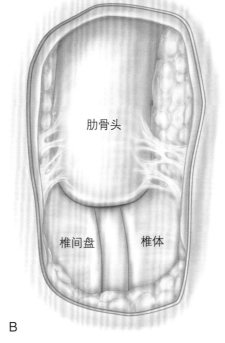

图 22.12　A、B

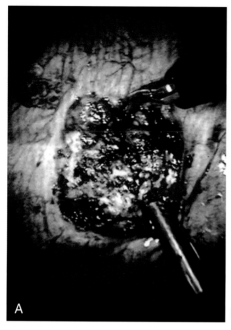 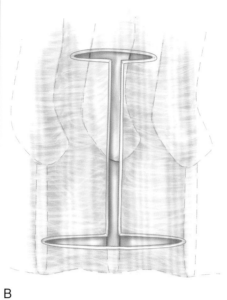 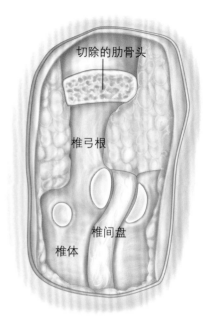

图 22.13   A、B

图 22.14

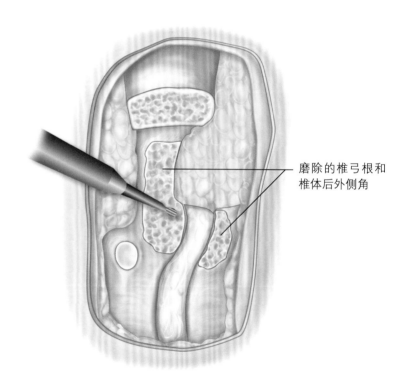

图 22.15

- 可以用筋膜瓣或者 6-0 Prolene 线直接修补脑脊液漏
- 如果脑脊液漏无法修补，应当放置腰大池引流来分流脑脊液。放置胸腔闭式引流

持续的脑脊液漏可能会进展成脑脊液胸膜瘘

步骤 3

- 根据突出椎间盘大小，磨穿通道到达对侧椎弓根。
- 正位片上确认磨钻位置。
- 磨切完成后，椎管只剩下皮质壳，可是使用小的刮匙或者 Kerrison 咬骨钳移除。

- 切除椎间盘未突出部分以及椎体间部分。
- 使用钝性探针或神经拉钩劈开后纵韧带，然后用 Kerrison 咬骨钳咬除韧带。
- 将剩下突出部分的椎间盘拉到到骨性减压后的空隙区内（图 22.16A、B）。
- 对于钙化的椎间盘可以先用磨钻打薄，然后打碎并拉到减压区内。这样的话能够在不影响脊髓的前提下充分减压（图 22.17A、B）。

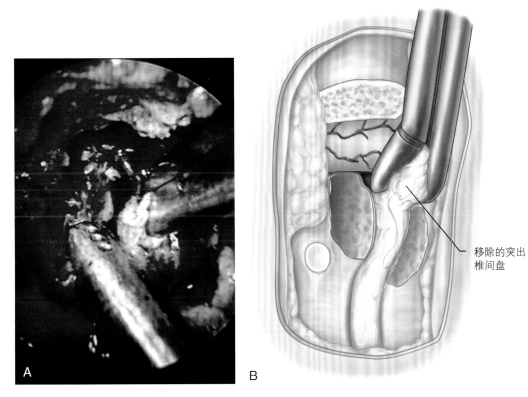

移除的突出椎间盘

图 22.16　A、B

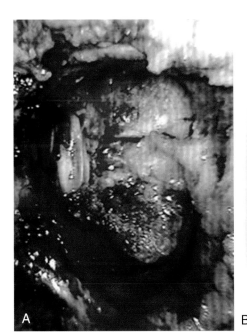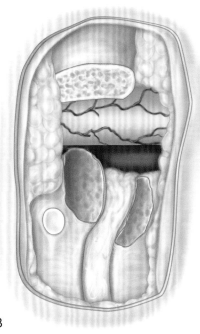

图 22.17　A、B

步骤 4 争议

广泛减压可能会增加脊柱的不稳定，并可能会导致潜在的轴性背痛和功能障碍。特定患者可能在减压后需行融合手术（Anand and Regan, 2002）。按照 Broc 等（1997）的尸体研究，胸腔镜下椎间盘切除会轻微增加不稳定，但不会影响到整体的稳定性。

术后处理要点

术后积极进行肺部清洁。

术后处理提示

可能出现气胸，离开手术室之前一定要确认胸片。

步骤 4

- 经一个通道或者单独切口放置胸管，经皮下组织隧道内镜下引导至胸腔顶。
- 20 cm H₂O 负压吸引，肺充气复张。
- 拔管后拍摄胸片确保肺充分膨胀。
- 使用 2-0 Vicryl 缝合筋膜，3-0 Vicryl 皮下间断闭合伤口，使用无菌敷贴覆盖手术切口。

术后处理

- 引流小于 100 ml/d 时移除胸管，通常在术后第 2 天即可移除。
- 术后第 1 天患者可以下地活动。
- 口服镇痛药一般足以控制疼痛。

预后

- 有严重脊髓变性或严重神经功能损害的患者术后症状不再进展或者轻度改善（Anand and Regan, 2002; Johnson et al., 2000; Oskouian and Johnson, 2005）。
- 轻度脊髓损害的患者改善更加明显（Johnson et al., 2000; Oskouian and Johnson, 2005）。图 22.18A 显示一例急性腹侧椎间盘脱出导致脊髓压迫患者的术前 T2 加权 MRI，图 22.18B 为减压术后的 T1 加权像，患者症状完全缓解。注意骨性减压范围应十分充分，才能在避免扰动脊髓的前提下去除突出椎间盘。
- 与治疗机械性腰背痛效果相比，胸腔镜下椎间盘切除术治疗轴性背痛和肋间神经痛的效果更好（Anand and Regan, 2002; Rosenthal and Dickman, 1998）。
- 最近研究提示神经根痛和脊髓压迫症状的缓解率可达到 79%，恶化率为 1.2%（Elhadi et al., 2015）。

并发症及预防

- 肋间神经痛
  - 最常见并发症
  - 通常由于硬质套管口导致
  - 大多数能够缓解（Le Huec et al., 2002）

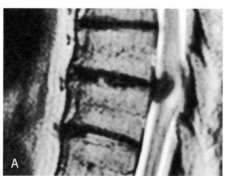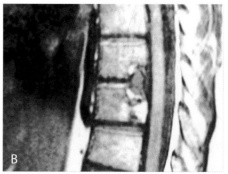

图 22.18　A、B

- 肺不张
  - 单肺通气后常见
  - 术后积极肺部清洁能够降低肺不张带来的并发症
  - 学习曲线早期，手术过程中可以考虑每一小时肺复张 5 分钟（Rosenthal and Dickman, 1998）。
- 肺炎：与开胸手术相比，胸腔镜手术更为少见（Rosenthal and Dickman, 1998）
- 椎间盘碎片残留
  - 确保术前通过影像学充分定位碎片位置，排除碎片有无移向头端或尾端
- 使用小角度刮匙探查椎体后方
- 神经损伤或截瘫
  - 可能由残留椎间盘碎片引起
  - 可能与在脊髓上操作有关
- 在将突出椎间盘压向减压区域之前确保充分的骨性减压。
- 硬膜撕裂
  - 硬膜可能粘连在椎间盘碎片上。
  - 由于胸腔负压，因此最初的修复或修补非常重要。
  - 如果持续脑脊液漏，放置腰大池引流并保留胸腔闭式引流。
  - 膈动脉损伤导致的急性膈下血肿（Barbagallo et al., 2013）。
- 减压时使用骨腊等方法认真止血，可避免胸腔的持续引流。

循证文献

Anand N, Regan JJ. Video-assisted thoracoscopic surgery for thoracic disc disease: classification and outcome study of 100 consecutive cases with a 2-year minimum follow-up. Spine. 2002; 27: 871-879.
该研究提供了胸椎间盘突出症减压的 B 级证据，前瞻性研究了 100 例接受胸腔镜下椎间盘切除患者的安全性、临床效果，尤其是患有脊髓压迫的患者（2 级证据）。

Barbagallo GM, Piccini M, Gasbarrini A, Milone P, Albanese V. Subphrenic hematoma after thoracoscopic discectomy: description of a very rare adverse event and review of the literature on complications. Case report. J Neurosurg Spine. 2013; 19: 436-444.

Binning MJ, Schmidt MH. Percutaneous placement of radiopaque markers at the pedicle of interest for preoperative localization of thoracic spine level. Spine. 2010; 35: 1821-1825.
该研究提供了胸椎病变定位方法的 B 级证据。14 例患者接受胸腔镜下椎间盘切除术，定位方法使用术前 CT 引导下置入椎弓根的标记物。

Bohlman HH, Zdeblick TA. Anterior excision of herniated thoracic discs. J Bone Joint Surg Am. 1988; 70: 1038-1047.
该研究提供了经肋横突入路或者经胸入路切除椎间盘的 B 级证据，研究回顾性纳入 22 例患者。

Broc GG, Crawford NR, Sonntag VKH, Dickman CA. Biomechanical effects of transthoracic microdiscectomy. Spine. 1997; 22: 605-612.
该研究建议胸椎椎间盘切除术后不需要融合的 B 级证据。该尸体学研究显示胸腔镜或者显微镜下椎间盘切除术并不会导致胸椎活动失稳，但会轻微增加活动度。

Di Chiro G, Fried LC, Doppman JL. Experimental spinal cord angiography. Br J

Radiol. 1970; 43: 19-30.

　　该研究根据血供选择右侧入路进行胸腰段手术，证据等级为 B 级。这是一项关于脊髓血供的解剖学研究。

Elhadi AM, Zaidi HA, Almefty KK, Preul MC, Thodore N, Dickman CA. Surgical efficacy of minimally invasive thoracic discectomy. J Clin Neurosci. 2015; 22: 1708-1713.

Holly LT, Bloch O, Obasi C, Johnson JP. Frameless stereotaxy for anterior spinal procedures. J Neurosurg Spine. 2001; 95: 196-201.

　　该研究建议在脊柱手术中使用立体导航，增加内固定和前路减压的精确性，证据等级为 B。

Johnson JP, Filler AG, McBride DQ. Endoscopic thoracic discectomy. Neurosurg Focus. 2000; 9: e11.

　　该研究推荐使用胸腔镜入路行椎间盘切除术，证据等级为 B。是关于 36 例接受胸腔镜下椎间盘切除术和 8 例开放经胸入路的前瞻性研究。

Le Huec JC, Lesprite E, Touagliaro F, et al. Complications of thoracoscopic spinal surgery: analysis of a series of patients. J Bone Joint Surg Br. 2002; 84: 44.

　　该研究对比内镜下和切开经胸手术治疗椎间盘突出、肿瘤或骨折，证据等级为 B。

Moro T, Kikuchi S, Konno S. Necessity of rib head resection for anterior discectomy in the thoracic spine. Spine. 2004; 29: 1703-1705.

　　该研究建议 T9 及以上节段行肋骨头切除术（尸体研究），证据等级为 B。

Oskouian RJ, Johnson JP. Endoscopic thoracic microdiscectomy. J Neurosurg Spine. 2005; 99: 459-464.

　　该研究建议使用胸腔镜技术切除胸椎间盘突出，前瞻性随访 46 例接受胸腔镜下椎间盘切除术的患者。

Rosenthal D, Dickman CA. Thoracoscopic microsurgical excision of herniated thoracic discs. J Neurosurg. 1998; 89: 224-235.

　　该研究比较了胸腔镜下椎间盘切除术对比开放经胸手术的安全性和结果。其中胸腔镜组 36 例患者，开胸组 18 例患者。

（Stepan Kasimian, J. Patrick Johnson　著　蒋继乐　译）

第23章

VEPTR 胸廓开放楔形截骨术治疗先天性脊柱畸形

适应证

- 存在胸廓功能不全综合征，即胸廓不能维持正常的呼吸和肺的生长。
- 骨骼未成熟患者。
- 单侧结构性胸廓综合征，包括并肋和侧凸。

术前检查 / 影像学

- 在检查时，伴有并肋和侧凸导致的胸廓功能不全综合征患者的胸廓非常僵硬。这可通过"拇指偏移试验"来评估：将双手围绕胸廓，拇指位于后背，吸气时，观察拇指移动的距离。正常儿童拇指侧方移动大于 1 cm，但伴有并肋的患者并肋侧不会正常移动（图 23.1 ）。
- 先天性脊柱侧凸伴并肋的 7 个月大男婴的前后位片（图 23.2A ）。
- 侧位片（图 23.2B ）。
- 胸部及脊柱 CT 平扫，层厚 5 mm，可确定脊柱及胸廓的先天解剖异常（图 23.2C ）。

手术解剖

- 入路采用改良开胸切口，向中线反折椎旁肌。
- 确定中斜角肌和后斜角肌的共同止点，臂丛神经和动脉血管紧贴其前方。肋骨环附着的"安全区"位于以上肌肉及神经血管束的后侧 / 尾侧（图 23.3 ）。
- 确定并肋的中部为截骨区域。

适应证提示

- 胸椎高度大于 22 cm 的 10 岁以上患者已经有了足够的胸部高度，应行脊柱融合术而不是垂直可扩张人工钛　肋（ vertical expandable prosthetic titanium rib, VEPTR ）及胸廓成形术
- 6 个月以下的患儿一般不采用 VEPTR，因为植入物对于这个年龄段的患者过于庞大。

适应证争议

- 对于骨骼成熟的患者一般不推荐 VEPTR 治疗，因为肺组织在这年龄段已经不再发育。
- 严重的合并症例如心脏病等，可能导致多次手术，是 VEPTR 的相对禁忌证。
- 肋骨储备不足或近端缺乏 VEPTR 所锚定的肋骨也是禁忌证。
- 在植入物区域较差的软组织覆盖是 VEPTR 术后皮肤破溃及感染的危险因素。

治疗选择

- 当畸形严重并压迫凹侧肺脏时，建议早期干预。融合的胸壁应进行开放楔形胸廓成形并使用一个肋骨对肋骨的 VEPTR 稳定。7 个月的患者椎管太小无法容纳混合的 VEPTR（ 肋骨对脊柱 ）的椎板钩，但肋骨对肋骨的 VEPTR 将会撑起大部分侧凸并促进凹侧肺发育。
- 在 18 个月时，下方的肋骨环换成混合的 VEPTR 延伸至腰椎，一方面保持凹侧半侧胸廓的扩张，另一方面控制延伸至腰椎的侧凸。

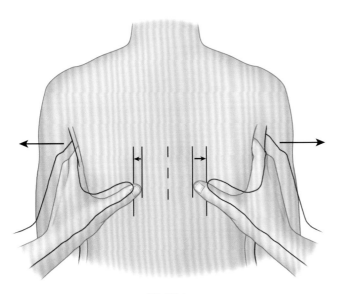

图 23.1

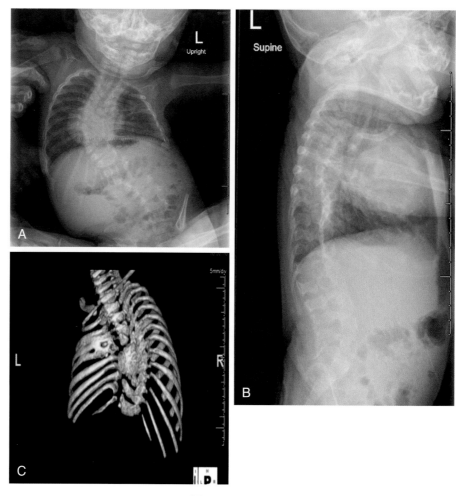

图 23.2　A ~ C

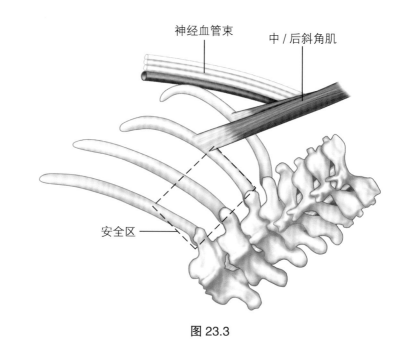

图 23.3

体位要点

- 放置一条布单在臀部，使用 2 英寸宽的织布胶带将其粘贴在手术床两侧以固定患者。
- 上臂外展小于 90° 以避免臂丛神经牵拉。

体位提示

- 当有肩关节挛缩时，确定摆放好体位时关节可以被动活动。否则需要重新调整体位直至关节可以被动活动。
- 不要使用豆袋，以防止广泛暴露后身体下沉。

体位争议

如果俯卧位不可行，可采用侧卧位，将腋卷置于腋下。为最大程度暴露脊柱，可将患者躯干倾斜 10° ~ 15°。

体位

- 患者采用俯卧位，放置于长型胸垫上。泡沫垫垫于肘关节和膝关节下方，踝关节处放置另一个垫卷（图 23.4）。

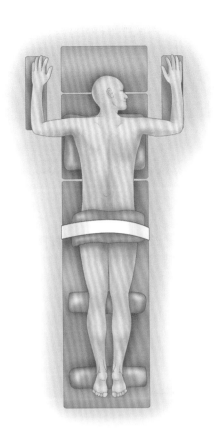

图 23.4

入路 / 显露

- 采用改良弧形开胸切口，从肩胛骨内缘和脊柱的中点向外下方弧形延伸至第 9 和第 10 肋（图 23.5）。
- 在完全暴露胸廓后，使用电刀将椎旁肌向中线反折至横突尖部。

手术操作

步骤 1

- 使用电刀在第 3 肋以下肋间肌中暴露 1 或 2 根肋骨，1 cm 宽，以放置肋骨环上部及下部部分。
- Freer 剥离器插入切口下方，从肋骨上剥离开胸膜和骨膜的连接层（图 23.6A）。
- 保护外层骨膜以避免影响肋骨血供。
- VEPTR 的试模将被放入切口的头侧和尾侧来扩张间隙。
- VEPTR 装置的上端肋骨环被植入在凹侧胸腔头端的稳定肋骨上，紧贴于横突尖处（图 23.6B）。

步骤 2：胸廓开放楔形截骨

- 使用 Kerrison 咬骨钳从前侧 / 外侧向背侧 / 中线方向对肋骨融合块横行截骨（图 23.7A）。
- 使用 AO 骨分离器插入胸廓截骨间隙并撑开（图 23.7B）。

入路 / 显露要点

已存在的胸廓畸形的评估包括被并肋挤压的肺、异常的胸肋连接和最佳的肋骨环放置处。

入路 / 显露提示

- 小心暴露切口的尾侧部分，触摸骨性结构或第 12 肋，避免进入腰椎。
- 如果严重的胸弯需暴露横突而避免过度的皮肤牵拉，可将切口偏于中线。

入路 / 显露争议

向前方扩大暴露肩胛带肌和胸廓的薄层组织至前方肋软骨关节，胸廓开放楔形截骨可以在腋前线开始。

步骤 1 要点

- 最头侧肋骨环可能放置于第 2 肋，再向头侧放置会增加臂丛神经损伤风险。
- 两根肋骨可以被可伸缩的肋骨环环抱以增加稳定性。

步骤 1 提示

- 不要太偏于侧方放置肋骨环，这样可能会造成侧方移位和肋骨急性骨折。
- 肋骨环植入后，轻柔地给予撑开的负荷以确定附着点有足够的强度。如果不确定，可将肋骨环包容尾侧更多的肋骨。

步骤 1 器械 / 植入物

- 肋骨环帽由肋间肌间隙上方插入，朝向侧方，后旋转至下方。
- 像上行椎板钩一样插入肋骨环，并轻轻旋转肋骨环帽。
- 肋骨环帽与肋骨环对接并使用撑开锁锁定。

步骤 1 争议

肋骨环钳夹肋骨不要过紧，否则会影响肋骨血运并造成骨折。使用一个足够长的肋骨环帽松弛地附着在肋骨上。

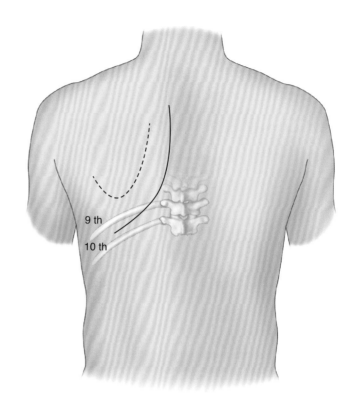

图 23.5

步骤 2 要点

- 4 号 Penfield 放置于截骨线的下方以在截骨时保护肺组织。
- 如果在肋骨骨板中间的上方或下方有一条纤维条带，它可被用作胸廓开放楔形截骨的劈开点，而无须在融合块中进行截骨。

步骤 2 提示

胸廓截骨间隙的过度用力撑开将会造成近端肋骨骨折。

步骤 2 器械 / 植入物

VEPTR 装置肋骨牵开器被插入胸廓截骨间隙撑开以增加半侧胸廓高度（图 23.7C）。

步骤 2 争议

如果在胸廓截骨间隙后侧有坚硬的骨组织沿中线从横突尖向下方延伸至脊柱，使用咬骨钳直视下将其切除，使用弧形刮匙小心地将最后游离的骨块取出以避免对椎管的侵扰。

- 当牵开时，倾斜的头侧融合肋变成水平方向，提示矫正已经足够。
- 胸廓截骨后胸膜将暴露，小心使用 Kidner 从胸廓上向头尾侧剥离胸膜，经常有很小的撕裂。

步骤 3：肋骨对肋骨 VEPTR 植入

- 在胸廓楔形截骨后，使用肋骨牵开器撑开凹侧半侧胸廓，测量 VEPTR 尺寸。
- 首先下方 VEPTR 肋骨环位置被选定，经常是第 8、第 9 或第 10 肋，处理方法类似于上方肋骨环。
- 一旦植入完成，牵开锁从头侧锁住肋骨袖，然后使用 VEPTR 工具撑开，一般 0.5 cm，而后尾侧插入牵开锁。
- 图 23.8 示一个肋骨对肋骨的 VEPTR 被植入胸廓开放楔形截骨后的 7 个月男婴中。

步骤 3 要点

- 如果骨质较差，可选取两根肋骨环抱。
- 肋骨袖大小的选择基于上方肋骨环底部至下方肋骨环的距离。

步骤 3 提示

- 如果肋骨袖选择过长，其将会被推向外侧而减少矫正。正确的长度应该是稳定而刚好贴敷于横突。
- 确保两端切口软组织皮肤 / 肌肉瓣的延展性，减少皮肤破溃。

步骤 3 器械 / 植入物

- 与下方抱环匹配的已测量好的肋骨袖，先安装头端已经植入的肋骨环，然后再插入下端的肋骨环。
- 下端的肋骨环帽与肋骨环对接，并使用肋骨环帽锁定器锁定。

步骤 4：混合 VEPTR 的植入，肋骨对脊柱

- 上方肋骨环的插入同肋骨对肋骨的 VEPTR。
- 选取 L2-L3 水平中线旁 1 cm 纵向切口以可进行重叠缝合从而减少皮肤破溃风险。
- 使用 Cobb 剥离器向侧方剥离骨膜 / 椎旁肌层。
- 小心切除黄韧带。
- 而后插入闭合低切迹 VEPTR 椎板钩。
- 在植入前，VEPTR 混合肋骨袖和腰椎延伸器被牵开锁锁定，为了最后撑开，下方的棒被剪成比至下方的钩的距离长 2 cm。
- 如果使用 VEPTR II，插入肋骨环头端的棒被剪成 2 cm 长。

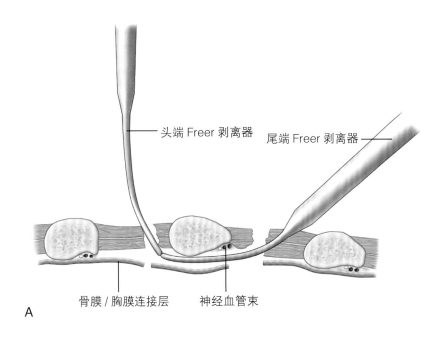

头端 Freer 剥离器　　　尾端 Freer 剥离器

骨膜 / 胸膜连接层　　神经血管束

A

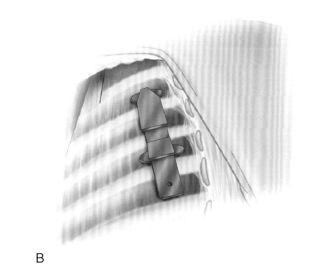

B

图 23.6

- 借助胸管将装配好的混合 VEPTR 沿皮下由头侧向尾侧插入。
- 连接头侧肋骨袖,撑开临时附着于棒的 C 形环和骨钩使装置增加张力(图 23.9)。
- 18 个月男童,在插入肋骨对肋骨 VEPTR 和胸廓开放楔形截骨后。注意尾侧侧凸进展(图 23.10A)。
- 肋骨对肋骨的 VEPTR 被混合的肋骨对脊柱的 VEPTR 取代,以增加对侧凸的控制(图 23.10B)。
- 额外的肋骨对肋骨的 VEPTR 装置可以被增加于腋后线处,平行于中部的装置,分散应力并提供胸廓开放楔形截骨的稳定性。

步骤 5:混合 VEPTR 植入,肋骨对骨盆

- 当腰椎存在较大侧凸时,混合 VEPTR 需要跨越整个弯曲,使用 S 钩锚定于骨盆是必需的。骨盆倾斜同样也是适应证。

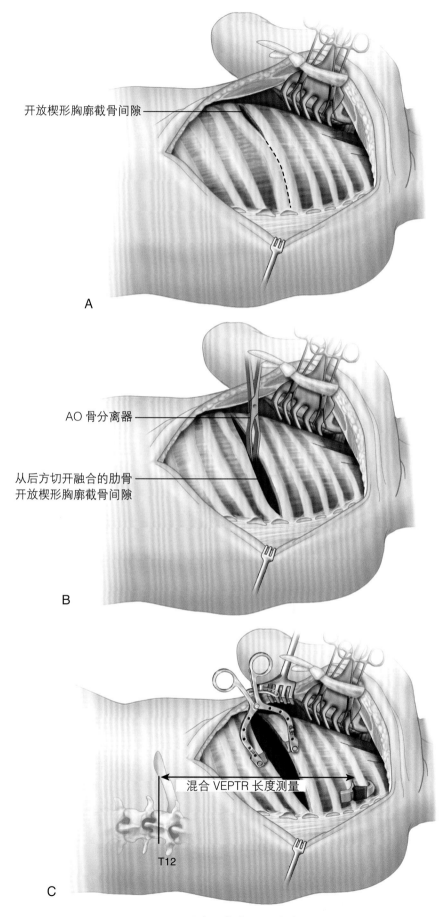

开放楔形胸廓截骨间隙

A

AO 骨分离器

从后方切开融合的肋骨
开放楔形胸廓截骨间隙

B

混合 VEPTR 长度测量

T12

C

图 23.7　A ~ C 垂直可扩张人工钛肋（VEPTR）

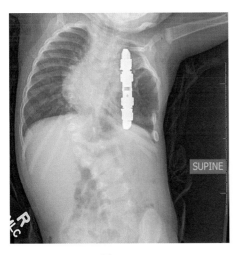

图 23.8

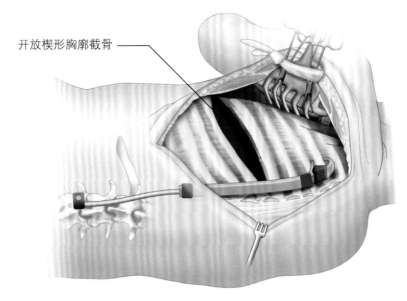

开放楔形胸廓截骨

图 23.9

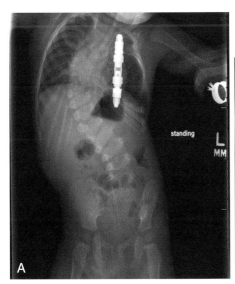

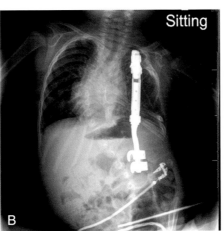

图 23.10　A、B

- 在髂棘上方中部最高点处做一 3 cm 的纵向切口。
- 使用电刀在髂棘上方腰背筋膜处做 1cm 的横行切口（图 23.11A）。
- 将 Crigo 牵开器插入切口，向下方沿髂骨皮质中部前方扩开软组织通道以安放钩（图 23.11B）。
- 使用电刀松解髂骨外展肌，使用 Cobb 向下方剥离肌肉，以形成一个"口袋"放置钩。
- 将带有回环式的钩插入髂骨中部，近端向中线侧。
- 连接 5 mm/6 mm 的多米诺连接器。
- 使用胸管将混合 VEPTR 引导至下端切口并穿过多米诺连接器，然后连接头侧肋骨环。采用与肋骨对脊柱相同的方式将装置撑开以获得张力（图 23.11C）。如果有足够空间，可以增加第二个肋骨对肋骨 VEPTR（图 23.11D）。
- 图 23.12 示一个 3 岁男童使用双侧肋骨对骨盆 VEPTR 来控制复杂的先天性侧凸。

步骤 5 要点

- 当胸廓重建和 VEPTR 装置安装完成后，游离肌肉和皮瓣以增加扩张胸腔的软组织覆盖。
- 当患者有 4cm 以上巨大胸膜缺损时，使用 Surgisis®（Cook Medical）或 Vicryl mesh 进行修复。
- 使用两个 Jackson Pratt 皮下引流，前侧使用 7 号，后侧使用 10 号。
- 皮下置管给药可减少术后疼痛。

步骤 5 提示

小心在髂骨翼中心处放置 S 形钩，如安放偏于后侧可能导致向后方移位。

步骤 5 争议

- 如果仅部分胸膜撕裂，很少情况需要放置胸引管。使用生理盐水浸肺，做 Valsalva 运动时发现脏层胸膜撕裂并明显气体漏出，需要放置胸引管。
- 如果 Dunn-McCarthy 钩偏移至髂骨翼下方并引起症状，暴露并重新将其置于上方预制好髂骨的位置（图 23.13）。

步骤 6 要点

- 静脉给予预防性抗生素并维持 24 小时。
- 当在中部使用混合装置时，头侧连接肋骨、尾侧连接腰椎，撑开直至获得较大的张力，然后在这个新的长度上使用牵开锁将装置锁定。
- 邻近的肋骨对肋骨装置撑开大约一半的长度，然后使用牵开锁锁定在这个新的长度上。
- 没有必要放置引流。

步骤 6 提示

不建议当日出院。因为大部分 VEPTR 患者有明显的肺部疾病，建议留观一晚，观察有无呼吸道痰液梗阻等问题。

步骤 6 争议

脊髓监测应该在撑开操作和更换操作中使用。但一些医生认为在撑开操作中不会出现神经监测异常事件。

- 手术室中要拍摄正侧位片，来检查装置的位置、气管内插管的位置、对肺可用空间和侧凸的矫正、有无气胸等。
- 胸腔应尽可能在各个层面上平衡，使凹侧肺容积增加至 100%，在影像上双侧胸腔对称。
- 如麻醉平稳，患者可在手术室拔除气管插管，或延迟 24 ~ 72 小时拔除气管插管。

步骤 6：VEPTR 撑开操作

- 为了适应患者的生长，每年在全身麻醉下撑开 2 ~ 3 次。
- 每个独立的装置需要 3cm 的切口，小心精细地处理软组织以保留装置表面较厚的肌肉瓣，减少皮肤破溃的风险。
- 在胸廓截骨切口暴露撑开锁，Freer 剥离器在头端装置的顶部插入，并剥离肌肉。
- 使用电刀沿 Freer 剥离的软组织通道松解装置两端的深部肌肉，使得在切口边缘成形可移动的肌肉瓣。
- 尾侧采用相同入路。
- 皮肤切口平行于装置，用电刀沿肋骨袖牵开锁侧方切开肌肉，并松解装置上方的肌肉瓣。
- 使用 Freer 剥离器剥离全层厚度的肌肉瓣，牵开锁被移除，使用撑开器撑开，并安放新的牵开锁（图 23.14）。
- 无张力闭合可移动的肌肉瓣，使用可吸收线缝合伤口。
- 可使用伤口免缝合贴。

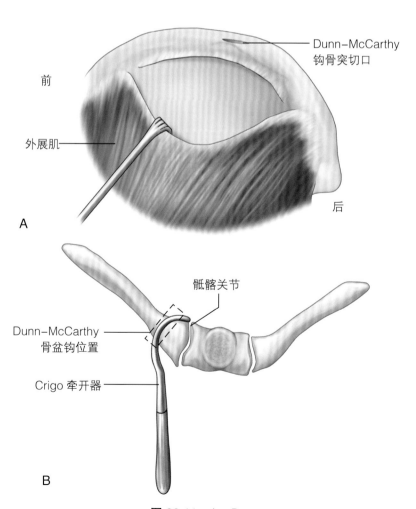

图 23.11　A ~ D

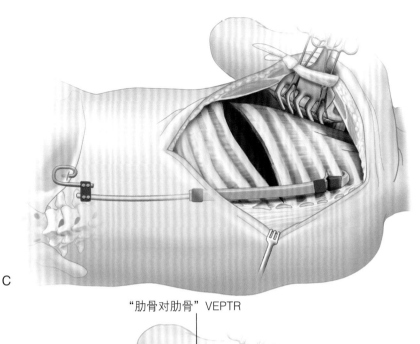

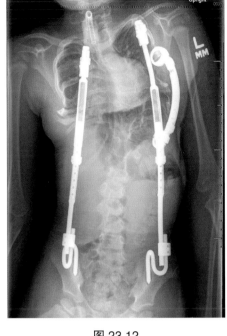

图 23.12

"肋骨对肋骨" VEPTR

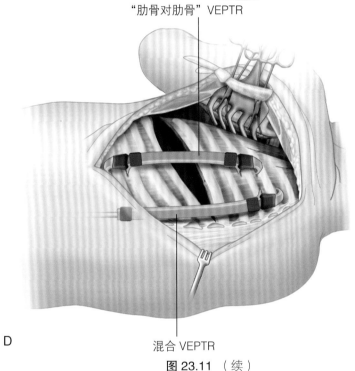

混合 VEPTR

图 23.11 （续）

步骤 7：VEPTR 更换操作

- 一旦撑开至极限，将更换中心肋骨袖部分和下方肋骨环以继续撑开治疗。
- 仅需有限的切口：一个中央切口在装置的撑开点，一个在上端肋骨环的小切口，第三个切口如果是混合装置在腰椎的骨钩处，如是肋骨对肋骨则在下端的肋骨环处。
- 对于混合装置，肋骨袖在骨钩处和上方肋骨环处解锁，从头端切口滑出移除。然后滑入更换一个更长的肋骨袖。
- 肋骨对肋骨装置更换方法类似，只是新的下方肋骨环必须被置入以前的下方肋骨环位置。

步骤 7 要点

- 需预防性使用静脉抗生素并维持 3 天或直至所有引流拔除。
- 可选用引流和皮下置管镇痛。
- 出院前拍摄负重位前后位和侧位片。

步骤 7 提示

不要尝试替换一个大的肋骨对肋骨的 VEPTR。最好使用小号的肋骨袖 / 下方肋骨环以使得上方肋骨环有良好的软组织覆盖。

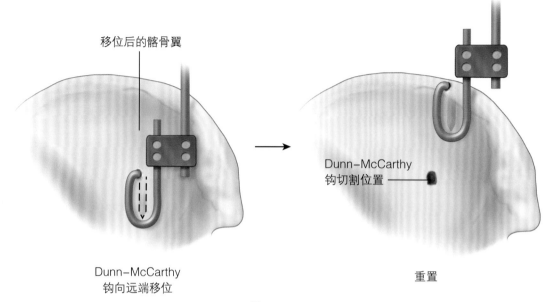

移位后的髂骨翼

Dunn–McCarthy
钩切割位置

Dunn–McCarthy
钩向远端移位

重置

图 23.13

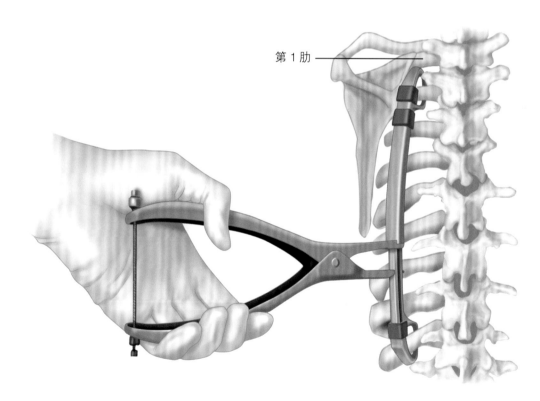

第 1 肋

图 23.14

这个操作比撑开操作更复杂并给患者
带来不适，一般术后康复观察 2~3 天。

- 新的装置锁定后撑开，同撑开操作。
- 无张力闭合可移动的肌肉瓣，使用可吸收线缝合伤口。
- 可使用伤口免缝合贴。

术后处理及预后

- 可静脉使用吗啡，术后 5 天可替换为口服止痛药。
- 皮下置管镇痛也被应用，术后 48 小时移除。
- 术后建议卧床 24 小时，皮瓣的轻度压迫有利于减少出血。
- 儿童 ICU 停留很少超过 1 ~ 2 天，除非有肺部并发症。
- 患者术后 3 天被动活动。
- 平均住院 7 ~ 10 天。

循证文献

Campbell RM, Adcox B, Smith, et al. The effect of mid-thoracic VEPTR opening wedge thoracostomy on cervical-thoracic congenital scoliosis. Spine. 2007; 32: 2171-2177.

这是一项 VEPTR 手术治疗先天性脊柱侧凸、胸廓功能不全综合征和颈椎倾斜的前瞻性临床研究，结果显示术后肺可利用空间、头部与躯干的失代偿均有改善。指出其可以稳定颈椎，并有 1 例患者可成功脱氧。

Campbell Jr. RM, Smith MD, Hell-Vocke AK. Expansion thoracoplasty: The surgical technique of opening-wedge thoracostomy. Surgical technique. J Bone Joint Surg Am. 2004; 86(Suppl 1): 51-64.

回顾性研究了 21 例先天性脊柱侧凸行扩张式胸廓成形患者的胸椎纵向生长情况。其预测正常儿童 5~9 岁间胸椎纵向生长速度为每年 6mm。而在这组可扩张式胸廓成形术后的患者胸椎纵向生长速度为每年 8mm。

Campbell Jr. RM, Smith MD. Thoracic insufficiency syndrome and exotic scoliosis. J Bone Joint Surg. 2007; 89A(Suppl 1): 108-122.

这篇文章描述了"标准"侧凸和"外源性"侧凸畸形的差异。在"外源性"侧凸中，早发性畸形经常与胸腔容量减少性畸形有关，导致胸廓功能不全综合征。

Campbell Jr. RM, Smith MD, Mayes TC, et al. The characteristics of thoracic insufficiency syndrome associated with fused ribs and scoliosis. J Bone Joint Surg Am. 2003; 85-A: 399-408.

在极少的情况下并肋和先天性脊柱侧凸可以引起影响胸廓生长和功能的三维的畸形，其可能会进展为胸廓功能不全综合征。治疗进展性胸廓功能不全综合征，在稳定连枷胸壁缺损和维持生长的前提下，可使肺容量迅速增长而无须进行脊柱融合。

Campbell Jr. RM, Smith MD, Mayes TC, et al. The effect of opening wedge thoracostomy on thoracic insufficiency syndrome associated with fused ribs and congenital scoliosis. J Bone Joint Surg Am. 2003; 85-A: 1615-1624.

这组 27 例先天性脊柱侧凸伴并肋的患者，进行了胸壁撑开器纵向延长的开放楔形胸廓截骨术。结论是这种方法可以直接治疗由并肋和先天性脊柱侧凸引起的半侧胸壁节段性发育不良。这种技术是通过延长和扩张限制性半侧胸壁，促进胸椎和胸廓生长来治疗胸廓功能不全综合征的。

Smith MD, Campbell Jr. RM. Use of a bioabsorbable patch for reconstruction of large thoracic cage defects in growing children. J Pediatric Surgery. 2006; 41: 46-49.

许多肋骨切除后和 VEPTR 撑开后有较大胸壁缺损的患者，需要修补材料覆盖缺损区域。最初使用一种合成材料，但随着时间推移其可能限制生长并需取出。一种非合成的可生物降解的补片被逐渐使用。在这组患者的最新随访中，可生物降解补片没有因任何原因需要取出的，并且不限制胸廓生长。

（Robert M. Campbell 著　肖　斌 译）

- 不要忽略潜在的诊断，牢记特发性脊柱侧凸是一个排除性诊断。
- 要考虑先天性脊柱侧凸可能，需要仔细读片确认没有骨性异常。
- 如果病史或体检不典型，则需要进行颈椎、胸椎、腰椎 MRI 检查。继发于脊髓空洞、小脑下疝、脊髓拴系或骨样骨瘤等的侧凸容易被忽视，经常误诊为特性侧凸。
- 以下情况建议 MRI 检查：
  - 不典型疼痛
  - 存在任何神经症状或体征
  - 10 岁前出现脊柱侧凸（早发性脊柱侧凸）
  - 胸椎后凸＞40°
  - 迅速进展的侧凸
  - 没有旋转的侧凸
- 青少年特发性脊柱侧凸的一个特点就是旋转畸形，表现为背部隆起或在 Adams 前屈体位时不对称。如果在查体或影像学上没有明显的旋转畸形，那么将怀疑是特性侧凸以外的诊断。图 24.2A 显示脊柱侧凸不伴有旋转。图 24.2B 显示患者脊髓空洞，不伴有结构旋转的侧凸（图 24.3）。

- 如果存在一个单主弯，可以进行前路融合而非后路融合。往往单一胸腰段侧凸时可以选择。
- 非融合技术如椎体 U 形钉或椎体拴系也是可选方案，但它们的适应证和长期疗效还不清楚。

适应证

- 胸椎侧凸≥50°。
- 胸腰段或腰椎侧凸≥45°。
- 稍小于上述的弯度，但存在明显的失代偿或外观畸形不可接受。

手术解剖

选择融合范围

- 一般来讲，主弯，也是最大的弯，是要被融合的。图 24.1 为 Lenke 分型。

术前检查 / 影像学

- 物理检查包括详细的神经学检查，肌力、感觉评估，腹壁反射和深部腱反射。
- 评估双肩和髂骨的高度，检查矢状位平衡和记录任何明显的前凸和后凸（图 24.4A）。采用 Adams 前屈试验（图 24.4B）评价旋转畸形是至关重要的。在 Adams 前屈试验中伴有明显旋转的弯更有可能是结构性弯。
- 检查皮肤是否有毛发簇和牛奶咖啡斑，来帮助避免漏诊非特性侧凸，如二分脊髓和神经纤维瘤病。

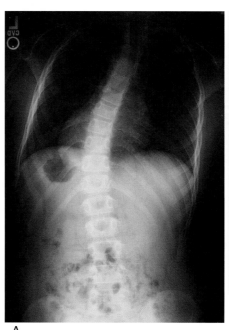
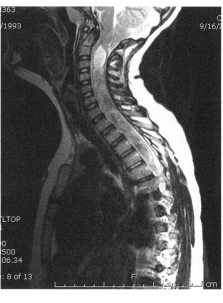

A   B

图 24.1 A、B (Reproduced with permission from Children's Orthopaedic Center–Children's Hospital Los Angeles, Los Angeles, California)

分型	上胸弯	主胸弯	胸腰 / 腰弯	弯型
				弯型
1	非结构性	结构性（主要的 *）	非结构性	主胸弯 (MT)
2	结构性	结构性（主要的 *）	非结构性	双胸弯 (DT)
3	非结构性	结构性（主要的 *）	结构性	双主弯 (DM)
4	结构性	结构性（主要的 *）	结构性	三主弯 (TM)
5	非结构性	非结构性	结构性（主要的 *）	胸腰弯 / 腰弯 (TL/L)
6	非结构性	结构性	结构性（主要的 *）	胸腰弯 / 腰弯 - 主胸弯 (TL/L-MT)

结构弯定义（次要的弯）

上胸弯：　　　侧屈 Cobb 角≥25°
　　　　　　　T2–T5 后凸≥+20°

主胸弯：　　　侧屈 Cobb 角≥25°
　　　　　　　T10–L2 后凸≥+20°

胸腰弯 / 腰弯：　侧屈 Cobb 角≥25°
　　　　　　　T10–L2 后凸≥+20°

* 主要的 =Cobb 角测量最大的弯是结构弯
　次要的 = 所有其他的结构弯

顶椎的位置 (SRS 定义)

弯	顶椎
胸弯	T2–T11–T12 椎间盘
胸腰弯	T12–L1
腰弯	T1–T2 椎间盘 – L4

修正参数

腰椎修正参数	CSVL 与腰弯顶椎关系
A	CSVL 在椎弓根之间
B	CSVL 触及椎体
C	CSVL 在椎体之外

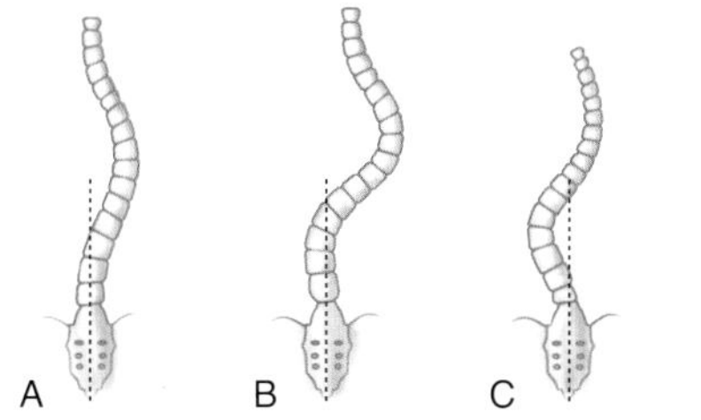

	胸椎矢状轮廓 T5–T12	
–	减少	<10°
N	正常	10° ~ 40°
+	增加	>40°

弯型 (1 ~ 6) + 腰椎修正参数 (A、B 或 C) + 胸椎矢状参数 (–, N, +)
分型 (例如：1B+)：_____

图 24.2　CSVL，Center sacral vertical lline，骶正中垂线；SRS，Scoliosis Research Society，脊柱侧凸研究学会（ From Lenke LG, Betz RR, Harms J, et al. Adolescent idiopathic scoliosis: a new classification to determine extent of spinal arthrodesis. J Bone Joint Surg Am 2001; 83: 1169-1181. ）

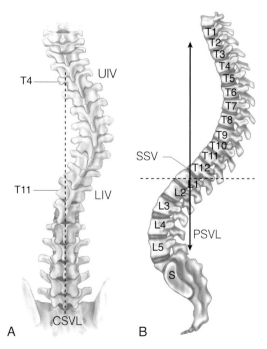

图 24.3　A、B。CSVL, Center sacral vertical line, 骶正中垂线；LIV, lower instrumented vertebrae, 下固定椎；SSV, stable sagittal vertebrae, 矢状位稳定椎；PSVL, posterior sacral vertical line, 骶骨后垂线；UIV, upper instrumented vertebrae, 上固定椎

术前检查要点

如果出现以下情况，上左胸弯应包括在融合区域

- 物理检查
  - 左肩高。
  - 在颈旁的左侧肋骨高。
- 影像学
  - 左侧锁骨明显抬高。
  - T1 向左侧倾斜明显。
  - 上胸弯是结构性弯并且侧屈时大于 25°。
  - 存在非常大的主胸右侧凸，约 70°或更大，并预期矫正明显。

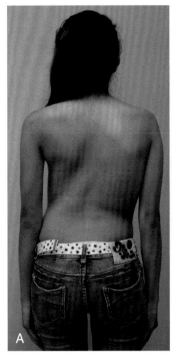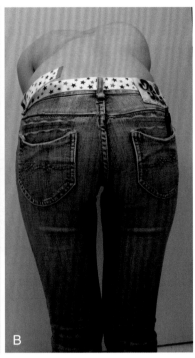

图 24.4 A、B (Reproduced with permission from Children's Orthopaedic Center–Children's Hospital Los Angeles, Los Angeles, California)

- 标准的影像学包括后前位（图 24.5A）和侧位（图 24.5B）站立位全长片，以及仰卧位左、右侧屈位片（图 24.5C、D）。
- 标准化摄片。在作者所在中心，拍摄站立位侧位片时，患者屈肘将指尖置于肩上。
- 作者常规测量站立位和侧屈位的 Cobb 角，按 Lenke 分型确定结构性弯和融合节段。确定后凸的顶椎和异常的后凸区域，固定节段不要止于此区域。
- 大于 90°的严重侧凸，仰卧牵引像（图 24.6C）经常比侧屈像（图 24.6A、B）更有意义。

选择融合范围

- 一般来讲，主弯，也是最大的弯，是要被融合的。图 24.1 为 Lenke 分型。
- 对于 Lenke 腰椎修正参数 A 和 B，一般推荐选择性胸椎融合。对于腰椎修正参数 C，正确地选择患者也可以进行选择性胸椎融合。这种决策受很多因素影响，包括临床表现中旋转的大小以及相应弯在站立位和侧屈位弯度的大小和僵硬程度。其他选择性胸椎融合的指标包括胸椎和腰椎顶椎椎体旋转比例和顶椎椎体偏移比例大于 1.2。这是一个有争议的话题。
- 选择性胸椎融合，下固定椎（lower instrumented vertebrae，LIV）的选择应借助后前位和侧凸片。
  - 在前后位片上，主胸弯的下固定椎应该是触及骶正中垂线（center sacral vertical line, CSVL）的最头端的椎体（图 24.3A）。
  - 在侧位片上，矢状位稳定椎（stable sagittal vertebrae, SSV）应包括在融合区域以减少远端交界性后凸（distal junctional kyphosis，DJK）的风险。矢状位稳定椎是椎体中心触及或位于骶骨后垂线（posterior sacral vertical line，PSVL）前方的最头端椎体（图 24.3B）。
- 选择融合节段时评价矢状位参数的重要性不能被忽视。从矢状位的角度，

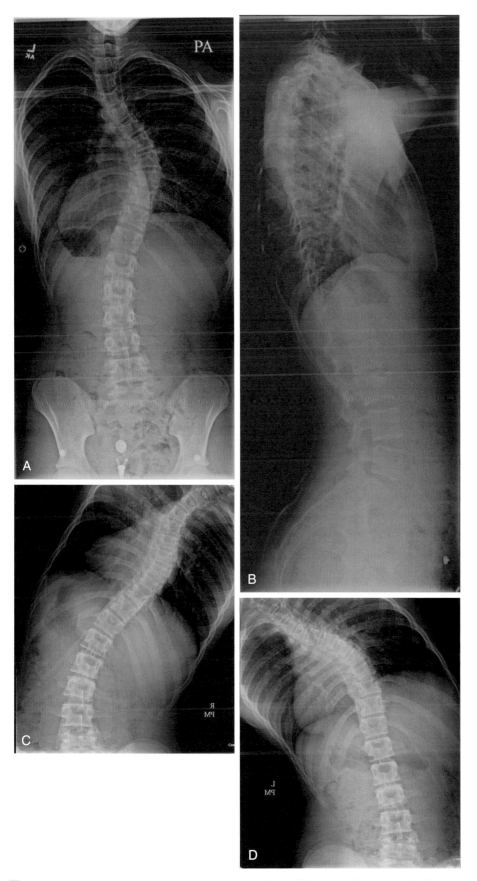

图 24.5 A ~ D (Reproduced with permission from Children's Orthopaedic Center–Children's Hospital Los Angeles, Los Angeles, California)

- 忽略矢状位的后凸并将固定节段停止于后凸的顶点，可能导致交界性后凸并需要翻修手术。
- 不要将下固定椎停止在侧凸的顶椎。例如腰弯的顶椎是L3，下固定椎绝不要选择L3，否则会引起严重的失代偿。
- 每一个侧凸病例都要仔细计数椎体和肋骨。在青少年特发性脊柱侧凸中，有10%会出现异常数目的腰椎或胸椎椎体，可能会导致融合节段错误。

- 如果融合至T2或更高，确认患者的颈部没有后伸，或头部位于易于安放内植物的位置。
- 准备时的目标是"you can't get too high"，意思是在消毒铺单准备颈后部区域时，应确保有足够的范围进入上胸段。
- 开始摆放体位时，使用约束带固定患者的臀部以避免患者向尾侧移位，否则患者的头部也将移位而在开台前需重新摆放体位（图24.8）。
- Jackson手术床可以使用halo-股骨牵引。Halo牵引可通过滑轮安装在头侧。腿部牵引线可悬挂于床的尾端（图24.9）。

- 如果肩部外展小于90°，双臂可能会妨碍医生进行上胸椎的操作。
- 如果肩部或肘部外展并向上，获得上胸椎的影像将非常困难。轻度将肘部下移以最大程度获得上胸椎侧位影像。
- 确保各种导线，包括神经监测电极线和尿管均被安全固定而且不影响术中透视。

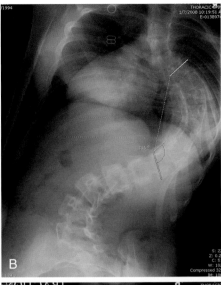

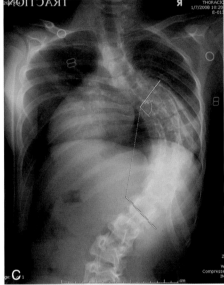

图24.6 A ~ C (Reproduced with permission from Children's Orthopaedic Center–Children's Hospital Los Angeles, Los Angeles, California)

如果T2-T5后凸≥20°或T10-L2后凸≥20°，那么将被认为是结构性弯，将被包括至融合区域。

体位

- 患者采用俯卧位，保持腹部悬空以减少静脉压力。
- 可采取多种方法摆放体位，如Relton-Hall框架、纵行垫卷、横行垫卷或Jackson手术床。作者采用Jackson手术床。
- 在Jackson手术床上，使用头托支撑头部，下方有面镜子，麻醉师可以看到患者眼睛和面部。横向的胸垫上放置一次性的软垫，减少对乳房的压力。以髂前上棘为中心有各种大小的髋部垫。这样使得腹部和骨盆中心悬空。双腿放在悬带上，经常使用枕头垫于下方或置于双腿之间。双臂置于手臂托上。传统上讲，双肩外展小于90°以避免牵拉臂丛神经。如果上肢进行神经监测，因体位引起的神经或血管问题会被早期发现，必要时进行术中调整（图24.7）。

头托　　横行胸垫　髋部垫　　带有枕头的腿部吊带

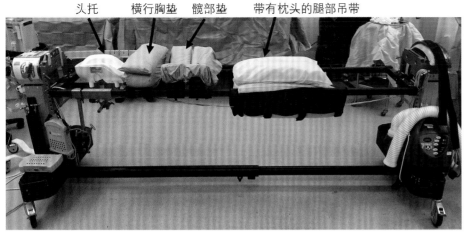

图 24.7　(Reproduced with permission from Children's Orthopaedic Center–Children's Hospital Los Angeles, Los Angeles, California)

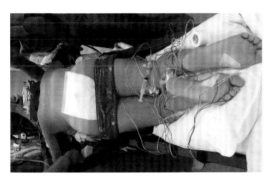

图 24.8　(Reproduced with permission from Children's Orthopaedic Center–Children's Hospital Los Angeles, Los Angeles, California)

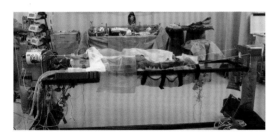

图 24.9　(Reproduced with permission from Children's Orthopaedic Center–Children's Hospital Los Angeles, Los Angeles, California)

入路 / 显露

- 一般做一个轻微弧形的切口，因为当脊柱被矫直后切口也会变直。在较大的弯度和较瘦的儿童，切口弧度较大。相反，在较小的弯度和肥胖的患者，切口可以较直。

- 切皮后，使用 Bovie 电刀分离。小心从没有血管的中线分离。可以使用手指或 Cobb 触及棘突。纵行劈开棘突上软骨帽，使用 Cobb 给予软组织张力，使用电刀将肌肉从骨骼上分离。注意不要使用 Cobb 将肌肉从骨骼上剥离，而只是给予张力，使用电凝分离肌肉与骨骼。

- 双侧自棘突、椎板、关节突关节至横突尖整体骨膜下分离。

- 为确保安全，应在骨表面进行分离。

入路 / 显露要点

- 为了确认融合头尾端节段，暴露前应采用术中影像确认正确的位置。

- 保留融合节段以外的棘间韧带和关节突关节，否则将增加交界性后凸的风险。

- 良好放置的自动牵开器将给予较大的张力，帮助分离骨面组织。作者的经验是在伤口的头侧和尾侧放置小脑牵开器，再用一个或两个长的直角牵开器放置于伤口中部（图24.10）。

- 使用骨蜡骨面止血将减少出血。

- 浸泡凝血酶的明胶海绵将帮助减少出血。

- 确认关节突关节的侧方及下方被小心地分离。如果在最初暴露时分离，将在关节突切除时省时间。否则在进行关节突切除时将有附着的软组织出血。

入路 / 显露提示

术前仔细读片以确认腰椎有无潜在的隐性脊柱裂，并沿骨面小心分离。

麻醉要点

- 安全高效手术的关键是与麻醉团队良好沟通。

- 作者的经验是在暴露时平均动脉压在 50 ~ 60 mmHg 以减少出血，从装棒和矫形过程至关闭伤口，平均动脉压维持在 75 ~ 80 mmHg。

- 使用氨甲环酸以减少出血。

- 在切皮前由麻醉医师给予鞘内阿片类药物，后期由外科医生管理。在作者的医院，使用 5 μg/kg 吗啡注射液（最大剂量 250 μg）。

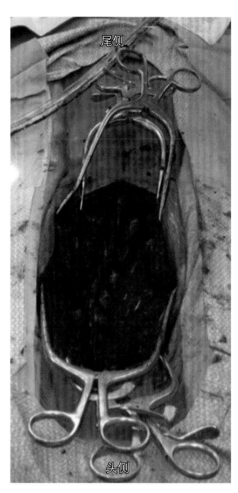

图 24.10 （Reproduced with permission from Children's Orthopaedic Center–Children's Hospital Los Angeles, Los Angeles, California）

步骤 1 要点

一个保留完整上关节突的下关节突切除，是确认椎弓根螺钉入点、松解脊柱和最大程度融合的关键（图 24.12、图 24.13 ）。

步骤 1 提示

- 使用动力磨钻切除关节突可能会增加出血，可能会破坏上关节突软骨导致辨认困难。
- 不彻底的下关节突切除可能导致椎弓根螺钉入点判断错误。

步骤 2 要点

- 切除棘间韧带和黄韧带时应使用优势侧手持握咬骨钳。
- 如果术前胸椎后凸减小，完整切除包括关节囊、棘间韧带和黄韧带的后柱软组织是重建生理性胸椎后凸的关键步骤。
- 如果不是在此区域主要矫形的话，没有必要去除头侧和尾侧附近的黄韧带。

手术操作

步骤 1：关节突切除

- 胸椎：
  - 良好地暴露胸椎上关节突对确定椎弓根螺钉置入的标志是至关重要的。
  - 作者的方法是使用超声骨刀（"BoneScalpel"，Misonix, Farmingdale, New York）来切除胸椎和腰椎的关节突。与传统骨刀相比出血少，振动小。
  - 另一种方法是选择骨刀或磨钻切除关节突。
  - 在胸椎区域，两直刀切除下关节突：沿下位椎体上关节突内侧缘垂直一刀；沿下位椎体上关节突顶点横向一刀（图 24.11A ）。这两刀有助于切除下关节突。
  - 在腰椎区域，平行于关节面的一刀可以切除大部分下关节突（图 24.11B ）。
  - 使用髓核钳取走切下的关节。

步骤 2：脊柱松解

作者通常去除下半棘突、棘间韧带和黄韧带。可以使用 Horsley 骨剪、髓核钳去除棘间韧带，Kerrison 椎板钳或咬骨钳去除黄韧带。

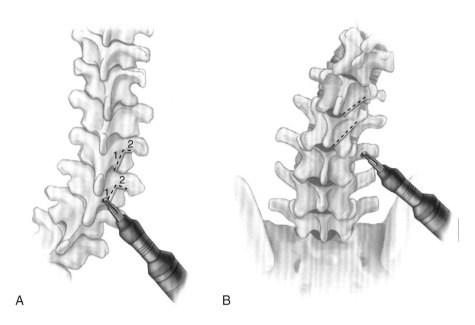

图 24.11 A、B (Reproduced with permission from Children's Orthopaedic Center–Children's Hospital Los Angeles, Los Angeles, California)

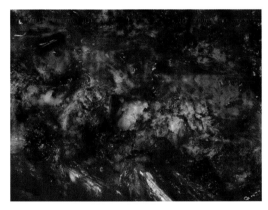

图 24.12 (Reproduced with permission from Children's Orthopaedic Center–Children's Hospital Los Angeles, Los Angeles, California)

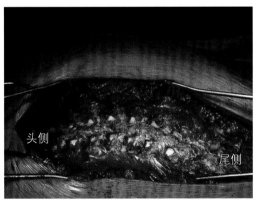

图 24.13 (Reproduced with permission from Children's Orthopaedic Center–Children's Hospital Los Angeles, Los Angeles, California)

步骤 3：椎弓根螺钉置入

- 胸椎椎弓根螺钉内外侧置钉的入点在上关节突中点外侧。在头尾位置 T1、T2 和 T12（上胸椎和下胸椎），入点位于横突的中线上。这两条线的交点即为椎弓根螺钉的入点。在 T7、T8 和 T9（中胸椎），横突上缘为头尾侧置钉的入点。"7, 8, 9 sure is fine" 可以帮助记忆。
- 腰椎的入点在关节面和横突中线的交点上。
- 胸椎椎弓根钉道一般与上关节突垂直。
- T12 椎弓根钉道相对较直，向头侧逐渐加大横向和头向。
- 有许多椎弓根螺钉的置钉方法，包括使用开路器、刮匙，或作者选择使用的动力钻（图 24.14A）（在无菌台上作者常规有 3 种钻的配件）
- 一种是连接钻和螺钉的上钉器，其是一种简单而快速的配件，即使外科医生有一些偏差，它也可以使螺钉沿椎弓根的路径旋进，并且可以将螺钉快速从动力钻上取下（图 21.14B）。
- 可以采用透视 / 影像引导或徒手的方法置入椎弓根螺钉。

步骤 3 要点

- 对于区分皮质骨和松质骨通道，一个慢速钻头比刚性椎弓根开路器要有更好的触觉反馈。
- 外科医生应该有在椎弓根内感觉出椎管周围坚硬皮质骨的能力。使用动力钻方法依靠重力的触觉反馈。医生的双手应使用电钻保持向"软"的方向慢速旋进。
- 在遇到 D 型胸椎椎弓根时（没有椎弓根通道），医生可以通过椎弓根的外侧方进入椎体，这个区域没有重要的结构。
- 在进入椎弓根困难时，可以考虑进行椎板切除，从内侧使用剥离子去触及椎弓根。也可是使用透视来观察椎弓根。

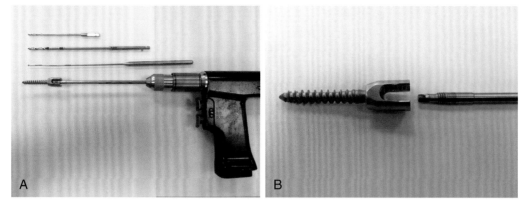

图 24.14　A、B (Reproduced with permission from Children's Orthopaedic Center–Children's Hospital Los Angeles, Los Angeles, California)

- 电钻的转速不能太快。高速钻可以穿过钢筋水泥而没有触觉反馈。而低速钻触及皮质骨比松质骨会有很多的反馈。

- 当螺钉拧入时，横突可能会推挤钉头或影响置钉方向。为避免出现这种情况，部分横突经常被切除。前后位和侧位影像可以用于确认椎弓根螺钉的正确位置。

- 无论何时当正位影像上椎弓根螺钉显示为相接触时，可能一枚或两枚螺钉在椎管内。同样，如果螺钉钉头超越了椎体的中线时，应怀疑螺钉侵及椎弓根内壁（图 24.20）。

- 确保最头端螺钉不在椎间盘内，因为这种情况会引起后期疼痛。

- 如果无法获得椎弓根螺钉坚强固定，应考虑其他的固定方法，如椎板下钢丝或钩。

步骤 3 争议

- 椎弓根螺钉可以安放在每一个节段，尤其是具有很大生长潜力的儿童，而避免曲轴现象。

- 一般的青少年特发性脊柱侧凸 Lenke 1 型，作者在左侧（凹侧）连续置钉，因为这一侧是矫形侧并在多点分散应力。在右侧（凸侧），至少在融合块头端和尾端各置入两枚螺钉，另外两枚置入顶椎区域来去旋转操作。

- 步骤 3A：使用 Midas Rex M8 磨钻（Medtronic, Minneapolis, Minnesota）或其他磨钻在椎弓根入钉点磨除非常小的皮质，深度仅磨透皮质（图 24.15A）。经常在此处可以看到椎弓根的松质骨。

- 步骤 3B：作者使用动力钻置入椎弓根螺钉。使用一个标准的应用电池的可调速的电钻和一个 2.0 mm 的钻头（图 24.15B）。钻头低速旋转，约每秒钟 1～3 转。当钻缓慢旋转触及皮质骨和松质骨时，锋利的钻头尖端会反馈不同的感觉。目标是避开椎弓根四周的皮质骨，寻找椎弓根内部柔软的松质骨。通过钻头向不同方向轻微调整，医生可以感觉具有最软松质骨的最佳方向，使钻继续沿这条路径进入，几乎无须用力。可以想象钻的重力对于大部分椎弓根开孔已经足够。如果遇到硬的皮质骨，例如在椎弓根的中部，当钻头触及皮质骨时，术者会感觉到较大的阻力，给出信号需要改变钻头的方向。医生的手必须保持向软的方向进入，根据钻的手感反馈而改变方向。最开始 2.0 mm 钻头钻入约 20 mm 深，刚好通过大部分胸椎椎弓根的长度。使用球头椎弓根探针确认椎弓根开孔完全被骨性结构包围，椎弓根五个壁的皮质完整：内侧、外侧、头侧、尾侧和底部（图 24.15C）。

- 步骤 3C：继续使用 3.2 mm 的钻头。在这个入钉点，钉道的方向已经被确定，使用钻头仅仅是将钉道扩宽（图 24.16A）。钻头趋向于走在椎弓根的中心，在这点上几乎不会穿破椎弓根。钻头低转速钻入，比计划的螺钉长度深 5 mm（例如一颗 35 mm 的螺钉，可以钻 40 mm 深）（图 24.16B）。然后使用椎弓根探针确定钉道的底和四壁皮质骨完整（图 24.16C）。这种方法准备的钉道比实际使用的长 5 mm，以提供一个安全的范围。螺钉的最后 5 mm 几乎不会增加抗拔出力，但过长的螺钉可能引起问题而需要再手术。可以使用钳子夹持在探针 - 骨界面来标记长度（图 24.17）。然后球头探针与要置入的螺钉相比，确认螺钉长度适合。这种方法可以避免因交流或选钉失误而带来的置入错误型号螺钉的错误（图 24.18）。

- 步骤 3D：如果在腰椎欲置入螺钉直径 6.0 mm 以上，使用椎弓根开路器再扩大最初的钉道。开路器进入应该是轻松不费力的。

- 步骤 3E：然后置入椎弓根螺钉。作者使用低速可调节动力钻置钉，当然也可以手动置钉（图 24.19）。

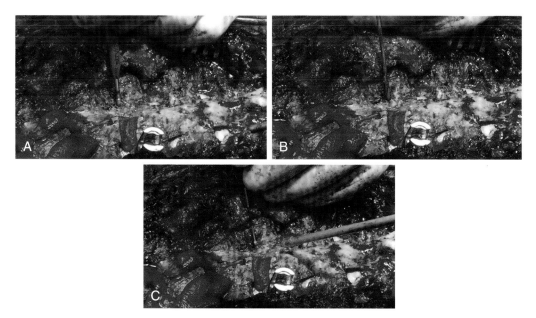

图 24.15　A ~ C (Reproduced with permission from Children's Orthopaedic Center–Children's Hospital Los Angeles, Los Angeles, California)

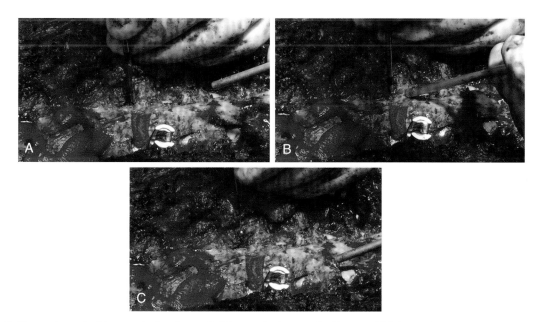

图 24.16　A ~ C (Reproduced with permission from Children's Orthopaedic Center–Children's Hospital Los Angeles, Los Angeles, California)

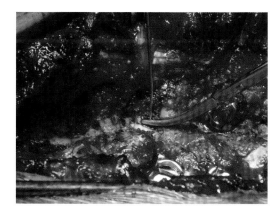

图 24.17　(Reproduced with permission from Children's Orthopaedic Center–Children's Hospital Los Angeles, Los Angeles, California)

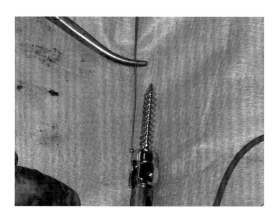

图 24.18　(Reproduced with permission from Children's Orthopaedic Center–Children's Hospital Los Angeles, Los Angeles, California)

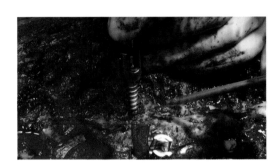

图 24.19 (Reproduced with permission from Children's Orthopaedic Center-Children's Hospital Los Angeles, Los Angeles, California)

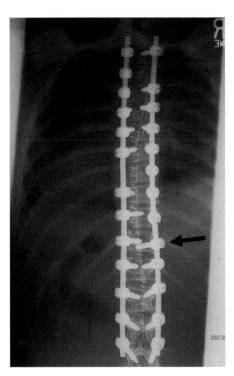

图 24.20 (Reproduced with permission from Children's Orthopaedic Center-Children's Hospital Los Angeles, Los Angeles, California)

步骤 4 要点

- 在非常僵硬的侧凸中，完全的后柱截骨和复位器的使用是有必要的。
- 在开始矫形操作前，确保患者平均动脉压在 75 ~ 80 mmHg 或更高。
- 无菌的矿物油是可以被使用的，以增加整个系统的可动性和减少螺钉和棒之间的摩擦力。
- 椎体去旋转工具最好与单平面或单轴螺钉配合使用。一般来说，作者在 Lenke 1 型弯中顶椎右侧（凸侧），和反向扭矩的右侧，通常在 L1 附近，置入单轴螺钉

步骤 4 提示

如果棒预弯后凸不够或刚度不够，容易造成胸椎后凸不足。在大部分侧凸中，作者使用 6.0 mm 钴铬钼棒或强度相等的棒来构建和维持胸椎后凸。

步骤 4：置棒并矫形，包括椎体去旋转

- 使用具有可塑性的模棒测量，确定棒的长度，宁长勿短（图 24.21）。
- 对一个右胸弯来说，两根棒需要不同预弯，左侧（凹侧）棒要比右侧（凸侧）棒预弯更大的后凸（图 24.22），这样在按棒的形状矫正脊柱时会去旋转。
- 在一般的侧凸中（正常后凸或后凸不足的侧凸），左侧（凹侧）棒先放置，旋棒 90° 来形成后凸（图 24.23）。而后在螺钉间的撑开将会矫正冠状位侧凸并增加后凸。右侧（凸侧）棒在后凸型的侧凸中被首先放置，螺钉间的加压将会在矫正冠状面侧凸的同时减少后凸。在严重的侧凸中，使用多个复位器可以使侧凸逐步矫正，这样可以减少螺钉的应力（应力松弛）（图 24.24）。
- 螺帽被松松地拧入并允许棒移动。
- 去旋转装置被安放在顶椎和端椎，例如典型的 Lenke 1 型弯在 L1（图 24.25A）。在去旋转的椎体，至少一个椎体有一枚螺钉是单平面或单轴螺钉。两侧多轴螺钉会过多"晃动"而影响有效的去旋转。**不要在不坚强固定的螺钉上去旋转，因为有较高的因移位而损伤重要结构的风险。**正向和反向旋转椎体去旋转工具可以用来去旋转（图 24.25B）。助手协助维持棒的正确位置，直至术者旋棒结束并锁定螺帽。
- 而后旋棒 90°，将侧凸转成生理性胸椎后凸和腰椎前凸（图 24.26A、B）。
- 在顶椎的螺帽先被锁紧，在胸椎，撑开后锁定螺钉，以矫正冠状面的侧凸和增加矢状面的后凸（图 24.26C）。在腰椎区域，加压以矫正侧凸并增加前凸。在所有螺帽锁紧固后，移除椎体去旋转操作工具。

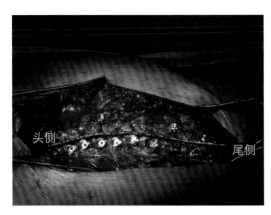

图 24.21　(Reproduced with permission from Children's Orthopaedic Center-Children's Hospital Los Angeles, Los Angeles, California)

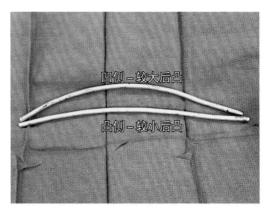

图 24.22　(Reproduced with permission from Children's Orthopaedic Center-Children's Hospital Los Angeles, Los Angeles, California)

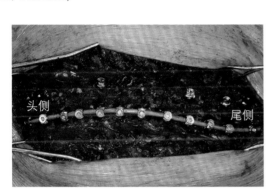

图 24.23　(Reproduced with permission from Children's Orthopaedic Center-Children's Hospital Los Angeles, Los Angeles, California)

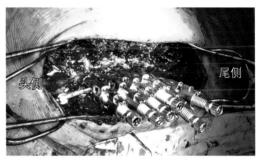

图 24.24　(Reproduced with permission from Children's Orthopaedic Center-Children's Hospital Los Angeles, Los Angeles, California)

- 在上胸左弯并伴有明显旋转时，上胸弯和中胸弯顶椎区要分别进行去旋转（图 24.26D）。
- 额外的弯棒可以使用体内或 L 弯棒器（图 24.27）。使用 L 弯棒器时要小心，因为棒通常有变平的趋势。在使用 L 弯棒器时，下压双手将会有助于增加后凸。
- 然后放置右侧棒，通常右侧棒的后凸是预弯较小的，这样在右侧顶椎区会有一个下压力协助进一步去旋转。在放置右侧棒前，将左侧棒顶椎区附近螺帽拧松，以在上右侧棒时这一区域可以进一步去旋转。在右侧棒放置后，可以进行进一步撑开和加压操作（图 24.28A、B）。
- 一般不需要安装横联。

步骤 5：关闭伤口

- 确保所有螺帽都被最后锁定。
- 拍摄前后位和侧位透视片，评价脊柱矫正效果和确认螺钉位置，确认没有向内和向外的穿出。
- 使用 M8 Midas Rex 磨钻或其他工具在所暴露的骨性区域去皮质。
- 使用棘突和关节突关节来源的自体骨，结合修剪好的同种异体皮质 / 松质骨，直接放于棒下方去皮质的区域。打开的椎管区域覆盖明胶海绵，不要在椎管内部放置明胶海绵和植骨块。

步骤 4 争议

- 一些作者认为帮助腰弯自发矫正的方式是下固定椎的完全去旋转，并适当地撑开加压使椎体垂直于棒。而另一些认为在选择性胸椎融合中，下固定椎应有对下腰弯的倾斜以减少失代偿。
- 许多医生因其强度和刚度选择不锈钢棒来矫正畸形。
- 选择对 MRI 具有相容性的钛棒。
- 钴铬钼棒是比较新的选择，其具有最佳强度和与 MRI 兼容的优点，但过硬的强度需要引起更多的关注，注意合理的塑形预弯以避免螺钉拔出。

- 使用 1 号 Vicryl 线连续缝合肌层，并且使用 1 号 Vicryl 线再连续缝合筋膜层。作者在筋膜层上放置 Hemovac 引流，然后用 0 号 Vicryl 线连续缝合脂肪和皮下组织。使用 3-0 单乔线（Monocryl）连续皮下缝合关闭伤口。一些作者也使用张力粘贴胶带 Zip® Surgical Skin Closure（ZipLine Medical, Campbell, CA）（图 24.29）。
- 伤口使用 4×4 纱布和胶带覆盖。

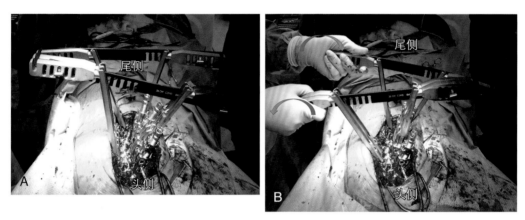

图 24.25　A、B(Reproduced with permission from Children's Orthopaedic Center–Children's Hospital Los Angeles, Los Angeles, California)

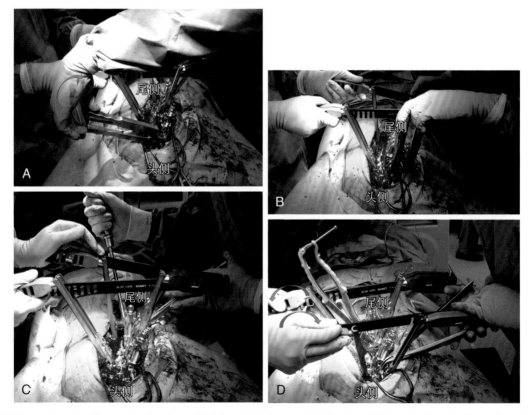

图 24.26　A ~ D(Reproduced with permission from Children's Orthopaedic Center–Children's Hospital Los Angeles, Los Angeles, California)

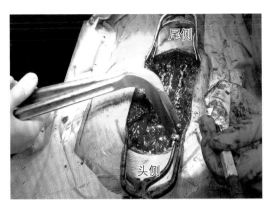

图 24.27　(Reproduced with permission from Children's Orthopaedic Center–Children's Hospital Los Angeles, Los Angeles, California)

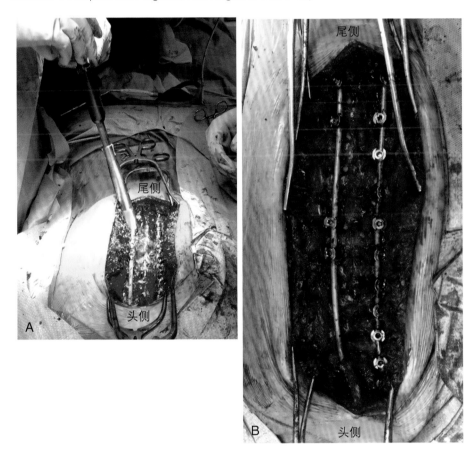

图 24.28　A、B(Reproduced with permission from Children's Orthopaedic Center–Children's Hospital Los Angeles, Los Angeles, California)

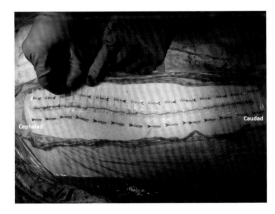

图 24.29　(Reproduced with permission from Children's Orthopaedic Center-Children's Hospital Los Angeles, Los Angeles, California)

术后处理及预后

- 在术后麻醉监护室（PACU）苏醒后可转回普通病房。
- 鼓励高频率诱导性肺活量训练。
- 一般患者手术当日可坐起和站立，术后第一天可以行走。
- 一般患者术后3天回家。出院前拍摄站立位正侧位脊柱全长片（图24.30A、B，分别为前后位和侧位）。患者3~4周后可以上学，大概3个月后恢复对抗性活动（图24.31A、B）。
- 作者不常规使用术后支具，除非术中发现骨质差或患者本身有骨骼健康问题。

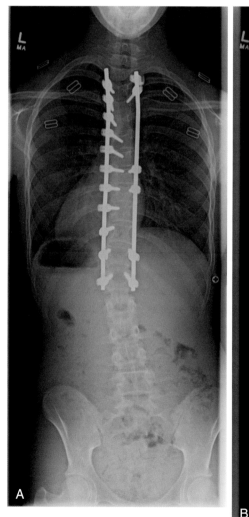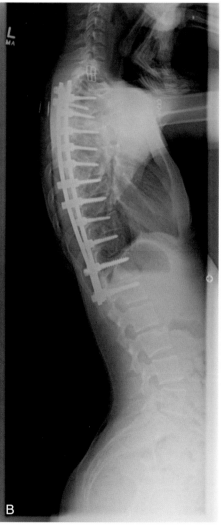

图 24.30 A、B(Reproduced with permission from Children's Orthopaedic Center–Children's Hospital Los Angeles, Los Angeles, California)

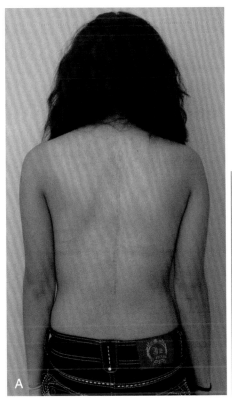
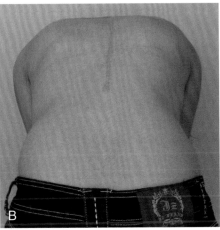

图 24.31　A、B (Reproduced with permission from Children's Orthopaedic Center–Children's Hospital Los Angeles, Los Angeles, California)

循证文献

Broom AM, Andras LM, Barrett KK, et al. Preventing distal junctional kyphosis by applying the stable sagittal vertebra concept to selective thoracic fusion in adolescent idiopathic scoliosis. Scoliosis Research Society Annual Meeting: Minneapolis, Minnesota; October 1, 2015.

作者提出了青少年特发性脊柱侧凸矢状位稳定椎的概念，它被定义为椎体中心触及或位于骶后垂线前方的最头端的椎体。当最后的固定椎位于或低于矢状位稳定椎，出现远端交界性后凸的概率为 0%。

Edwards CC, Lenke LG, Peelle M, et al. Selective thoracic fusion for adolescent idiopathic scoliosis with C modifier lumbar curves: 2- to 16-year radiographic and clinical results. Spine. 2004; 29: 536-546.

作者报道了采用选择性胸椎融合治疗腰椎修正参数为 C 的侧凸，平均 5 年的影像学和临床随访。他们发现在腰弯的上部有自发性矫正。即使腰弯未被融合，也获得了满意的临床和影像学结果。

Kim YJ, Lenke LG, Bridwell KH, Cho YS, Riew KD. Freehand pedicle screw placement in the thoracic spine: is it safe? Spine. 2004; 29: 333-342.

这项研究评价了 10 年中 394 例患者 3204 枚徒手置入的胸椎椎弓根螺钉情况。没有螺钉引起神经、血管或内脏的并发症。作者的结论是在逐步且一致的方式下，徒手置入胸椎椎弓根螺钉是一种准确、可信和安全的方法。

Kim YJ, Lenke LG, Cheh G, Riew KD. Evaluation of pedicle screw placement in the deformed spine using intraoperative plain radiographs: a comparison with computerized tomography. Spine. 2005; 30: 2084-2088.

通过对比术后 CT 评价椎弓根螺钉位置，作者总结了在术中通过平片判断椎弓根螺钉准确性的标准。评价了三个标准以判断在侧凸和后凸畸形中螺钉侵犯椎弓根侧壁的敏感度和准确度、侵犯椎弓根内壁的特异度和准确度。①在前后位平片中置入螺钉尖部和谐的序列性变化被打断，提示可能侵犯椎弓根内壁或外壁。②当前后位平片显示椎弓根螺钉时没有穿破椎弓根内壁时，提示可能侵犯椎弓根外壁。③在平片中螺钉的尖部穿过了预想中的椎体中线，提示可能侵犯椎弓根内壁。

Lenke LG, Betz RR, Harms J. Adolescent idiopathic scoliosis: a new classification to determine extent of spinal arthrodesis. J Bone Joint Surg Am. 2001; 83: 1169-1181.

这项研究提出了一个全面的青少年特发性脊柱侧凸分型系统，其包括三个部分：弯的类型（1～6型）、腰椎修正参数（A、B、C）、胸椎矢状位参数（－、N、＋）。与 King 分型相比，这个分型系统提高了同一观察者和不同观察者间结果的可信度。

Lenke LG, Edwards CC, Bridwell KH. The Lenke classification of adolescent idiopathic scoliosis: how it organizes curve patterns as a template to perform selective fusions of the spine. Spine. 2003; 28(20S): S199-S207.

这篇文章回顾性研究了 44 例青少年特发性脊柱侧凸患者的影像资料，分析如何利用 Lenke 分型决定哪种弯型适于选择性脊柱融合。作者发现即使次要弯偏移中线，也可以成功地进行主弯的选择性胸椎或胸腰段 / 腰椎融合。根据 Lenke 分型、分析计划融合和非融合区域的结构参数和患者的临床查体进行决策。

Newton PO, Yaszay B, Upasani VV, et al. Preservation of thoracic kyphosis is critical to maintain lumbar lordosis in the surgical treatment of adolescent idiopathic scoliosis. Spine. 2010; 35: 1365-1370.

这篇文章回顾性分析了一个多中心研究中 251 例 Lenke 1 型侧凸患者的前瞻性数据。作者进行了前路或后路的选择性胸椎融合和至少 2 年的随访。作者强调在术中重建胸椎后凸的重要性，防止腰椎前凸丢失和后期由此造成的平背畸形。

Parent S, Labelle H, Skalli W, et al. Thoracic pedicle morphometry in vertebrae from scoliotic spines. Spine. 2004; 29: 239-248.

对来自侧凸标本的 325 个胸椎椎体和正常的 358 个胸椎椎体进行测量。作者发现中重度脊柱侧凸凹侧椎弓根宽度明显变小，提醒要谨慎在侧凸凹侧使用椎弓根螺钉，尤其是在顶椎。

Suk SI, Kim WJ, Kim JH, et al. Indications of proximal thoracic curve fusion in thoracic adolescent idiopathic scoliosis. Spine. 2000; 25: 2342-2349.

这篇文章回顾了因特发性胸椎侧凸而行融合手术的 40 例患者，作者的结论是上胸弯大约 25°、双肩等高或左肩高，应考虑为双胸弯，应一起固定融合上胸弯和主胸弯。

Suk SI, Lee CK, Kim WJ, et al. Segmental pedicle screw fixation in the treatment of thoracic idiopathic scoliosis. Spine. 1995; 20: 1399-1405.

这是最早对比全部使用钩、混合或全椎弓根螺钉进行矫正初期和随访时矫正维持的文章。全椎弓根螺钉系统对侧凸的矫正和矫正的维持优于其他。

（Scott Yang, Lindsay M. Andras, David L. Skaggs 著　肖　斌 译）

第25章
胸廓成形术治疗肋骨畸形

适应证

- 青少年或成人脊柱侧凸：肋骨隆起（剃刀背）常伴有僵硬的、旋转的、失代偿的胸弯或双主弯。在这些患者中，当后路脊柱融合术无法使侧凸完全去旋转时，可能需要行凸侧的胸廓成形术。如患者肋骨隆起超过 4 cm、肋骨角大于 15° 以及侧凸柔韧性小于 50%。
- 在青少年特发性脊柱侧凸三维评估中，肋骨隆起是一个常见的表现。虽然这是个外观问题，但如果术后没有达到预期效果，肋骨隆起是影响患者满意度的主要因素。胸廓成形术对肺功能的影响不同的临床报道结论不一，是一个有待探索的话题。
- 伴有已代偿而无需行后路脊柱融合手术或已经进行融合手术的侧凸，肋骨隆起的存在可能是影响外观或坐在椅子上、背靠墙时不适的手术指征。
- 为增加侧凸的柔韧性：凹侧肋骨切除，向背侧提高凹侧胸廓。
- 为融合获得自体骨移植物。

术前检查 / 影像学

- 使用倾斜计测量胸廓旋转角（angle of thoracic rotation，ATR）
- 肺功能检查
- 影像学：脊柱全长前后位、侧位、侧屈位和 Stagnara 像
- 患者的大体照

手术解剖

- 肋骨 / 横突：切除结构性弯肋骨与椎体相连接部分
- 胸腰筋膜
- 后锯肌
- 背阔肌
- 肋间神经血管束
- 胸膜

体位

患者在 Jackson 手术床上取俯卧位，以行标准的后路脊柱融合术。注意向侧方消毒铺单，有利于进入和暴露肋骨隆起区域。

入路 / 显露

单一切口技术

- 使用电刀线和记号笔标记切口。
- 将电刀线上端置于 C7，下端置于臀中线，在脊柱上画一条直线。
- 对于接受选择性右侧凸脊柱融合术并胸廓成形术的患者，切口需向远侧延长 0.5 ~ 1 英寸，以便将胸腰筋膜从中线向外牵拉。

适应证提示

- 甚至术后 2 年，肺功能仍可有减弱。
- 额外的肌肉分离、出血和手术时间延长。

适应证争议

- 胸廓成形术的应用似乎有减少的趋势，原因如下：
  - 脊柱侧凸在发展到严重阶段前被早期诊断和治疗。
  - 节段性椎弓根螺钉内植物提供脊柱三维矫正和去旋转能力，以减少肋骨隆起。
  - 客观数据显示这种手术方式缺乏远期疗效评估。
- 因严重肋骨隆起（综合征性 / 婴幼儿早发性侧凸）可能从胸廓成形术中获益的患者，因其对肺功能的影响可能无法耐受手术。

治疗选择

- 后路 / 胸膜外胸廓成形术
- 前路 / 胸膜内胸廓成形术

体位要点

- 应较宽范围消毒铺单，充分暴露肋骨隆起区域（侧方铺单应至腋后线）。

入路 / 显露提示

在上胸椎围绕肩胛骨区域应避免任何剥离操作，以免形成疼痛性瘢痕。

入路 / 显露要点

- 筋膜间隙的分离范围应适当，以减少出血和对肌肉组织的损伤。
- 切口应至下融合椎的稍远侧，以保证暴露所有需要切除的肋骨。

入路 / 显露器械

- Cobb 骨膜剥离器
- Weitlaner 牵开器
- 耙钩
- 镊子
- 电刀电凝

入路 / 显露争议

- 也可在中线外侧、肋骨隆起处做切口，可直接暴露畸形肋骨。但这样会影响美观。

- 切开皮肤后，暴露棘突并切开胸腰筋膜。
- 用镊子提起或耙钩牵开胸腰筋膜，在椎旁肌和筋膜间向外侧进行锐性和钝性剥离（图 25.1）。筋膜被牵向凸侧的背侧和外侧而暴露肋骨畸形。需要一个助手把持拉钩以暴露术野。
- 在凹侧进行肋骨切除以松解脊柱，与此步骤类似。

手术操作

步骤 1

- 首先触及要切除的肋骨，使用电凝从肋骨中线开始在横突侧方 2 ~ 3 cm 骨膜下剥离肋骨，尽可能靠近顶椎区暴露肋骨（图 25.2）。
- 用 Freer 剥离器、小 Cobb 剥离器或 Alexander 剥离器在肋骨背侧骨膜下剥离，暴露需要切除的肋骨（通常需要 2 cm）。
- 用小剥离器或弯的血管钳轻柔地在肋骨下方（腹侧）行骨膜下剥离，应特别小心不要损伤下方的胸膜（图 25.3、图 25.4）。
- 用 Doyen 剥离器环绕过肋骨，内外剥离暴露一小段肋骨，并确认已获得充分的骨膜下松解（图 25.5、图 25.6）。

步骤 1 提示

将骨膜从肋骨剥下，而不是通常那样将骨膜推下，以避免意外滑落损伤胸膜。

步骤 1 器械 / 植入物

- 电刀电凝
- Alexander 牵开器
- Cobb 和 Doyen 骨膜剥离器

步骤 1 争议

某些术者对肋骨切除的手术时机持有不同的观点：在脊柱固定矫形之前还是在其之后，作者更喜欢在侧凸矫形之前切除肋骨，目的是增加脊柱畸形的柔韧性以取得更好的矫形效果。

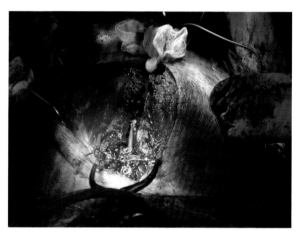

图 25.1

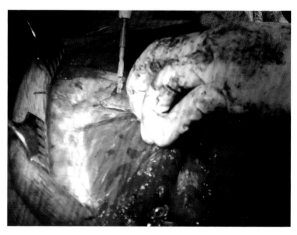

图 25.2

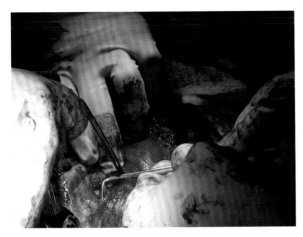

图 25.3

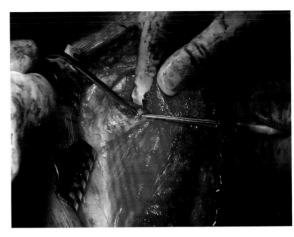

图 25.4

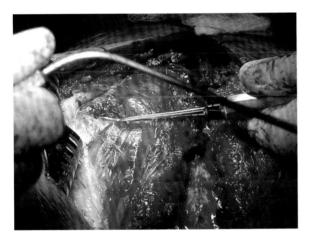

图 25.5

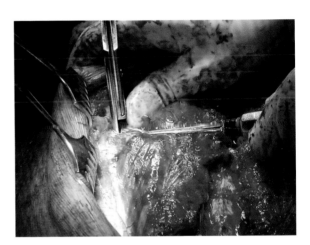

图 25.6

步骤 2

- 用两个直角牵开器置于肋骨内侧，牵开椎旁肌。
- 用 Cobb 剥离器进一步行骨膜下剥离，暴露肋骨至横突的最内侧附着处（图 25.7）。
- 肋骨剪环绕肋骨并尽可能靠近中线，刚好靠在横突尖上（图 25.8）。然后靠近内侧切断肋骨，切割平面应尽可能与地面平行。
- 肋骨剪移至外侧，并切除约 2 cm 肋骨（图 25.9）。从顶椎节段开始，在顶椎头侧和尾侧进行对称的肋骨切除。一般讲，越靠近头侧和尾侧，切除的肋骨越少。肋骨畸形获得理想的视觉改善受截骨范围影响，是手术最重要和最有挑战的部分（图 25.10）。
- 其他方法，可使用超声骨刀切除肋骨，我们发现这种方法可以精准有效切除并封闭断端止血。
- 肋骨断端涂以骨蜡止血（轻揉地），填充明胶海绵于骨膜床以辅助止血（图 25.11）。

步骤 2 要点

- 使用巾钳夹持肋骨，防止锐利的边缘滑落刺破胸膜。
- 医生可以在脊柱固定和矫形后再返回切除更多的肋骨，但无法将已切除的肋骨放回。切除过多的肋骨并形成凹陷比残留肋骨畸形更差。
- 侧凸的顶椎区将向中线平移，最终留下的空间要比刚切除时增大。

步骤 2 提示

- 注意发现胸膜损伤并立刻用 2-0 可吸收线修补。
- 切除肋骨的内侧部分是非常重要的，否则会产生脊状隆起。

步骤 2 器械 / 植入物

- Cobb 骨膜剥离器
- 直角牵开器
- 肋骨剪
- 巾钳

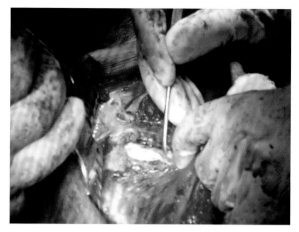

图 25.7

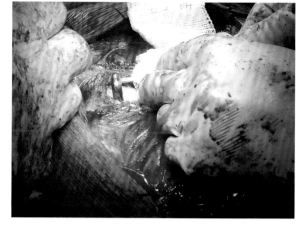

图 25.8

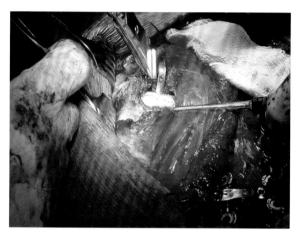

图 25.9

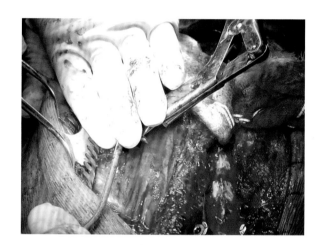

图 25.10

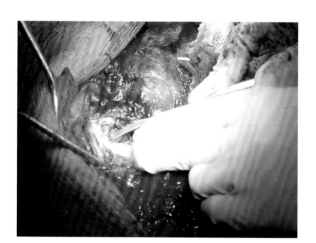

图 25.11

步骤 3

- 切除的肋骨可切碎用于脊柱融合术时的自体骨移植。
- 脊柱置钉、矫形及自体骨移植后，可以在肋骨断端钻小孔后用粗的可吸收线将肋骨收拢在一起。这样可以进一步矫正肋骨突起，稳定肋骨断端，有利于愈合并使患者感觉比较舒适。重新对合肋骨骨膜。
- 注水试验可以确定胸膜的完整性。用小水盆小心将盐水注入伤口，观察有无气泡产生。麻醉医生可进行 3 次膨肺操作，检查胸腔是否漏气。如果发现任何胸膜渗漏时，需要用 2-0 可吸收线缝合。
- 对合肋间肌肉层后缝合，在肋骨床上放置中号 Hemovac（ Zimmer Inc., Warsaw, Indiana ）引流管，从脊柱侧方穿出。自伤口远端开始用长效可吸收线缝合关闭胸腰筋膜。

步骤 3 要点

- 术后进行胸片检查以排除气胸或胸腔积液。
- 术后胸部理疗。

步骤 3 提示

未被发现的胸腔积液及血胸。

术后处理及预后

- 可以在肋骨切除区域使用小型石膏背心。石膏背心能够避免连枷胸的发生，减少胸膜上方切除肋骨的活动度，还可能减少胸腔积液的渗出（此操作是可选择的）。
- 胸廓成形术可能会增加脊柱固定融合术后疼痛，或轻度延长术后恢复时间。
- 为了早期活动，在有效控制疼痛的前提下，加强排痰和胸部理疗是必要的。
- 术后患者出现中度或重度肺部症状时需连续进行 2 ~ 3 天半卧位 X 线检查。若是胸腔积液量较多并且患者出现症状时，应行胸腔穿刺。若再次发生胸腔积液，应考虑放置胸腔闭式引流管。
- 若是有少量胸腔积液，可以口服或者静脉给予呋塞米利尿。
- 术后早期可能出现肺功能持续下降，因此需要严格地选择患者。最初 6 个月可能出现最大肺活量下降 22%，第一秒用力呼气量下降 24%，总肺活量下降 25%。一般术后 3 年才能逐步改善，对于预测值达不到 60% 的患者不建议行胸廓成形术。
- 2007 年 Newton 等对何种因素影响青少年特发性脊柱侧凸的患者术后 2 年肺功能进行预测。在他们的研究中，发现胸廓成形术可引起明显肺功能下降。这个队列中 254 例患者中 107 例进行胸廓成形术，在这 107 名患者中，51 例后路融合并胸廓成形，56 例前路融合并胸廓成形。胸廓成形术中 54% 的患者有 15% 或以上的肺功能预测值下降。比单独前路手术下降还明显。
- 2008 年 Suk 等回顾性研究了青少年特发性胸椎侧凸椎弓根螺钉矫形并行胸廓成形的临床效果。非胸廓成形、胸廓成形并非椎体直接去旋转、胸廓成形并椎体直接去旋转，3 组相对比，关注于畸形矫正、肺功能影响和并发症。
  - Suk 发现在肋骨隆起畸形矫正中 3 个手术组有统计学差异。胸廓成形并椎体直接去旋转组可以提供最大程度的矫正。另外在术后及最后随访中，3 个手术组肺功能方面没有统计学差异（测量总肺活量和第一秒用力呼气量）。
  - Suk 认为因统计分析病例数太少而没有纳入单纯椎体直接去旋转组。
- Greggi 等回顾性对比了单纯后路融合和后路融合并胸廓成形的病例。每组纳入 Lenke 1 型 40 例患者。
  - 他们发现后路融合并胸廓成形可以获得显著的更好的主胸弯矫正和绝对

肋骨隆起矫正，并减少肋骨隆起的比例。但用 SRS 评分来评价患者满意度，两组没有统计学差异。也就是说，胸廓成形与单独后路融合相比，并不一定会增加患者外观改善方面的满意度。

- 对于肺功能来说，两组间术前与术后并没有统计学差异。但两组在最后随访时，总肺活量和第一秒用力呼气量均有明显的提高。

- Newton 报道大于 50° 的侧凸存在伴有限制性肺疾病的风险。而 Suk 或 Greggi 的研究中并没有术前出现限制性肺疾病的病例。所以他们的数据显示术后肺功能改善，可能是"统计学差异"并非"临床差异"。

- 总之，胸廓成形术的确会改善脊柱侧凸手术患者的外观和满意度，但也会增加手术时间、出血，并可能影响肺功能和患者舒适性。

循证文献

Barnes J. Rib resection in infantile idiopathic scoliosis. J Bone Joint Surg Br. 1979; 61: 31-35.

Barret DS, Maclean JG, Betany J, et al. Costoplasty in adolescent idiopathic scoliosis: objective results in 55 patients. J Bone Joint Surg Br. 1993; 75: 881-884.

Flinchum D. Rib resection in the treatment of scoliosis. South Med J. 1979; 36: 1378-1380.

Geissele AE, Ogilvie JW, Cohen M, et al. Thoracoplasty for treatment of rib prominence in thoracic scoliosis. Spine. 1994; 19: 1636-1639.

Greggi T, Bakaloudis G, Fusaro I, et al. Pulmonary function after thoracoplasty in the surgical treatment of adolescent idiopathic scoliosis. J Spinal Disord Tech. 2010; 23: e63-e69.

Harvey Jr. CJ, Betz RR, Clements DH, Huss GK, Clancy M. Are there indications for partial rib resection in patients with adolescent scoliosis treated with Cotrel-Dubboset instrumentation? Spine. 1993; 18: 1593-1598.

Manning CW, Prime FJ, Zorab PA. Partial costectomy as a cosmetic operation in scoliosis. J Bone Joint Surg Br. 1973; 55: 521-527.

Newton PO, Perry A, Bastrom T, et al. Predictors of change in postoperative pulmonary function in adolescent idiopathic scoliosis: a prospective study of 254 patients. Spine. 2007; 32: 1875-1882.

Owen R, Turner A, Banforth JSG, Taylor JF, Jones RS. Costectomy as the first stage of surgery for scoliosis. J Bone Joint Surg Br. 1986; 68: 91-95.

Shufflebarger HL, Smiley K, Roth HJ. Internal thoracoplasty: a new procedure. Spine. 1994; 19: 840-844.

Steel HH. Rib resection and spine fusion in correction of convex deformity in scoliosis. J Bone Joint Surg Am. 1983; 65: 920-925.

Suk SI, Kim JH, Kim SS, Lee JJ, Han YT. Thoracoplasty in thoracic adolescent idiopathic scoliosis. Spine. 2008; 33: 1061-1067.

Thulburne T, Gillespie R. The rib hump in idiopathic scoliosis: measurement, analysis and response to treatment. J Bone Joint Surg Br. 1976; 56: 64-71.

Westgate HD, Moe JH. Pulmonary function in kyphoscoliosis before and after correction by Harrington instrumentation method. J Bone Joint Surg Am. 1969; 51: 935-946.

（Suken A. Shah，Avrum Joffe 著　肖　斌译）

第 26 章

脊柱原发肿瘤的椎骨整块切除术

适应证

- 原发恶性或局部良性侵袭性脊柱肿瘤
  - 病变累及椎体并侵入椎弓根和后侧结构，但局限于间室内（WBB：1～12 区，B 和 C 层）
  - 病变仅侵及硬膜外或椎旁的间室外（WBB：1～12 区，A 和 D 层）
  - 病变没有蔓延至或侵入相邻脏器，仅与腔静脉或主动脉有轻微粘连
  - 未侵入椎旁组织的孤立性脊柱转移灶

术前检查 / 影像学

- 术前需行 MRI 检查以便进行恰当的分期
- 术前需行骨扫描以确认没有远处转移
- MRI 对于确定肿瘤与血管的关系以及进行术前计划都是非常重要的
- X 线脊柱全长片有助于评估脊柱是否同时存在畸形以及重力线的影响

手术解剖

- 在 T5 以远，胸主动脉即与脊柱前方紧密相连，因此在切除 T5 以远的椎骨肿瘤时要仔细地将胸主动脉游离并向前方牵开，然后再进行肿瘤切除。在 T1-T4 切段，主动脉受损伤的可能性较小。
- 胸椎的节段动脉包绕椎骨，因此必须仔细辨别并结扎。有的节段动脉会出现解剖变异，如发自肋间血管，有的完全缺如。
- 需要结扎位于病变节段头侧和穿过病变节段的神经根以便于行椎体的整块切除（图 26.1A、B）

体位

- 患者俯卧位（图 26.2）。
- 确保眼睛未受压。
- 特殊的手术床（如 Jackson 手术床）可以使胸腹壁不受压迫。
- 如果不使用 Jackson 型手术床，则可以在患者的身体两侧分别放置支撑垫，以使患者的胸腹不受压迫。
- 与其他胸腹部手术一样，将腹壁悬空可以减少脊髓周围静脉丛的充盈度，从而减少术中出血。
- 氨甲环酸已在大型胸腰椎重建手术、关节置换术中以及转移性肿瘤手术中成功应用，并不明显增加血栓并发症，因此可以考虑在行椎骨整块切除术时应用此药。

- 椎骨整块切除仅适用于已经确诊的未发生远处转移的脊柱原发肿瘤，以及某些孤立的转移瘤（如肾癌）。
- 有多发跳跃转移的脊柱肿瘤是椎骨整块切除术的禁忌证。
- 连续累及超过 3 个椎骨是整块切除术的相对禁忌证。

治疗选择

- 仔细的术前计划包括评价肿瘤与动脉、静脉及其他软组织结构的相对位置。
- 考虑在术前栓塞病变节段的双侧节段动脉。也可考虑将病变节段远近各一对动脉进行术前栓塞。栓塞可以使病变节段的血流量减少 75%，而不影响脊髓的诱发电位，从而可以减少术中出血。

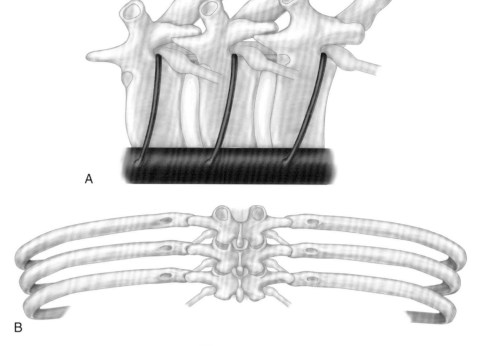

图 26.1   A、B

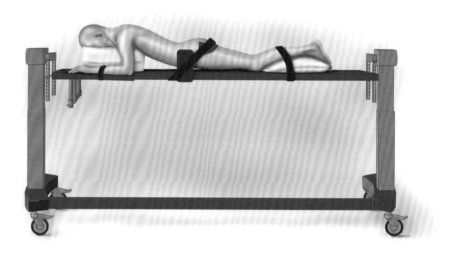

图 26.2

- 显露必须足够宽，向两侧需完全显露出横突尖部，在病变节段，需显露出肋骨（如行肋骨横突切除入路）。

- 如果患者曾行经皮活检，则在入路时应切除活检通道以防止肿瘤污染。

- 如果肿瘤累及椎旁软组织，有的作者推荐在后正中切口的基础上应用第二个切口，经前外侧入路和开胸来进行肿瘤腹侧的松解。肿瘤腹侧松解需要将患者置于侧卧位施术，因此可以作为手术第一期进行，也可以与后路手术同期进行。

- 另外，胸腔镜（包括俯卧位）有助于肿瘤的腹侧松解和 / 或脊柱的前柱重建，其并发症比传统的开胸术少。

入路 / 显露

- 可以用单纯的标准后侧入路完成此术。

- 以病变节段棘突为中心做后正中切口，切口延至病变节段远近各 1 ~ 3 个节段。

- 将椎旁肌自脊突、椎板游离，并向两侧牵开。

手术操作

步骤 1：椎板整块切除

- 在病变节段远近置入椎弓根螺钉，以备后侧固定（图 26.3）。手术医生可以根据患者的骨质、病变的节段以及患者的身体情况来决定是否需要固定

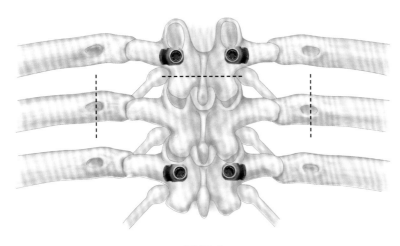

图 26.3

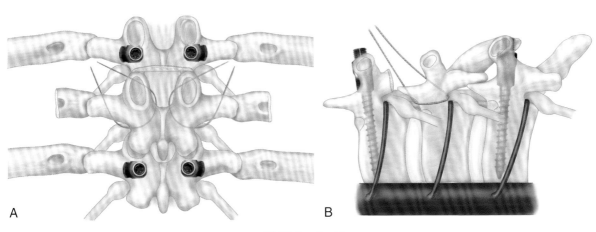

图 26.4　A、B

更多的节段。

- 在肋横突关节以远 3~4 cm 水平切断与病椎相连的肋骨，将胸膜与椎骨钝性分离。
- 切除病椎头侧椎骨的棘突和下关节突，以显露出病椎的上关节突。
- 从头侧向尾侧经椎板的内侧皮质向椎间孔穿过线锯（T-saw）（图 26.4A）。
- 将线锯的外侧端置于上关节突和横突下，使之绕过椎弓根。
- 向头侧用力（离开神经根的方向），反复拉动线锯，将椎弓根自尾向头侧方向锯断（图 26.4B）。
- 重复上述操作将对侧椎弓根锯断，将后侧结构整块去除（包括棘突、上关节突、下关节突、横突以及椎弓根）（图 26.5）。
- 进行后路临时固定。

步骤 2：椎体整块切除

- 沿椎体周围进行钝性分离，找到双侧节段动脉。
- 结扎并切断病变椎节段动脉的脊柱支（图 26.6）。
- 将行经病变椎体的神经根在拟将取出椎体的一侧切断，可将其硬膜和背根神经节之间切断。
- 从椎体侧方向前侧进行钝性分离，将椎体和胸膜分开。

步骤 1 要点

- 由于脊柱特殊的三维空间特点，T-saw 是切断椎弓根的关键工具。
- 在穿线锯时使用柔软的线锯导向器有助于保护神经结构。
- 进行临时固定的连接棒应该预弯一个大的突向外侧的弯，以减少对手术区的阻挡。

步骤 1 提示

椎管一经打开就可能遇见大量的出血。脊柱的稳定性取决于前柱骨质破坏的程度。因此，提前进行后路临时固定是必要的，从而保证手术可以快速高效地进行。

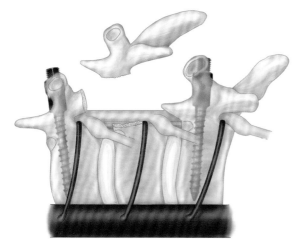

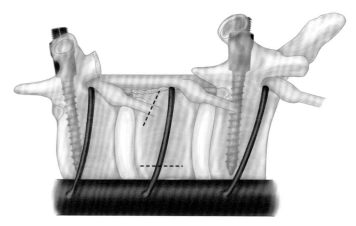

图 26.5

图 26.6

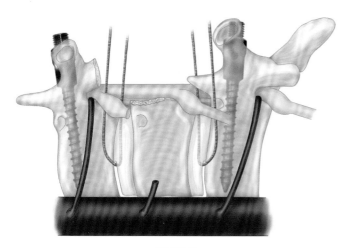

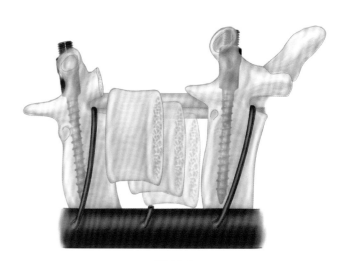

图 26.7

图 26.8

步骤 2 提示
- 确保将所有的软组织结构彻底游离，特别是保留神经根一侧的软组织。
- 由于锯椎体时，锯路方向是朝向脊髓，因此用挡板保护脊髓至关重要。
- 病变椎体远近两个椎间盘都应随病变椎体整块切除，以防止由于肿瘤穿透终板造成肿瘤扩散。

- 将主动脉从椎体前方分开。
- 在椎体前方穿过线锯。
- 钝性分离硬膜。
- 在头侧椎体的下终板和尾侧椎体的上终板之间用线锯锯断椎体（图 26.7）。
- 旋转椎体将其绕着脊髓整块取出（图 26.8）。

步骤 3：前侧重建和后侧固定
- 植入融合器以重建前柱（图 26.9）。
- 可延长假体的使用使前柱重建更加方便。透 X 线的融合器（PEEK 而非钛合金）有助于术后进行 MRI 和 CT 检查，以监测肿瘤复发。
- 去除临时固定棒（不同时去除），安装最终固定棒完成后侧固定。

术后处理及预后
- 由手术医师决定引流管的拔除时机。
- 如果术中失血较多或出现低血压，则建议患者在 ICU 观察 24 小时。
- 术后行直立位胸部 X 线片，以确定是否有气胸。小量气胸观察即可，大量气胸则需要置管引流。
- 术后患者需佩戴胸腰骶支具 2～3 个月。

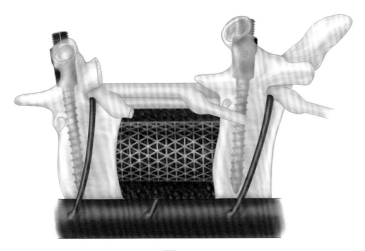

图 26.9

循证文献

Boriani S, Weinstein JN, Biagini R. Primary bone tumors of the spine: terminology and surgical staging. Spine. 1997; 22: 1036-1044.

此综述描述了脊柱原发肿瘤的 Weinstein-Boriani-Biagnini (WBB) 手术分期系统。该系统根据椎骨受累的三维解剖特点对脊柱肿瘤进行分类和并指导制订相应的手术切除计划。

Kawahara N, Tomita K, Baba H, et al. Cadaveric vascular anatomy for total en bloc spondylectomy in malignant vertebral tumors. Spine. 1996; 21: 1401-1407.

该研究利用尸体标本详述了脊柱周围的血管解剖。研究发现胸主动脉与脊柱前方直接接触且节段动脉有多种变异，因此在行椎骨整块切除时熟悉手术节段的血管解剖并且术中仔细分离是确保手术成功的关键。

Nambu K, Kawahara N, Kobayashi T, et al. Interruption of the bilateral segmental arteries at several levels: influence on vertebral blood flow. Spine. 2004; 29: 1530-1534.

这是一个使用狗为动物模型的研究，证据等级为 Ⅰ 级，结果显示：对受累节段及其头尾侧节段的双侧节段动脉进行栓塞后，受累节段的血流可以减少 75%，但并不影响脊髓的诱发电位。因此，术前栓塞可能是一个安全且有效减少术中失血的方法。

Tomita K, Kawahara N, Baba H, et al. Total en bloc spondylectomy: a new surgical technique for primary malignant vertebral tumors. Spine. 1997; 22: 324-333.

该研究证据等级为Ⅳ级，描述了 Tomita 等进行椎骨完整切除的手术方法。文中报告了采用这一技术治疗的 7 位患者的治疗结果。脊柱原发恶性肿瘤相对罕见，因此，缺乏高质量证据。

Van Dijk M, Cuesta MA, Wuisman PIJM. Thoracoscopically assisted total en bloc spondylectomy: two case reports. Surgical Endosc. 2000; 14: 849-852.

该研究证据等级为Ⅳ级，描述了胸腔镜辅助下行椎骨游离及前柱重建的方法，该报告显示此技术比传统开胸技术更安全。报告的例数少（仅 2 例）限制了该研究的质量等级。

（ Rick C. Sasso, Paul Kraemer 著　孙宇庆 译 ）

第27章

蛛网膜囊肿的手术治疗

- 有症状的腹侧脊髓蛛网膜囊肿应重新考虑手术入路
- 无症状的小囊肿应保守治疗并行连续影像检查
- 在严重椎管狭窄的情况下，首选椎板切除术

适应证争议

椎板成形术的优点包括充分暴露和减压、维持椎弓完整以及降低术后畸形的风险。

治疗选择

- 椎板切开术／椎板成形术或椎板切除术，完整切除硬膜内蛛网膜囊肿。将背侧脊髓蛛网膜囊肿大开窗附着于软脊膜，可形成增厚的蛛网膜壁。
- 腹侧囊肿行椎板切除术和单侧半椎板切除术（椎弓根内侧部分钻孔）。腹侧囊肿壁通常与软脊膜融合。
- 仅行囊肿抽吸术对脊髓蛛网膜囊肿的治疗无明确作用。
- 文献中描述的其他技术：内镜切除术、复发性囊肿分流术和囊肿造瘘术。

适应证

- 有症状的背侧脊髓蛛网膜囊肿，表现为脊髓压迫症
- 伴有占位效应的无症状较大囊肿或影像上显示囊肿膨大
- 累及长节段（跨越两个或更多节段或考虑存在脊柱不稳定）

术前检查／影像学

临床表现

- 硬膜内：与神经管缺陷相关
- 硬膜外：与舒尔曼脊柱后凸相关
- 进行性对称的下肢无力
- 经常出现疼痛，但不是主要特征
- 感觉和括约肌功能障碍症状表现不一
- 位置：胸椎、背侧和硬膜外最常见

常规行X线平片

CT扫描／CT脊髓造影

- CT扫描通常不能明确诊断；但可显示骨重塑
- CT脊髓造影可以指导脊髓蛛网膜囊肿分流术的手术指征

磁共振成像（MRI）

- MRI是诊断脊髓蛛网膜囊肿的金标准
  - 在T1像表现为低信号
  - 在T2像表现为高信号［脑脊液（CSF）高信号］（图27.1）
  - 在所有MRI序列中囊肿液与脑脊液一致

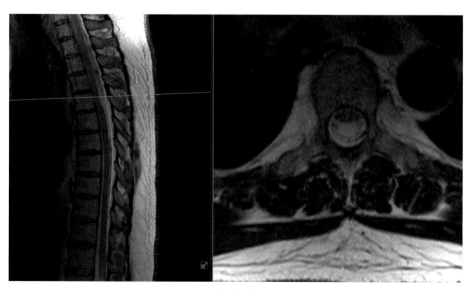

图27.1

- 外观均匀，无中央流空现象
- 使用 MRI 定位硬膜缺损

手术解剖

胸椎肌肉组织
- 非椎旁：背阔肌、斜方肌、菱形肌、后锯肌
- 椎旁：胸棘肌、胸半棘肌、多裂肌

胸椎
- 轻度脊柱后凸、向惯用手侧的脊柱侧凸
- 椎管较窄
- 12 块胸椎
  - T7 的棘突通常是最长的且尾部最倾斜
  - 椎板高度大于宽度
  - 横突为肋骨提供额外支撑
  - 椎弓根较厚
  - 椎体为圆形、三角形或心形（轴位）
- 位于肋骨平面
- 黄韧带
  - 头侧：附着于椎板腹侧中部表面
  - 内侧：附着于棘突的基部
  - 尾侧：附着于椎板的背面
  - 胸椎最厚处
  - 纤维垂直于椎板
- 胸椎中后纵韧带最厚

胸椎硬膜外隙含有
  - 硬膜外脂肪
  - 硬膜外脊髓静脉丛

胸椎髓膜
- 硬膜，双层
- 蛛网膜包含有 Schwalbe 隔膜的蛛网膜：一种分隔颈椎和胸椎蛛网膜下腔后正中线的蛛网膜结构
- 软脊膜，双层
  - 软脊膜外层包含血管并形成齿状韧带
  - 软脊膜内层
  - Linea splendens（腹侧软脊膜韧带）

胸椎脊髓
- 较薄，因为腹侧灰角包含较少的运动神经元
- 背侧正中沟和背外侧沟双侧形成背柱
  - 薄束（下肢传导通路）居中
  - 楔束（上肢传导通路）在侧面
- 脑脊液重吸收位于神经根袖套处的蛛网膜颗粒
- 动脉血液供应
  - 上胸段脊髓由脊髓前动脉供应
  - 中胸段脊髓由根动脉供应
  - 下胸段脊髓由 Adamkiewicz 根动脉供应

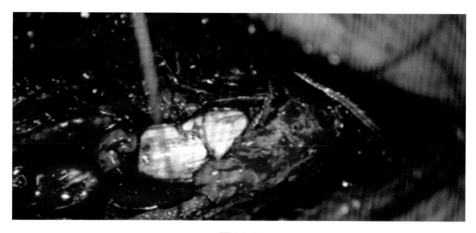

图 27.2

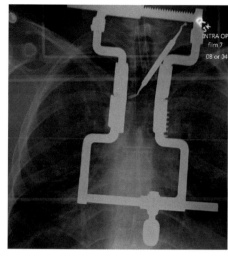

图 27.3

<table>
<tr><td>

体位要点

- 避免腹部压迫以减轻腹内压进而降低硬膜外静脉压，最终减少术中出血。提示：通常伴有硬膜外静脉扩张（图 27.2）。
- 胸段病灶定位困难。正侧位 X 线片可以获取椎间孔齿状凸起的典型影像。

体位提示

固定肩部以利于影像定位有增加臂丛神经损伤及短暂性臂丛病变的风险，注意操作轻柔。

体位器械

- Mayfiled 头架
- Jackson 手术床

体位争议

反 45° Trendelenburg 体位可维持胸椎内压力，增加蛛网膜下腔压力，确认压力可以自发地传导至未破裂的蛛网膜下腔囊肿。

入路 / 暴露要点

- 二异丙芬或芬太尼等短效肌松剂有助于术中暴露伤口而且不影响神经电生理监测。
- 准确的影像学定位可使椎板切开术长度最短，最大限度保护生物力学稳定性。但是影像学定位应作为触诊及解剖学标记的证据支持，而非完全将其替代。
- 椎板切开术应提供硬膜囊环形视野。
- 术中应重视充分止血，重点关注硬膜外间隙及骨质边缘。

</td><td>

静脉引流

- 无静脉瓣膜；允许双向血流
- 前、后纵行静脉窦
- 脊髓硬膜外静脉丛

体位

- 全身麻醉气管插管
- 神经电生理监测感觉、运动诱发电位
- 俯卧位，脊柱正中线位于身体的中线
  - 固定眼贴及气管插管
  - 肢体外周神经及体表骨嵴衬垫保护
- T1 至 T4 病灶
  - Mayfield 头架
  - 颈部中立位并避免眼眶及气管插管外部压迫
  - 固定肩部以利于影像学检查
- T4 至 T12 病灶
  - 应用 Jackson 手术床或卷轴侧垫
  - 避免腹部压迫

入路 / 暴露

- 触诊棘突以识别并标记中线
  - 沿末根肋骨向中线触诊可定位 T12 椎体
  - 可利用 X 线平片或术中 CT 扫描定位病灶
- 皮肤暴露及铺无菌手术巾应确保暴露足够椎体节段
- 局部浸润麻醉手术切口
- 行正中切口至椎旁韧带
- 于切口两端放置 Weitlaner 牵开器
- 继续沿棘突行骨膜下无血管分离
- 两侧分离完成后以小脑牵开器替换 Weitlaner 牵开器
- 使用前应将高速骨钻放置于骨面并测试；切除后方骨质
- 在两侧关节突关节处磨开椎板

</td></tr>
</table>

- 切开头尾两侧棘间韧带
- 完整切除椎板并去除与硬膜的粘连
- 可用以下方法评估骨质暴露是否充分
  - 触诊病灶
  - 影像学确认
  - 术中超声（浸入温灌）
- 在行硬脊膜切开术前应彻底止血

手术操作

步骤 1：椎板切开术

- 以棘突咬骨钳切除棘突
- 在棘突根部用气动电钻或骨刀切开骨槽
- 以骨钻移除铰链侧单层皮质骨及松质骨
- 以骨钻移除开口侧双层骨皮质
- 在椎板成形术的头端及尾端切除黄韧带
- 用刮匙及 2 号 Kerrison 咬骨钳在椎板开口侧充分松解椎板与硬膜粘连
- 使用小型直角刮匙打开铰链侧

步骤 2：定位

- 使用以下一种或多种方法对囊肿进行定位：
  - 术中超声是一种简单的工具，可在打开硬脑膜前确认轴位和矢状位的定位（图 27.5）

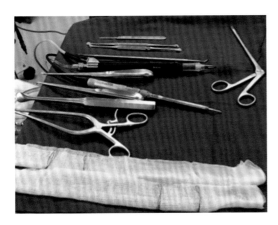

图 27.4

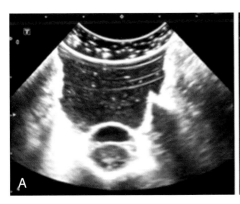 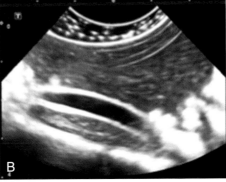

图 27.5

入路 / 暴露提示

- 勿损伤关节突以免引起远期脊柱不稳定。
- 常见扩大、充血的硬膜外静脉（图 27.2）。硬膜外止血很重要。

入路 / 暴露器械

- 低切迹牵开器用于硬膜或软膜缝合过程中的暴露。

步骤 1 提示

使用其他钻孔工具，例如 BoneScalpel™（Misonix Inc., Farmingdale, New York），是一种可保留软组织的替代方法，用于精确和有效的椎板切除术和 / 或椎板切开术（图 27.4）。

步骤 1 注意事项

- 小关节热损伤可导致术后背部疼痛。
- 如果在铰链侧发生过度钻孔，可能会导致椎板成形术转为椎板切除术。

步骤 1 器械 / 植入物

- Leksell 咬骨钳
- 颅骨切开器可用于椎板的整体切除
- 2-Kerrison 咬骨钳
- 直角刮匙
- 高速气动钻或 BoneScalpel™（图 27.4）

步骤 2 要点

- 硬膜囊肿或凸出囊可能有助于定位囊肿。
- 骨窗的骨质边界应略超出病变范围，以便手术切除囊肿。

步骤 2 提示

- 采用多种方法定位病灶，避免定位不准确。
- 初始骨窗暴露不充分可能导致操作困难并增加手术时间。

步骤 2 器械 / 植入物

- 超声探头（浸入温灌）是一种非常好的工具。
- 双极电凝和止血剂有助于硬膜外止血。

步骤 3 要点

- 将硬膜切口两侧牵引线悬吊在椎旁肌上，有利于硬膜的暴露。
- 蛛网膜囊肿附近的硬膜通常变薄。如需缝合硬膜，建议使用 7-0 Gore-Tex 缝线、硬脑膜修复和 / 或 Tisseel 纤维蛋白胶。
- 囊液分析可包括但不限于细胞学和培养。

步骤 3 提示

- 显微镜放大倍数过高可能会限制视野。
- 硬脑膜开放可减少硬膜囊内压力和硬膜外血管阻力，但会导致出血增加。用明胶海绵和棉片垫衬硬脑膜边缘可以提供帮助。
- 蛛网膜囊肿和正常蛛网膜之间的界限可能不清晰。如果切除囊壁并且脑脊液恢复流动，则不必完全切除所有囊壁以避免任何医源性并发症。

步骤 3 器械 / 植入物

- 手术显微镜
- 牙科显微器械通常在延长硬脑膜切口时使用
- 显微手术器械（Rhoton）

步骤 4 要点

- 如果铰链侧内外骨皮质不慎磨损，可以使用救助板。
- 各种椎板成形术技术，包括但不限于 T 形椎板成形术、开门椎板成形术和经椎板螺钉椎板成形术。
- 有多种尺寸和形状可供选择（单弯和双弯）（图 27.8）。
- 椎板成形术可即刻恢复术后脊柱稳定性。

步骤 4 提示

- 椎板成形术关门现象可能再次导致脊髓压迫症。
- 罕见椎板成形术后后凸畸形。

步骤 4 器械 / 植入物

- 钛合金连接板及椎板螺钉（图 27.8）
- 开门式椎板成形术垫片

- 触诊或检查半透明淡蓝色硬膜囊肿。
- 术中 CT 或 X 线片（与术前 MRI 相关）
- 在控制硬膜外出血的同时暴露硬脑膜（用于硬膜内囊肿）
- 确定病变的头端和尾端边界（图 27.6）

步骤 3：抽吸、切除或开窗

- 将手术显微镜置入手术区域
- 硬膜切开术（硬膜内蛛网膜囊肿）
  - 以 15 号刀片行中线硬膜切开术并使用镊子和刀片或脑膜剪刀延伸切口
  - 保持蛛网膜平面
  - 双侧硬膜丝线悬吊
- 确认病变近端和远端的正常解剖结构（图 27.6）
- 抽吸、开窗并切除蛛网膜囊肿（图 27.7）
- Rhoton 6/7 是很不错的显微器械选择
- 术后可恢复脑脊液流动
- 不可吸收缝线（5-0 Prolene）闭合硬脑膜
- 彻底止血

步骤 4：椎板成形术

- 使用自钻螺钉将椎板成形术微型板固定到椎板上
- 将椎板解剖复位并用微型钛板固定
- 植入固定螺钉
- 在复位椎板两端各层之间使用不可吸收缝线（1-0 Prolene）重建棘间、棘上韧带

步骤 5

- 如果需要，将 Jackson-Pratt 伤口引流管置于椎板上并根据需要固定
- 用可吸收缝线缝合浅表筋膜和软组织
- 以标准法缝合皮肤
- 应使用可立即辨别出脑脊液漏发生的敷料（避免透明胶带）

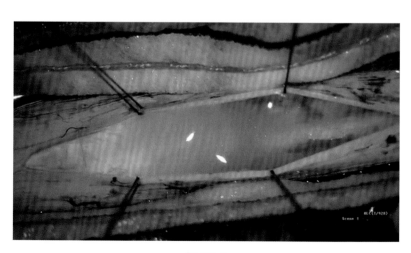

图 27.6

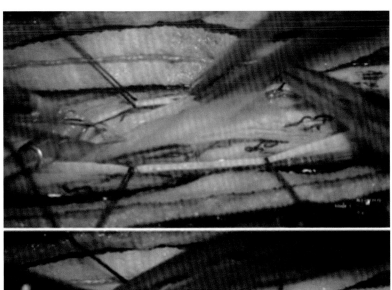

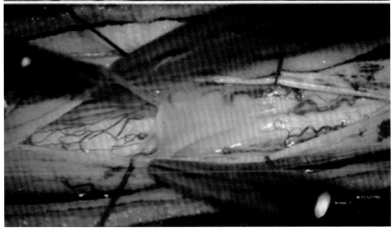

图 27.7

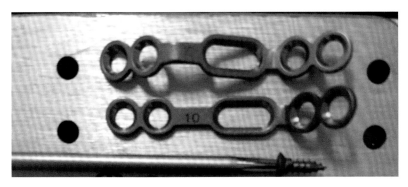

图 27.8

术后处理和预后

- 拔管期间控制组织痉挛及血压
- 插管后应评估神经系统功能（运动力量）
- 如果怀疑硬膜外血肿，可进行 CT 扫描
- MRI 确认切除范围并评估脊柱稳定性（图 27.9）
- 下胸段（T8 及以下）手术应去枕平卧 24 小时；其他节段可床头抬高。
- 每天检查敷料和伤口。
- 术后行影像学检查明确椎板成形术钉板置入满意度（图 27-10）

术后处理要点

- 术后常见咳嗽和高血压，应避免。
- 脑脊液漏是手术最常见的并发症，应立即处理。

术后处理提示

忽视污染敷料会延迟脑脊液漏的治疗。

术后器械 / 植入物

- 具有 MRI 检查兼容性的钛合金椎板成形术连接片及螺钉。
- 每日引流量小于 50 ml 时应拔除 Jackson-Pratt 引流管（如果放置）。

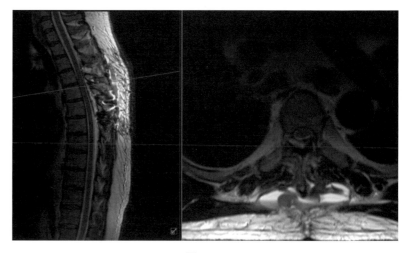

图 27.9

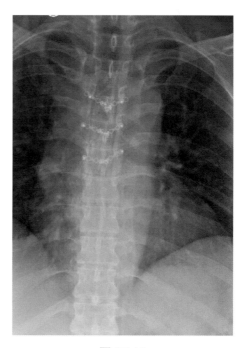

图 27.10

循证文献

Dev R, Singh G, Singh SK, et al. Cystothecostomy: a new technique to treat long segment spinal extradural arachnoid cyst. Br J Neurosurg. 2008; 22: 585-587.

Furtado SV, Thakar S, Murthy GK, et al. Management of complex giant spinal arachnoid cysts presenting with myelopathy. J Neurosurg Spine. 2011; 15: 107-112.

Gul S, Bahadir B, Kalavci M, Acikgoz B. Noncommunicating thoracolumbar intradural extramedullary arachnoid cyst in an 8-year-old boy: intact removal by spontaneous delivery. Pediatr Neurosurg. 2009; 45: 410-413.

Miyakoshi N, Hongo M, Kasukawa Y, et al. Huge thoracolumbar extradural arachnoid cyst excised by recapping T-saw laminoplasty. Spine J. 2010; 10: e14-e18.

Nath PC, Mishra SS, Deo RC, et al. intradural spinal arachnoid cyst: a long-term post laminectomy complication: a case report and review of the literature. World Neurosurg. 2016; 85(367): e1-e4.

Liu JK, Cole CD, Sherr GT, et al. Noncommunicating spinal extradural arachnoid cyst causing spinal cord compression in a child. J Neurosurg. 2005; 103(3 Suppl): 266-269.

Park SB, Jahng TA, Kim CH, et al. Thoracic and lumbar laminoplasty using a translaminar screw: morphometric study and technique. J Neurosurg Spine. 2009; 10: 604-609.

Rahimizadeh A, Sharifi G. Anterior cervical arachnoid cyst. Asian Spine J. 2013; 7: 119-125.

Srinivasan VM, Fridley JS, Thomas JG, et al. Nuances in localization and surgical treatment of syringomyelia associated with fenestrated and webbed intradural spinal arachnoid cyst: A retrospective analysis. World Neurosurg. 2016; 87: 176-186.

Tureyen K, Senol N, Sahin B, et al. Spinal extradural arachnoid cyst. Spine J. 2009; 9: e10-e15.

（ Doniel Drazin, Carlito Lagman, Ray Chu, J. Patrick Johnson 著
刘龙奇 译 ）

第 28 章

成人脊髓空洞症的手术治疗

适应证提示

- 未认识到空洞形成的潜在病因
- 未进行完整病史采集和影像学检查

适应证争议

- 症状性空洞初治的手术方式存在争议，部分医生选择蛛网膜松解和扩大硬膜成形，也有的医生提倡蛛网膜松解和空洞分流手术。
- 判定脑脊液分流最佳方法的证据尚存在争议。由于该病罕见，尚未有对比性的队列研究。

治疗选择

- 恢复椎管内脑脊液（CSF）流动
  - 解除脊髓拴系，松解蛛网膜，硬膜成形
- 通过分流手术对脑脊液进行分流
  - 空洞 - 胸膜腔分流，空洞 - 腹腔分流，空洞 - 蛛网膜下腔分流
- 通过旁路手术重建脑脊液通路
  - 空洞头端 - 尾端蛛网膜下腔旁路分流
- 脑脊液外引流
  - 腰大池 - 腹腔分流
  - 脑室 - 腹腔分流，脑室 - 胸膜腔分流

体位要点

- 存在椎管狭窄的病例建议使用 Wilson 床，可使脊柱的屈曲度增加，继而增加椎板间隙。
- 患者身体两侧应充分显露，远侧应超过肩胛骨下缘，以防在进行空洞 - 胸膜腔分流时无法进入胸膜腔。

体位提示

显露肩胛骨内侧的胸膜可能导致菱形肌和斜方肌在肩胛骨和胸椎后方结构之间的肌肉和附着结构的过度分离。

体位设备

大多数情况下，对于俯卧位手术，使用透 X 线的 Jackson 手术床可以满足俯卧位摆放、定位和放置分流系统的需要。

适应证

- 脊髓内空洞并伴相应的神经功能缺失。
- 创伤后脊髓内的空洞，一般在脊髓损伤一段时间后形成，并出现较之前脊髓损伤节段上升的运动和感觉功能变化。
- 因非创伤性椎管内蛛网膜的病理变化而导致的症状性空洞，常表现为神经病理性疼痛或神经功能缺失。
- 脊髓内肿瘤引起的症状性空洞。
- 脊柱退行性滑脱可导致椎管狭窄使椎管内空间受挤压，继而形成脊髓空洞症。这往往与引起椎管受压的脊柱外伤性骨折相关，与退行性疾病关系不大，且可以通过硬膜外减压治愈。

体格检查 / 影像学

图 28.1 矢状位 T2WI 显示脊髓圆锥内空洞。在空洞形成节段可见爆裂骨折虽已痊愈，但形成后凸畸形。这是一名 50 岁的患者，在机动车事故 15 年后出现双足进行性加重的神经病理性疼痛（图 28.1）。

体位

俯卧位固定于 Jackson 手术床。

入路 / 显露

图 28.2 为患者俯卧位于 Jackson 手术床进行胸段手术的术中照片。患者 65 岁，既往有胸段脊髓外伤病史，曾因症状性颈髓病变行空洞 - 胸膜腔分流术，现症状复发。图中显示为典型的后方入路、骨膜下显露、椎板切开，图中所用空洞 - 蛛网膜下腔分流导管为 T 管（图 28.2）。

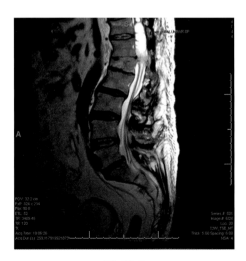

图 28.1

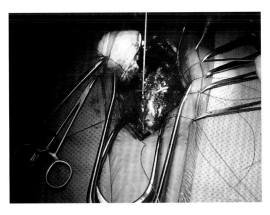

图 28.2

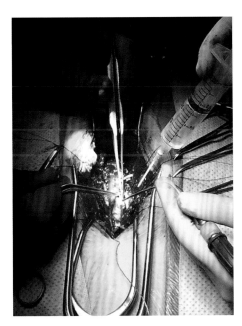

图 28.3

手术操作

步骤 1

- 骨膜下显露和胸段椎板切开。椎板切开的范围限定在拟行蛛网膜松解的节段（图 28.3）。
- 仔细止血，沿中线切开硬膜（图 28.4）。
- 行蛛网膜松解，使脑脊液绕过病变恢复正常的生理循环。此步骤需要使用 Rhoton 显微剥离子在显微镜下操作完成。
- 脊髓背侧切开，将 T 形硅胶管置入空洞。使用术中超声对最大置入深度进行安全确认（图 28.6）。
- 使用 4-0 的 Nurolon® 缝线或 6-0 Gore-Tex 缝线对硬膜进行连续缝合达 watertight 级。关闭硬膜前需将硬膜内的空气排出，以减少小气泡梗阻分流系统的风险（图 28.7）。

步骤 2

- 术中使用超声探头来确认空洞最大的位置。
- 后正中硬膜切开，采用 4-0 Nurolon（爱惜康）缝合硬膜，避免硬膜外血

体位争议

对于有胸膜粘连病史的病例，在进行后方入路空洞 - 胸膜腔分流时尤其要小心，此种情况下可能损伤到肺，甚至不能将分流管置入胸膜腔。此类患者需考虑其他分流方案备用。

步骤 1 要点

术中遇到的蛛网膜病变程度常常超出术前依靠影像做出的预判。因此，作者推荐进行保守的入路，即采用更大范围的椎板切开，以防术中脊髓切口需要进行头端或尾端的延伸。

步骤 1 误区

上下和左右两侧的备皮范围应足够大，两侧应超过肩胛中线。即使很多医生认为蛛网膜粘连松解、拴系解除和硬膜成形是治疗脊髓空洞的首选，但还是应该尽量多地准备脑脊液分流方案，比如空洞 - 胸膜腔分流。

步骤 1 器械 / 植入物

- 治疗脊髓空洞的典型手术方法是胸段脊柱的后路椎板切开，一般不影响脊柱稳定性。选择该处置入只需考虑分流管的需要。但是，在处理某些脊髓空洞的病因时，如外伤后的畸形，手术本身会造成脊柱不稳定，这时就需要进行脊柱内固定（椎弓根钉棒）。
- 在处理脊髓空洞前行内固定手术将增加手术难度、手术时间和失血量，但这些不应该成为治疗方案的核心问题。

步骤 1 争议

目前文献中的指南仅限于回顾性病例，因为最理想的外科治疗方案尚未得知；而且由于空洞复发而再次手术的概率也较高。基于上述原因，有些作者推荐以蛛网膜松解和硬膜成形为初始治疗方法，而有些人倾向于蛛网膜松解 + 一期空洞分流，以确保术后症状改善。当然，脊髓切开和对脊髓的操作也会导致神经功能损害的风险升高。

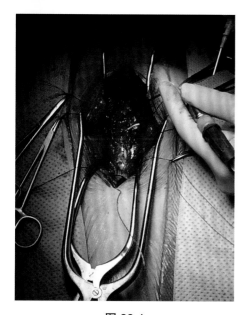

图 28.4

步骤 2 要点

在进行任何硬膜下操作时小心显露至关重要。椎板切除范围过大可能会增加椎弓根峡部发生病变、失稳的风险，也有可能导致椎弓根附近的骨松质持续出血。同样，椎板切除范围过小则会导致两侧的蛛网膜粘连暴露不充分，继而增加在蛛网膜松解过程中对脊髓过度牵拉的风险。

步骤 2 提示

出血可能会增加术后疼痛和粘连的风险，导致治疗的早期失败和症状复发。椎板切开后的骨质出血必须使用骨蜡彻底止血，硬膜外的渗血可以使用止血材料或双极进行控制。

步骤 2 器械 / 植入物

在进行蛛网膜粘连松解时需要仔细操作，避免对脊髓进行不经意的牵拉。基于此原因，作者常使用锐利的显微剥离子和显微剪刀进行操作。

步骤 2 争议

迄今为止尚未见减少术后蛛网膜粘连的有效方法。有人试图将皮质醇激素注入蛛网膜下腔以减少术后蛛网膜粘连，但此方法的风险和获益尚未得知。

步骤 3 要点

- 在分离肋骨和胸膜腔时应小心地进行钝性分离。
- 术后行胸部平片检查确定气胸情况。

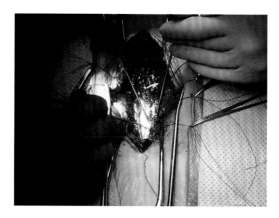

图 28.5

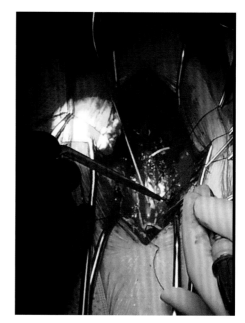

图 28.6

液进入硬膜下，以防止术后粘连（图 28.8，通过夹钳放置的多个硬膜夹，双侧）。

- 显微镜下使用显微剥离子和显微剪刀松解粘连。仔细操作，避免牵拉脊髓。
- 该粘连松解操作应分别向脊髓的头端和尾端进行，直至可以观察到脑脊液搏动的改变。
- 应有一位神经电生理专家对肌电图、经皮运动诱发电位以及体感诱发电位进行持续的术中电生理监测。

步骤 3：脊髓空洞 – 胸膜腔分流术中胸膜腔空间的显露

- 采取肩胛中线小切口，首选肩胛冈以下。高于该处的切口必须靠近肩胛骨的内侧或外侧，否则会增加由于分离肩胛骨上的肌肉和韧带附着点而造成的术后疼痛。

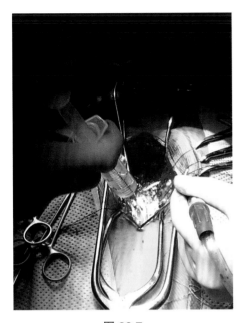
图 28.7

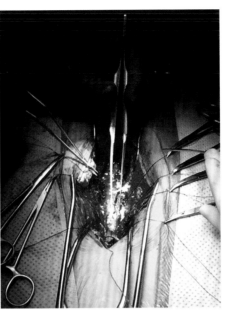
图 28.8

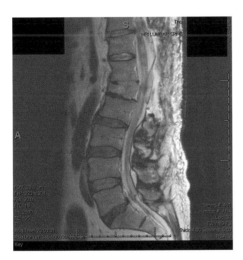
图 28.9

- 过于粗暴和锐性的分离会增加肋间神经血管束的损伤，甚至可能会导致胸膜和肺实质的损伤。这将会增加术后出血、胸壁感觉麻木和神经病理性疼痛的风险，后者对于患者而言非常痛苦。
- 再次强调，仔细的止血对于减少手术后并发症非常重要。术后血胸，即使是少量出血，都可能导致分流管堵塞。
- 其次，胸膜和肺实质之间的胸膜腔空间显露必须清晰，以确保导管能无阻力地进入胸膜腔。
- 最后，在放置脑脊液分流管远端进入胸膜腔时在下列情况下是禁忌的：既往曾行胸膜腔固定术，严重的肺部疾病，既往肺部手术。因为这些情况下，胸膜和肺实质之间很有可能没有清晰的界面。对于残留呼吸功能较低、同时有其他更理想的分流部位的患者而言，这尤其要首先考虑。

目前指导空洞 - 胸膜腔分流术的证据主要是一些回顾性分析病例结果。这些结果不一，其中很多结果显示空洞复发率高、术后神经功能恢复差，而有些结果则恰恰相反。

- 需要显露肋骨。应小心地对骨膜下软组织进行钝性分离，直至显露胸膜。
- 注意：在进入胸膜腔时需对潮气量进行调整，即降至最低。
- 术后常规行胸部平片检查，以确认分流管已放置到胸膜腔，同时可以明确有无气胸。

步骤 4：脊髓切开及放置分流管近端

- 使用 0.5 mm 双极电凝电灼脊髓后正中表面的软膜结构时需仔细操作，尽量减少电流和热传导作用对脊髓的损伤。
- 脊髓切开时采用锐性分离。
- 冲洗分流管，然后将一小段分流管送至脊髓切口。该操作应在脊髓切开后立即进行，延后放置空洞可能塌陷，因此可能增加放置引流管后神经功能损伤的风险。图 28.9 矢状位 T2WI 显示成功进行空洞 - 胸膜腔分流术后脊髓空洞缩小的情况。

- 使用双极电凝电灼脊髓时要小心，尽量减少热力对脊髓的损伤。
- 脊髓切开的长度应以分流管直径为限。

操作过程中可以对脊髓进行适度的旋转，沿后正中线进行脊髓切开可能不会对传入的感觉传导纤维造成损伤。在回顾性分析中，有 20% 的病例在脊髓切开术后出现较明显的运动和感觉功能损害，其中大多数在术后 6 个月内康复。

步骤 4 器械 / 植入物

- 使用 T 形分流管可降低分流管位移脱离空洞的可能。但这种设计也带来了相应的风险，即在通过狭小的脊髓造瘘口置入 T 管近端时，由于对脊髓的骚扰增加，由此造成脊髓损伤的风险增加。
- 除外置入原因，硅胶管本身会发生位移。在蛛网膜下腔 - 蛛网膜下腔分流术中，建议对分流管进行硬膜锚定。目前已有分流管位移至颅内并造成蛛网膜下腔出血的报道。

步骤 4 争议

- 目前文献中指导分流管置入及空洞分流方法的经验非常有限
- 目前已经证实，不论是儿童还是成人，在脑室外引流和脑室腹腔分流术中使用带有抗菌涂层的分流管可降低感染发生率。但这在脊髓空洞手术中尚未见相关研究报道。

术后处理要点

- 建议术后在 ICU 过夜。由于放置分流管过程中对脊髓的切开和干扰，术后平均动脉压应保持在 80 mmHg 以上。
- 建议术后进行连续的神经功能评估，以观察由于脊髓复膨、牵拉或形成的术后血肿等原因对神经功能的影响。

术后处理及预后

- 术后 X 线检查：确认分流管放置情况。
- 术后 MRI 检查：确认空洞缩小情况。

循证文献

Isik N, Elmaci I, Cerci SA, Basaran R, Gura M, Kalelioglu M. Long-term results and complications of the syringopleural shunting for treatment of syringomyelia: a clinical study. Br J Neurosurg. 2013; 27: 91-99.

该研究发现，脊髓空洞 - 胸膜腔分流术的长期效果与大多数其他形式的分流效果相当，手术并发症发生率较低。

Klekamp J. Treatment of syringomyelia related to nontraumatic arachnoid pathologies of the spinal canal. Neurosurgery. 2013; 72: 376-389.

Klekamp 等讨论了一系列关于非创伤性蛛网膜病变的初治效果。报道中，他们对手术松解蛛网膜和处理导致病变的原因方面提供了支持。

Oluigbo CO, Thacker K, Flint G. The role of lumboperitoneal shunts in the treatment of syringomyelia. Spine. 2010; 13: 133-138.

该文章报道了一个相对较大的研究系列，指出通过腰大池 - 腹腔进行的脑脊液分流呈现出肯定的效果。

Padovani R, Cavallo M, Gaist G. Surgical treatment of syringomyelia: favorable results with syringosubarachnoid shunting. Surg Neurol. 1989; 32: 173-180.

该文称，通过蛛网膜松解、硬膜成形、空洞 - 蛛网膜下腔分流治疗脊髓空洞的初步效果良好。

Samii M, Klekamp J. Surgical results of 100 intramedullary tumors in relation to accompanying syringomyelia. Neurosurgery. 1994; 35: 865-873. discussion 873.

Samii 和 Klekamp 介绍了他们对脊髓内肿瘤切除术后继发脊髓空洞的治疗效果良好。

Vernet O, Farmer JP, Montes JL. Comparison of syringopleural and syringosubarachnoid shunting in the treatment of syringomyelia in children. J Neurosurg. 1996; 84: 624-628.

Vernet 等在本次回顾性比较队列研究中对两种分流手术——脊髓空洞 - 胸膜腔分流和脊髓空洞 - 蛛网膜下腔分流之间的等效结果提供了一些证据。

（ George M. Ghobrial, Srinivas K. Prasad 和 James S. Harrop 著
王汉斌 译）

第 29 章

硬膜动静脉瘘和动静脉畸形的手术治疗

适应证

- 引起神经系统症状的脊髓动静脉畸形（spinal arteriovenous malformation, AVM）
- 引起静脉高压的 AVM
- 表现为蛛网膜下腔或髓内出血的 AVM

体格检查 / 影像学

临床表现

- 进行性背痛，伴下肢感觉减退及肌力下降
- 年龄在 30 岁以下、突发脊髓病的患者
- 背部刀刺感，表现为突然的、难以忍受的背部疼痛
- 有下列表现的 Foix-Alajouanine 综合征（亚急性坏死性脊髓病）
  - 由痉挛性转变为弛缓性的瘫痪
  - 感觉平面逐渐上升
  - 括约肌功能障碍

其他表现

  - 背部皮肤血管瘤：Valsalva 动作可导致血管瘤充血
  - 脊柱听诊时可闻及杂音（常见于青少年 AVM）

脊髓血管造影可以显示血管解剖结构，从而进行病变的准确分类和神经外科 / 血管内治疗计划制订

磁共振成像（MRI）（图 29.1）

- 优点（与血管造影相比）：更敏感，创伤更小，更安全
- 缺点：对于手术计划帮助有限；不能排除其他诊断
- 在 T2 加权成像中可观察到多发的流空影
- 脊髓增强的程度多变

CT 脊髓造影

- 需俯卧位和仰卧位图像
- 匍匐状硬膜内流空影（典型）
- 并发症：血管损伤和出血

手术解剖

脊髓血供

前部 2/3 由单一的脊髓前动脉和脊髓前静脉供血

后部 1/3 由两侧的脊髓后动脉和静脉供血

侧方由动脉血管冠供血

美英法联合分类

Ⅰ型［硬膜动静脉瘘（AVF）］：最常见

  - ⅠA 型：硬脑膜根袖内的单支根动脉供血

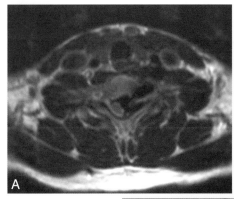
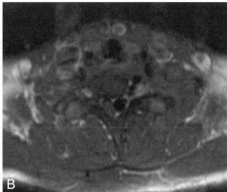
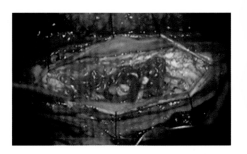

图 29.2

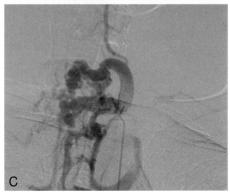

图 29.1　A ~ C

- IB 型：两支或多支动脉供血
- 在脊髓背侧汇入充血的脊髓静脉
- 流速慢；很少出血

Ⅱ型（髓内或血管球，真性 AVM）：预后较差
- 多个髓质动脉供血（图 29.2）

Ⅲ型（青少年）
- 延伸及整个脊髓截面
- 侵入椎体，可引起脊柱侧凸畸形

Ⅳ型（硬膜内，髓外 AVM/AVF）
- 在 Adamkiewicz 动脉和引流静脉之间直接形成瘘管
- Merland 对Ⅳ型 AVF 的亚型划分
  - 由小的脊髓前动脉供血，小 AVF，缓慢上行的髓周引流静脉
  - 多条动脉供血（扩张的脊髓前动脉和后动脉），多个中等大小的 AVF，缓慢上行的髓周引流静脉。
  - 多条动脉供血（如前所述），单个、巨大的 AVF，巨大的静脉扩张，静脉引流迅速

法国 Bicêtre 分类法
　　动静脉畸形
　　瘘
　　遗传相关（例如：遗传性出血性毛细血管扩张症）

Spetzler 等分类
　　肿瘤性血管病变
- 血管网状细胞瘤
- 海绵状血管畸形

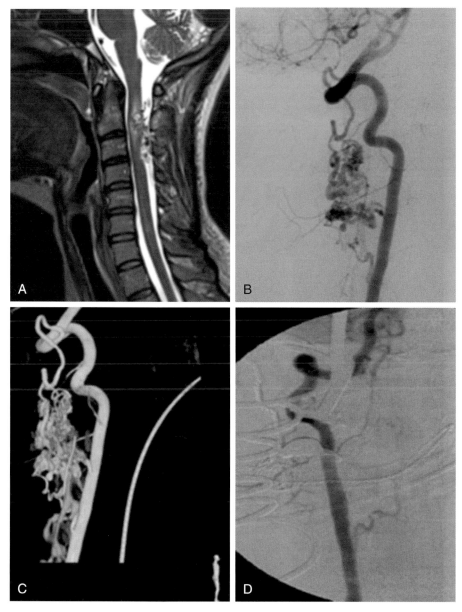

图 29.3 A ～ D

脊髓动脉瘤（罕见）

动静脉病变

- 动静脉瘘
  - 硬膜外
  - 硬膜内：背侧或腹侧
  - AVM（图 29.3）
  - 硬膜外 - 硬膜内
  - 硬膜内
  - 髓内
  - 髓内 - 髓外
  - 脊髓圆锥
  - Desproges-Gotteron 动脉（后根髓动脉，也称为 "cone 动脉"，起源于髂内动脉）

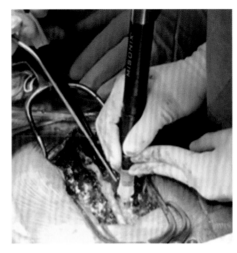

图 29.4

- 如计划行栓塞术，可额外给予肝素。
- 确保眼部胶膜封闭，气管插管和 Foley 导管无移位且畅通，尤其是在俯卧位后。
- 对外周神经和骨性突起给予护垫保护。
- 检查电极（体感诱发电位和运动诱发电位）的位置。
- 尽量减少腹部压迫。

体位提示

在进行影像定位过程中牵拉肩部以改善成像效果时，可能造成臂丛神经损伤和短暂性神经丛损伤风险增加。

体位设备

- 透射线的 Wilson 床或 Jackson 床。
- Mayfield 针用于更长和 / 或颈部手术。
- 乳胶垫。

入路 / 显露要点

可选用其他可保留软组织的椎板切开工具，例如 BoneScalpel ™ 超声骨刀（ Misonix Inc., Farmingdale, New York, USA ），可实现精确和高效的椎板切开，并通过凝固松质骨血管而减少失血（图 29.4 ）。

入路 / 显露提示

- 小关节的暴露或热损伤可能导致关节失稳和背部延迟性疼痛，应尽量避免
- 对任何节段而言，硬膜外止血都至关重要
- 应采用多种方法来相互验证，避免错误定位
- 一开始骨结构暴露不充分可能会导致术中操作困难并增加手术时间

体位

- 抗生素和类固醇（地塞米松 ）
- 气管内插管全身麻醉
- 患者俯卧位于可透射线的 Wilson 或 Jackson 床
- 神经电生理监测：躯体感觉诱发电位（ SSEP ）和运动诱发电位（ MEP ）
- 留置股动脉鞘便于术中血管造影
- 持续监测平均动脉压

入路 / 显露

- 通过触摸棘突识别并标记后中线
- 参考术前影像以定位病变位置
- 标记切口
- 按无菌原则准备并铺单，注意为可能打开的节段留出足够的空间
- 切口局部麻醉
- 后正中纵行切开至椎旁筋膜
- 在切口上下端放置 Weitlaner 牵开器
- 继续沿中线进行棘突骨膜下的无血管剥离
- 随双侧解剖深入，将 Weitlaner 牵开器替换为小脑牵开器
- 使用 Kerrison 咬骨钳切除棘突间韧带
- 将病变上下方各一个节段行宽阔的双侧椎板切除术
- 上手术显微镜
- 显露硬脑膜，充分止血
- 使用 15 号刀片和 Metzenbaum 剪刀在病变中心位置切开硬膜
- 使用不可吸收的缝合线双侧悬吊硬脑膜边缘
- 在硬膜外双侧放置棉条

手术操作

步骤 1：切开软膜

- 使用锋利的显微外科手术器械自中线切开软膜（图 29.5 ）
- 使用不可吸收缝线双侧悬吊软膜（图 29.6 ）

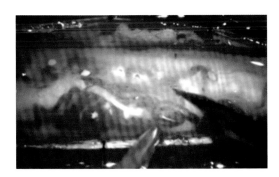

图 29.5

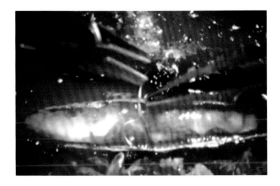

图 29.6

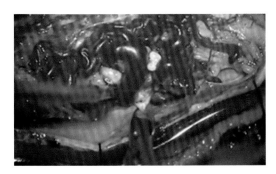

图 29.7

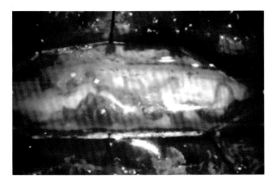

图 29.8

- 使用显微双极电刀和显微剪刀分别将头侧和尾侧切开

步骤 2

比对血管解剖情况
- 识别供血动脉（图 29.8）

入路 / 显露设备

- 使用单极和双极电凝在冲洗下电灼
- 薄型牵开器
- 咬骨钳（Leksell 和 2-Kerrison）
- 直角刮匙
- 高速气动钻（Midas Rex Pneumatic Tools, Fort Worth, 德克萨斯）或 BoneScalpel ™（Misonix Inc., Farmingdale，纽约，美国）
- 手术显微镜和透视设备
- Woodson 牙科器械
- 显微外科手术器械（Rhoton 解剖组合器械）
- 显微双极电凝

步骤 1 要点

- 必须彻底切开蛛网膜
- 切除齿状韧带可能有助于脊髓的移动（图 29.7）

步骤 1 器械 / 植入物

- 显微外科手术器械（Rhoton 解剖组合）
- 8-0 Prolene 缝合
- 显微双极和显微剪刀

步骤 2 要点

- 应使用多模方法来准确地识别解剖结构
- 在整个手术过程中应时刻保持对解剖结构的三维认知
- 在整个操作过程中确保精细的解剖操作和充分的止血

步骤 2 提示

- 未评估其他血管病变
- 过度操作血管结构或脊髓

步骤 2 器械 / 植入物

- 显微外科手术器械（Rhoton 解剖器械组合）
- 术中影像检查（例如：术中超声）

步骤 2 争议

术中采用注射靛蓝以显示血管解剖情况（图 29.11）

步骤 3 要点
- 要进行充分的显露和细致的解剖
- 处理血管时需要考虑其供应的其他结构
- 引流静脉的电灼或结扎务必在供血动脉处理完毕之后进行

步骤 3 提示
- 在电灼血管的过程中过早地将其拽出可能会导致撕裂
- 动脉瘤夹尺寸不合适可能导致占位效应或脱落
- 在处理动脉前电灼或结扎引流静脉可能导致动静脉畸形破裂和不可控的出血

步骤 3 器械 / 植入物
- 使用冲水双极电凝器进行电灼
- 显微动脉瘤夹组合

步骤 4 要点
- 始终保持对血管解剖结构的三维认知
- 充分的显露和细致的解剖至关重要

步骤 4 提示
未能保持对血管解剖结构的三维认知可能导致本可避免的损伤。

步骤 4 器械 / 植入物
- 使用冲水双极电凝器进行电灼烧
- 微型动脉瘤夹组合

步骤 5 器械 / 植入物
微型动脉瘤夹组合

步骤 5 争议
切除病灶可能会导致神经功能受损

- 识别血管团 / 病灶（图 29.9）
- 识别引流静脉（图 29.10）
- 识别其他任何相关的血管病变（如动脉瘤）

步骤 3：烧灼或结扎供血动脉
- 使用冲水双极电凝器处理供血动脉
- 使用微型动脉瘤夹结扎供血动脉（图 29.12）
- 解剖病灶周围结构，保留引流静脉与病灶相连

步骤 4：结扎引流静脉
- 使用冲水双极电凝器电灼引流静脉（图 29.13）
- 使用微型动脉瘤夹结扎引流静脉

步骤 5：切除病灶
- 重新评估病灶的血供和引流血管
- 确保没有其他血管与病灶相通
- 如果可能，使用锋利的显微外科器械切除病灶（图 29.14、图 29.15）
- 探查手术后瘤腔
- 使用微型双极电凝器和 / 或止血材料充分止血

步骤 6
检查伤口
成像：之前动脉化的静脉应呈现深蓝色
仔细止血
冲洗伤口
使用不可吸收缝线（Prolene）连续缝合硬膜达到"水密"级。
- 在硬膜缝合完成前进行 Valsalva 闭气试验
- 将纤维蛋白胶涂于硬膜外
  - 使用脂肪组织覆盖于硬膜缺损处
    - 腰椎蛛网膜下腔引流 3 ~ 5 天
根据需要放置 Jackson-Pratt 伤口负压引流装置并进行固定
使用可吸收缝线紧密缝合筋膜和软组织
按常规重新消毒皮肤
使用可及时发现脑脊液漏的敷料（避免使用透明胶带）

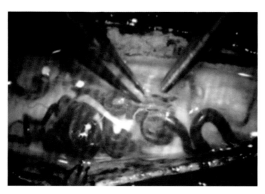

图 29.9

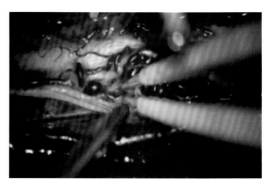

图 29.10

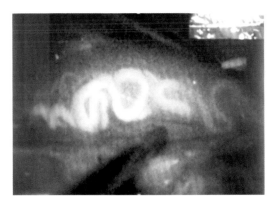

图 29.11

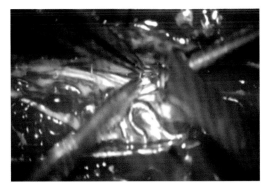

图 29.12

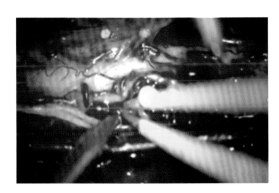

图 29.13

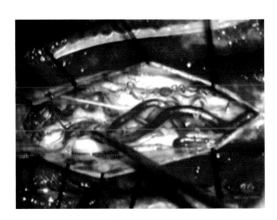

图 29.14

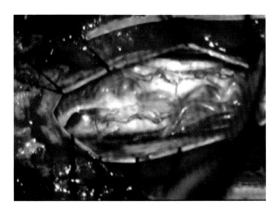

图 29.15

术后处理和预后

- 如果怀疑硬膜下血肿，立即进行 CT 扫描。
- 复查 MRI 以评估切除范围并排除脊髓梗死。
- 术后 7 ~ 10 天进行脊髓血管造影，并每年进行随访。
- 按照流程去除股动脉鞘。
- 去枕平卧 24 小时。
- 每天检查敷料和伤口。

术后处理要点

- 拔管时控制痉挛和血压
- 拔管后应进行神经系统检查（肌力）

术后处理提示

- 未能发现脑脊液漏可能会导致额外的手术处理
- 未检查腹股沟血肿

循证文献

Sood D, Mistry KA, Khatri GD, et al. Congestive myelopathy due to intradural spinal AVM supplied by artery of Adamkiewicz: Case report with brief literature review and analysis of the Foix-Alajouanine syndrome definition. Pol J Radio. 2015; 80: 337-343.

Baskan O, Durdag E, Geyik S, et al. Spinal arteriovenous malformation: use of intraoperative color Doppler ultrasonography guidance for surgical resection. Case report. Med Ultrason. 2014; 15: 386-388.

Hayashi K, Horie N, Morofuji Y, et al. Intraoperative Angiography Using Fluoroscopy Unit in the Treatment of Vascular Malformation. Neurol Med Chir (Tokyo). 2015; 55: 505-509.

Flores BC, Klinger DR, White JA, et al. Spinal vascular malformations: treatment strategies and outcome. Neurosurg Rev. 2016. [Epub ahead of print].

Tani S, Ikeuchi S, Hata Y, et al. Vascular orientation by intra-arterial dye injection during spinal arteriovenous malformation surgery. Neurosurgery. 2001; 48: 240-242.

Tubbs RS, Mortazavi MM, Denardo AJ, et al. Arteriovenous malformation of the conus supplied by the artery of Desproges-Gotteron. J Neurosurg Spine. 2011; 14: 529-531.

Han PP, Theodore N, Porter RW, et al. Subdural hematoma from a type I spinal arteriovenous malformation. Case report. J Neurosurg. 1999; 90(2 Suppl): 255-257.

Hida K, Shirato H, Isu T, et al. Focal fractionated radiotherapy for intramedullary spinal arteriovenous malformations: 10-year experience. J Neurosurg. 2003; 99(1 Suppl): 34-38.

Mandzia JL, terBrugge KG, Faughman ME, et al. Spinal cord arteriovenous malformations in two patients with hereditary hemorrhagic telangiectasia. Childs Nerv Syst. 1999; 15: 80-83.

Drazin D, Jeswani S, Shirzadi A, et al. Anterior spinal artery syndrome in a patient with vasospasm secondary to a ruptured cervical dural arteriovenous fistula. J Neuroimaging. 2014; 24: 88-91.

Spetzler RF, Detwiler PW, Riina HA, Porter RW. Modified classification of spinal cord vascular lesions. J Neurosurg. 2002; 96(2 Suppl): 145-156.

Riché MC, Modenesi-Freitas J, Djindjian M, Merland JJ. Arteriovenous malformations (AVM) of the spinal cord in children. A review of 38 cases. Neuroradiology. 1982; 22: 171-180.

（ Doniel Drazin, Carlito Lagman, Mark Bain, Tiffany Grace Perry， Wouter Schievink 著　王汉斌 译）

第 30 章

成人脊柱侧凸：分型和治疗

成人脊柱侧凸手术治疗的特点是非常的多样化，根据不同的手术入路、手术目标、患者的要求和预期而定。成人脊柱侧凸是一个涉及广泛解剖病理和临床表现的脊柱疾患。将成人脊柱侧凸分型是一项非常具有挑战性的工作，尽管目前已有一些分型，包括根据畸形病因的、根据影像学参数的以及根据疾病影响程度的，但是目前仍然还没有一个全面的完美的分型。与分型很类似，成人脊柱侧凸的治疗也是涉及了很广泛的手术技术，从微创手术仅进行减压到脊柱前后路联合广泛的重建。手术的具体细节将在本书其他章节详细描述。本章节是一个概述，目的是将成人脊柱侧凸的分型系统、手术指征、制订手术策略（局部神经减压非融合、神经减压＋局部融合、广泛脊柱曲度重建）的注意事项进行一个全面概括的介绍。

概述

成人脊柱侧凸分型的目的是提供一个生物学分类系统或者系统的病理学分类，因为这一疾病具有非常大的异质性。分型的初衷是为了让患者和医生通过比较相似的病例了解这一疾患的自然病史以及治疗的循证医学证据，从而做出更好的决定。

成人脊柱侧凸的分型

成人脊柱侧凸分型的目标与意义

- 将类似的病例分组便于进行对比性研究
- 区分不同畸形类型的自然病程
- 预测畸形对健康相关生活质量的影响
- 与疾病的严重程度相关联
- 以循证医学为依据指导治疗
  - 手术治疗或者非手术治疗
  - 选择效果最优的手术策略
- 目前有若干个成人脊柱侧凸的分型系统可供使用，但考虑到分型的最终目标与意义，每一个分型系统都存在着一定的局限性

Aebi 分型

由 Aebi 提出的成人脊柱侧凸分型主要是根据畸形的病因学。此分型包括 4 个亚型：

I.新发型：原发的退行性脊柱侧凸

II.继发于退行性改变的脊柱侧凸

III.继发于其他病理改变的脊柱侧凸

IIIa.在既往脊柱畸形长节段固定融合下方的腰骶段畸形

IIIb.继发于代谢性骨病（通常是骨质疏松症）的脊柱侧凸，合并不对称的退行性改变和 / 或椎体骨折

分型提示

- 自然病程的信息不足
- 临床表现及其相关的健康状况影响程度变异性很大
- 患者特异性的参数选择

脊柱侧凸研究学会分型（SRS 分型）

由脊柱侧凸研究学会（Scoliosis Research Society, SRS）成人脊柱畸形委员会提出的成人脊柱侧凸分型，是根据影像学特征的描述性分型，涉及的影像学特征包括侧凸的位置、矢状面平衡和退行性改变。

共有 7 种基本侧凸类型：

1. 单胸弯

2. 双胸弯

3. 双主弯

4. 三主弯

5. 胸腰弯

6. 腰弯

7. 原发矢状面畸形

该描述性分型系统可能在将相似的病例分组方面有一定的意义，但是在将分型与健康状况相关联的方面以及指导治疗方面，存在很大的局限性。

Berjano 和 Lamartina 分型

由 Berjano 和 Lamartina 提出的成人退行性脊柱侧凸分型，是根据退行性节段在腰椎的分布和脊柱的矢状面平衡。该分型包括 4 个类型：

Ⅰ 型：位于非顶椎的局限性退行性改变

Ⅱ 型：位于顶椎的局限性退行性改变

Ⅲ：广泛的退行性改变，包括顶椎和非顶椎

Ⅳ 型：脊柱失衡

- a. 矢状面

- b. 矢状面 + 冠状面

Berjano 和 Lamartina 分型可能在指导治疗方面有一定的意义，对于 Ⅰ 型和 Ⅱ 型畸形建议选择性干预，对于 Ⅲ 型畸形建议融合整个畸形，对于脊柱失衡的畸形建议广泛性重建。

Schwab – 脊柱侧凸研究学会分型（Schwab – SRS 分型）

Schwab-SRS 分型是根据影像学变量对健康状况的影响。作者选择的影像学变量包括畸形的矢状面测量参数和骨盆指数，这些参数与患者的健康状况相关性最高。这一分型系统有助于确认可以预测功能障碍的影像学指标，并且基于对矢状面参数的矫正来指导治疗。这一分型系统包括 4 个基本侧凸类型再加上矢状面修正值。

侧凸类型（基于最大的冠状面 Cobb 角）：

T 型：患者主胸弯 >30°，顶椎位于 T9 或者更高。

L 型：患者腰弯或者胸腰弯 >30°，顶椎位于 T10 或者更低。

D 型：患者有两个主弯，每一个侧凸都 >30°。

N 型：患者无 >30° 的冠状面侧凸。

矢状面修正值

矢状面修正值包括两个影像学参数：骨盆入射角（pelvic incidence，PI）减去腰椎前凸角（lumbar lordosis，LL）。这代表着骨盆入射角与腰椎前凸角测量值的差值（PI-LL 值）。

- 患者的 PI-LL 值 <10°，分型为 PI-LL 修正值 0。

- 患者的 PI-LL 值在 10°～20° 之间，分型为 PI-LL 修正值 +。
- 患者的 PI-LL 值 >20°，分型为 PI-LL 修正值 ++。

骨盆指数修正值

骨盆倾斜角（pelvic tilt，PT）是评估脊柱畸形非常重要的一个参数，因为高 PT 值反映了骨盆影响并减少脊柱整体矢状面失平衡表观程度的代偿机制。PT 值不仅仅是与疼痛以及功能障碍高度相关的一个参数，而且要作为手术计划重点考量的一个因素。

- 患者的 PT 值 <20°，分型为 PT 修正值 0。
- 患者的 PT 值在 20°～30°，分型为 PT 修正值 +。
- 患者的 PT 值 >30°，分型为 PT 修正值 ++。

整体曲度修正值

这一修正值是基于影像学测量即矢状面垂直轴（sagittal vertical axis，SVA），它与疼痛以及功能障碍呈正相关。SVA 值的定义是在矢状面上 C7 铅垂线到骶骨后上角的距离。

- 患者的 SVA 值 <40 mm，分型为 SVA 修正值 0。
- 患者的 SVA 值在 40～95 mm，分型为 SVA 修正值 +。
- 患者的 SVA 值 >95 mm，分型为 SVA 修正值 ++。

成人脊柱侧凸的治疗

成人脊柱侧凸治疗的目标：

- 提高健康相关的生活质量
  - 功能、疼痛、外观、社交、心理健康
- 改善神经功能
- 预防畸形进展
- 患者安全
- 将治疗的价值最大化
  - 治疗费用 / 疗效

患者对于手术治疗与非手术治疗的选择，主要是基于在满足安全以及最大经济有效性的前提下能够实现上述目标的能力。对于非手术治疗无效、症状持续存在的成人脊柱侧凸患者，目前有充足的循证医学证据认为应该选择手术治疗。成人脊柱侧凸的手术指征参见下文。

成人脊柱侧凸的手术治疗

适应证

- 在矢状面或冠状面上症状性的畸形进展
- 神经功能损害
- 非手术治疗无效，疼痛或功能受限持续存在

治疗成人脊柱侧凸的手术方式谱很宽泛，从局部干预（局部神经减压非融合）到广泛脊柱曲度重建。手术方式的选择要考虑患者的临床表现、病理解剖、患者的倾向及预期，治疗价值最大化是治疗成人脊柱侧凸面临的最大挑战。下文介绍的治疗方式选项（包括手术方式谱中每一个选项的手术指征和注意事项），目的是以循证医学的角度指导成人脊柱侧凸的治疗策略。

适应证提示

- 重视患者特异性的价值倾向
- 患者对手术效果的预期涵盖了从手术入路到术后护理。
- 治疗的成本有效性分析是基于价值的健康经济学范畴
- 治疗的预期效果包括了并发症和翻修手术

适应证提示

- 轴性疼痛的改善有限
- 畸形潜在的进展可能，尤其是减压包括了畸形的凹侧或者是存在滑脱或侧向半脱位的节段
- 畸形凹侧椎间孔的有效减压能力有限

手术操作：局部神经减压非融合

适应证

临床表现为神经根性症状或神经性跛行，仅有非常有限的腰痛症状、畸形进展或整体失平衡。

病例 1

68 岁，腰椎退行性侧凸，右侧 L3 和 L4 神经根分布区的疼痛，相应神经根封闭有效。术前 10 年影像学畸形没有进展。有限的腰背痛症状（图 30.1）。

影像学评估
- 36" 脊柱站立位平片
- 腰椎 MRI

手术技术
- 后入路手术
- 使用 Wilson 床，患者俯卧位
- 注意保留棘间韧带、峡部和双侧 50% 的小关节

手术操作：神经减压 + 局部融合

适应证
- 临床表现为神经根性症状或神经性跛行伴有节段性曲度异常包括滑脱和 / 或旋转半脱位
- 腰背痛伴有脊柱节段性不稳定
- 局部节段性畸形进展，无整体失平衡
- 脊柱的整体和局部曲度均正常

病例 2

32 岁实验室技师，有两个 5 岁以下的孩子。患者自青年时起就存在脊柱侧凸，近 10 年侧凸进展 <5°。患者存在下腰痛，疼痛局限在腰骶部，无明显胸背部疼痛。她的主诉是左侧 L4 和 L5 的神经根性疼痛。在接受左侧 L4-5 和 L5-S1 神经根封闭后症状缓解 3 个多月。

她治疗的诉求是想继续从事实验室技师的工作，并能够继续照顾她的孩子，计划在 2 年后再要一个孩子（图 30.2）。

影像学评估
- 36" 脊柱全长站立位平片
  - 对比之前的片子
- 术前侧屈平片评估患者侧凸的柔韧度，术后保持非融合状态，确保术后整体冠状面仍保持平衡
- 腰椎 MRI

手术操作
- 前后路联合手术，最大限度地改善腰骶部的侧凸
- 保留侧凸维持平衡
  - 要了解胸腰椎畸形的柔韧度，从而避免过度矫正局部侧凸而造成整体的失平衡
- 注意保护邻近节段的小关节

手术操作：广泛脊柱曲度重建

以重建脊柱曲度为目标，手术步骤包括一系列复杂的干预，可能包括前后路畸形矫正，包括截骨手术（手术细节会在其他章节描述）。究竟是否选择

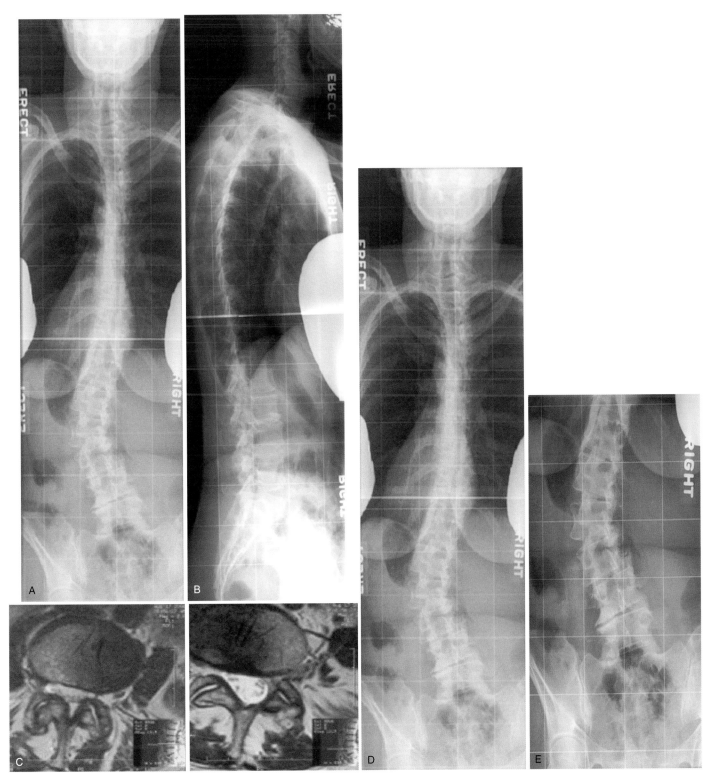

图 30.1　A ~ E

这一复杂的脊柱重建手术，需要医生和患者之间进行非常深切的沟通。要让患者充分理解这种手术的风险和潜在的益处通常是非常困难的，然而这正是知情同意最为重要的部分。

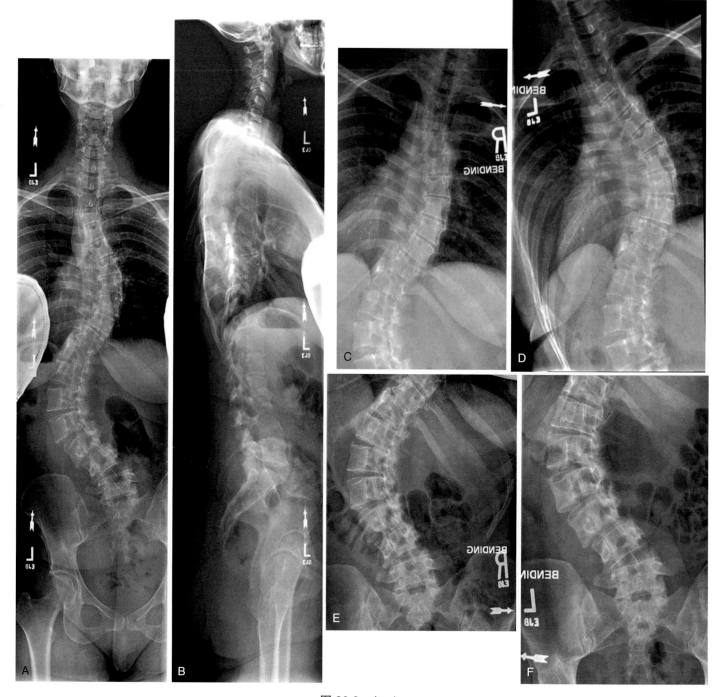

图 30.2　A～L

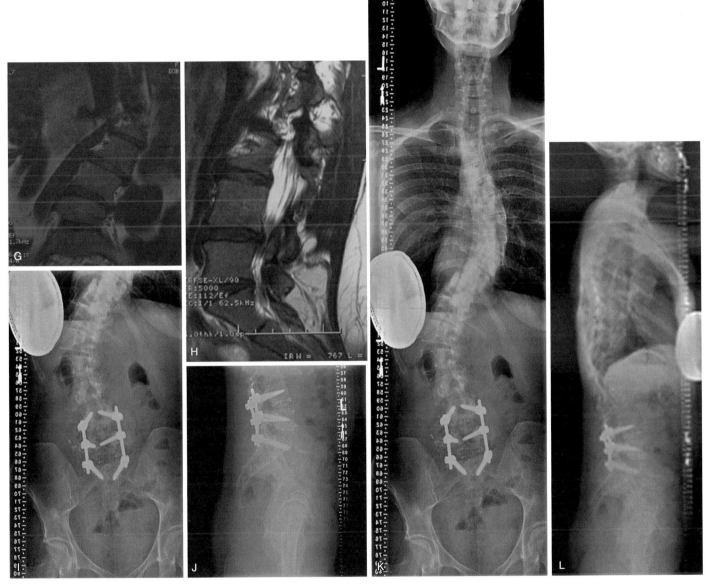

图 30.2 （续）

适应证

- 症状性的整体畸形，通过矢状面垂直轴（SVA）和冠状面躯干偏移来量化
- 对保守治疗无效的疼痛和功能障碍
- 神经压迫同时伴有脊柱整体曲度异常

有明确的趋势表明对于老年患者，随着脊柱手术复杂程度的增加，并发症发生率和花费均会明显增加。对老年患者进行复杂的脊柱重建手术，从基于价值的健康经济学角度来看，很难有其地位。对老年患者进行复杂的脊柱重建手术会带来高并发症率和翻修率，这种手术是无法获得好的经济有效性的。

整体矢状面失衡（其量化指标包括 SVA、骨盆倾斜角、T1 骨盆角）的患者相对于整体矢状面平衡的患者，有更多的疼痛和功能障碍。对于症状性的脊柱畸形患者，重建矢状面平衡是脊柱重建手术非常重要的一个目标。然而，重建脊柱矢状面平衡通常需要非常复杂的干预，包括脊柱前后路联合手术和松解矫正畸形的各种截骨手术。症状性脊柱畸形的老年患者对于基于价值的医疗体系来说是一个非常大的挑战。

症状性脊柱畸形的患者包括矢状面失衡的患者，局部干预的手术方式（局部神经减压或神经减压 + 局部融合）是不可能有效的。因此当潜在的收益超过了预计的风险和花费时，以恢复脊柱曲度为目的的广泛脊柱重建手术将是合理的选择。

病例 3

68 岁女性，进展性的冠状面畸形和矢状面畸形。患者同时患有骨质疏松症（T 值为 -2.8）和心肺疾病（肺动脉高压和心肌梗死）。她的症状包括进展性的畸形和严重的腰腿疼痛（图 30.3）。

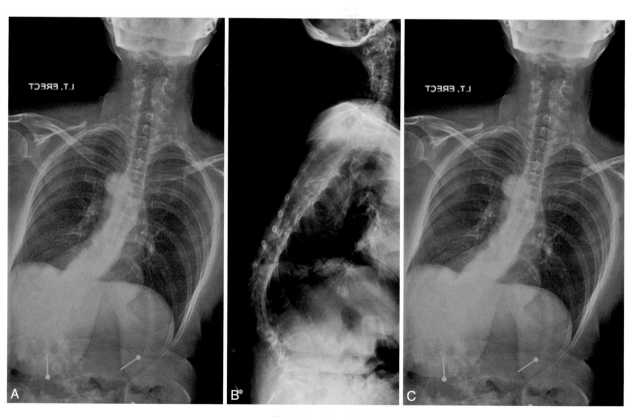

图 30.3　A～H

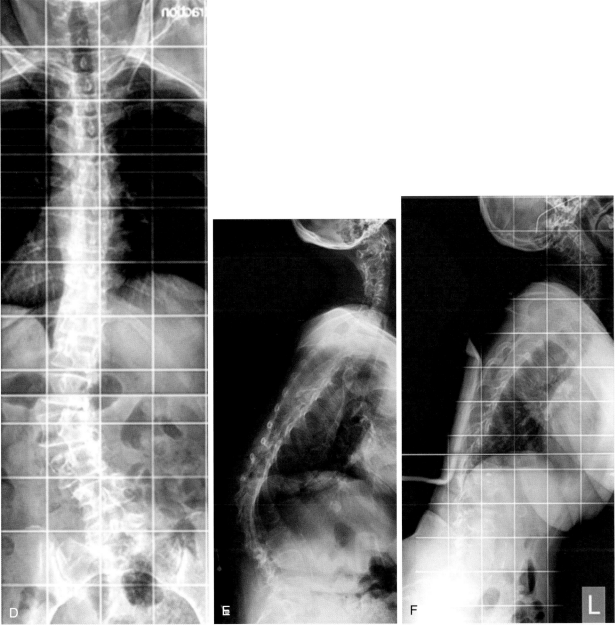

图 30.3　A ~ H（续）

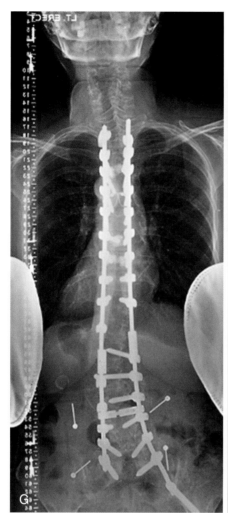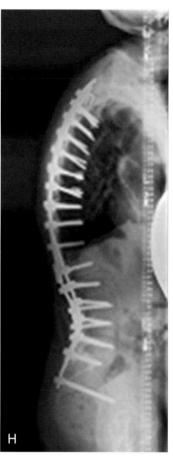

图 30.3 A ~ H（续）

影像学评估

- 36" 脊柱全长站立位平片
  - 对比之前的片子
- 术前评估患者畸形的柔韧度：用牵引像或者左右侧屈像评估冠状面畸形，用支点屈像相评估矢状面畸形。
- 胸椎和腰椎 MRI
  - 如果患者存在脊髓症的症状或体征，要查颈椎 MRI

手术操作

- 术前纠正可控制的危险因素，使用特立帕肽改善骨质疏松症，进行心脏负荷试验
- 从 L4 到 S1 采用前后路联合入路重建腰骶椎部分的曲度
- 在上胸椎采取杂交固定的方法保留邻近节段的肌肉韧带复合体，包括棘间韧带和多裂肌
- 在上固定椎上方的一个椎体（UIV+1），使用 Mersilene 带重建韧带
- 选择性地使用骨水泥强化椎弓根螺钉，包括上固定椎
- 在下腰椎使用直径 6.0 mm 的钴铬棒，在上胸椎使用直径 5.5 mm 的钛棒

结论

　　成人脊柱侧凸的临床表现千差万别，目前还很难找到一个非常理想的分型系统，可以预测自然病程并指导治疗并且有循证医学支持。目前已有的很多成人脊柱侧凸的分型系统分别有不同的目的和侧重点：病因学分类、影像学表现、严重程度和治疗选择。对于成人脊柱疾患手术方案的选择通常是非常困难的，要考虑并发症、风险、花费和预期效果。日益老龄化的人口结构对医疗系统的负担也是日益增加，目前对于脊柱手术可支配的资源非常有限。成人脊柱侧凸的手术治疗相对于保守治疗，会带来更高的并发症风险和花费。手术干预必须要能够提高健康相关的生活质量，同时还有具备长远角度的经济有效性。从基于价值的健康经济学角度来看，花费和预期效果决定了治疗方案的选择，同时兼顾循证医学证据。对于整体矢状面平衡且无症状的脊柱畸形，局部干预即局部神经减压非融合或神经减压 + 局部融合，是具备经济有效性的治疗选择。而对于症状性的脊柱畸形，为了改善健康状况，复杂的脊柱重建手术可能就是必要的了。术前要仔细评估患者的内科合并症、身体健康状况、价值取向和求医目的，要谨慎地获得手术知情同意。在局部干预和广泛重建手术之间的选择是基于手术目标、预期的风险以及收益。对于复杂成人脊柱侧凸的治疗，有效的干预非常重要的考量点是控制花费和手术并发症。

循证文献

Aebi M. The adult scoliosis. Eur Spine J 2005; 14: 925-4.

　　这是关于成人脊柱侧凸较早的一个分型系统。此分型包括 4 个亚型：I 型，原发的退行性脊柱侧凸，主要的病因是间盘和 / 或小关节的骨性关节炎，不对称地影响两侧结构，以腰背痛为主要症状，通常伴有椎管狭窄的表现（中央椎管狭窄或侧隐窝狭窄），也可以不伴有椎管狭窄。这种侧凸通常被称为新发型脊柱侧凸。II 型，胸腰椎的青少年特发性脊柱侧凸在成人后继续进展，通常合并有继发的退行性改变和 / 或失平衡。其中一些患者没有接受手术治疗，或者一些患者在青少年时接受了畸形矫正融合手术。这些患者可能会出现继发退变和邻近弯的进展；如果是这种情况的话，这种侧凸就分型到 IIIa 型。III 型，继发成人侧凸：(a) 例如骨盆倾斜，由于双下肢不等长或者髋关节病变或者继发于特发性脊柱侧凸、神经肌肉型脊柱侧凸、先天性脊柱侧凸的继发弯，或者是腰骶交界区的不对称畸形；(b) 继发于代谢性骨病（通常是骨质疏松症）的脊柱侧凸，合并不对称的退行性改变和 / 或椎体骨折。

Berjano P, Lamartina C. Classifcation of degenerative segment disease in adults with deformity of thelumbar or thoracolumbar spine. Eur Spine J 2014; 23: 1815-24.

　　基于影像学和临床表现的分型系统。该系统主要是围绕着间盘的退变来分型的，分型依据是病变节段的分布和脊柱的平衡状况。该分型包括 4 个类型：I 型：位于非顶椎的局限性退行性改变；II 型：位于顶椎的局限性退行性改变；III 型：广泛的退行性改变，包括顶椎和非顶椎；IV 型：脊柱失平衡；IVa 矢状面失平衡；IVb 矢状面失平衡 + 冠状面失平衡。该分型可能在指导治疗方面有一定的意义，对于 I 型和 II 型畸形建议选择性干预，选择性地融合病变节段。对于 III 型的畸形建议融合整个侧凸节段。对于 IV 型的畸形建议广泛的矫正手术，通常需要后路三柱截骨。该分型阐释了疾病的累及范围和程度，帮助我们选择相应的手术方式，包括选择性融合和矢状面矫形手术。未来的研究需要对该分型进一步完善。

Bridwell KH, Glassman S, Horton W, et al. Does treatment (nonoperative and operative) improve thetwo-year quality of life in patients with adult symptomatic lumbar scoliosis: a prospective multicenterevidence-based medicine study. Spine (Phila Pa 1976) 2009; 34: 2171-8.

该研究为前瞻性的观察性队列研究，包括匹配对照和非匹配对照。本研究的目的是对比手术治疗和非手术治疗对于症状性的成人腰椎侧凸的疗效。这篇基于循证医学 2 年随访的前瞻性多中心研究尝试回答手术治疗和非手术治疗究竟能否改善患者的生活质量。这是在已发表的同行评议论文中唯一的一篇直接用数据回答这一问题的论文。该文章的结论提示手术治疗能使患者受益更大，但存在历史性的局限性，所有患者的手术内固定方式均为 Harrington 系统，而且缺乏有效的患者报告式的生活质量评估量表数据。从本研究可以看出，非手术治疗对于症状性的成人腰椎侧凸患者，2 年随访的生活质量并没有改变。然而，对于这组患者手术治疗也没有显著改善生活质量。最终结论的可信性受限于以下事实：尽管付出了很大努力，非手术治疗组的患者 2 年随访率仅有 45%。

Chen PG, Daubs MD, Berven S, et al. Surgery for degenerative lumbar scoliosis: the development of appropriateness criteria. Spine (Phila Pa 1976) 2016; 41: 910-8.

本研究使用 RAND/UCLA 适当性方法，评估老年患者的手术适当性。它包括了文献系统综述和多学科专家共识。该研究的目标是评估对于退行性腰椎侧凸的手术干预适当性，包括确定影响手术适当性的临床特征（明确当存在哪些临床特征时手术就是不适当的，而存在哪些临床特征时手术就是适当的或者是必要的），以及确定推荐的手术方式。文献系统综述共纳入 59 篇文献，需要手术治疗的患者是具有中等以上严重程度的症状和很大的或者进展性的畸形，中等程度以上的椎管狭窄，或者存在矢状面失衡。对于症状轻微、畸形小而且稳定、没有矢状面失衡、仅有中等程度以下的椎管狭窄的患者，手术治疗是不适当的，尤其是当这些患者年龄很大并且还伴有很多内科合并症时。当患者的畸形很大或者是在持续进展，存在失平衡，或者存在严重的多节段的椎管狭窄时，广泛的融合和畸形矫正手术通常是推荐的治疗方式。本文作者得出的结论是，明确定义对于成人腰椎侧凸患者的手术适当性，对于指导该类患者的治疗选择是非常有帮助的，能够更好地改善患者的生活质量。

Gussous Y, Than K, Mummaneni P, et al. Appropriate use of limited interventions versus extensivesurgery in the elderly patient with spinal disorders. Neurosurgery 2015; 77(Suppl 4): S142-63.

这篇综述总结了治疗成人脊柱畸形的各种治疗选择，并且探讨了各种手术治疗方式的适应证，包含了脊柱截骨手术和微创手术技术。

Lowe T, Berven SH, Schwab FJ, et al. The SRS classifcation for adult spinal deformity: building on theKing/Moe and Lenkeclassifcation systems. Spine (Phila Pa 1976) 2006; 31(19 Suppl): S119-25.

本文描述了成人脊柱侧凸旧的 SRS 分型。SRS 近期发表了新的分型系统，由 Schwab 等提出，参见下文。

Schwab F, Ungar B, Blondel B, et al. Scoliosis Research Society-Schwab Adult Spinal Deformity classifcation. Spine 2012; 37: 1077-82.

本文描述了成人脊柱侧凸的一种分型系统。该分型系统是由脊柱侧凸研究学会（SRS）成人畸形委员会牵头提出，并补充完善了上一版的分型，加入了骨盆指数。修正值的界定，是通过对于成人脊柱畸形多中心研究数据库使用健康相关生活质量分析得出的。9 名评估者每人对 21 例未分型的患者进行两次分型，时间间隔至少 1 周。分别对侧凸类型和修正值进行评估者间和评估者内的信度研究。结论显示可靠性很高，表明该分型系统是简单可靠的。

Sciubba DM, Scheer JK, Yurter A, et al. Patients with spinal deformity over the age of 75: a retrospective analysis of operative versus non-operative management. Eur Spine J 2015 Feb 6. [Epub ahead of print]

本研究的目的是比较对于 75 岁以上成人脊柱侧凸患者手术治疗和非手术治疗的效果。本文是尝试回答这一问题的病例数量最大的文章，回顾性地研究多中心成人脊柱侧凸数据库大于 75 岁的患者。作者发现重建性手术在术后 2 年内显著改善了疼痛和功能障碍。对于高龄患者的成人脊柱侧凸，在治疗方式选择方面，该文章有很强的参考性。

Waldrop R, Cheng J, Devin C, et al. The burden of spinal disorders in the elderly. Neurosurgery 2015; 77(Suppl 4): S46-50.

该综述讨论了脊柱畸形造成的经济负担，尤其是讨论了老年患者脊柱畸形日益增长的经济负担。

（Sigurd Berven, Yazeed Gussous, Serena Hu 著 阎 凯 译）

第 31 章

脊柱骨盆平衡：术前计划和计算

概述

- 成人脊柱畸形（adult spinal deformity, ASD）是脊柱外科领域里最具争议的课题之一，其相关的研究快速地发展壮大，并发展出了脊柱骨盆平衡的概念。

- 随着西方世界人口的增长，成人脊柱畸形的患病率也逐年增加，一项人口学研究发现其患病率已经接近 60%。仅在过去的 10 年里，脊柱外科医生治疗成人脊柱侧凸依靠的影像学测量已经从冠状面测量几乎完全转变成为矢状面的测量。

- 在成人脊柱畸形领域里，影像学参数与健康相关的生活质量（HRQOL）参数密切相关，随着研究的深入，人们发现它们之间的相关性越来越高。脊柱外科医生一直在尝试将成人脊柱畸形的影像学严重程度与随后的手术治疗方法以及术后的功能状况（疼痛、心理健康、生理功能）相关联。近期一些前瞻性的研究表明脊柱与骨盆的矢状面影像学参数之间的关系可以预测患者的功能状况和生活质量，可以为手术策略的制订提供指导。

- 脊柱与骨盆的矢状面影像学参数之间的关系，称为"脊柱骨盆平衡"，是在矢状面上对腰椎和骨盆的解剖学关系进行的研究。

- 在研究脊柱或者躯干的曲度力线中，关键的骨盆参数包括骨盆入射角（pelvic incidence, PI）、骨盆倾斜角（pelvic tilt, PT）和骶骨斜坡角（sacral slope, SS）。这三个角都是通过影像学测量得出，它们之间的关系是 PI = PT+SS，详情会在本章下文介绍（图 31.1）。

- 一些参数可以被躯体姿势代偿，如骨盆后倾、屈膝屈髋，甚至是辅助负重装置（支具）。为了阐释它们之间动态的代偿关系，通常使用的例子就是 PI 小的患者，其 SS 也较小，因而其腰椎的曲度也较平；与之相对，SS 大的患者其腰前凸也很大，这都是因为该患者的 PI 很大。

患者术前情况

- 很多患者都是老年人，伴有很多内科合并症。

- 尽管畸形矫正没有绝对的禁忌证，然而相对禁忌证是存在的，因为脊柱曲度重建手术的侵袭性很大，潜在的获益和风险经常不成比例。

- 可接受的风险和获益的讨论，应该是术前讨论的重要组成部分，因为畸形矫正手术有很高的并发症发生率，有许多争论认为侧凸矫正的并发症发生率接近 100%。

- 总体来说，伴有多个内科合并症的患者，尤其是心肺相关的合并症，手术的风险可能就超过了可接受的范围，因为畸形矫正手术的时间很长而且出血很多。

  - 患者如果患有严重的骨质疏松症，对于畸形矫正手术可能同样是不适合的，因为骨质无法承受内固定物的矫形力，由于内固定强度不够很可能会导致假关节的形成。

术前计划

- 总体来说，患者如果存在药物控制不住的疼痛、神经功能持续减退、行走功能下降或者功能状况差无法生活自理，在保守治疗失败后，均应考虑手术治疗。

- 对于成人脊柱畸形的术前计划，第一步是要理解手术的主要目标。具体包括神经减压，恢复脊柱的生理曲度，脊柱融合。

- 如果手术的主要目标是恢复脊柱的生理曲度，那么矢状面的术前计划和计算就是至关重要的了。本章内容重点讨论矢状面参数，然而在复杂的脊柱畸形中，例如成人退行性侧凸、椎体的旋转以及冠状面的畸形同样是不可忽视的。如何理解并治疗冠状面失平衡将在其他章节讨论。

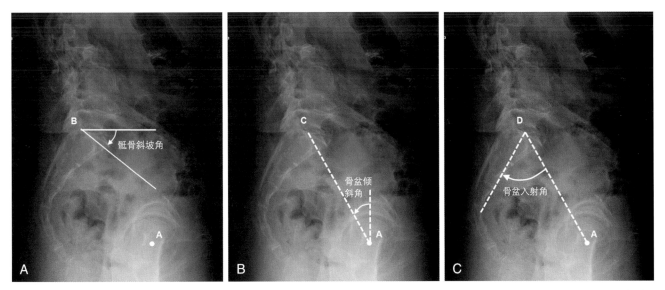

图 31.1 A, 骶骨斜坡角的测量方法是 S1 上终板延长线与水平线之间的夹角。B, 骨盆倾斜角是衡量骨盆对于腰前凸丢失的代偿，其测量方法是股骨头中心点与 S1 上终板中点连线与垂直线之间的夹角。C, 骨盆入射角的测量方法是股骨头中心点与 S1 上终板中点连线与 S1 上终板的中垂线之间的夹角。这个参数是固定不变且无法修正的，它等于骶骨斜坡角与骨盆倾斜角之和

- 此外，吸烟会导致更高的假关节发生率、感染以及伤口愈合的问题。
- 吸烟患者应该筛查血液尼古丁水平，从而确保患者可以耐受戒烟。

术前影像学分析

很多研究已经报告了无症状人群的骨盆参数和脊柱曲度参数的正常参考值。

- 例如骨盆入射角的正常参考值为大约 45°，骨盆倾斜角应该小于 20°。这些参考值在历史上曾用来指导脊柱曲度的恢复目标。
- 然而近年来的研究发现这些可修正的参数（PT 和 SS）会随着年龄而变化，过度矫正可能会带来新的问题。

影像学分析

- 传统脊柱全长 36" 正侧位平片
  - 患者要站立位并保持髋膝关节完全伸直，从而尽可能地消除由屈髋屈膝带来的对曲度的代偿。
  - 当无法获得脊柱全长时，最上方至少要照到 C7，从而可以测量出 SVA。最下方要至少照到股骨头，从而可以测量骨盆参数。
  - 如果没有照出纯侧位，双侧股骨头将无法完全重叠，那就使用双侧股骨头中心点连线的中点来代替股骨头中心点，这个点通常被称为双髋股骨轴（bicoxofemoral axis）（图 31.2）。
- 许多矢状面参数都是从站立位侧位全长片测量得出：近胸弯曲度（T2-T5）、主胸弯曲度（T5-T12）、胸腰段曲度（T10-L2）和腰椎曲度（T12-S1），以上角度都是采用 Cobb 角的测量方法（图 31.3）。此外还有上文描述过的骨盆参数。
- 骨盆倾斜角（PT）的测量方法是股骨头中心点与 S1 上终板中点连线与过股骨头中心点的垂直参考线之间的夹角（图 31.1B）。这个角度的本质是骨盆后倾的角度，而骨盆后倾是用来代偿矢状面失平衡的。

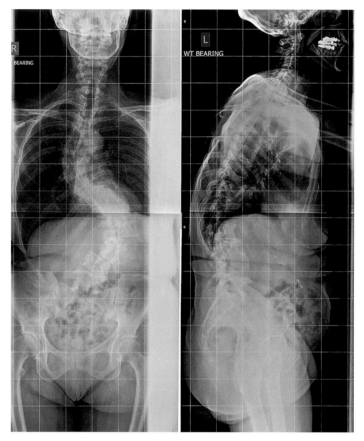

图 31.2　标准的脊柱侧凸全长 36″平片，左图为正位，右图为侧位。对于做畸形矫正的医生通常的习惯是让患者的右侧位于正位平片的右侧，就如同在做体格检查时看到的一样

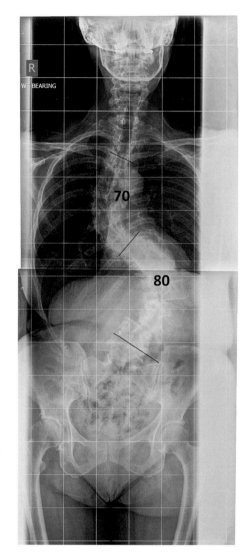

图 31.3　正位脊柱侧凸平片，描述的是 Cobb 角的测量，是侧凸最头侧和最尾侧椎体终板的延长线之间的夹角。Cobb 角是矢状面和冠状面畸形常规要测量的角度

- 骶骨斜坡角（SS）的测量方法是 S1 上终板延长线与水平参考线之间的夹角（图 31.1A）。
- 骨盆入射角（PI）的测量方法是股骨头中心点与 S1 上终板中点连线与 S1 上终板的中垂线之间的夹角（图 31.1C）。这个参数是一个固定不变的解剖参数，而骨盆倾斜角和骶骨斜坡角则不同，它们会变化从而维持整体曲度平衡。

整体矢状面曲度

　　整体矢状面曲度（global sagittal alignment, GSA）可以在 36″脊柱全长片上用铅垂线的方法测量，这是一个被广泛接受的评估术前脊柱整体矢状面曲度的方法。

- 具体的测量方法是在 C7 椎体上画出垂直于地面的铅垂线，然后测量 S1 后上角到铅垂线之间的距离，即 SVA（图 31.4）。

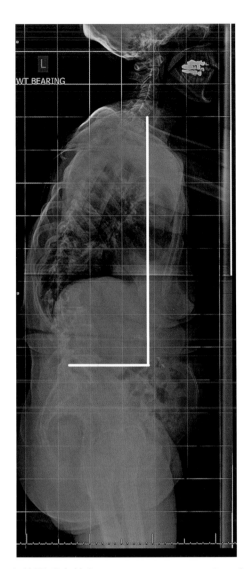 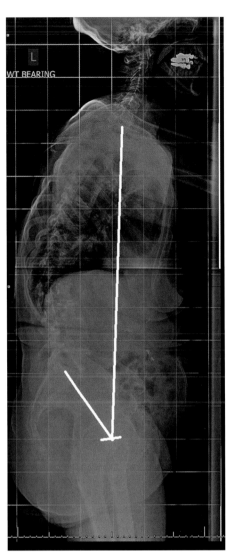

图 31.4　矢状面垂直轴（sagittal vertical axis，SVA）用来测量整体矢状面曲度，在休息状态，头颅中心在矢状面和冠状面上均位于骨盆之上，这样耗能最低。为了定量计算矢状面的正负平衡，通过 C7 椎体画出铅垂线（C7 铅垂线），测量 S1 上终板后上角距离该铅垂线的距离。SVA 值大于 5 cm 时被认为是异常，SVA 值越大，患者的生活质量越差，呈线性相关

图 31.5　T1 骨盆角是另一个评估脊柱整体矢状面平衡的参数。第一条线连接 T1 椎体中心点和双髋股骨轴，第二条线连接骶骨上终板中心点和双髋股骨轴，这两条线之间的夹角即为 T1 骨盆角。这个角度与成人脊柱畸形患者的健康相关生活质量（HRQOL）有相关性，同时也与 PT 和 SVA 有相关性，再一次表明了该角度与骨盆代偿整体曲度的密切关系。此外，T1 骨盆角是一个通用的测量方法，因为它不受患者姿势的影响，也不受平片放大率的影响

- 根据 Jackson 的影像学研究，在无症状的人群中测量的平均 SVA 值是 5 cm，也就是铅垂线在 S1 后上角的前方 5 cm。

- 一项多中心的研究发现矢状面平衡与患者的健康状况呈线性相关。

- 综合各项研究结果，正常的 SVA 值应该是不大于 5 cm。

　　此外，随着骨盆倾斜角的增加，患者会出现功能障碍和疼痛，当 PT 大于 20° 时，在影像学上会认为患者正在尝试代偿矢状面失平衡。

　　另一个被广泛接受的事实是患者的腰前凸角等于骨盆入射角加 10°。

　　目前除了 SVA，还有很多测量参数来评估整体矢状面平衡：

- T1 骨盆角是最近新提出的测量整体矢状面平衡的影像学参数（图 31.5）。

  - 它的测量方法是通过股骨头中心的两条线的夹角。第一条线是通过 T1 椎体中心，第二条线通过骶骨上终板中心。

- 这个角度与成人脊柱畸形患者的健康相关生活质量（HRQOL）有相关性，同时也与 PT 和 SVA 有相关性，再一次表明了该角度与骨盆代偿整体曲度的密切关系。
- 此外，T1 骨盆角是一个通用的测量方法，因为它不受患者姿势的影响，也不受平片放大率的影响。
- 不要将 T1 骨盆角与 T1 或 T9 脊柱骨盆倾斜角相混淆，那是另一个评估整体矢状面平衡的参数，其测量方法是 T1 或 T9 椎体中心点到双髋股骨轴的连线与垂直铅垂线之间的夹角（图 31.6）。

现在有很多软件都可以通过数字化平片快速测量出各种脊柱骨盆参数，从而帮助我们术前计划和术后评估。参数测量的观察者内和观察者间变异是相当大的。因此，骨盆入射角要等于骨盆倾斜角和骶骨斜坡角之和，腰椎前凸角应该与骨盆入射角的差值不大于 9°，但是测量的变异性总是存在的。

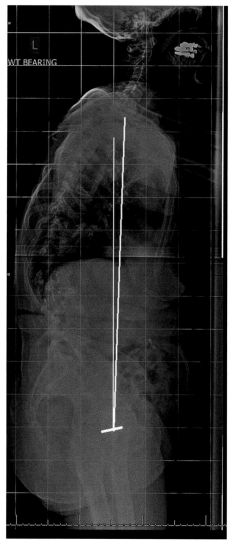

图 31.6　T1 脊柱骨盆倾斜角是另一个评估脊柱整体矢状面平衡的参数。其测量方法是 T1 或 T9 椎体中心点到双髋股骨轴的连线与垂直铅垂线之间的夹角

预测术后矢状面参数

　　重建恢复患者正常的解剖曲度非常困难并且要依靠大量的脊柱骨盆参数。因此没有一个参数是完全孤立的。

- Lafage 等的研究表明了预测模型是可行的。
- 目前仅有非常少的研究提供了定量重建脊柱曲度的指导方法。
- 重建脊柱曲度的总体目标是使 SVA 值小于 5 cm，骨盆倾斜角小于 22°，腰前凸角与骨盆入射角相差小于 9°。
- 腰椎前凸角与骨盆入射角的差值这个概念用来表示腰椎前凸失代偿的部分，这一部分需要靠手术的方式来恢复。

矢状面矫正技术：基本原则

- 恢复重建脊柱矢状面平衡是总体的手术目标，需要用到很多种手术技术，这些技术很难用一章的内容全部介绍清楚。
- 大多数成人脊柱畸形患者的病理学基础是腰椎前凸丢失或者胸椎后凸增大。
  - 因此，矫正矢状面平衡的重点就是恢复前凸。
  - 需要用到在胸椎或腰椎的截骨技术，以及椎间植骨或置入假体。
  - 颈椎对于脊柱整体失平衡的贡献很少，而且可以通过上文提及过的脊柱骨盆代偿机制来纠正。

椎体间植骨或者假体置入

- 腰椎前凸丢失的原因包括由于年龄增大或者退行性改变而导致的腰椎间盘高度丢失，以及医源性的原因，例如椎板切除术后导致的后凸畸形。
  - 腰椎前凸丢失可以表现为正性矢状面失衡。
- 当脊柱退变超过自身的代偿能力后，腰椎滑脱同样可以造成腰前凸的丢失以及正性矢状面失衡。
- 椎体间融合这一手术的设计理念有两个原则：①通过恢复间盘高度以实现椎间孔的间接减压；②将骨接触面积最大化以利于融合。
- Kwon 等发表的一些影像学研究中涉及椎间融合器应置入的位置以获得最大的腰椎前凸：椎间融合器应尽可能地往椎间隙的腹侧放置，直到前纤维环。
- 一项回顾性研究比较了前方椎体间融合（ALIF）和经椎间孔椎体间融合（TLIF）两种术式，结论是在恢复椎间孔高度、间盘高度、腰椎前凸以及局部间盘角方面 ALIF 优于 TLIF。
- 侧方椎体间融合为腹膜后经腰大肌入路，既可以将椎间融合器置入，同时又避免了传统的前路手术的并发症以及大切口。
- 需要将椎间融合器置入椎体间的中心位置以避免血管和神经损伤以及由融合器高度及前凸形状所产生的对于侧入路椎间融合矫正矢状面失衡的限制。
- 随着大角度前凸（20° 或者 30°）的椎间融合器的发展再加上前纵韧带的手术松解，即前柱曲度重建手术（anterior column realignment，ACR），可以获得足够的腰椎前凸，从而大大减少了对于三柱截骨的需求。
- 回顾文献可以发现通过使用大角度前凸的椎间融合器可以获得腰前凸高达 27° 的矫正，局部间盘角 19° 的改善。

截骨手术

- 后柱截骨技术是矫正矢状面平衡侵袭性最小的手术方式，通常每一个节段可以矫正 8°～10°。
  - 该截骨方式常被描述为 Smith-Petersen 截骨，即双侧小关节切除，减小上下椎弓根间的距离，后方结构闭合。
- 三柱截骨并发症更多，但每一个节段可矫正 35°。
- 进一步的矫正可以采用单节段或多节段的椎体切除手术（vertebral column resections，VCRs），但神经损伤的风险很高（20%）。
- 截骨手术方式侵袭性的增加与前凸的矫正能力呈线性关系，相关内容参见 Schwab 等近期发表的脊柱截骨综合解剖分型。

结论

- 充分理解病理机制是对于成人脊柱畸形矢状面矫形制订手术计划最为重要的决定因素。
- 有很多方式可以恢复腰椎前凸或者减小节段性后凸。
- 矫正矢状面失衡例如腰椎平背畸形，应该与患者健康相关生活质量（HRQL）的下降有相关性。
- 矢状面畸形的矫正应该将 SVA 恢复到小于 5 cm。
- 总体来说，每一节段矫正的越多，并发症以及神经损伤的发生率越高。

循证文献

Ailon T, Smith JS, Shaffrey CI, et al. Degenerative spinal deformity. Neurosurgery. 2015; 77(Suppl 4): S75-S91.

Akbar M, Terran J, Ames CP, et al. Use of Surgimap Spine in sagittal plane analysis, osteotomy planning, and correction calculation. NeurosurgClin N Am. 2013; 24: 163-172.

Akbarnia BA, Mundis Jr. GM, Moazzaz P, et al. Anterior column realignment (ACR) for focal kyphotic spinal deformity using a lateral transpsoas approach and ALL release. J Spinal Disord Tech. 2014; 27: 29-39.

Berjano P, Aebi M. Pedicle subtraction osteotomies (PSO) in the lumbar spine for sagittal deformities. Eur Spine J. 2015; 24(Suppl 1): S49-57.

Berthonnaud E, Dimnet J, Roussouly P, et al. Analysis of the sagittal balance of the spine and pelvis using shape and orientation parameters. J Spinal Disord Tech. 2005; 18: 40-47.

Blumenthal SL, Ohnmeiss DD. Nass. Intervertebral cages for degenerative spinal diseases. Spine J. 2003; 3: 301-309.

Boulay C, Bollini G, Legaye J, et al. Pelvic incidence: a predictive factor for three-dimensional acetabular orientation-a preliminary study. Anat Res Int. 2014; 2014. 594-650.

Boulay C, Tardieu C, Hecquet J, et al. Sagittal alignment of spine and pelvis regulated by pelvic incidence: standard values and prediction of lordosis. Eur Spine J. 2006; 15: 415-422.

El Fegoun AB, Schwab F, Gamez L, et al. Center of gravity and radiographic posture analysis: a preliminary review of adult volunteers and adult patients affected by scoliosis. Spine (Phila Pa 1976). 2005; 30: 1535-1540.

Gelb DE, Lenke LG, Bridwell KH, et al. An analysis of sagittal spinal alignment in

100 asymptomatic middle and older aged volunteers. Spine (Phila Pa 1976). 1995; 20: 1351-1358.

Glassman SD, Berven S, Bridwell K, et al. Correlation of radiographic parameters and clinical symptoms in adult scoliosis. Spine (Phila Pa 1976). 2005; 30: 682-688.

Glassman SD, Bridwell K, Dimar JR, et al. The impact of positive sagittal balance in adult spinal deformity. Spine (Phila Pa 1976). 2005; 30: 2024-2029.

Glassman SD, Schwab FJ, Bridwell KH, et al. The selection of operative versus nonoperative treatment in patients with adult scoliosis. Spine (Phila Pa 1976). 2007; 32: 93-97.

Gum JL, Glassman SD, Douglas LR, et al. Correlation between cervical spine sagittal alignment and clinical outcome after anterior cervical discectomy and fusion. Am J Orthop (Belle Mead NJ). 2012; 41: E81-84.

Hsieh PC, Koski TR, O Shaughnessy BA, et al. Anterior lumbar interbody fusion in comparison with transforaminal lumbar interbody fusion: implications for the restoration of foraminal height, local disc angle, lumbar lordosis, and sagittal balance. J Neurosurg Spine. 2007; 7: 379-386.

Jackson RP, Hales C. Congruent spinopelvic alignment on standing lateral radiographs of adult volunteers. Spine (Phila Pa 1976). 2000; 25: 2808-2815.

Jackson RP, McManus AC. Radiographic analysis of sagittal plane alignment and balance in standing volunteers and patients with low back pain matched for age, sex, and size. A prospective controlled clinical study. Spine (Phila Pa 1976). 1994; 19: 1611-1618.

Kasliwal MK, Smith JS, Shaffrey CI, et al. Does prior short-segment surgery for adult scoliosis impact perioperative complication rates and clinical outcome among patients undergoing scoliosis correction? J Neurosurg Spine. 2012; 17: 128-133.

Kwon BK, Berta S, Daffner SD, et al. Radiographic analysis of transforaminal lumbar interbody fusion for the treatment of adult isthmic spondylolisthesis. J Spinal Disord Tech. 2003; 16: 469-476.

Lafage R, Schwab F, Challier V, et al. Defining spino-pelvic alignment thresholds: should operative goals in adult spinal deformity surgery account for age? Spine (Phila Pa 1976). 2016; 41: 62-68.

Lafage V, Schwab F, Patel A, et al. Pelvic tilt and truncal inclination: two key radiographic parameters in the setting of adults with spinal deformity. Spine (Phila Pa 1976). 2009; 34: E599-606.

Lafage V, Schwab F, Skalli W, et al. Standing balance and sagittal plane spinal deformity: analysis of spinopelvic and gravity line parameters. Spine (Phila Pa 1976). 2008; 33: 1572-1578.

Lafage V, Schwab F, Vira S, et al. Spino-pelvic parameters after surgery can be predicted: a preliminary formula and validation of standing alignment. Spine (Phila Pa 1976). 2011; 36: 1037-1045.

Legaye J, Duval-Beaupere G, Barrau A, et al. Relationship between sacral pelvic incidence and acetabular orientation. Hip Int. 2011; 21: 87-97.

Legaye J, Duval-Beaupere G, Hecquet J, et al. Pelvic incidence: a fundamental pelvic parameter for three-dimensional regulation of spinal sagittal curves. Eur Spine J. 1998; 7: 99-103.

Legaye J, Duval-Beaupere G. Sagittal plane alignment of the spine and gravity: a radiological and clinical evaluation. Acta Orthop Belg. 2005; 71: 213-220.

Linville DA, Bridwell KH, Lenke LG, et al. Complications in the adult spinal deformity patient having combined surgery. Does revision increase the risk? Spine (Phila Pa 1976). 1999; (24): 355-363.

McLean IP, Gillan MG, Ross JC, et al. A comparison of methods for measuring trunk list. A simple plumbline is the best. Spine (Phila Pa 1976). 1996; (21): 1667-1670.

Protopsaltis T, Schwab F, Bronsard N, et al. The T1 pelvic angle, a novel radiographic measure of global sagittal deformity, accounts for both spinal inclination and pelvic tilt and correlates with health-related quality of life. J Bone Joint Surg Am. 2014; 96: 1631-1640.

Rillardon L, Levassor N, Guigui P, et al. [Validation of a tool to measure pelvic and spinal parameters of sagittal balance]. Rev Chir Orthop Reparatrice Appar Mot. 2003; 89: 218-227.

Roussouly P, Gollogly S, Berthonnaud E, et al. Classification of the normal variation in the sagittal alignment of the human lumbar spine and pelvis in the standing position. Spine (Phila Pa 1976). 2005; (30): 346-353.

Saigal R, Mundis Jr. GM, Eastlack R, et al. Anterior column realignment (ACR) in adult sagittal deformity correction: Technique and review of the literature. Spine (Phila Pa 1976). 2016; 41(Suppl 8): S66-S73.

Schwab F, Blondel B, Chay E, et al. The comprehensive anatomical spinal osteotomy classification. Neurosurgery. 2015; 76(Suppl 1): S33-S41. discussion S.

Schwab F, Dubey A, Gamez L, et al. Adult scoliosis: prevalence, SF-36, and nutritional parameters in an elderly volunteer population. Spine (Phila Pa 1976). 2005; (30): 1082-1085.

Schwab F, Lafage V, Boyce R, et al. Gravity line analysis in adult volunteers: age-related correlation with spinal parameters, pelvic parameters, and foot position. Spine (Phila Pa 1976). 2006; 31: E959-E967.

Schwab F, Lafage V, Patel A, et al. Sagittal plane considerations and the pelvis in the adult patient. Spine (Phila Pa 1976). 2009; 34: 1828-1833.

Schwab FJ, Blondel B, Bess S, et al. Radiographical spinopelvic parameters and disability in the setting of adult spinal deformity: a prospective multicenter analysis. Spine (Phila Pa 1976). 2013; 38: E803-E812.

Uribe JS, Deukmedjian AR, Mummaneni PV, et al. Complications in adult spinal deformity surgery: an analysis of minimally invasive, hybrid, and open surgical techniques. Neurosurg Focus. 2014; 36: E15.

Vialle R, Levassor N, Rillardon L, et al. Radiographic analysis of the sagittal alignment and balance of the spine in asymptomatic subjects. J Bone Joint Surg Am. 2005; 87: 260-267.

（George M. Ghobrial, Fadi Al-Saiegh，Joshua Heller 著　阎　凯 译）

腰 椎

第 32 章

骶骨骨盆固定术

适应证

- 长节段脊柱融合，远端固定到达骶骨
  - 骶骨骨盆的坚强固定，可以作为胸腰椎广泛重建手术的基座。常用于治疗复杂腰骶脊柱疾病。

神经肌肉型脊柱侧凸

- 对于神经肌肉型脊柱侧凸的手术治疗，目前脊柱相关的文献都支持将骨盆固定作为其标准的手术方式。相关的疾病包括 Duchenne 肌营养不良症（DMD）、脊髓性肌萎缩症（SMA）、肢带肌营养不良症、脊髓脊膜膨出症、脊髓损伤。手术指征包括由于冠状面或矢状面失平衡以及骨盆倾斜所导致的坐姿不稳、进展性脊柱侧后凸畸形及代偿性呼吸功能障碍。

退行性脊柱畸形

- 需要截骨矫形的包含腰骶交界区的脊柱畸形，是骨盆固定最常见的手术指征。L5 椎体倾斜、成人退行性脊柱侧凸、减压翻修手术以及椎板切除术后平背综合征，是该类疾病最多见的情况。再加上 L5/S1 节段的严重退变，这些情况会导致腰骶部的不稳定，对于内固定物会施加巨大的生物力学应力；因此扩大融合到骨盆是实现和维持矫形的必要条件。

高度的腰椎滑脱

- 在复位腰骶交界区的 3 度或者 4 度滑脱时，应该考虑联合使用椎间融合器和骨盆固定来保护 S1 螺钉。

骶骨切除术

- 部分或者完全骶骨切除术，用来治疗继发或者原发骶骨肿瘤如脊索瘤、软骨肉瘤以及巨细胞瘤，术后会导致腰骶区严重不稳定。重建需要通过机械结构来恢复骨盆环的连续性和脊柱的完整性，从而可以将机械应力从脊柱传递到骨盆。

创伤

- 下腰椎和骶骨骨折导致的脊柱骨盆分离。

生物力学考量

- 腰骶交界区是高活动度节段和固定节段的移行区，因此当这一区域被固定融合后会产生非常大的应力集中。在日常活动时，其应力包括 3 倍体重的轴向负荷；相当大的剪切应力，尤其是当骶骨上终板的方向更加垂直时；屈伸力矩；扭转力。
- 以下 3 个概念对理解腰骶固定生物力学以及它对上方结构强度的相关性至关重要。

- 非常大的应力通过这一节段，所产生的悬臂拔出力是内固定失效的主要原因。
- 骶骨和骨盆的解剖变异性增加了这一手术的挑战性。
- 骶骨的骨质很差，主要是松质骨而且经常是骨质疏松状态。
- 恢复脊柱骨盆平衡是决定术后良好临床效果的关键因素。

- 关于长节段融合的定义，一些作者认为 4 个节段以上到达 L2 的融合就是长节段融合，然而其他作者则认为融合到胸腰段的才叫长节段融合。
- 融合了更多节段所产生的长力臂需要腰骶交界区额外的固定点以获得坚强的内固定构型。
- 仅融合到骶骨，会导致较高的并发症发生率：假关节（9%～41%）、内固定失效（3%～44%）、腰前凸丢失（20%～49%）。
- 如果长节段融合远端终止到 L5，可能会导致继发的 L5/S1 间盘退变，并可能影响矢状面平衡。
- 骶髂（SI）关节退变尽管目前认为还没有临床意义，但对于破坏骶髂关节的内固定，患者可能还是会有相关的担忧。

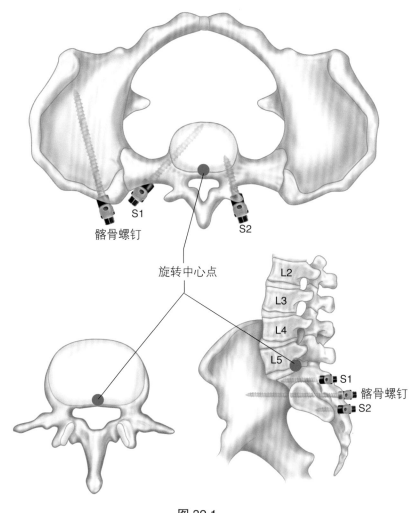

髂骨螺钉   S1   S2

旋转中心点

L2
L3
L4
L5
S1   髂骨螺钉
S2

图 32.1

腰骶部旋转中心点

- 基于一个体外生物力学模型，McCord 等将腰骶部屈曲杠杆力臂的支点定在 L5/S1 间盘水平骨韧带复合体的中心附近。图 32.1 显示了在矢状面和横断面示意图中 McCord 旋转中心点的位置以及其和 S1、S2、髂骨螺钉的相互关系。

- 内固定物超过该点前方的距离越大，其固定强度越大。

骶骨骨盆固定的分区

- O'Brien 等将骶骨骨盆区域分出了 3 个不同的分区。从 1 区到 3 区固定强度逐渐增加。图 32.2A 显示了在冠状面示意图上的 O'Brien 骶骨骨盆固定分区。图 32.2B 显示了在矢状面示意图上不同骶骨骨盆固定技术与 O'Brien 分区和 McCord 旋转中心点的相互关系。
  - 1 区：S1 椎体和骶骨翼的上缘。
  - 2 区：骶骨翼下缘、S2 和向下延伸到尾骨尖的区域。
  - 3 区：双侧的髂骨。

治疗选项

- S1 椎弓根螺钉
- 骶骨翼螺钉
- 骶髂螺钉
- Galveston 棒
- 髂骨螺钉
- 髂骨贯穿棒
- 经 S2 骶骨翼髂骨螺钉

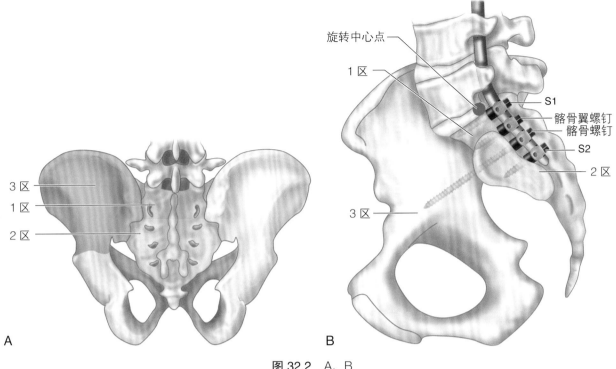

图 32.2　A、B

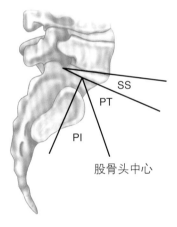

图 32.3

脊柱骨盆平衡

　　骨盆是脊柱的基座；脊柱与骨盆各自影响着对方。脊柱曲度异常时，骨盆通过在股骨头上的旋转来代偿；前倾或者后倾。骨盆后倾可以掩盖严重的矢状面失衡。对于骶骨骨盆固定一定要考虑到骨盆参数（PI、PT 和 SS）与脊柱曲度之间的关系，以确保能够充分恢复脊柱骨盆平衡（图 32.3）。

术前检查／影像学

- 要注意骨盆倾斜和骶骨坡度，尤其是对于脑瘫患者。
  - 要拍摄骶骨的侧位片和前后位片。
  - 要能够看清楚骶骨岬、上关节突（SAP）、骶孔和上 3 节骶椎。
  - 长节段固定融合到骨盆的，要拍摄脊柱站立正侧位全长像，以评估脊柱的整体平衡。

- 若患者患有硬膜扩张症、解剖结构畸形或者是翻修病例，术前一定要仔细评估螺钉的入钉点及方向，从而避免术中神经损伤。
- 要查双能 X 线扫描（DEXA）即骨密度，尤其是 50 岁以上的女性，因为骨密度与螺钉的抗拔出强度密切相关。
- 术中骨盆的"泪滴位"，可以帮助我们安全地将骶髂螺钉置入到从髂后上棘（PSIS）到髂前下棘（AIIS）的骨通道内。图 32.4 显示的即为术中骨盆的"泪滴"位，可见导针完全位于从髂后上棘到髂前下棘的骨性通道内。
- 术中"泪滴位"的获取方法是将闭孔斜位和骨盆出口位结合起来，透视射线向前方倾斜约 45°、向头侧倾斜约 45°。图 32.5 即为"泪滴位"的骨盆位置示意图，髂后上棘与髂前下棘以及坐骨切迹上方的髂骨边缘相重叠。

手术解剖

- 骶骨后方解剖（图 32.6）和骶骨前方解剖（图 32.7）。
- 理解以下结构与骶骨的解剖学毗邻关系，对于避免相关并发症非常关键：L5 神经根，腰骶干，交感神经链，髂内动、静脉，骶骨正中动、静脉。

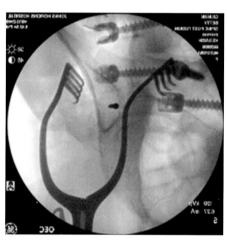

图 32.4

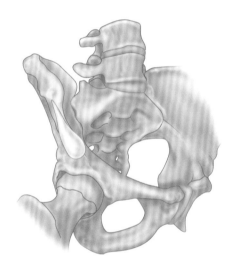

图 32.5

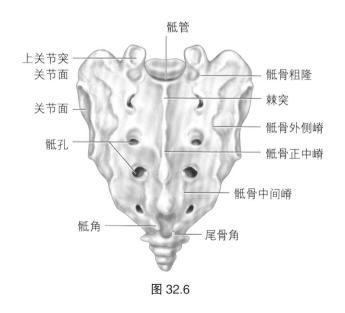

图 32.6

上关节突关节面
关节面
骶孔
骶角

骶管
骶骨粗隆
棘突
骶骨外侧嵴
骶骨正中嵴
骶骨中间嵴
尾骨角

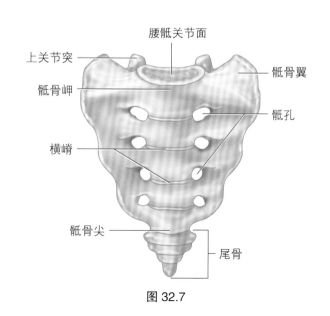

图 32.7

上关节突
骶骨岬
横嵴
骶骨尖

腰骶关节面
骶骨翼
骶孔
尾骨

重要的骨性解剖特点

- 骶骨椎弓根的内侧缘
- S1 神经根
- 上关节突（SAP）
- 骶骨正中嵴
- 坐骨大切迹
- S1 背侧骶孔
- S2 骶孔
- 骶骨外侧嵴
- 骶骨横结节

体位

- 术中体位是根据所要进行的术式而选择的，绝大多数情况是俯卧位。
- 通过在胸部、髂嵴和大腿处放置棉垫以维持术中腰椎前凸。腹部要悬空以减小腹内压力。
- 这样可以减少硬膜外血管的出血。

入路 / 显露

- 使用标准的后正中入路。根据不同的骶骨骨盆固定技术，可能需要额外的显露。
  - 若使用 S2 AI 螺钉，要显露出 S2 骶孔。
  - 若使用髂骨螺钉，髂后上棘上方的筋膜需要额外切开。

手术操作 A：S1 椎弓根螺钉

- S1 椎弓根螺钉可以是单皮质固定，也可以双皮质或三皮质固定。S1 螺钉必须要附加远方固定或椎体间融合，对于需要融合到骨盆的情况，很少单纯使用 S1 椎弓根螺钉固定。
  - 不推荐使用单皮质固定，因为骶骨内为松质骨，而且 S1 椎弓根很短。螺钉很容易松动翘起，从而导致内固定失效螺钉拔出。
  - 双皮质固定曾被视为"金标准"多年。经典的钉道是平行于 S1 的上终板，并向中间汇聚从而避免损伤髂总动、静脉。
  - 三皮质固定是将螺钉的方向朝向骶骨岬，从而使螺钉同时把持骶骨后方骨皮质、前方骨皮质和上终板骨皮质。这一固定方式的螺钉置入扭矩是平行于 S1 上终板的双皮质固定的 2 倍。

手术技术

- 入钉点是上关节突根部的外侧。入钉点开口可以使用尖锥或者磨钻（图 32.8）。
- 制作钉道使用轻度弯曲的椎弓根开路器通过松质骨（图 32.9）。钉道方向应该指向前内侧约 30°~40°，并向上指向骶骨岬前方尖部。钉道方向通常是在冠状面上头向 15°或者是高于水平面 5°~10°，根据不同的骶骨倾斜。总之螺钉要指向骶骨岬的前方尖部（图 32.10、图 32.11）。
- 螺钉的长度范围一般是 40~50 mm。

体位要点

- 髂嵴要左右对称并且平行于地面。
- 消毒铺单范围要足够靠外下以便于术中触摸髂后上棘。

体位提示

- 不恰当的体位摆放可能会改变骨盆和骶骨的倾斜。
- 骨盆透视区域不要有遮挡物。

手术操作 A 要点

- 三皮质固定方式提供了 3 个潜在的固定点。
- 这一技术使得医生可以在骶骨中置入相对更长的螺钉。
- 这一技术要求螺钉内侧成角，因此使得螺钉在冠状面和矢状面上均呈三角关系，增加了螺钉的抗拔出力。
- 使用大号的椎弓根开路器（图 32.9）比小号的开路器或者电钻更好，因为这样可以使 S1 螺钉更加内聚，形成更稳定的三角结构。

手术操作 A 提示

如果钉道指向正前方，置入的螺钉要更短，并且可能会损伤 L5 神经根和髂血管。

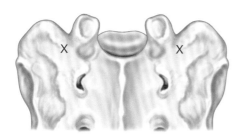

图 32.8

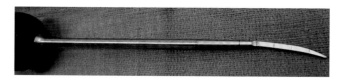

图 32.9

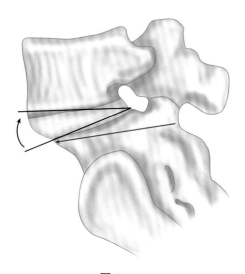

图 32.10

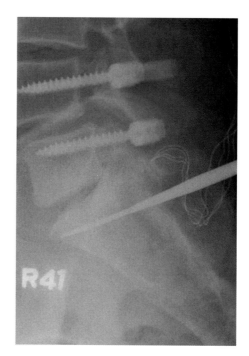

图 32.11

手术操作 B 要点

- 生物力学研究表明骶骨翼螺钉 +S1 椎弓根螺钉固定的力学强度高于单纯 S1 椎弓根螺钉固定。
- 该螺钉的连杆与 S1 椎弓根螺钉的一样。

手术操作 B 提示

- 骶骨翼螺钉是固定在低密度的松质骨中。
- 双皮质固定技术不推荐，因为 L5 神经根走行跨过骶骨翼的两侧，此外髂总血管正好位于骶骨翼的前表面。
- 外向角大于 20° 时，若螺钉穿透前皮质，L5 神经根损伤的风险明显增加。
- 若外向角大于 30° 时，L4 神经根损伤的风险增大，因为 L4 神经根走行于骶骨翼前方的外 1/3。

手术操作 B：骶骨翼螺钉

- 这一技术通常是单皮质固定，螺钉置入骶骨翼的松质骨中。螺钉指向外侧的骶骨翼。如果螺钉穿透前皮质，可能会损伤髂内血管、腰骶干和骶髂关节。目前骶骨翼螺钉多用于附加固定。

手术技术

- 入钉点位于 S1 骶孔头侧 5 mm，位于上关节突远端和 S1 骶孔的中点（图 32.12A）。
- 螺钉的方向，向外侧 30°～40°，向尾侧 25°（图 32.12B）。入钉点越偏下，所需要的尾向角越小。
- 螺钉长度平均 35 mm。

手术操作 C：骶髂螺钉

- 骶髂螺钉是将螺钉从髂骨的外侧打入，穿过骶髂关节到达骶骨的外侧。这种内固定方式通常见于骨盆骨折的手术治疗。皮质骨把持点包括髂骨的内侧和外侧以及骶骨的外侧，有更高的抗拔出力。骶髂螺钉的生物力学强度高于 S1 椎弓根螺钉和骶骨翼螺钉，但是由于出现了更容易、更安全的手术技术，该方式现在已经很少用了。

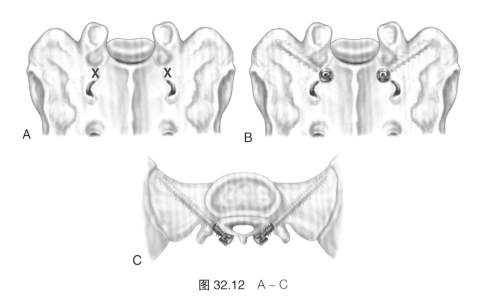

图 32.12　A ~ C

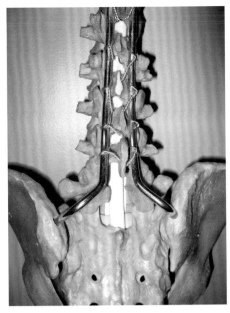

图 32.13

手术操作 D：Galveston 棒

- 在 20 世纪 80 年代，Allen 和 Ferguson（1982）发明了 Galveston 技术，将髂骨纳入到了固定融合的范围内。该技术的内固定物是预弯好的光滑的金属棒，从髂后上棘穿入到髂骨的内外侧皮质骨之间。该金属棒通过椎板下钢丝与近端的各节段相连接，椎板下钢丝此后进一步发展成椎弓根螺钉和椎板钩（图 32.13）。

手术技术

- 金属棒的穿入点是髂后上棘。
- 棒的置入方向是尾向 30°~35°，外向 20°~25°，指向坐骨大切迹上方的区域。

手术操作 E：髂骨螺钉

- 髂骨螺钉是在 Galveston 技术的基础上发展而来的。通过松质骨螺纹髂骨螺钉提供了更大的抗拔出力。髂骨螺钉有全螺纹的也有半螺纹的，通过特殊的连接器与主体纵向连杆相连。这是目前长节段固定到骨盆的常用技术之一。由于它的组配特性，通常可以在一侧髂骨上置入不止一枚螺钉，并且在既往取过髂骨植骨的供区部位依然可以置入髂骨螺钉。图 32.14 展示了腰骶固定中的 S1 椎弓根螺钉和髂骨螺钉。

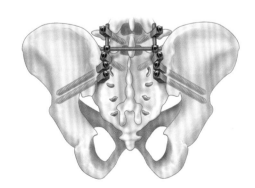

图 32.14

手术操作 D 要点

- 最常用于神经肌肉型脊柱侧凸
- 内固定物价格相对便宜

手术操作 D 提示

- 弯棒很困难
- 松动以及由于疼痛需要取出的发生率很高

手术操作 E 要点

- 髂骨螺钉要足够长，其前端要置于腰骶部旋转中心点的前方，这样使得作用于髂骨螺钉的力由拔出力转变成悬吊力。
- 要部分切除髂后上棘，这样可以使螺钉的钉尾在髂骨里埋得足够深，从而避免钉尾突出。
- 髂骨螺钉的置入方向要指向坐骨切迹的皮质骨，这是髂骨中强度最大的区域。

手术操作 E 提示

- 髂骨螺钉的置入需要另外一个切口。
- 这一术式可能会减少取髂骨植骨的骨量。
- 髂骨螺钉需要很笨重的侧向连接器（图 32.17）。
- 这一术式由于钉尾突出的问题可能会导致术后疼痛。
- 有 22% 的患者需要将髂骨螺钉取出。

手术技术

- 入钉点位于髂后上棘稍前方的位置。图 32.15 展示了术中髂骨螺钉在髂后上棘上的入钉点。
- 有两个钉道可供选择。一个钉道方向是指向髋臼上方的区域（图 32.16，通道 A）。另一个钉道方向是指向髂前下棘（图 32.16，通道 B）。更推荐后一个选项，因为通道 B 螺钉穿入髋关节的风险更低并且可以使用更长的螺钉。钉道方向是外向 25°，尾向 30°。术中透视对于置入髂骨螺钉非常有帮助。
- 螺钉的长度一般至少是 80 mm，螺钉直径 7 ~ 8 mm。

手术操作 F：髂骨贯穿棒

在 20 世纪 60 年代，Harrington 发明了骶骨棒。在那个年代，仅仅是通过钩来固定棒，这样的固定方式无法控制旋转应力和屈伸应力。Kostuik（1988）后来改进了 Harrington 骶骨棒，他使用髂骨贯穿棒，并将其固定于 S1 椎弓根钉上，这样可以将其与近端的内固定器械纵向地连接起来（图 32.18）。对于长节段脊柱固定融合手术，髂骨贯穿棒技术是骶骨骨盆固定中简单有效的一种锚定骨盆的手术方式，但不建议单纯使用，一定要有前柱的支撑。

手术技术

- 入钉点是在髂后上棘前方 1 ~ 2 cm。
- 髂骨贯穿棒的置入方法是逆向置入（由内向外）一侧的髂骨翼后，再同法置入对侧的髂骨翼。接下来将髂骨贯穿棒连接于 S1 椎弓根螺钉上，然后再与其他的内固定物连接起来。

手术操作 G：骶骨翼髂骨螺钉（S2AI）

- 使用 S2AI 技术完成骨盆固定，是由 Kebaish（2010）和 Sponseller 等（2010）在成人和小儿领域分别提出的。使用的 S2 骶骨翼固定方式与之前提到的一些脊柱骨盆固定的手术方式内容类似。S2AI 螺钉不需要另外的筋膜或皮

手术操作 F 要点

- 将 S1 螺钉部分埋入骶骨有利于髂骨贯穿棒的置入。
- 棒要轻微预弯一下，以避免对椎管造成卡压。

手术操作 F 提示

- 在骨质疏松的患者中可能会出现骶骨的脆性骨折。内固定失效的模式是在 S1 椎弓根螺钉的位置上方或者下方的剪切/压缩骨折。
- 连接器很笨重，置入不方便。
- 由于继发疼痛，内固定取出率很高。

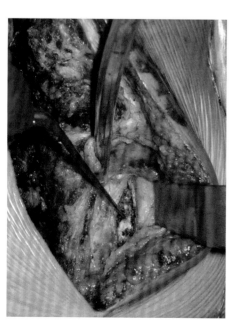

图 32.15

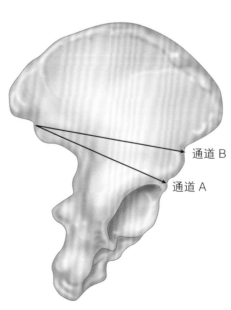

通道 B

通道 A

图 32.16

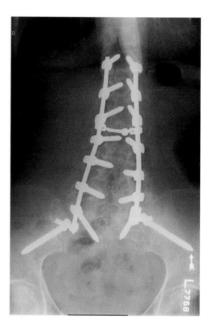

图 32.17

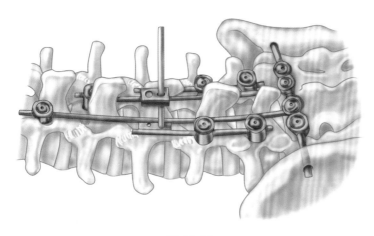

图 32.18

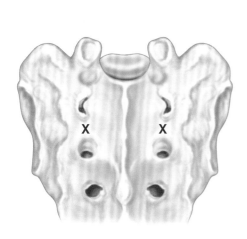

图 32.19

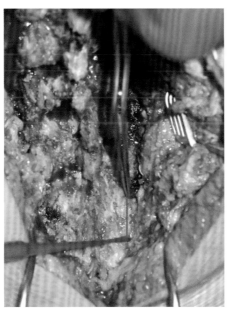

图 32.20

- S1 螺钉的置入要考虑到接下来的纵杆连接，要注意入钉点的选择。
- 使用大粗隆作为螺钉置入的体表标志点，这样对于绝大多数患者可以不用透视辅助就能安全地置入 S2AI 螺钉。图 32.22 展示了术中置入 S2AI 螺钉钻孔时的方向，指向大粗隆，术者用另一只手的手指可以触摸到大粗隆。
- 开路攻丝过程中要保证末端是硬的，从而避免穿透髂骨骨皮质。
- 在钻孔之后置入 1.45 mm 导针可以减少术中透视的次数并且保证钉道正确。
- 对于骨盆解剖很复杂的情况，使用骨盆"泪滴位"透视可以保证钉道正确（图 32.23A）。
- 保持钉道刚好稍高于坐骨大切迹的位置，可以使置入的螺钉直径最大（图 32.23B）。
- 部分埋入钉帽以避免突出，比髂骨螺钉平均深 15 mm。
- S2AI 螺钉可以通过经皮微创的方法置入（图 32.24）。
- 图 32.25 为双侧 S2AI 螺钉置入术后的 X 线平片。

手术操作 G 提示

- 置入失败最常见的情况是穿透外侧皮质。
- 2 年随访结果来看，对骶髂关节没有显著的影响；然而，对骶髂关节的长远影响目前还不确定，尚需要长期的随访研究。
- 为了提高脊柱长节段固定腰骶交界区的融合率，要考虑增加前柱的支撑，可以选择经椎间孔椎体间融合术（TLIF），也可以选择前路椎体间融合术（ALIF）。

肤的切口，也不需要侧向连接器。S2AI 螺钉的置入不影响取髂骨植骨，同时还可以使用比髂骨螺钉更长的螺钉。一项近期的生物力学研究显示 S2AI 螺钉与髂骨螺钉在所有的应力模式下都有相同的稳定性。

- S2AI 技术可以提供可靠的骨盆固定锚定点，从而有助于实施腰骶交界区的矫形手术，例如 S1 或 L5 椎体的截骨手术，从而可以更加有效地实现 SVA 的矫正，进而更加有效地重建脊柱的矢状面平衡。

手术技术（作者推荐）

- 入钉点的位置是第一骶后孔与第二骶后孔外缘连线的中点（图 32.19、图 32.20）。
- 螺钉的方向
  - 钉道方向是指向髂前下棘的前外侧，与水平面夹角约 40°，尾向 20° ~ 30°；钉道方向要根据骨盆的倾斜而调整。
  - 图 32.21 展示了在各平面上的 S2AI 螺钉的方向：横断面（图 32.21A）、冠状面（图 32.21B）和矢状面（图 32.21C）。

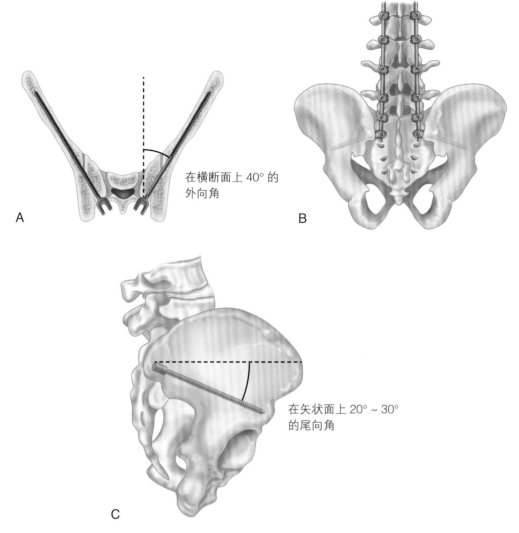

在横断面上 40° 的外向角

A

B

在矢状面上 20° ～ 30° 的尾向角

C

图 32.21　A ～ C

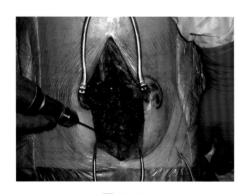

图 32.22

- 术中透视有帮助，但不是必需的；能显示出骨盆和坐骨切迹的正位像是最有帮助的。
- 钻头的方向应该在坐骨大切迹近端的 20 mm 以内，指向髂前下棘。
- 在开始阶段穿入骶骨翼的过程中使用 2.5 mm 的钻头，当通过骶髂关节后，使用 3.2 mm 的钻头，因为髂骨骨质更硬，粗的钻头避免断裂。
- 钻头在髂骨中置入的深度平均 80 ～ 90 mm。
- 钉道的深度要比螺钉长 10 ～ 15 mm，从而可以将螺钉的钉帽埋入。
- 使用 C 臂透视出骨盆 "泪滴位"，这有助于在正位上螺钉位于髂骨最厚的部位，避免穿透骨皮质。
- 使用多轴螺钉，平均长度 80 ～ 100 mm；直径通常是 8 ～ 10 mm，一定不要使用直径小于 8 mm 的螺钉，避免螺钉断裂。
- 我们推荐的螺钉设计是部分螺纹，穿过骶髂关节的部分是光滑的，钉帽的角度能更好地连接 S1 和其他的螺钉。

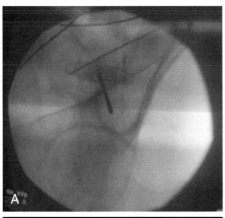

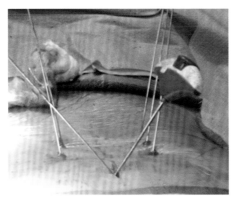

图 32.24

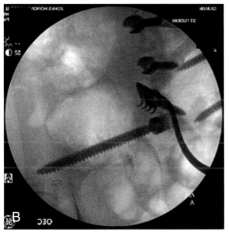

图 32.23 A、B

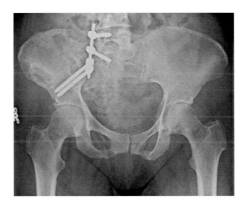

图 32.25

术后处理及预后

骨盆固定的并发症

- 螺钉置入位置不佳损伤周围结构
  - 损伤坐骨切迹中的结构，包括臀上动脉和坐骨神经，很少见。
  - 这一并发症的预防方法是要足够重视骨盆的解剖，并使用体表骨性标志点。有些医生建议将手指或者钝性的器械放到坐骨大切迹中，以避免螺钉方向错误，但这样做需要额外的手术分离。
  - 术中透视也非常有帮助，尤其是对于解剖异常的患者。通过透视，术者的手术经验会逐渐增加。
  - 要保证钉道的末端不突破骨皮质，并选择合适的螺钉长度和直径从而避免突破内外侧的骨皮质。

内固定物突出和松动

- 内固定物突出对于身材较小或者软组织覆盖不足的患者是一个非常大的挑战，例如神经肌肉型脊柱畸形的小儿患者。
- 内固定物松动对于 Galveston 技术是一个很大的问题，但对于 S2AI 螺钉和髂骨螺钉相对少见。相对于髂骨螺钉，S2AI 螺钉有更少的疼痛和松动率，无论是在成人患者还是小儿患者中。

伤口并发症和感染

- 需要大范围显露的手术都伴有较高的伤口并发症发生率，包括感染。
- 一项研究报道了 81 例髂骨螺钉固定的患者，感染发生率为 4%。
- Sponseller 等报道了 27 例 S2AI 技术骨盆固定的小儿患者，无感染发生。这一发现可能与该技术需要的软组织剥离较少有关，更好地保护软组织覆盖。
- 最近的一项研究表明 S2AI 技术相对于髂骨螺钉，并发症发生率显著更低，无论是在成人患者中还是小儿患者中。

不愈合和内固定失效

- Shabtai 等在近期的一篇文章中提到，相对于髂骨螺钉，S2AI 螺钉的内固定失效率和翻修率均更低。髂骨螺钉的失效翻修主要发生于神经肌肉型脊柱侧凸中的连杆 / 连接器的失效。能够避免使用连接器，是 S2AI 技术相对于髂骨螺钉最大的优势。
- 尽管近期的一项研究指出 S2AI 技术有很高的并发症发生率，但这篇文章中使用的技术并不标准，在螺钉的粗细、长度和位置方面均存在问题。一些螺钉置入的方式更像是骶骨翼螺钉，而不是 S2AI 技术。其中很多螺钉的选择相比于 S2AI 创始人推荐的选择，都更细、更短。
- 如果骨性融合没有及时实现，那内固定失效将注定发生。
- 无论内固定有多强，实现骨性融合最重要的因素还是患者自身的生物学因素。

循证文献

Allen Jr. BL, Ferguson RL. The Galveston technique for L rod instrumentation of the scoliotic spine. Spine. 1982; 7: 276-284.

Berry JL, Stahurski T, Asher MA. Morphometry of the supra sciatic notch intrailiac implant anchor passage. Spine. 2001; 26: E143-148.

Bridwell KH, Edwards CC, Lenke LG. The pros and cons to saving the L5-S1 motion segment in a long scoliosis fusion construct. Spine. 2003; 20: 234-242.

Devlin VJ, Asher MA. Biomechanics and surgical principles of long fusions to the sacrum. Spine State Art Rev. 1996; 10: 515-544.

Farcy JP, Rawlins BA, Glassman SD. Technique and results of fixation to the sacrum with iliosacral screws. Spine. 1992; 17(Suppl. 6): S190-195.

Glazer PA, Colliou O, Lotz JC, et al. Biomechanical analysis of lumbosacral fixation. Spine. 1996; 21: 1211-1222.

Gokaslan ZL, Romsdahl MM, Kroll SS, et al. Total sacrectomy and Galveston L-rod reconstruction for malignant neoplasms. Technical note. J Neurosurg. 1997; 87: 781-787.

Guler UO, Cetin E, Yaman O, et al. Sacropelvic fixation in adult spinal deformity (ASD); a very high rate of mechanical failure. Eur Spine J. 2015; 24: 1085-1091.

Harrington PR. Treatment of scoliosis: correction and internal fixation by spine instrumentation. J Bone Joint Surg Am. 1962; 44: 591-610.

Ilyas H, Place H, Puryear A. A comparison of early clinical and radiographic complications of iliac screw fixation versus S2 alar iliac (S2AI) fixation in the adult and pediatric populations. J Spinal Disord. 2015; 28: E199-205.

Kebaish KM. Sacropelvic fixation techniques and complications. Spine. 2010; 35: 2245-2251.

Kim YJ, Bridwell KH, Lenke LG, Rhim S, Cheh G. Pseudarthrosis in long adult spinal deformity instrumentation and fusion to the sacrum: prevalence and risk factor analysis of 144 cases. Spine. 2006; 20: 2329-2336.

Kostuik JP. Treatment of scoliosis in the adult thoracolumbar spine with special reference to fusion to the sacrum. OrthopClin North Am. 1988; 19: 371-381.

Kostuik JP, Musha Y. Extension to the sacrum of previous adolescent scoliosis fusions in adult life. ClinOrthop. 1999; 364: 53-60.

Lebwohl NH, Cunningham BW, Dmitriev A, et al. Biomechanical comparison of lumbosacral fixation techniques in a calf spine model. Spine. 2002; 27: 2312-2320.

Lehman Jr. RA, Kuklo TR, Belmont Jr. PJ, et al. Advantage of pedicle screw fixation directed into the apex of the sacral promontory over bicortical fixation: a biomechanical analysis. Spine (Phila Pa 1976). 2002; 27: 806-811.

Lemma M, Cohen DB, Riley 3rd LH, et al. Fusion to the sacrum: results of transiliac fixation. Spine J. 2002; 2: 35-44.

McCord DH, Cunningham BW, Shono Y, et al. Biomechanical analysis of lumbosacral fixation. Spine (Phila Pa 1976). 1992; 17: S235-S243.

Moshirfar A, Rand FF, Sponseller PD, et al. Pelvic fixation in spine surgery. Historical overview, indications, biomechanical relevance, and current techniques. J Bone Joint Surg Am. 2005; 2(Suppl. 87): 89-106.

O'Brien JR, Matteini L, Yu WD, Kebaish KM. Feasibility of minimally invasive sacropelvic fixation percutaneous S2 alar iliac fixation. Spine (Phila Pa 1976). 2010; 35: 460-464.

O'Brien JR, Yu W, Kaufman BE, et al. Biomechanical evaluation of S2 alar-iliac screws: effect of length and quad-cortical purchase as compared with iliac fixation. Spine (Phila Pa 1976). 2013; 38: E1250-E1255.

O'Brien MF, Kuklo TR, Lenke LG. Sacropelvic instrumentation: anatomic and biomechanical zones of fixation. Semin Spine Surg. 2004; 16: 76-90.

Ogilvie JW, Schendel M. Comparison of lumbosacral fixation devices. Clin Orthop Relat Res. 1986; 203: 120-125.

Peelle MW, Lenke LG, Bridwell KH. Comparison of pelvic fixation techniques in neuromuscular spinal deformity correction: Galveston rod versus iliac and lumbosacral screws. Spine. 2006; 31: 2392-2398.

Ruland CM, McAfee PC, Warden KE, Cunningham BW. Triangulation of pedicular instrumentation: a biomechanical analysis. Spine. 1991; 16: S270-S276.

Santos ERG, Rosner MK, Perra JH, Polly DW. Spinopelvic fixation in deformity: a review. Neurosurg Clin N Am. 2007; 18: 373-384.

Schildhauer TA, McCulloch P, Chapman JR, Mann FA. Anatomic and radiographic considerations for placement of transiliac screws in lumbopelvic fixations. J Spinal Disord Tech. 2002; 15: 199-205.

Schwab F, Lafage V, Patel A, et al. Sagittal plane considerations and the pelvis in the adult patient. Spine (Phila Pa 1976). 2009; 34: 1828-1833.

Schwab F, Patel A, Ungar B, et al. Adult spinal deformity—postoperative standing imbalance: how much can you tolerate? An overview of key parameters in assessing alignment and planning corrective surgery. Spine (Phila Pa 1976). 2010; 35: 2224-2231.

Shabtai L, Andras LM, Portman M, et al. Sacral alar iliac (SAI) screws fail 75% less frequently than iliac screws in neuromuscular scoliosis. J Pediatr Orthop. 2016 Jan 11.

Shirado O, Zdeblick TA, McAfee PC, et al. Biomechanical evaluation of methods of posterior stabilization of the spine and posterior lumbar interbody arthrodesis for lumbosacral isthmic spondylolisthesis. J Bone Joint Surg Am. 1991; 73: 518-526.

Smith SA, Abibto JJ, Carlson GD, Anderson DR, Taggart KW. The effects of depth of penetration, screw orientation, and bone density on sacral screw fixation. Spine. 1993; 18: 1006-1010.

Sponseller PD, Zimmerman RM, Ko PS, et al. Low profile pelvic fixation with the sacral alar iliac technique in the pediatric population improves results at two-year minimum follow-up. Spine (Phila Pa 1976). 2010; 35: 1887-1892.

Tsuchiya K, Bridwell KH, Kuklo TR, et al. Minimum 5-year analysis of L5-S1 fusion using sacropelvic fixation (bilateral S1 and iliac screws) for spinal deformity. Spine (Phila Pa 1976). 2006; 31: 303-308.

（Khaled Kebaish，Mostafa H. El Dafrawy 著　阎　凯 译）

第 33 章

极外侧椎间盘切除术

适应证

- 单侧、严重的根性疼痛，保守治疗无效
- 经术前 MRI 和 CT 确认为椎间孔外的神经压迫
- 排除了其他情况，包括节段不稳、小关节病变、中央管狭窄或者居中的椎间盘突出
- 根性症状需要极外侧椎间盘突出（far lateral disk herniation，FLDH）的影像学证据和出口神经根症状相对应

术前检查 / 影像学

临床表现

- 50 岁以上多见。
- 男性多见。
- 常见累及节段：L3-L4（大腿前侧疼痛）和 L4-L5；然而，FLDH 会累及任意腰椎节段。
- 累及出口根而不是走行根。
- 主要是根性症状而不是腰痛。
- 疼痛放射至膝关节会被误认为原发性髋关节或膝关节病变。

体格检查

- 腰椎活动受限，疼痛步态，根性疼痛，腰部后伸时加重。
- 神经体征（感觉、运动或两者）；L2，腹股沟或大腿内侧；L3，大腿前侧；L4，大腿前外侧和小腿内侧；L5，小腿外侧和足背（图 33.1）
- 腱反射减弱或消失
- 躯干侧屈时症状加重
- 神经根诱发试验阳性：股神经牵拉试验和直腿抬高试验
- 病程长的患者会出现肌肉无力或萎缩
- 椎旁压痛阳性（横突间水平）
- 括约肌功能（肠和 / 或膀胱）障碍罕见

影像学

- 平片：用于排除其他疾病（峡部裂 / 峡部裂滑脱等）。
- MRI：首选（最敏感诊断手段）（图 33.2、图 33.3）；然而，1/3 的 FLDH 被忽视了。75% 的 FLDH 发生在 L4-L5 节段以上，其中 46% 发生在 L2-L3 和 L3-L4 节段。三维的 MRI 神经根成像诊断 FLDH 敏感性更高。
- CT 间盘造影：如果 MRI 禁忌，可以提供更加精确的诊断。
- 支持 FLDH 的影像学表现包括：
  - 椎间孔外的椎间盘突出或脱出
  - 椎间孔和椎间孔外神经根周围的脂肪缺如
  - 背根神经节（DRG）肿胀，或者神经根和背根神经节压痕

- 诊断有挑战性
- 影像学和临床表现要一致
- 影像学有假阳性结果

适应证争议

- 极外侧椎间盘突出（FLDH）和近端节段的椎管狭窄有关
- FLDH 引起的单个神经根症状。节段不稳、中央椎管狭窄或中央间盘突出引起多个神经根症状

治疗选择

- 保守治疗包括镇痛
- 透视引导下神经根阻滞，应用局部麻醉药物，或联合类固醇激素
- 手术治疗
  - SPORT 研究经过随访观察发现手术治疗具有优势
  - 不建议使用正中椎板间入路（因为需要部分或者全部的小关节切除，造成节段不稳），然而有些医生因为对解剖熟悉，会选择该入路（图 33.4A，箭头）
  - 横突间经肌肉入路（图 33.4B，箭头）
  - 横突间肌间入路（图 33.4C，箭头）
  - 经皮内镜下间盘切除术正逐渐广泛应用

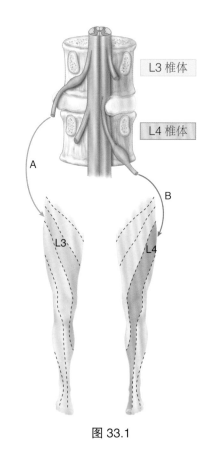

图 33.1

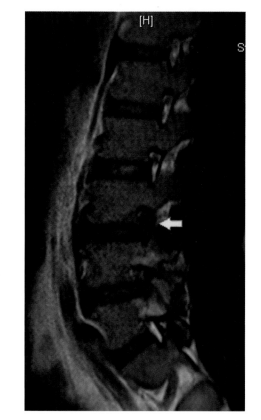

图 33.2

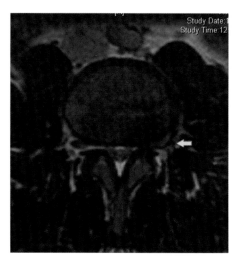

图 33.3

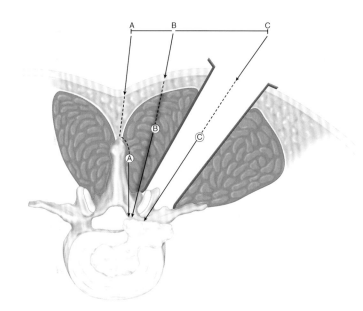

图 33.4

手术解剖

- 解剖学定义：极外侧区域在解剖学上定义为，在椎间孔和横突外侧的区域（图 33.5）。极外侧间盘挤压出口根，向上和向外推挤神经根。
- 因为解剖的原因（图 33.1），不像后外侧间盘突出影响走行根，FLDH 影响同一节段的出口根。
- 横突间外侧入路（图 33.5）手术窗口的边界如下：

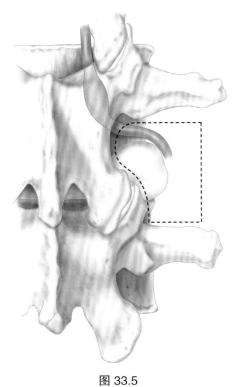

图 33.5

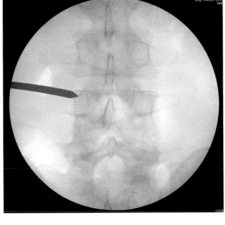

图 33.6

- 上界：椎弓根和上位横突下缘
- 内界：峡部
- 下界：小关节和下位横突上缘

体位

- 大多数医生选择俯卧位，使用透 X 射线床
- 局部麻醉和全身麻醉均可以使用，然而，全麻气管内插管是首选。

入路 / 显露

- 皮肤定位：精确的皮肤定位依赖 X 线平片或 C 臂透视（正侧位）；确定好皮肤的位置，画两条水平和垂直线。
- 水平线上，上线位于横突下缘，下线在责任间隙的下缘（图 33.6 ）。
- 垂直线上，一条线位于正中线，另一条线（旁开 2 ~ 4 cm）位于椎弓根外缘。
- 这样皮肤切口的位置（3 ~ 4 cm 长，旁开 2 ~ 4 cm）就能通过水平和垂直线确定。
- 肌间入路：皮肤切开后，沿着皮肤切口切开胸腰筋膜，显露竖脊肌腱膜，纵向切开腱膜显露多裂肌和最长肌，并钝性分离这两块肌肉，自动拉钩维持显露。显露区域上界位于上位横突下缘，下界位于下位横突上缘，内界位于峡部，外侧位于横突尖（见图 33.5 ）。

手术操作

步骤 1

- 术区标记、手术切口和椎旁肌肉分离（见入路 / 显露）。

- 手术显微镜或目镜：帮助手术放大和解剖结构的确认
- 钝性分离器
- 自动拉钩：Caspar 拉钩、McCullough 拉钩、Gelpi 拉钩和通道扩张器
- 刮匙：2 号和 3-0 成角（图 33.7）
- 高速磨钻
- 髓核钳
- 如果在通道下进行操作，需要长柄器械

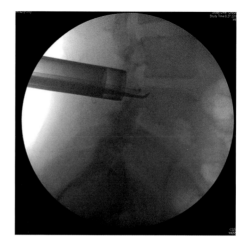

图 33.7

步骤 2

- 显露骨性标志：横突、关节突、椎板和峡部
- 显露横突间肌肉
- 在椎板外缘附近，如 L5-S1 节段，如果小关节增生重，使用高速磨钻或 Kerrison 咬骨钳去除骨赘，以便于显露。

步骤 3

- 切开横突间肌肉的内半部分，并拉向外侧，显露横突间膜。
- 在显微镜或目镜下确定脊神经后支的位置，通常该神经穿过横突间肌肉，支配椎旁肌肉。
- 选择脊神经后支作为解剖标志，在横突间膜深层可以找到背根神经节和脊神经根，神经根周围被结缔组织和脂肪包绕。
- 轻柔处理脊神经根，避免刺激背根神经节。
- 在脊神经根腹侧，用神经探钩探查，显露突出的髓核并用髓核钳取出（图 33.8）。
- 确定突出髓核和出口根（在椎弓根背侧）的另一种方法是，确认下位椎弓根。
- 在横突间膜深层，神经根分支离动静脉分支（腰动脉）和突出间盘很近。腰动脉损伤后出血会很多，尽量避免损伤。静脉丛附近使用双极电凝止血有助于显露突出髓核。

- 将手术床向助手侧旋转 15°～20°，有助于显露手术操作区域。
- 突出的间盘多数为游离的（50% 概率），会将神经根向头侧和外侧牵拉（图 33.5）。

- 过度刺激背根神经节会造成术后大腿前侧疼痛和麻木。然而，大多数情况会自行缓解。
- 21.7% 的病例会出现持续或复发的下肢放射痛，需要考虑双卡压（后外侧和极外侧间盘突出压迫）或侧隐窝狭窄可能。

- 可视装备：显微镜或者双放大目镜并头灯照明
- 椎间孔镜或者显微镜：长柄显微器械。

- 解剖标志
- 脊神经后支，内侧和外侧分支

步骤 4

- 神经减压：多数情况下，用髓核钳去除脱出的髓核能充分减压神经根并缓解症状。然后，在椎间孔使用探针充分探查，寻找残留的间盘组织，并探查是否存在椎间孔狭窄（预后不良），也是必需的。
- 神经根周围操作之后，在神经根周围放置含激素的凝胶能避免术后产生神经根刺激症状。

步骤 5

- 不需要术后引流
- 逐层关闭切口，椎旁肌肉不用缝合，筋膜层使用可吸收缝线间断缝合。

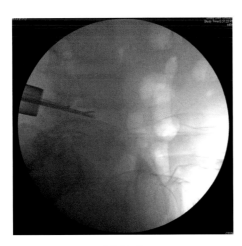

图 33.8

- 将局麻药（丁哌卡因，不加肾上腺素）注射至伤口周围软组织内，不要向伤口深部注射局麻药，存在出口神经根阻滞的风险。

术后护理和预后

- 建议早期下地和轻度活动。
- 可以作为日间手术进行。
- 物理治疗能促进快速康复和核心力量增强。
- 术后 6 周内避免举重物和反复的旋转和弯腰，防止椎间盘突出复发。
- 如果情况允许，可以工作。
- 多数患者（大约 90%）神经症状改善。
- 75.9% 的患者效果极好。
- 18.4% 的患者效果佳。
- 21.7% 的患者效果差（复发或症状持续不缓解）。

循证文献

Byun W.M., Jang H.W., Kim S.W. Three-dimensional magnetic resonance rendering imaging of lumbosacral radiculography in the diagnosis of symptomatic extraforaminal disc herniation with or without foraminal extension. Spine (Phila Pa 1976) 2012; 37: 840-844.

回顾性分析腰骶部三维 MRI 神经根造影在极外侧间盘患者中的应用。传统的回波序列和三维快场回波序列（Proset 技术）可以用于显示背根神经节和神经根的压痕和水肿形态。作者发现腰骶部三维 MRI 神经根造影技术可以用于诊断有症状的极外侧间盘突出症。

Chang S.B., Lee S.H., Ahn Y., Kim J.M. Risk factor for unsatisfactory outcome after lumbar foraminal and far lateral microdecompression. Spine (Phila Pa 1976) 2006; 31: 1163-1167.

神经减压术后疗效不佳的危险因素分析，包括年龄、性别、病程长短、突出大小、是否伴随椎管内突出、是否存在节段不稳。21.7% 患者术后疗效不佳（症状持续不缓解或复发）。研究表明存在双突出的患者发生症状持续不缓解或复发的概率是其他情况的 3 倍。

Darden B.V. 2nd, Wade J.F., Alexander R., Wood K.E., Rhyne A.L 3rd., Hicks J.R. Far lateral disc herniations treated by microscopic fragment excision. Techniques and results. Spine (Phila Pa 1976) 1995; 20: 1500-1505.

本文对许多接受椎旁肌肉切开入路术的极外侧型椎间盘突出的患者进行了回顾

术后提示

- 早期行翻修手术的可能原因是：术侧错误、节段错误、椎间孔狭窄或不充分地显露视野造成的间盘组织残留和遗漏。
- 医源性不稳：小关节切除过多，造成症状复发或新发症状。
- 脊椎间盘炎：如果没有形成脓肿，制动并应用敏感抗生素。
- 持续性或复发的下肢疼痛：可能原因是神经损伤，减压不充分，或者诊断错误（20% 概率），如糖尿病性神经病变。
- 小关节紊乱：假性神经根性下肢疼痛和腰痛，L5-S1 椎板间入路多见。使用肌间入路能降低发生率（降低 50%）。

性分析，分析要素包括病史、体格检查、疼痛问卷表、疼痛视觉模拟评分以及平片检查。术后临床效果良好，且无不稳定的影像学表现。此外，经椎旁肌肉切开入路术可以减少背根神经节的损伤，后者是术后发生感觉障碍的主要原因。

Epstein NE. Foraminal and far lateral lumbar disc herniations: surgical alternatives and outcome measures. Spinal Cord. 2002; 40: 491-500.

这篇回顾性研究全面讨论了极外侧间盘情况。作者发现狭窄的程度和相关的退变决定着是否行椎板切除、半椎板切除以及小关节切除；以及采用横突间入路、内侧关节切除或者极外侧入路。

Fardon DF, Williams AL, Dohring EJ, Murtagh FR, Gabriel Rothman SL, Sze GK. Lumbar disc nomenclature: version 2.0: Recommendations of the combined task forces of the North American Spine Society, the American Society of Spine Radiology and the American Society of Neuroradiology. Spine J. 2014; 14: 2525-2545.

本文回顾了正常和病理情况下的间盘状态，并提出了标准的命名。这个更新的版本提出的标准命名有助于统一对正常和病理情况下间盘状态的描述。

Marquardt G, Bruder M, Theuss S, Setzer M, Seifert V. Ultra-long-term outcome of surgically treated far-lateral, extraforaminal lumbar disc herniations: a single-center series. Eur Spine J. 2012; 21: 660-665.

作者报道了外侧入路手术切除极外侧间盘的长期随访研究结果。作者发现，极佳的疗效占比 75.9%，疗效佳占 18.4%，疗效良占 4.6%，疗效差占 1.1%。因此，外侧入路手术切除极外侧间盘对大多数患者有效。

O'Hara LJ, Marshall RW. Far lateral lumbar disc herniation. The key to the intertransverse approach. J Bone Joint Surg Br. 1997; 79: 943-947.

在一系列采用经横突间肌劈开入路行极外侧椎间盘切除的患者中都显示了令人鼓舞的结果。解剖学关于后侧第一分支在横突间膜走行的研究已有报道。作者推荐在经横突间肌劈开入路行极外侧椎间盘切除时用后侧第一分支作为安全分离的解剖标志。

Pearson A.M., Blood E.A., Frymoyer J.W., et al. SPORT lumbar intervertebral disc herniation and back pain: does treatment, location, or morphology matter? Spine (Phila Pa 1976) 2008; 33: 428-435.

随机对照队列研究，纳入椎间盘突出引起的坐骨神经痛和腰痛的患者。研究是为了明确间盘切除是否有利于缓解腰痛以及间盘的位置和形态是否影响治疗效果。研究结论显示下肢痛缓解要优于腰痛，无论是选择手术还是非手术治疗。因此，治疗下肢痛是手术的主要目的。

Reulen HJ, Müller A, Ebeling U. Microsurgical anatomy of the lateral approach to extraforaminal lumbar disc herniations. Neurosurgery. 1996; 39: 345-350. discussion 350-1.

尸体腰椎标本研究，在 L1-S1 节段测量手术窗口的维度。研究结果显示了不同手术入路的区别。在 L1-L2 至 L3-L4 节段，正中入路，牵拉椎旁肌肉至外侧可以提供充分的暴露。在 L4-L5 节段和 L5-S1 节段，旁正中肌间入路显露更好。

Yoshimoto M, Iwase T, Takebayashi T, Ida K, Yamashita T. Microendoscopic discectomy for far lateral lumbar disc herniation: less surgical invasiveness and minimum 2-year follow-up results. J Spinal Disord Tech. 2014; 27: E1-E7.

在这篇回顾性研究中，作者比较了内镜下间盘切除（MED）在极外侧间盘和椎管内突出的手术治疗效果。除了极外侧间盘手术时间延长，作者没有发现该手术增加了手术出血量、C 反应蛋白水平、VAS 以及 JOA 评分。结论显示 MED 对治疗极外侧间盘疗效可靠而且更加微创。

（Chadi Tannoury, Akhil Tawari 著　吴静晔 译）

第 34 章

胸腔外入路椎体切除术

适应证提示

适应证提示

- 手术是否困难，取决于经验、意志力以及对腹腔后解剖的熟悉程度。手术一般持续 4~6 小时，快慢取决于是否需要固定。
- 该入路不能显露脊柱腹侧的胸腔脏器（例如主动脉和腔静脉），该结构可能会受累或术中损伤。
- 单侧入路无法显露至对侧椎弓根。
- 术中出血量大（平均 2L 以上），因此需要自体血回输。

适应证争议

手术难度大，选择该技术需要考虑患者全身状况以及疾病是否能治愈。

治疗选择

- 胸腔后或经胸腔的开胸入路也可以显露病变的胸椎或胸腰椎。
- 前外侧经胸腔入路。
- 后外侧肋横突切除入路。
- 分期经胸腔和后方联合入路。

术前检查争议

尽管术前血管造影进行 Adamkiewicz 血管定位，避免损伤，可是手术依然不是零风险的。因此，术前血管造影并不是强制性的检查要求，可以对一些高风险的患者进行该项目检查。包括胸椎病变和不完全性脊髓损伤。

体位要点

- 在上胸段 (T3-T5) 手术时，如果选择多半俯卧位体位，将上臂放于可调 Mayo 架上。在切开暴露后下调支架，旋转肩胛骨，以显露术野。
- 用约束带将患者牢固地固定于手术床上，以便于手术床的倾斜。俯卧位时，用 Jackson 床，可以使腹部悬空。

体位提示

- 患者取俯卧位会导致腹部受压，增加术中的出血量。
- 患者采取膝胸卧位，腰椎融合术后易出现平背综合征。

适应证

- 在过去的 40 年里，前路胸腰椎减压手术已经多次革新。多种入路相继报道，各有优缺点。各种入路主要的区别点在于脊髓减压时腹侧显露的程度不同。胸腔外入路（lateral extracavitary approach, LECA）最早用于脊柱结核手术治疗，有较好的腹侧显露。
- LECA 是从外侧肋横突切除入路衍生而来，通过切除更长的肋骨和肋间神经血管束来增加前方的显露。单切口可以实现前方椎体和后方附件结构的显露，能够在一次手术中进行腹侧减压和背侧的固定。再者，该入路没有进入腹腔和胸腔，避免了相关的并发症。然而，术中需要牵开胸膜，来显露整个的椎管结构。
- LECA 适用于从 T3 至 S1 节段的显露，用于治疗肿瘤、感染、间盘突出以及骨折。如果需要进行全椎体切除，可以考虑双侧的胸腔外入路（bilateral extracavitary approach, BECA）。

术前检查 / 影像学

- 对责任节段全面的影像学检查在 LECA 术前规划时非常重要。
- X 线平片和 CT 用于确定骨质量、内固定能否使用以及整体的脊柱力线。增强 MRI 用于评估椎管内压迫情况以及病理特征。MRI T2 加权像用于评估软组织和韧带损伤情况。
- 脊柱血管造影用于明确 Adamkiewicz 血管位置，以便在术前 24~36 小时进行血管栓塞治疗。
- 最后，需要评估病变累及腹侧脏器的情况（例如外生性肿瘤是否侵犯主动脉）。

手术解剖

- 术中需要分离胸腰椎后方肌群，由浅入深分为浅层、中间层和深层。
  - 浅层肌肉包括斜方肌、背阔肌和菱形肌。
  - 中间层包括上、下后锯肌。
  - 深层包括竖脊肌和肋脊肌等。
- 胸椎节段动脉位于椎体中段，向外分成腹侧和背侧支。
- 胸神经穿出椎间孔后分为腹侧和背侧支。背侧支支配竖脊肌，伴随肋间后神经的背侧支血管。显露时需要结扎防止出血。
- 交感干需要保护。

体位

- LECA 是在多半俯卧位或者俯卧位下进行。
  - 两种姿势均可以释放腹部压力。
- 患者仰卧位进行全麻插管。以下介绍多半俯卧位的方法

体位争议

可使用体感诱发电位、运动诱发电位和肌电图监测脊髓功能，但监测结果不可靠，还常自相矛盾。然而，提示医生有严重情况时需要警惕。笔者建议大多 LECA 病例需要电生理监测。

显露要点

- 在病变上下完全地显露。
- 认真止血有助于减少出血量。

显露提示

如果胸膜受损，有可能会出现气胸。

- 将患者挪至床边，调整至侧卧位。
- 为了降低脊柱活动和神经损伤风险，需要多名助手帮助搬动。
- 前臂外展，放置于比身体纵轴垂线高 10° 的位置，腋下垫软垫。然后进一步翻转患者至多半俯卧位，用宽布带固定（图 34.1）。
- 患者腹部不能受压。将上臂放在包好的 Mayo 架或软枕上。
- 手术床可由术者或助手来回倾斜，以利于术野显露。

显露

- 摆完体位铺单前，进行透视定位以确定病变部位和手术切口。
- 手术切口应位于病灶的中央，向上延伸 3 个节段，向下延伸 2 个节段。
- 铺单时切口周围要留出宽大的区域，以便术中扩大切口的可能。根据病灶部位选择左侧或右侧入路。
- 然而，选择全椎体切除时，需要考虑双侧入路。

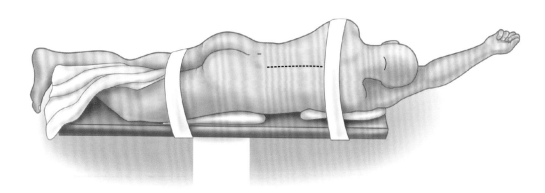

图 34.1

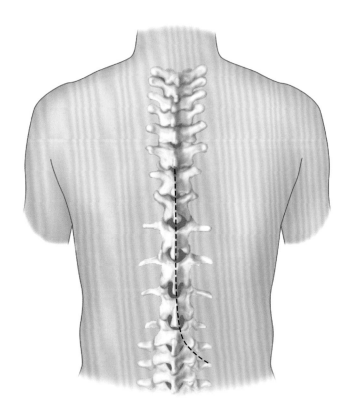

图 34.2

- 切口选择曲棍球棒形，纵口位于中线，横口向病灶侧偏 8 ~ 10 cm（图 34.2 ）。
- 弧形弯曲的切口可防止皮肤缺血坏死。
  - 也可以选择 L 形切口，但切口拐弯处皮肤易缺血坏死。
- 纵切口时，可用电刀切开皮下和胸背筋膜直到棘突。胸背筋膜采取 T 形切口。
- 用 Cobb 骨膜剥离器于骨膜下剥离肌肉，可减少出血和电刀引起的肌肉灼伤。

手术操作

步骤 1

- 切开胸壁肌肉后，向外牵开肌皮瓣，显露竖脊肌，将该肌肉牵向内侧。
  - 通过传统的胸膜外入路，向内侧牵开竖脊肌并切除部分肋骨，可以显露脊柱的背外侧。切开胸壁筋膜（图 34.3A），向外牵开肌皮瓣，显露竖脊肌（图 34.3B），将该肌肉牵向内侧（图 34.3C）。通过胸膜外侧入路，向内侧牵开竖脊肌（图 34.3D）并切除部分肋骨可以显露脊柱的后外侧结构。

步骤 1 要点
- 术中进行透视确认手术节段。
- 用自动拉钩牵拉肺叶有助于显露术野。

步骤 1 提示

在腰椎，切除肋骨后，如果没有识别和保护血管神经束可能会出现意外情况。

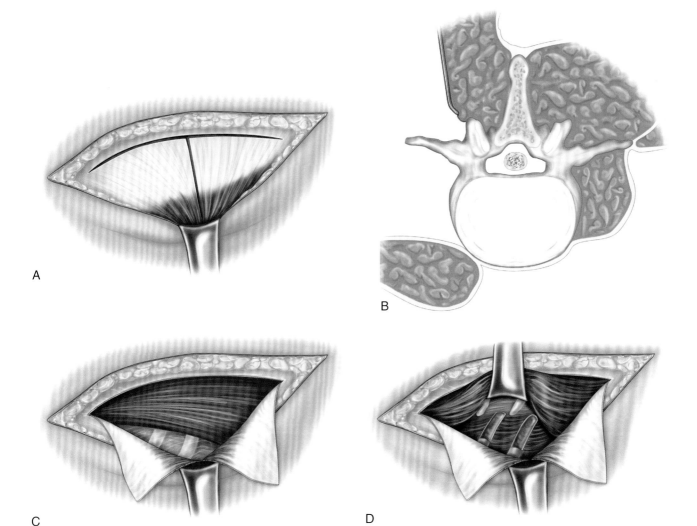

图 34.3　切开胸壁筋膜后（A），肌皮瓣牵拉至外侧显露竖脊肌（B），竖脊肌被牵拉至内侧（C）。将竖脊肌牵拉至内侧（D）和切除部分肋骨可以显露脊柱的后外侧结构

- 另一种方法，可以将竖脊肌牵向外侧，在肋横突交界处切断。
- 在肋骨处进行骨膜下剥离，这样能减少深层组织供血破坏。肌肉的闭合仅通过缝合筋膜就能实现。
- Doyen 肋骨骨膜剥离器可用于分离肋骨下或腹侧的软组织，能保留神经血管束。
- 用肋骨剪切除肋骨。在肿瘤和椎体切除术中，需切除从肋椎关节开始的 8 ~ 10 cm 肋骨。
- 对于椎间盘手术，切除 3 cm 即可。
- 切除的肋骨应好好保留，用于植骨融合。

步骤 2

- 确定神经血管束后，沿着它找到椎间孔。
- 分离上、下椎间孔到要切除的椎体部位。术中用透视明确病变节段。
- 分离开脊柱前的筋膜和胸膜。
- 接着，用高速磨钻、咬骨钳和刮匙去除横突、椎板和椎弓根，显露硬膜囊的后外侧。切除目标椎体的上、下椎间盘，直视下用磨钻或咬骨钳切除椎体（图 34.4）。
- 切除椎体至椎弓根末端。椎管减压必须完全，此操作很难，因为要看到所有骨性结构通常是不可能的。
- 探查上位椎间盘，防止骨碎片残留，切开后纵韧带以显露硬膜外间隙。

步骤 3

- 椎体切除术后要重建脊柱的完整性。椎体切除术后，上、下椎间隙应保留一定的活动度，以利于矫形，复位。后路固定按传统方式进行。
- 将修整好的肋骨或髂骨，用打压器和锤子植入相应的位置。
  - 对腰椎和下胸椎手术的患者，在手术切口的下外侧的切口，取三面皮质骨的髂骨块。
  - 在胸椎和胸腰段，可以用切除的肋骨作植入骨。
- 可用同种异体胫骨或肋骨、自体骨填充的椎间融合器进行融合（图 34.5）。
- 用刮匙在切除椎体的上、下椎体上做植骨凹槽，然后打入植骨块。
- 术后放置引流。
- 逐层关闭伤口，闭合筋膜。

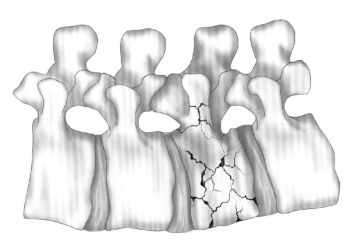

图 34.4

步骤 2 要点

硬膜损伤要在第一时间缝合。也可以用硬膜补片。

步骤 2 提示

- 在减压过程中，注意不要把骨块压到椎管内。
- 减压过程中要注意避免神经根损伤。

步骤 3 要点

上胸椎手术时，要探查壁层胸膜，小的损伤进行修补，大的损伤需要胸腔闭式引流。

步骤 3 提示

- 取髂骨会造成术区并发症，尽量避免。
- 植骨骨块离脊髓太近，有可能在术后造成移位，从而造成脊髓损伤。

步骤 3 争议

脑脊液漏出现时，是否放置引流仍然存在争议。如果决定要放置引流，一定要进行硬膜修补，术后密切监测引流量，术后不要用负压吸引装置。

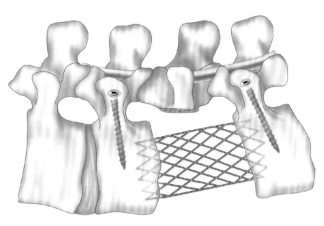

图 34.5

术后处理及预后

- 多数患者术后需要在重症监护室带气管插管观察一晚，原因包括面部肿胀、手术时间长或出血量多。
- 在术后 24 ~ 48 小时内最好应用止痛泵。
- 术后第 1 天可以下地活动。
- 术后佩戴支具。
- 常规引流在术后第 2 天拔除。
- 第 3 ~ 5 天就可以出院。
- 最常见的并发症有气胸、胸腔积液、肺炎、伤口感染和脑脊液漏。

术后要点

- 术后患者尽快下地活动。
- 如果患者没有早期下地活动，需要进行 DVT 预防，术后 48 小时以后进行 DVT 预防是安全的。

循证文献

Alexander GL. Neurological complications of spinal tuberculosis. Proc R Soc Med. 1946; 39: 730-734.

Capener N. The evolution of lateral rhacotomy. J Bone Joint Surg Br. 1954; 36: 173-179.

Clark WK. Spinal cord decompression in spinal cord injury. Clin Orthop. 1981; 154: 9-13.

Erickson DL, Leider LL, Brown WE. One stage decompression-stabilization for thoracolumbar fractures. Spine. 1977; 2: 53-56.

Larson SJ. Unstable thoracic fractures: treatment alternatives and the role of the neurosurgeon. Clin Neurosurg. 1980; 27: 624-640.

Larson SJ, Holst RA, Hemmy DC, et al. Lateral extracavitary approach to traumatic lesions of the thoracic and lumbar spine. J Neurosurg. 1976; 45: 628-637.

Lubelski DB, Kalil A, Mroz T, et al. Lateral extracavitary versus costotransversectomy approached to the thoracic spine: reflections on lessons learned. Neurosurgery. 1992; 7: 1096-1102.

Morgan TH, Wharton GW, Austin GN, et al. The results of laminectomy in patients with incomplete spinal cord injuries. Paraplegia. 1970; 9: 14-21.

Schneider RC. Surgical indications and contraindications in spine and spinal cord trauma. Clin Neurosurg. 1962; 8: 157-184.

Wagner Jr. FC, Chehrazi B. Spinal cord injury: indications for operative intervention. Surg Clin North Am. 1980; 60: 1049-1054.

（E. Emily Bennett, Edward C. Benzel 著　吴静晔 译）

第35章

经椎弓根截骨治疗僵硬性矢状位失衡

- 这个手术有较高的风险和潜在的并发症发生率，需要有经验的团队在完善检查和明确诊断后进行。需要在最优化设计和与患者及家属充分讨论风险之后进行。
- 在非僵硬性矢状面失衡中，确定非融合节段，一般尽量避免像 PSO 三柱截骨的操作。在这些病例中，可以选择较少潜在风险的手术。

治疗选择

- 包括注射、理疗、水疗、按摩和针灸等（一般对临床影像学没有改善作用）非手术治疗。
- 经椎弓根截骨，后外侧融合，伴或不伴截骨区域放置融合器。
- 包括椎间盘的扩大经椎弓根截骨，后外侧融合，伴或不伴截骨区域放置融合器。
- 椎体切除，从 T10 至骨盆的后外侧融合，伴或不伴截骨区域放置融合器。

体位要点

- 在大腿下放置一个枕头或额外的垫，以增加髋部后伸和腰椎前凸。
- 确保最大程度保护 / 垫起受压点，长时间的手术可能会使患者有外周神经麻痹或皮肤并发症的风险。
- 作者经常采用反 Trendelenburg 姿势来减少对面部及眼睛的压力。

体位提示

- 避免手术床或框架减少腰椎前凸。
- 避免屈髋体位，这会减少腰椎前凸。

体位设备

可透射线手术床可能帮助腰椎形成前凸，市场上有一些手术床可以在术中截骨后进行折叠或调整。

适应证

- 僵硬性矢状位失衡可继发于：
  - 先天性、感染性、医源性、创伤性、肿瘤性疾病
- 无论病因如何，此类患者经常表现出无法改善的弯腰前倾姿势，并伴有严重的腰痛，伴或不伴下肢神经症状。
- 在完整询问病史和查体之后，根据站立位脊柱全长片决定截骨的必要性，要特别关注矢状面轴向垂线（sagittal vertical axis, SVA）、腰椎前凸角（lumbar lordosis, LL）、骨盆入射角（pelvic incidence, PI）和骨盆倾斜角（pelvic tilt，PT）。
- 在 SVA 非常大时（一般 >5.0 cm），当有较大的 LL 与 PI 不匹配时（>25°~30°），通常会进行经椎弓根截骨（pedicle subtraction osteotomy, PSO），从而对 LL 有较大的矫正。

术前检查

- 进行完整的体格检查，包括站姿、步态、详尽的神经查体。在前屈位置时患者表现出腰椎前凸减小。
- 站立位脊柱全长片是术前必要的检查，来评价矢状面和冠状面失平衡的情况，同时也测量腰椎前凸和骨盆参数。
- 术前进行脊柱 CT 检查基于以下目的：①确定脊柱节段哪些是融合的、哪些是可动的；②了解骨性结构；③计划椎弓根螺钉的大小和钉道。
- 相应区域的 MRI 有助于观察神经结构及确定脊髓圆锥的位置。

体位

- 患者俯卧位置于手术床上，作者经常采用模块化的手术床，在可透射线的框架上放置胸垫和髋垫，以获得最大的腰椎前凸（图 35.1）。
- 腹部悬空以增加静脉回流，从而减少椎管内出血。
- 髋部应过伸以增加腰椎前凸。

入路 / 显露

- 胸腰椎标准后正中入路，并包括骶骨和髂骨（根据手术计划）。
- 如果曾行融合手术，融合块需要完全被暴露。
- 需要确认骨盆的螺钉入点。
- 手术中仔细操作和止血以减少术中出血。

手术操作

步骤 1：确定脊柱节段和椎弓根螺钉置入

- 跳过截骨节段，在截骨区上下节段置钉。
- 作者一般选择在截骨区上下至少各两个固定点。

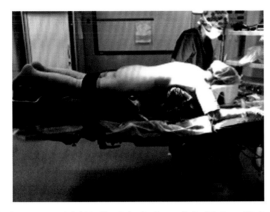

图 35.1　患者被放置于可透射线的手术床上，腹部悬空，髋部后伸（Permission needed from: Berjano P, Aebi M. Pedicle subtraction osteotomies [PSO] in the lumbar spine for sagittal deformities. Eur Spine J 2015; 24 [Suppl:1]: S49-57 [Fig.3]）

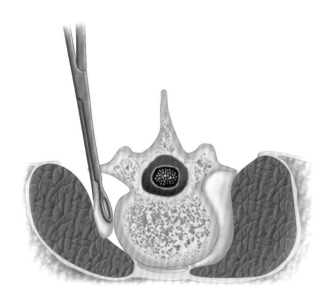

图 35.2　使用"花生米"剥离椎体侧方腰大肌 (Permission needed from: Mummaneni PV, Dhall SS, Ondra SL, Mummaneni VP, Berven S. Pedicle subtraction osteotomy. Neurosurgery 2008; 63: 171-6 [Fig.1A])

步骤 2：骨性减压和确定神经结构

- 在截骨节段切断横突，在椎体侧壁分离腰大肌（图 35.2 ）。
- 在截骨节段切除后柱部分，暴露椎弓根的骨性结构（图 35.3 ）。
- 确认硬膜囊，确认和显露截骨节段的出口根和走行根、截骨节段上位的出口根。

步骤 3：切除椎弓根和椎体松质骨 / 截骨

- 切除截骨节段双侧椎弓根（图 35.4 ）。
- 去除椎体松质骨，保持楔形截骨（前窄后宽）（图 35.5 ）。
- 折断 / 切除椎体后壁皮质（图 35.6 ）。
- 切除双侧椎体外壁（图 35.7 ）。
- 在一侧进行上述操作前，在对侧安放临时棒。

- 上固定椎（UIV）和下固定椎（LIV）的选择会因不同医生而异，与许多因素有关，包括截骨的位置。在头侧，上固定椎需水平化并在冠状面呈中立。并没有证据支持需停在某一特定节段。在尾侧，停在 L5 可能会减少手术并发症，但与延伸固定至骨盆相比，其增加了远端固定失败的风险。

- 患有骨质疏松症、神经肌肉性疾病或显著增加的 SVA（>10 cm）提示医生应考虑长节段融合。

- 不同的医生也会选择不同节段作为最佳的截骨节段。总体上说，在矢状面上畸形的顶椎会被考虑为最佳的节段。L4 是一个经常被选择的截骨节段，可以在 L4 和骶骨间给予腰椎最大的前凸。

步骤2要点

- 可以使用骨刀、Kerrison 咬骨钳或高速磨钻切除横突，使用 Cobb 骨膜剥离器或"花生米"将腰大肌从椎体侧壁上钝性剥离。将止血海绵或定制的牵开器插入并保护周围组织。

- 切除椎板、关节突关节和融合块，暴露硬膜囊和相应的神经根。

- 需要分离与硬膜粘连的瘢痕，防止矫形过程中的牵拉。

- 可以使用双极电凝或止血材料（如 Floseal 或 Surgifoam）控制硬膜外出血。

步骤2提示

- 在进行侧方腰大肌剥离时经常会遇到节段血管。小心确认并结扎，以避免在剥离过程中撕裂。

- 如截骨节段出口根、走行根及上节段的出口根暴露和减压不够，可能在矫形过程中导致压迫性损伤和麻痹。

- 硬膜外瘢痕切除不够可能导致矫形过程中造成压迫和牵拉。

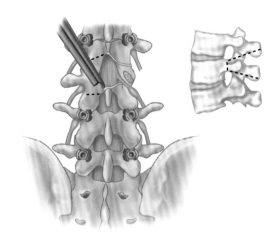

图 35.3　切除后柱结构并确认相应的椎弓根和神经根 (Permission needed from: Bridwell KH, Lewis SJ, Rinella A, Lenke LG, Baldus C, Blanke K. Pedicle subtraction osteotomy for the treatment of fixed sagittal imbalance. J Bone Joint Surg Am 2004; 86-A: 44-50 [Fig.1])

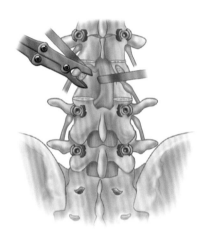

图 35.4　使用咬骨钳切除椎弓根 (Permission needed from: Mummaneni PV, Dhall SS, Ondra SL, Mummaneni VP, Berven S. Pedicle subtraction osteotomy. Neurosurgery 2008; 63: 171-6 [Fig.1B])

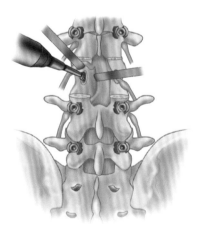

图 35.5　使用高速磨钻切除松质骨。也可以使用刮匙、由小至大的扩张器或骨刀 (Permission needed from: Mummaneni PV, Dhall SS, Ondra SL, Mummaneni VP, Berven S. Pedicle subtraction osteotomy. Neurosurgery 2008; 63: 171-6 [Fig.1C].)

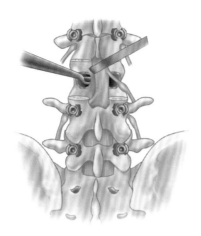

图 35.6　分离硬膜囊腹侧与周围结构的任何粘连，然后切除椎体后壁皮质骨 (Permission needed from: Bridwell KH, Lewis SJ, Rinella A, Lenke LG, Baldus C, Blanke K. Pedicle subtraction osteotomy for the treatment of fixed sagittal imbalance. J Bone Joint Surg Am 2004; 86-A: 44-50 [Fig. 4])

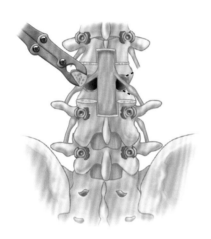

图 35.7　切除椎体侧壁的皮质骨 (Permission needed from: Bridwell KH, Lewis SJ, Rinella A, Lenke LG, Baldus C, Blanke K. Pedicle subtraction osteotomy for the treatment of fixed sagittal imbalance. J Bone Joint Surg Am 2004; 86-A: 44-50 [Fig. 5])

步骤 4：闭合截骨区 / 矫形
- 闭合截骨区，矫正矢状位失衡（图 35.8）。
- 仔细检查硬膜囊和神经根，确认没有压迫或夹击。

步骤 5：最终置棒和植骨（经常与步骤 4 一同进行）
- 在截骨区上下方置入另一根棒，维持矫形。
- 可以双侧使用卫星棒增加固定强度。
- 在固定区域内将横突和剩余的关节突关节去皮质化，之后放置自体 / 同种异体 ± 骨移植材料 ± 骨形成蛋白（BMP）。

其余操作
- 仔细止血。

步骤 3 要点
- 使用咬骨钳或方形骨刀切除椎弓根。
- 使用椎弓根开路器后，可使用由小至大的扩张器去除椎体松质骨。也可使用高速磨钻或刮匙。
- 使用咬骨钳或骨刀折断或切除椎体侧壁。
- 最后使用向下的刮匙或后壁切除器 / 骨凿切除椎体后壁。
- 截骨过程中松质骨出血可以使用止血材料（如 Floseal 或 Surgifoam）控制。

步骤 3 提示
- 在截骨时如对侧没有放置临时棒，可能导致无法预料的椎体移位。
- 在闭合截骨区域时必须小心确认硬膜前方没有残留的骨性结构、粘连或瘢痕，防止压迫。
- 不对称地截骨，或非楔形截骨，在闭合后可能导致不满意的冠状和矢状序列。

步骤 3 器械 / 内植物
可以在截骨区的椎体前半部放置椎间融合器（其中填充自体骨和 / 或其他产品和 / 或骨形成蛋白 [BMP]）。在闭合过程中其可以作为支点获得更大的前凸，并理论上可能增加截骨区域的融合率。

步骤 3 争议
一些作者提倡进行扩大的经椎弓根截骨，截骨范围包括上方的椎间盘。如果操作正确，这种方法可以比标准 PSO 获得更大度数的前凸重建。

步骤 4 要点
- 手动伸腿 / 髋，配合调整手术床并手动下压截骨区域，可易于闭合截骨区域。
- 或者将一根棒固定于截骨区下方，采用悬臂梁的方法将其放入上方的钉尾内。这样也可以通过截骨区的螺钉进行加压。
- 使用 Woodson 剥离器或 Murphy 探针触及神经孔和椎板下区域，以确定神经结构没有压迫。
- 在关键步骤要仔细关注神经监测，确保没有神经压迫而引起的信号改变。
- 拍摄正侧位 X 线片，确认在矢状面和冠状面上获得预期的矫正。

在闭合时如果在硬膜囊周围残留任何压迫性瘢痕或骨性结构，可能引起神经损伤。

在多个螺钉上同时进行复位操作，避免在一个螺钉上应力过大。或者双侧棒复位同时操作。

- 钛合金或钴铬棒已被广泛地使用于经椎弓根截骨术中。最新的证据显示钴铬棒的断棒率高于钛棒，但没有充分的证据不推荐使用钴铬棒。
- 一些作者建议使用四棒结构，两根短棒跨越截骨区，另两根棒跨越整个固定长度。与传统双棒相比，这种四棒结构的长期效果仍不清楚。

- 术后继续给予 3 次剂量的静脉抗生素。
- 术后第一天开始使用预防性抗血栓药物治疗。
- 日引流量小于 100 ml 时可拔除引流。
- 早期活动并配合物理治疗。
- 术后拍摄站立位脊柱全长片以判断序列恢复程度。
- 患者术后 6 周内使用胸腰骶支具，后逐渐摘掉。

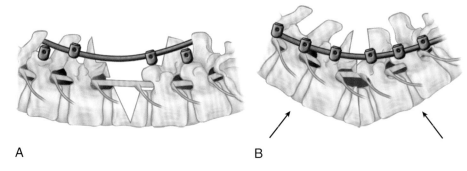

图 35.8 截骨完成后和截骨区闭合矫形完成后的形态 (Permission needed from: Mummaneni PV, Dhall SS, Ondra SL, Mummaneni VP, Berven S. Pedicle subtraction osteotomy. Neurosurgery 2008;63:171-6 [Figs. 1G and 1H].)

- 放置筋膜下 ± 硬膜外引流。
- 放置抗生素粉末（筋膜下和硬膜外）。
- 多层缝合。

术后处理及预后

- 在 Bridwell 的一组病例中，平均增加腰椎前凸 34°，改善 SVA 13.5 cm。
- 在 2 年随访时，33 例患者中有 8 例出现假关节形成（6 例为胸椎固定的近端，1 例在截骨区以上 L1-L2 水平，1 例在 L5/S1）。
- 11.1% 的临时性和 2.8% 的永久性神经损伤并发症。

循证文献

Bridwell KH, Lewis SJ, Edwards C, et al. Complications and outcomes of pedicle subtraction osteotomies for fixed sagittal imbalance. Spine (Phila Pa 1976). 2003; 28: 2093-2101.

Bridwell KH, Lewis SJ, Lenke LG, Baldus C, Blanke K. Pedicle subtraction osteotomy for the treatment of fixed sagittal imbalance. J Bone Joint Surg Am. 2003; 85-A: 454-463.

Buchowski JM, Bridwell KH, Lenke LG, et al. Neurologic complications of lumbar pedicle subtraction osteotomy: a 10-year assessment. Spine (Phila Pa 1976). 2007; 32: 2245-2252.

Jackson RP, McManus AC. Radiographic analysis of sagittal plane alignment and balance in standing volunteers and patients with low-back pain matched for age, sex, and size. A prospective controlled clinical study. Spine (Phila Pa 1976). 1994; 19: 1611-1618.

Mummaneni PV, Dhall SS, Ondra SL, Mummaneni VP, Berven S. Pedicle subtraction osteotomy. Neurosurgery. 2008; 63: 171-176.

Schwab F, Blondel B, Chay E, et al. The comprehensive anatomical spinal osteotomy classification. Neurosurgery. 2014; 74: 112-120.

Smith JS, Shaffrey E, Klineberg E, et al. Prospective multicenter assessment of risk factors for rod fracture following surgery for adult spinal deformity. J Neurosurg Spine. 2014; 21: 994-1003.

（Jefferson R. Wilson, Joshua Heller 著　肖　斌译）

第 36 章

峡部裂修复术

适应证

峡部裂导致的腰痛。

- 无影像学证据提示不稳
- 轻微间盘退变
- 30 岁以下
- 不吸烟

术前检查

- 腰椎正、侧位平片。
- 过屈过伸位平片（图 36.1A、B）
- 腰骶部 CT（图 36.2）
- 骨扫描

手术解剖

- 椎板
- 椎板峡部
- 椎弓根

体位

- 俯卧位
- 患者置于 Jackson 床上。

适应证要点

年轻患者，矢状位序列正常，无节段不稳，骨扫描阳性，保守治疗无效，具有较好的手术指征。

治疗选择

- 关节融合联合或不联合固定。
- 峡部螺钉固定。除了传统的开放技术，新的微创技术也出现，包括应用经皮螺钉和通道技术。我们倾向于选择峡部修补，而不是腰椎融合，本章节介绍传统开放和微创两种手术技术。

体位要点

后伸髋部可以维持较好的腰椎前突。

体位提示

避免较大的腰椎屈曲，尽管这样有利于腰椎显露，但术后会造成矢状位失衡。

设备

Jackson 床

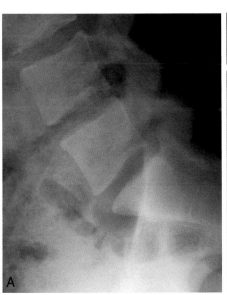
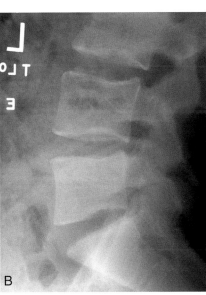

图 36.1 A、B

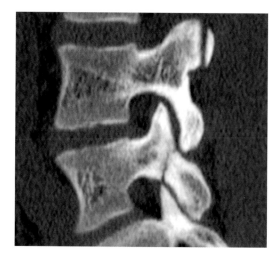

图 36.2

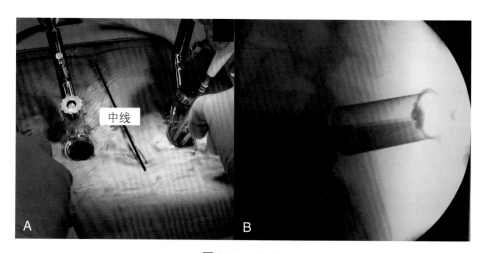

图 36.3　A、B

入路 / 显露

开放技术

- 标准的腰椎后正中入路。显露椎板、峡部和横突根部。

微创技术

- 在正、侧位透视片上确认手术节段，距中线 3 cm 的旁正中经皮切开。透视下钻入克氏针，到达峡部缺损部位。
- 使用逐级软组织扩张器，显露术野。
- 透视下确认工作通道位于峡部缺损部位（图 36.3）。

手术步骤

步骤 1

- 刮除峡部缺损部位的瘢痕组织。
- 磨钻去除骨折部位的硬化骨（图 36.4）。为了演示需要，在图 36.4 中峡部缺损扩大了。
- 实际上，磨除的范围要尽可能小。
- 骨折部位的软组织需要彻底清除（图 36.5）。

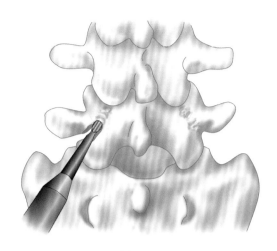

图 36.4

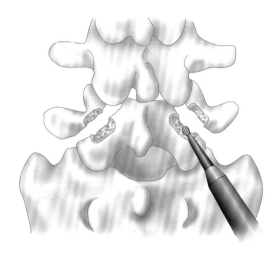

图 36.5

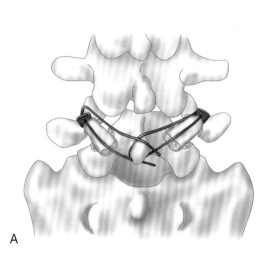

A

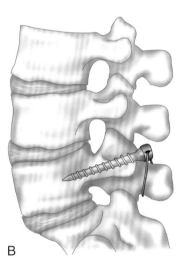

B

图 36.6　A、B

- 将含有骨形态发生蛋白（BMP）成分（Infuse, Medtronic Sofamor Danek, Memphis, Tennessee）的一片"三明治"形状的皮质松质骨条塞到缺损部位。

步骤 2

开放技术

- 置入椎弓根螺钉，螺钉尾部有孔。
- 线缆穿过螺钉尾部的孔，绕过棘突进行固定（图 36.6A、B）。

替代技术

- 钩 - 棒系统（图 36.8）。
- 椎弓根置钉按照标准方式进行。
- 椎板钩放置好并用连杆连接至螺钉后，加压拧紧螺母。

微创技术

工作通道显示螺钉的进钉点。在直视和透视下，置入椎弓根螺钉。

步骤 2 要点

在拉紧线缆的过程中，要观察峡部闭合情况，一旦线缆拉至最紧，峡部需要完全闭合（图 36.7A、B）。

步骤 2 开放技术提示

要避免向上分离椎板，否则会造成骨折对位不良。

步骤 2 微创技术提示

注意不要破坏小关节囊。

步骤 2 器械 / 植入物

- 椎弓根钉
- 椎板钩

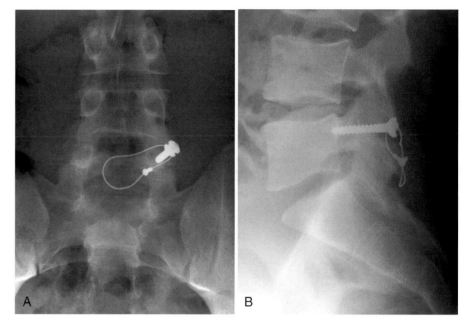

图 36.7   A、B

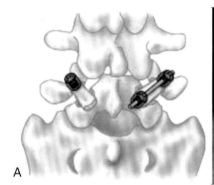
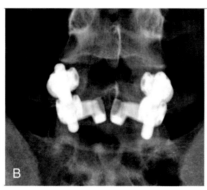
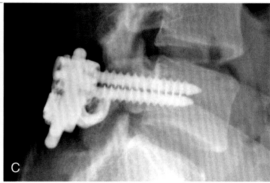

图 36.8   A ~ C

步骤 3

微创技术

椎弓根螺钉置入后，将一根金属导针弯成 U 形。将该导针经皮穿过一枚螺钉的孔内，穿过深筋膜，在棘突下方到达对侧，连接上线缆 Dynesys® cord （ Zimmer Holdings, Warsaw, Indiana ）。线缆被拉到对侧，连接到螺钉的尾部孔内（ 图 36.9 ）。间隔物维持线缆的位置，最后拉紧线缆，将峡部缺损处闭合。

步骤 4

- 伤口逐层关闭（ 图 36.10 ）。

术后处理和预后

- 术后佩戴支具 8 ~ 12 周。
- 图 36.11 为术后 CT 片，显示椎弓根和 Dynesys 线缆（箭头）位置良好，在峡部缺损处施加压力，实现成功的峡部修补。
- 图 36.12 为术前（ A ）和术后（ B ）CT 重建图像，显示微创手术后 L5 峡部融合成功。

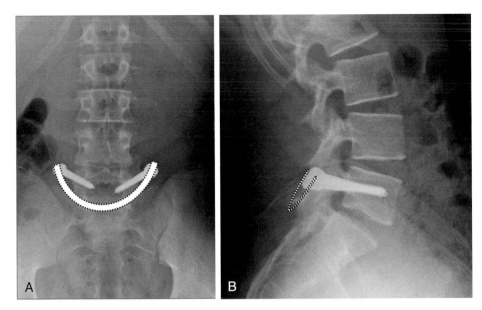

图 36.9 A、B

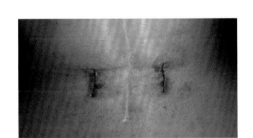

图 36.10

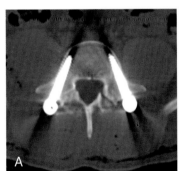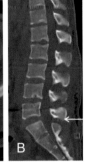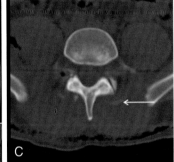

图 36.11 A ~ C

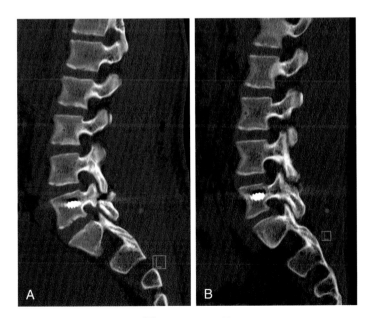

图 36.12 A、B

循证文献

Askar Z., Wardlaw D., Koti M. Scott wiring for direct repair of lumbar spondylolysis. Spine (Phila Pa 1976) 2003; 28: 354-357

作者描述了在 14 例患者进行的 Scott 线缆技术。

Buck JE. Direct repair of the defect in spondylolisthesis: preliminary report. J Bone Joint Surg Br. 1970; 52: 432-437.

描述了峡部螺钉技术。

Chung CH, Chiu HM, Wang SJ, Hsu SY, Wei YS. Direct repair of multiple levels lumbar spondylolysis by pedicle screw laminar hook and bone grafting: clinical, CT, and MRI-assessed study. J Spinal Disord Tech. 2007; 20: 399-402.

10 例多节段峡部裂患者行钉 - 钩联合自体骨植骨技术的前瞻性研究。随访显示有 75% 的融合率。

Debusscher F, Troussel S. Direct repair of defects in lumbar spondylolysis with a new pedicle screw hook fixation: clinical, functional and CT-assessed study. Eur Spine J. 2007; 16: 1650-1658.

23 例患者使用钉 - 钩系统，20 例患者疗效好，CT 显示有 91% 的融合率。

Gillis CC, Eichholz K, Thoman WJ, Fessler RG. A minimally invasive approach to defects of the pars interarticularis: Restoring function in competitive athletes. Clin Neurol Neurosurg. 2015; 139: 29-34.

回顾性研究微创峡部修补技术，患者为职业运动员，术后很快恢复运动状态。

Morscher E, Gerber B, Fasel J. Surgical treatment of spondylolisthesis by bone grafting and direct stabilization of spondylolysis by means of a hook screw. Arch Orthop Trauma Surg. 1988; 103: 178-188.

12 例患者行钉 - 钩固定技术，10 例疗效很好。

Nichol RO, Scott JHS. Lytic spondylolysis repair by wiring. Spine. 1986; 11: 1027-1030.

回顾性分析了线缆技术。

Noggle JC, Sciubba DM, Samdani AF, et al. Minimally invasive direct repair of lumbar spondylolysis with a pedicle screw and hook construct. Neurosurg Focus. 2008; 25: E15.

5 例患者行微创螺钉和钩 - 棒系统技术的研究。

Sairyo K, Sakai T, Yasui N. Minimally invasive technique for direct repair of pars interarticularis defects in adults using a percutaneous pedicle screw and hook-rod system. J Neurosurg Spine. 2009; 10: 492-495.

报道了 2 例成人患者行微创峡部修补术。

Songer MN, Rovin R. Repair of the pars interarticularis defect with a cable-screw construct: a preliminary report. Spine. 1998; 23: 263-269.

报道了钉 - 线缆技术，对 7 例患者进行了回顾性分析。

Snyder LA, Shufflebarger H, O'Brien MF, et al. Spondylolysis outcomes in adolescents after direct screw repair of the pars interarticularis. J Neurosurg Spine. 2014; 21: 329-333.

这篇回顾性研究显示，在 16 例青少年患者中，峡部修补术具有很好的临床和影像学疗效。

Tokuhasi Y, Matsuzaki H. Repair of defects in spondylolysis by segmental pedicular screw hook fixation: a preliminary report. Spine. 1996; 21: 2041-2045.

6 例患者行钉 - 钩固定技术的报道。

（Manish K. Kasliwal, Richard G. Fessler, Vincent C. Traynelis 著

吴静晔 译）

第 37 章

高度滑脱的手术治疗

适应证

- 严重、复发的腰痛
- 矢状位失平衡
- 根性疼痛
- 间歇性跛行

术前检查

- 腰椎平片（图 37.1）
- 脊柱全长片（图 37.2）
- 腰椎 CT 平扫（图 37.3）
- 腰椎 MRI（图 37.4）

手术解剖

- 硬膜囊 / 腰骶神经根
- 滑脱的椎体
- 髂骨
- 椎弓根

体位

- Jackson 床，俯卧位
- 上肢外展
- Gaines 技术前入路需要仰卧位。

- 不对称畸形
- 可控制的腰痛
- 其他原因引起的根性疼痛

治疗选择

- 复位 / 经椎间孔椎间融合术
- 经骶骨融合器 / 螺钉
- 骶骨穹窿切除
- Gaines 技术
- 经椎弓根截骨术

体位要点

- 压迫部位需要加衬垫。
- 在髂骨嵴处放 Jackson 衬垫。
- 在胸垫上垫起胸部可以增加腰部的前突。

体位提示

不要使用 Wison 架，会增加后凸。

体位设备

- Jackson 床
- Mayfield 架。

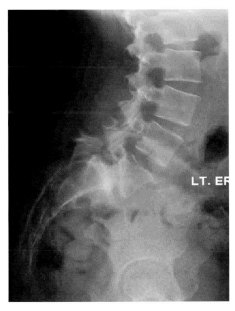

图 37.1

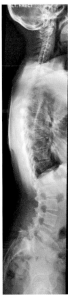

图 37.2

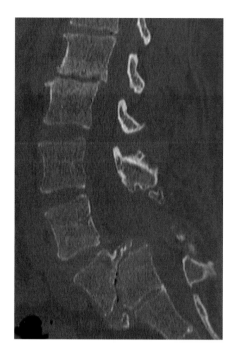

图 37.3

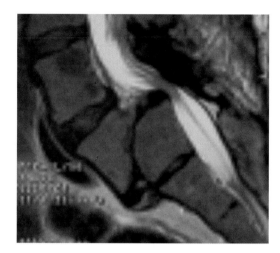

图 37.4

入路 / 显露

显露腰椎后部和双侧横突。

显露髂骨

- Gaines 技术需要前入路才能显示 L5。

手术操作 A: 复位 / 椎间融合 / 经骶骨螺钉 / 骶骨穹窿切除

步骤 1

- 显露脊柱后方和髂骨
- 两侧置入椎弓根螺钉
- 双侧置入髂骨螺钉
- 椎板切除（如果需要）

步骤 2

- 骶骨穹窿部截骨（图 37.5）

步骤 3

- 滑脱节段复位（图 37.6）

步骤 4

- 骶骨钻磨（以置入骶骨融合器 / 螺钉）（图 37.7）
- 骶骨融合器 / 螺钉置入（图 37.8）

步骤 5

- 后方关闭切除的部分（图 37.10）

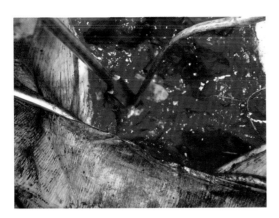

图 37.5

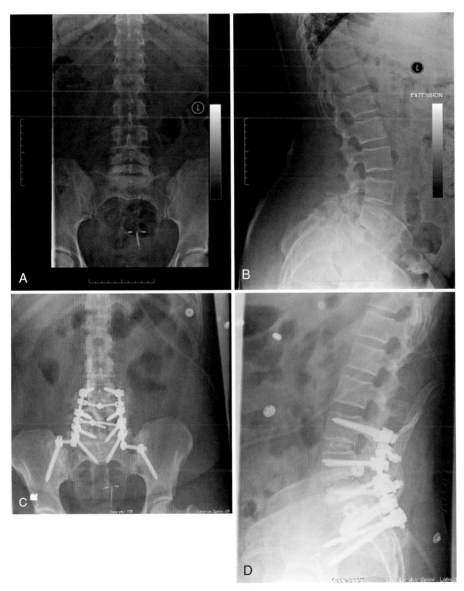

图 37.6　A ~ D

- 进入到 L5 椎体
- 进入到腹腔

步骤 2 器械 / 植入物

- 骨刀
- 高速磨钻

步骤 3 要点

轻柔复位。

步骤 3 误区

过度复位。

步骤 3 器械 / 植入物

- 复位螺钉
- 提拉复位钳

步骤 3 争议

是否有必要完全复位。

步骤 4 要点

透视引导

步骤 4 器械 / 植入物

- 十字钻头 (图 37.9)
- 钛合金融合器

步骤 5 误区

过度复位。

步骤 5 器械 / 植入物

在椎体切除部位放置经椎间孔椎间融合器

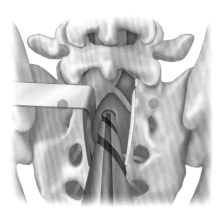

图 37.7

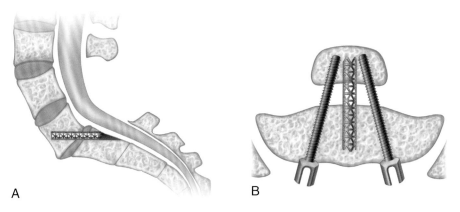

A

B

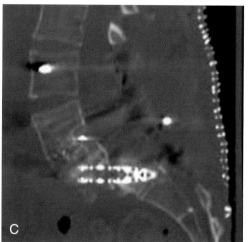

C

图 37.8　A ~ C

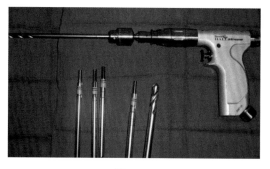

图 37.9

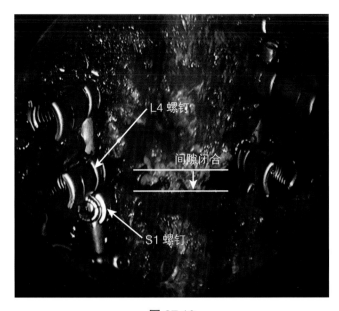

图 37.10

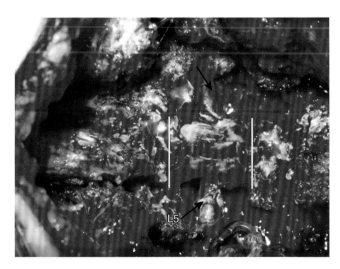

图 37.11

手术操作 B：Gaines 技术

步骤 1

* 前入路处理椎体
* 椎体切除

步骤 2

* 显露后方脊柱和髂骨
* 置入双侧椎弓根钉
* 置入双侧髂骨钉
* 椎板和椎弓根切除（椎体全切除）（图 37.11）

步骤 3

* 缓慢将 L4 复位至骶骨上。

步骤 1 要点

透视下确认去除的椎体和间盘，不要选错节段。

步骤 1 提示

避免使用电刀在椎体前方操作，否则会造成男性的逆行射精。建议使用双极电凝止血。

步骤 1 器械 / 植入物

* 拉钩前端要光滑，避免血管损伤。
* 需要照明，建议使用头灯。

步骤 2 要点

透视和 CT 可以辅助椎弓根螺钉置入。

步骤 2 误区

* 椎弓根螺钉位置不良

步骤 2 器械 / 植入物

* 高速磨钻
* 咬骨钳

步骤 3 要点

需要神经电生理监测

步骤 3 误区

复位不良。

步骤 3 器械 / 植入物

椎弓根钉 - 棒系统

术后处理要点
术后尽快康复训练。

术后处理提示
术后如果患者出现神经损害需要立即返回手术室行矫正复位。

术后器械 / 植入物
- 术后腰椎正侧位平片
- 如果出现神经功能障碍需要 CT 检查
- 术后全长片用于评估矢状位平衡。

术后争议
术后出现轻微的肌力下降，无须返回手术室。

C 技术：经椎弓根截骨

- 见第 33 章。
- 后凸畸形时需要。

术后处理及预后

- 全血细胞分析，生化
- 镇痛，镇痛泵（PCA）
- 神经功能监测（每 2 个小时，持续 1 天）
- 术后抗凝 2 天

循证文献

Gaines RW. L5 vertebrectomy for the surgical treatment of spondyloptosis: thirty cases in 25 years. *Spine*. 2005; 30(Suppl 6): S66-S70.

本文作者回顾性分析了自己的手术病例，讨论了长期随访结果、并发症和疗效。

Hanson DS, Bridwell KH, Rhee JM, et al. Correlation of pelvic incidence with low- and high-grade isthmic spondylolisthesis. Spine. 2002; 27: 2026-2029.

作者进行了峡部裂滑脱的影像学分析。结论显示和对照组相比，骨盆指数（PI）在低度和高度滑脱的患者中增高，与 Meyerding 分级相关。

Labelle H, Roussouly P, Berthonnaud E, et al. Spondylolisthesis, pelvic incidence, and spinopelvic balance: a correlation study. Spine. 2004; 29: 2049-2054.

作者回顾性研究了滑脱的矢状位力线，包括 PI、SS、PT 以及 LL。

Lehmer SM, Steffee AD, Gaines RW. Jr. Treatment of L5-S1 spondyloptosis by staged L5 resection with reduction and fusion of L4 onto S1 (Gaines procedure). Spine. 1994; 19: 1916-1925.

作者对两期的 Gaines 技术治疗峡部裂滑脱进行了回顾性研究。研究纳入 16 例患者，平均随访 3.9 年，分析了术后神经症状和并发症情况。

Ogilvie JW. Complications in spondylolisthesis surgery. Spine. 2005; 30(Suppl 6): S97-S101.

文献综述，讨论了滑脱手术的手术难点和并发症。

Sailhan F, Gollogly S, Roussouly P. The radiographic results and neurologic complications of instrumented reduction and fusion of high-grade spondylolisthesis without decompression of the neural elements: a retrospective review of 44 patients. Spine. 2006; 31: 161-169. discussion 170.

对 44 例 L5-S1 高度滑脱患者进行了回顾性研究。41 例患者超过 2 年的随访发现，9.1% 的患者出现永久性肌力障碍，2.3% 有复位的丢失。

Smith JA, Deviren V, Berven S, et al. Clinical outcome of trans-sacral interbody fusion after partial reduction for high-grade L5-S1 spondylolisthesis. Spine. 2001; 26: 2227-2234.

该文作者总结，部分复位联合后路椎间融合是治疗高度滑脱的有效技术。

Radcliff KE, Jakoi AM. L5 pedicle subtraction osteotomy for high-grade isthmic spondylolisthesis. Orthopedics. 2015; 38: e347-e351.

作者提供了第一例成功地经椎弓根截骨术治疗高度滑脱的病例，提出有一些高度滑脱患者可以选择经椎弓根截骨术治疗。

（Frank L. Acosta, Jr., Andre M. Jakoi 著　吴静晔 译）

第 38 章

棘突间动态稳定内固定术

适应证

- 腰椎单节段或双节段狭窄
  - 中央椎管狭窄
  - 侧隐窝狭窄
  - 椎间孔狭窄
  - 关节突肥厚以及囊肿形成
- 患者坐位时症状缓解，或者站直前屈时缓解（购物车征）

术前检查 / 影像学

- 站立位前后（AP）、侧位（中立、屈曲、后伸）片（图 38.1）
- 静力位或者动力位上 2 度及以上腰椎滑脱，是 ISP 的禁忌证。
- 行 MRI 检查，从冠状面、横断面和矢状面评估椎间盘突出、椎管狭窄和 Modic 改变的情况（图 38.2）

手术解剖

- 正中入路切开双侧筋膜，暴露责任棘突间水平的上、下棘突（图 38.3）
- 小心保留棘上韧带，如果切断的话予以修复
- 避免破坏关节突关节的解剖

适应证误区

- 腰椎屈曲时症状不缓解
- 轴性背痛作为主诉（而不是臀部痛或腿痛）
- 骨质疏松伴近期脆性骨折病史（严重骨质疏松）
- 静力位或者动力位腰椎向前滑脱超过 25%
- 严重侧凸（狭窄节段大于 25°）
- 责任节段已发生强直

适应证争议

- 棘突间固定装置（interspinous spacer, ISP）植入适应证所指的"轻到中度"，是指症状（能够行走 15 米及以上），而不是 MRI 上的轻到中度狭窄。
  - 虽然研究显示 ISP 植入物对于 MRI 上严重狭窄的患者也有良好效果，但一些术者认为仅适用于 MRI 上轻到中度的狭窄。
- 目前尚未批准 3 节段植入物的使用。一些术者已经成功应用 ISP 治疗 3 节段椎管狭窄。

治疗选择

- 保守治疗：药物、理疗、硬膜外激素注射
- 如果有腰椎滑脱的话行椎板切除，伴或不伴融合
- 单独前方或侧方椎体间融合行间接减压
- 椎间盘成形术

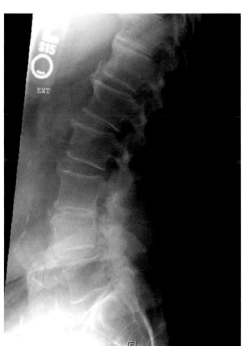
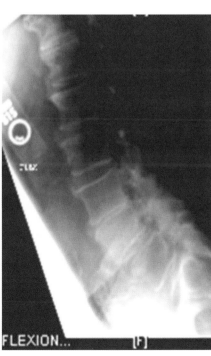

图 38.1

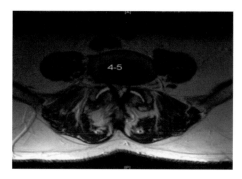

图 38.2

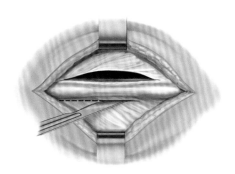

图 38.3　(© 2011 Medtronic Spine, LLC. Used with permission.)

体位

使用 Wilson 架俯卧在 Jackson 床上，在责任间隙极度屈曲。

入路 / 显露

- 正中切口
- Cobb 骨膜剥离子骨膜下钝性剥离，避免肌肉过度损伤
- 避免损伤棘上韧带以及关节突
- 如果切断了棘上韧带，在断端行修补术
- 使用咬骨钳移除过多棘突骨赘

手术操作（Coflex 棘突间内固定）

步骤 1：体位

- 全身麻醉，俯卧于 Wilson 架上。

步骤 2：切口

- 正中入路切开双侧筋膜，暴露责任棘突间水平的上、下棘突（图 38.4）。

步骤 3：准备棘突间隙

- 切除或者向一侧牵开棘上韧带。
- 暴露棘突间隙。
- 使用高速磨钻或者咬骨钳移除少量棘突骨质，从而暴露椎板间隙。
- 打平棘突及椎板边缘，从而使植入物获得最大的骨 - 植入物接触。

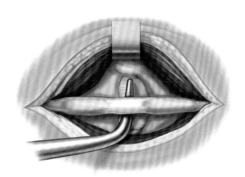

图 38.4

步骤 4：椎板切开术
- 使用 Kerrison 咬骨钳和其他微型手术器械切开椎板。
- 确保走行根和出口根都得到充分减压。

步骤 5：植入物
- 逐步插入试模确保植入物大小合适。
- 使用试模确保可以达到完全贴服。
- 侧位像上观察关节突关节来确保合适的植入物大小。
- 目标是将植入物放置在硬膜后方几个毫米，在准备好的棘突间隙中尽可能放得偏前／偏深。
- 器械两翼卷起用于最终固定。

手术操作（Superion 棘突间固定装置）

步骤 1：体位
全身麻醉，俯卧于 Wilson 架上。

步骤 2：切口
- 正中皮肤切口约 12 ~ 15 mm。
- 在责任节段分离棘上韧带。
- 使用扩张器暴露棘突间隙。

步骤 3：准备棘突间隙
- 使用一系列扩张套管逐步扩大棘突间隙，透视确认位置。
- 透过套管使用棘突间测量仪决定合适的植入物大小。
- 正中位透视确认合适的试模。

步骤 4：植入物
- 基于试模选择合适的植入物大小。
- 通过套管放置合适尺寸的器械。
- 通过套管及持器将合适尺寸的植入物置入棘突间隙。
- 将植入物置入棘突前后位的中点，不要楔形嵌入前方。
- 使用持器来安放植入物。
- 通过透视确认植入物放置部位（图 38.5）。

步骤 4 要点

术前行 MRI 明确受压部位及重点减压部位。

步骤 4 提示

使用 Woodson 剥离器或者球探尖保证足够的减压。

步骤 5 要点

确保试模可以完全贴服。

步骤 5 提示

- 植入物放置成功与否取决于棘突间隙的准备程度（步骤 3），按照棘突和椎板边缘进行矫形使得植入物可以更贴服。
- 不要使用大一号的内固定过度撑开，完全贴服就足够。

步骤 2 要点

在 L4-L5 水平，L4 棘突最隆起处稍偏头端从而把棘突间隙置于切口中央。

步骤 2 提示

切口过于靠近头端，会使得植入过程更加困难。

步骤 3 提示

- 透视确认节段正确。
- 透视确认扩张器及棘突间装置足够偏前，在棘突椎板交界处的后方。
- 过度扩张可能导致棘突骨折或者棘间韧带、棘上韧带断裂。

步骤 4 要点

测量大小时，拉紧棘上韧带直到测压装置有两指宽的阻力，避免植入物尺寸过大。

步骤 4 提示

- 不要使用过大的植入物过度撑开间隙，那可能会导致棘突疲劳应力增加，超出正常生理幅度的力量导致疲劳骨折。
- 不要将植入物楔形嵌入前方。

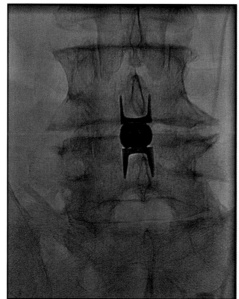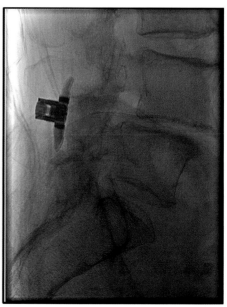

图 38.5

术后处理和预后

- 术后充分镇痛患者可下地活动。
- 随访 2 周观察伤口，行站立位正、侧位像确保植入物位置合适。

循证文献

Bae HW, Lauryssen C, Maislin G, Leary S, Musacchio MJ. Therapeutic sustainability and durability of Coflex interlaminar stabilization after decompression for lumbar spinal stenosis: a four-year assessment. Int J Spine Surg. 2015; 9: 15.
　该研究回顾性地分析了来自美国 FDA 的 I 级多中心临床研究，报道了 Coflex 用于治疗腰椎管狭窄的 4 年结果和治疗效果。

Christie S, Song J, Fessler R. Dynamic interspinous process technology. Spine. 2005; 30 (Suppl 16): S73-8.
　该文章是关于棘突间技术的综述。

Davis RJ, Errico TJ, Bae H, Auerbach JD. Decompression and Coflex interlaminar stabilization compared with decompression and instrumented spinal fusion for spinal stenosis and low-grade degenerative spondylolisthesis. Spine. 2013; 38: 1529-1539.
　这是一项 I 级证据等级研究，评估了 Coflex 棘突间固定装置与减压融合内固定治疗腰椎管狭窄及退行性腰椎滑脱的 2 年随访结果。

Kabir SM, Gupta SR, Casey AT. Lumbar interspinous spacers: a systematic review of clinical and biomechanical evidence. Spine. 2010; 35: E1499-E1506.
　这是一项关于棘突间固定装置技术的生物力学和力学研究综述。

Kim D, Albert T. Interspinous process spacers. J Am Acad Orthop Surg. 2007; 15: 200-207.
　该文章是关于棘突间技术的综述。

Patel VV, Whang PG, Haley TR, et al. Superion interspinous process spacer for intermittent neurogenic claudication secondary to moderate lumbar spinal stenosis: Two-year results from a randomized controlled FDA-IDE pivotal trial.

Spine. 2015; 40: 275-282.

这是来自美国 FDA 的 I 级证据等级的医疗器械临床试验豁免非劣性研究，评估 Superion 棘突间固定装置治疗中度腰椎管狭窄，并将 X-Stop 作为对照组进行比较。

Siddiqui M, Nicol M, Karadimas E, et al. The positional magnetic resonance imaging changes in the lumbar spine following insertion of a novel interspinous process distraction device. Spine. 2005; 30: 2677-2682.

文章报道了棘突间固定装置置入前后的 MRI 变化。

Weiner BK. Interspinous process decompression system device affords superior outcomes and equal safety to non-operative therapy. Spine. 2005; 30: 2846-2847.

文章突出了棘突间固定装置与非手术比较的临床优势。

Zucherman JF, Hsu KY, Hartjen CA, et al. A multicenter, prospective, randomized trial evaluating the X STOP interspinous process decompression system for the treatment of neurogenic intermittent claudication: two-year follow up results. Spine. 2005; 30: 1351-1358.

证据等级 I 级的文章，评估棘突间固定植入物治疗神经源性跛行的 2 年随访结果。

（ Don Y. Park, Howard Y. Park, Arya Nick Shamie　著　蒋继乐　译 ）

前路腰椎椎体间融合术

适应证

- 退行性腰椎间盘疾病
- 长节段融合的前柱支撑
- 恢复腰椎前凸
- 后路腰椎融合术后假关节形成
- 高危骨不连风险的腰椎融合术
- 肿瘤和创伤

术前检查 / 影像学

- 使用 MRI 评估间盘退变的程度（图 39.1）。
- 获取站立位侧位腰椎 X 线片评估骶骨倾斜和 L5-S1 间盘角度是否能够通过前入路到达（图 39.2）。如果骶骨倾斜严重（L5-S1 滑脱），到达间盘的入路将会非常困难。

手术解剖

- 主动脉、下腔静脉、髂静脉和髂动脉（图 39.3、图 39.4）
- 输尿管
- 交感神经
- 腹下丛

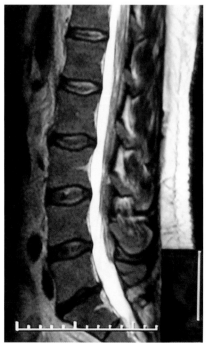

图 39.1

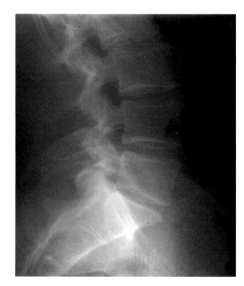

图 39.2

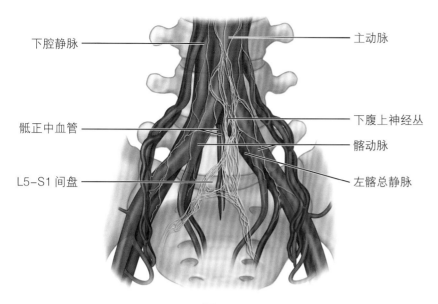

下腔静脉

主动脉

骶正中血管

下腹上神经丛

髂动脉

L5–S1 间盘

左髂总静脉

图 39.3

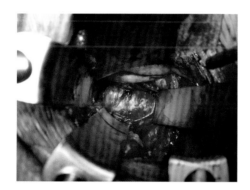

图 39.4

体位

- 患者仰卧位，位于透 X 线的手术床上。
- 患者手臂外展位置于双侧手臂托上，以便侧位透视（图 39.5）。

入路 / 显露

- 侧位透视用于标记切口位置。
- 用不透 X 线的针标记间盘角度以及到达腹壁的相应路径。调整切口位置以获得最佳的手术路径。
- 在相应间盘水平，中线旁开几个厘米行横行切口或纵向切口，同椎间隙角度保持一致。图 39.6（A 线）显示 L4-L5 节段更加垂直的入路和较高位置的切口，图 39.6（B 线）显示 L5-S1 间盘入路。如果需要同时处理两个节段，切口应该位于它们之间，或者行纵向切口。
- 横行切开腹直肌前鞘，避免损伤下方的腹直肌。
- 用 15 号刀小心切开腹横筋膜，分离出腹膜和腹横筋膜之间的间隙。
- 由左向右朝中线钝性分离腹膜腔，之后将腹腔内容物牵开暴露脊柱前方。
- 钝性分离至椎间隙前缘。

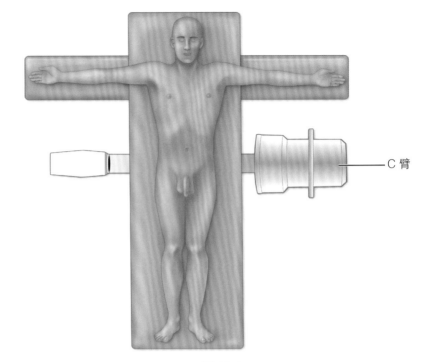

图 39.5

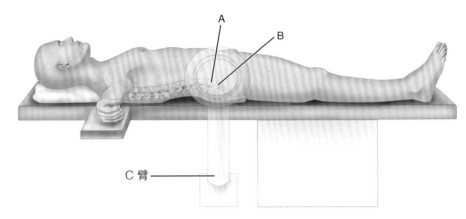

图 39.6

步骤 1 要点

- 使用终板刮匙分离终板软骨和软骨下骨对于有效而完整地切除椎间盘是非常重要的。
- 如果存在终板硬化，可以使用骨钩在软骨下骨上多处钻孔，显露骨质并使之出血。

步骤 1 提示

- 切开椎间盘边缘时，刀锋必须注意避开血管结构。
- 切除椎间盘时，器械出入椎间隙时要熟悉血管位置。静脉能够很容易地从牵开器边缘滑出，进入术野。
- 切除椎间盘时要注意终板方向，避免损伤软骨下骨。

- 将拉钩准确置于已定位的椎间隙。L4-L5 节段，由左向右牵开主动脉和下腔静脉。L5-S1 节段，结扎骶正中动静脉（见图 39.4），将髂静脉牵至外侧。

手术操作

步骤 1

- 使用长柄 10 号手术刀片切开椎间盘前方。
- 使用终板刮匙分离终板软骨和软骨下骨（图 39.7）。
- 使用髓核钳去除大块椎间盘组织（图 39.8）。
- 使用长柄刮匙轻轻刮去剩余的终板软骨，使骨质显露出血。

步骤 2

- 撑开椎间隙，可以重建合适的椎间高度。

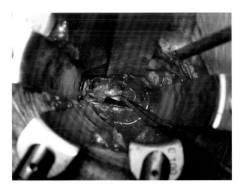

图 39.7

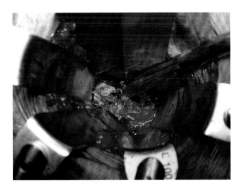

图 39.8

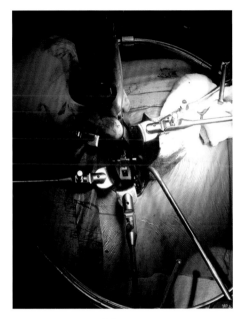

图 39.9

- 使用试模确定合适的植入物或椎间融合器型号。
- 选择与合适试模相应的植入物。
- 用骨块填充植入物，将其沿前后方向植入椎间隙（图 39.9 和图 39.10）。在置入植入物时使用椎间撑开器。
- 透视下确定植入物位置。
- 可以使用前方器械跨椎间隙进行固定（图 39.11、图 39.12 和图 39.13）。
- 使用置入器械以相同方式置入椎间融合器（图 39.14）。
- 用导向器钻孔，以便置入螺钉（图 39.15）。
- 通过植入物经上、下终板置入螺钉，进入椎体（图 39.16、图 39.17）。

术后护理和预后

- 患者先进流食，然后根据耐受情况逐步改变饮食。
- 患者术后第 1 天开始活动，之后根据耐受情况鼓励其下地活动。
- 术后佩戴腰围 6 周，但是也有很多医生不建议常规使用腰围。
- 单纯前路腰椎椎体间融合术患者，术后第 2 或第 3 天出院。
- 联合使用前路腰椎椎体间融合术和后路内固定术，或者在前路植入物中加用骨形态发生蛋白（rhBMP-2）时，融合率可达 90%。

步骤 2 要点

- 慢慢撑开塌陷椎间隙，使其弹性扩张，恢复椎间隙高度。逐级置入撑开器，在椎间隙内旋转撑开，恢复节段前凸。
- 确保植入物平行于终板置入椎间隙。

步骤 2 提示

- 不平行终板置入植入物会使终板软骨骨折，导致植入物沉降，前凸丢失。
- 如果放置植入物时过于粗暴，将会导致椎体后缘骨折和移位，进而损伤硬膜，卡压神经根。

步骤 2 器械 / 植入物

可以使用各种的腰椎前路融合器，包括同种自体骨移植、钛笼、聚醚醚酮，以及可吸收植入物。它们有各种形状和尺寸。

步骤 2 争议

- 是否使用前路钢板固定及植入物支撑取决于医生。
- 现在很多椎间植入物都包含有螺钉固定部分，可以避免钢板的使用。
- 许多医生认为单纯的前路椎间植入物不够稳定，不能获得成功的融合。但是，最近的研究显示使用骨形态发生蛋白（BMP）与单纯植入物联合应用，融合率可达到 99%。

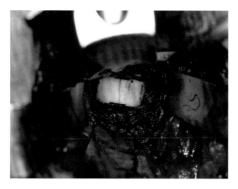

图 39.10

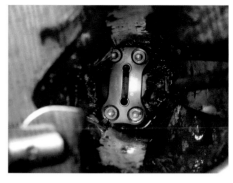

图 39.11

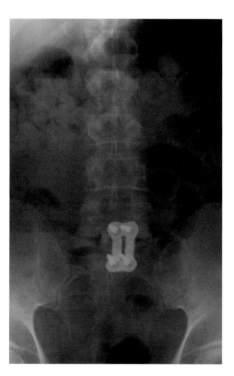

图 39.12

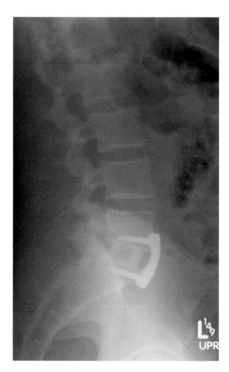

图 39.13

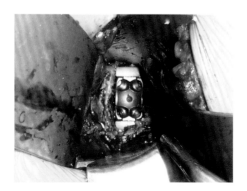

图 39.14

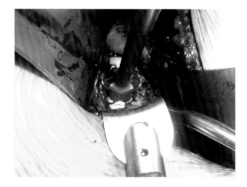

图 39.15

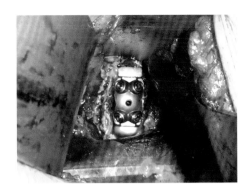

图 39.16

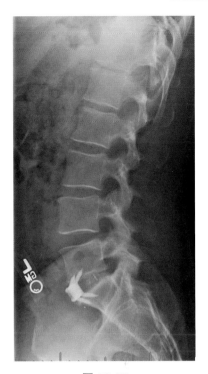

图 39.17

循证文献

Brau SA. Mini-open approach to the spine for anterior lumbar interbody fusion: description of the procedure, results and complications. Spine J. 2002; 2: 216-223.

这篇综述报道了使用小切口技术腰椎前路手术的并发症（Ⅳ级证据）。

Bateman DK, Millhouse PW, Shahi N, Kadam, et al. Anterior lumbar spine surgery: a systematic review and meta-analysis of associated complications. Spine J. 2015; 15: 1118-1132.

这是一篇很好的前路腰椎手术并发症的荟萃分析。报道的并发症多种多样；因此，荟萃分析是对文献的精确报道和总结。

Burkus JK, Gornet MF, Schuler TC, Kleeman TJ, Zdeblick TA. Six-year outcomes of anterior lumbar interbody arthrodesis with use of interbody fusion cages and recombinant human bone morphogenetic protein-2. J Bone Joint Surg Am. 2009; 91: 1181-1189.

单纯使用钛笼和重组人骨形态发生蛋白 2 的融合率为 98%。6 年随访时 ODI 评分及 SF-36 评分仍有改善（Ⅱ级证据）。

Burkus JK, Sandhu HS, Gornet MF, Longley MC. Use of rhBMP-2 in combination with structural cortical allografts: clinical and radiographic outcomes in anterior lumbar spinal surgery. J Bone Joint Surg Am. 2005; 87: 1205-1212.

这是一项前瞻性试验设备豁免研究，评估骨形态发生蛋白联合皮质同种异体移植物在前路腰椎融合术中的应用。融合率可达 99%（Ⅰ级证据）。

Carragee EJ, Mitsunaga KA, Hurwitz EL, Scuderi GJ. Retrograde ejaculation after anterior lumbar interbody fusion using rhBMP-2: a cohort controlled study. Spine J. 2011; 11: 511-516.

这篇有争议的文章通过与其他报道无并发症的文章进行比较，提出了使用高剂量重组人骨形态发生蛋白 2 在前路腰椎手术中的注意事项。

Sasso RC, Kitchel SH, Dawson EG. A prospective randomized controlled clinical trial of anterior lumbar interbody fusion using a titanium cylindrical threaded fusion device. Spine. 2004; 29: 113-122.

单独使用钛笼的效果优于同种异体股骨移植物（Ⅱ级证据）。

（Michael D. Daubs 著 郎 昭 译）

经椎间孔腰椎椎体间融合术

适应证

- 椎体滑脱（尤其是峡部裂和退行性变引起的）
- 有症状的退变性椎间盘疾病
- 复发性椎间盘突出
- 椎间盘高度降低导致椎间孔狭窄压迫神经
- 脊柱侧凸长节段后路融合的远端强化
- 节段性冠状位塌陷或倾斜导致出现单侧神经根症状

体格检查 / 影像学

术前病史和体格检查对于诊断和手术方案制订非常重要。选择症状较重的一侧作为经椎间孔腰椎椎体间融合术（transforaminal lumbar interbody fusion, TLIF）的手术入路。

- 使用 X 线平片评估是否有脊柱滑脱、其他畸形、骨量减少和隐性脊柱裂。动力位片用于排除脊柱的动态不稳定。图 40.1 为一名 L4-L5 Ⅰ度退变性腰椎滑脱的 60 岁老年女性的正位片和动力位侧位片，该患者在接受了椎板和小关节囊肿切除术后出现腰腿疼复发。
- MRI 用于显示退变的椎间盘和可能的神经受压情况。图 40.2 为同一患者的矢状位 T2 加权像，显示小关节囊肿和 L4-5 椎体滑脱节段存在严重的椎管狭窄。
- CT 检查用于排除椎体滑脱患者是否存在峡部裂。同样也可用于评估骨骼质量和解剖结构，为植入物选择做准备。

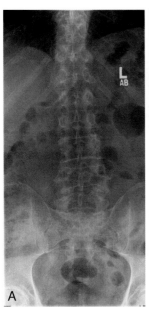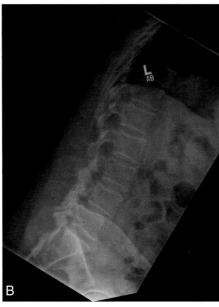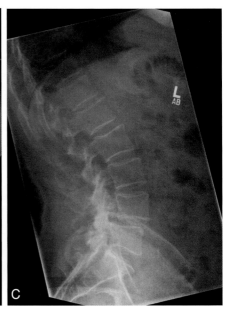

图 40.1　A ~ C

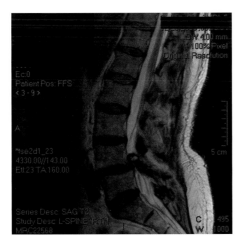

图 40.2

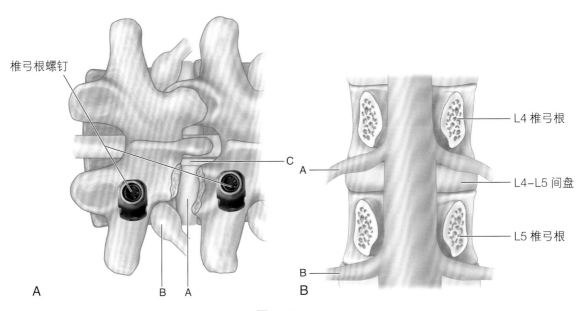

椎弓根螺钉

L4 椎弓根

L4–L5 间盘

L5 椎弓根

图 40.3　A、B

- 患者摆好体位行侧位透视检查。通常情况，患者在俯卧伸髋位时，退变性椎体滑脱可能会部分改善。

手术解剖

- 显露同侧棘突、椎板、关节突关节和横突。TLIF 手术入路的内侧界为走行根和硬膜囊，上界为出口根，下界为该椎间盘下位椎体的椎弓根。由于出口神经根紧贴上位椎弓根下缘行走，在这个区域进行操作相对安全（图 40.3）。侧位和横断面示意图显示 TLIF 手术的操作空间，以及出口根和走行根与椎间盘的关系。

体位

- 患者俯卧位，避免腹部受压引起静脉淤血。
- 大腿处于中立位或轻度过伸。
- 透视检查患者在手术床的最终体位是否合适。

其他治疗方案

- 前路腰椎椎间融合术（ALIF）
- 后路腰椎椎间融合术（PLIF）
- 外侧经腰大肌椎间融合术（XLIF，DLIF）
- 后外侧融合术
- 椎板及椎间孔扩大术

体位提示

- 屈髋体位可以打开后侧椎体间隙，增大处理椎间盘操作空间。然而这种体位降低腰椎前凸并且可引起固定后腰椎矢状位失衡。因此，笔者不建议这么做
- 对于高度峡部裂腰椎滑脱或者因滑脱导致的严重后凸畸形，如果需要后侧椎间隙操作，则更适合采用双侧后路腰椎融合术而不是经椎间孔腰椎椎体间融合术（TLIF）。

体位设备

- Jackson 手术床

步骤 1 要点

- 切除目标区域的峡部和关节突关节可使用高速磨钻磨削变薄，这样容易操作并减少创伤。
- 回收所有被切除的骨组织，包括磨钻产生的骨屑，可以作为自体骨移植的材料。
- 若无中央管狭窄，不需要去除黄韧带。
- 同样，不需要显露出口根，并且保留出口根的血管鞘和表面脂肪。
- 进行透视以确认骨刀的初始切口位置足够低，避免损伤出口根。在 L5-S1 水平，作者建议使用磨钻而不使用骨刀。因为 L5 神经在在椎间孔的位置较低，理论上讲使用骨刀损伤 L5 背神经节的风险较高，由于该水平的椎管较宽，如果可能的话，建议此时适当改变 TLIF 手术方式，可以不切除下关节突，以避免损伤 L5 出口神经根。

步骤 1 提示

硬膜外出血会影响手术视野，并增加神经根意外损伤的风险，作者习惯使用低功率双极电凝止血。

入路和显露

- 标准后正中切口，骨膜下剥离显露后方骨性结构。
- 或者也可以通过 Wiltse 椎旁肌间隙入路进行显露。
- 一些微创入路（如套筒撑开器）使用肌肉劈开技术（见后文）。
- 如果不需要中央管减压，则后方韧带和骨性结构可以保留。

手术操作

步骤 1

- 进行骨膜下显露。充分显露与目标椎间隙相对应的关节突关节以及相邻上下椎体的横突和椎板峡部，避免破坏近端小关节囊。
- 使用 1/4 英寸骨刀去除上位椎体的下关节突。为进行这项操作，需在与下位椎弓根上方水平的椎板峡部做一横行切口。虽然通常在下位椎体的上关节突顶部水平操作，但在处理退行性脊柱病变时还是要格外小心，因为骨刀可能被骨赘向上推移，导致切口沿峡部升高，进而损伤出口神经根。作者会在做切口前进行透视确认。图 40.4A 是术中透视图像，显示骨刀位于下位椎体上关节突的顶部水平。这个水平对应椎间盘间隙，并且刚好处于上位椎体椎弓根的下缘。图 40.4B 为显微镜下图像，显示实际操作位置。
- 第二刀与下关节突平行，去除下关节突，显露下位椎体的椎间孔和上关节突。
- 切除下位椎体的上关节突以解除走行根压迫，并且为处理椎间隙提供充分空间。切除上关节突至椎弓根水平。
- 必要的话，可以切除椎板下缘及韧带，以达到减压和显露行走神经根的目的。

步骤 2

- 切除下位椎体上缘以扩大椎间隙操作空间。
- 先使用 11 号手术刀切开椎间盘（图 40.5），再使用 TLIF 器械，包括反向刮匙、锉、环形刮匙以及 Kerrsion 咬骨钳完全切除椎间盘。
- 对于严重塌陷的椎间隙，可以使用钝性旋转撑开器依次撑开椎间隙。也可

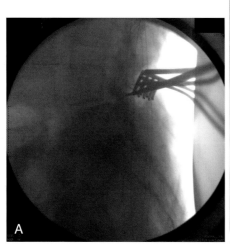
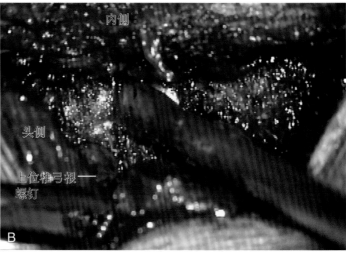

图 40.4　A、B

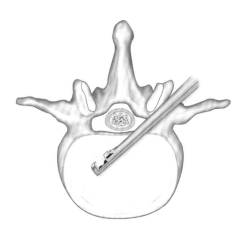

图 40.5

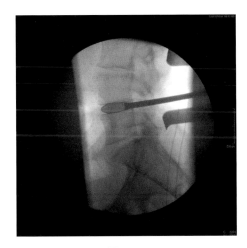

图 40.6

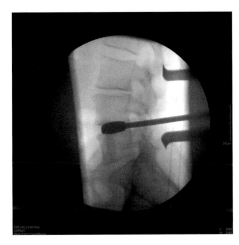

图 40.7

以使用绞刀处理椎间隙。注意使用绞刀时不要损伤终板（图 40.6）。在椎间隙较高时使用小绞刀更有助于切除椎间盘。作者建议避免使用较大的绞刀，因为操作过程中刀刃可能会损伤终板。

- 使用骨锤将试模敲入椎间隙，试模应和上下终板紧密嵌合，以确定植入物高度。
- 使用环形刮匙去除终板软骨以显露软骨下骨。

步骤 2 要点

- 使用钝性器械轻触椎间隙纤维环的弧度，有助于获得对椎间隙及其周围结构的三维立体认识。
- 尽量减少对神经根的牵拉，以降低神经根刺激或损伤的风险。
- 使用略带弧度的刮匙和上咬合的髓核钳对于切除对侧椎间盘非常有帮助。
- 尤其是在使用显微镜时，手术床应该是处于中立位。注意在椎间隙使用髓核钳时，髓核钳位置不能太浅，以免刺破纤维环或损伤神经。
- 作者习惯在下位椎体的骨面、残存的上关节突面以及下位椎弓根表面使用骨蜡以减少出血。从理论上讲，这样可以尽可能降低椎间孔出现异位骨化的风险。另外，使用纤维蛋白胶或凝胶密封剂对椎间隙进行密封，可减少异位骨化和骨形态发生蛋白（BMP）相关脊神经根炎的风险。

步骤 2 提示

- 切除椎间盘时如果器械穿破前方、侧方纤维环，可引起血管、内脏或神经损伤。在椎间盘切除术中，尤其是使用显微镜时，手术床应处于中立位。注意在椎间隙使用髓核钳时，髓核钳的位置不能太浅，以免刺破纤维环或损伤神经。进行椎间盘切除术时应反复进行透视。
- 软骨终板和椎间盘的切除不充分，会降低融合的成功率。
- 终板损坏过多会导致植入物或植骨块发生沉降。

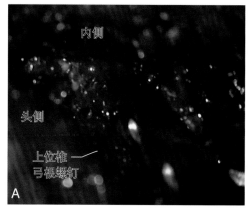

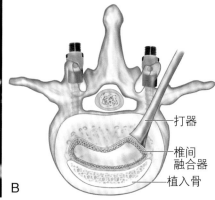

图 40.8　A、B

步骤 3 要点

- 去除椎体后缘骨赘或椎体凹形后缘，有利于植入大小合适的植入物。
- 稍靠前方放置椎间植入物有利于重建腰椎前凸。
- 选择接触面积尽量大、贴合更紧密的植入物。
- 进行双侧关节突关节切除可以更好地恢复腰椎前凸。

步骤 3 提示

- 穿透纤维环，假体经椎间隙前方进入腹膜后间隙。
- 植入物过大导致终板破坏，出现植入物下沉和脊柱的矢状位失衡。
- 植入物植入角度不正确（不平行于终板）导致软骨下骨破坏，发生植入物下沉。
- 植入物植入过程中撞击神经根。

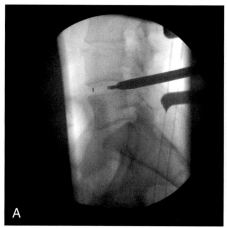

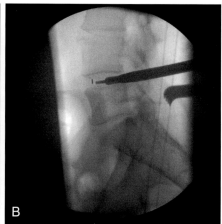

图 40.9　A、B

步骤 3 争议

- TLIF 术中是否使用 BMP 仍有争议，并且被认为超出 BMP 使用适应证。有报道称会出现过度骨生成并进入硬膜外间隙。使用纤维蛋白胶或水凝胶密封椎间隙后缘以将胶原成分局限在植入物内和 / 或椎间隙前部，可降低这种并发症及 BMP 相关神经炎发生的风险。在下位椎体的骨面、上关节突的表面以及椎弓根表面使用骨蜡可以降低异位骨化的发生率。
- 可供选择的结构性椎间融合器包括：机械加工的同种异体骨、经塑形的自体骨、钛制椎间融合器、聚醚醚酮，以及可吸收的椎间融合器。
- 最近文献综述发现以下重要结果：
  - BMP 提升 TLIF 术融合的效果有限。
  - 即使使用非常低剂量的 BMP（每节段小于 4.2mg），并发症也会增加 2 倍。
  - BMP 相关的神经根疼痛是最常见的并发症（2.3%），这些患者中的 34.9% 有椎间孔异位骨化生成。

步骤 3

- 将含有重组人 BMP-2 的明胶海绵置于已准备好的椎间隙最前方、前纵韧带后方或填充在聚醚醚酮（PEEK）椎间融合器内。
  - 也可使用自体骨
  - BMP 明胶海绵也可置于 PEEK 椎间融合器内
- 如果需要的话，在植入椎间融合器之前，可将局部自体骨、同种异体骨或自体髂骨植入椎间隙。也可以将骨粉和脱钙骨基质植入。
- TLIF C 形（香蕉形）PEEK 椎间融合器或结构性同种异体移植物应在透视引导下尽可能地置于椎间隙前部，如图 40.8A 所示，装在植入器的假体被锤到合适位置。图 40.8B 显示 C 形 TLIF 椎间融合器的位置。作者在显微镜下使用小号刮匙对椎间融合器进行旋转，然后再使用打器以与地面垂直方向击打融合器边缘。在透视引导下，旋转植入物。旋转后，无论植入物是否前进或固定不动，均不再调整。最近有些新型椎间融合器，可将其连接在植入柄上进行旋转。调控 TLIF PEEK 椎间融合器被植入到合适位置（图 40.9）。此外，可以在不移动 C 形植入物的情况下，去除植入手柄，随后将手柄沿垂直地面方向打击植入物，融合器将会沿着前纤维环进行旋转。
- 近年来，膨胀性植入物已经进入临床应用。图 40.10 是一位使用 Staxx XD 膨胀性植入物（SpineWave, Shelton, Connecticut）进行了两个节段 TLIF 术

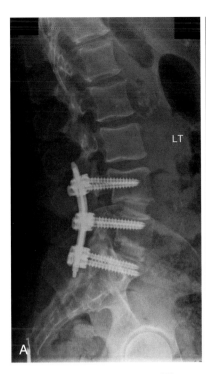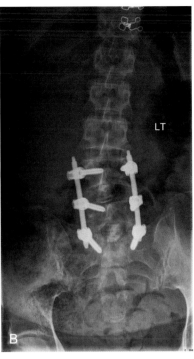

图 40.10　A、B

患者的侧位和正位腰椎 X 线片。可以降低终板和神经损伤的风险。

- 除了 C 形融合器，也可以将 PLIF 型融合器倾斜植入，可以按照插入 - 旋转型融合器的方式使用。

步骤 4

- 在解剖标志和透视引导下置入同侧椎弓根螺钉。
- 按照同样方法置入对侧椎弓根螺钉（图 40.11A、B：侧位和正位透视图像，显示椎弓根螺钉和 TLIF 植入物的位置正确）。1 年后侧位图像显示腰椎前凸良好并且椎间融合器坚固（图 40.11C）。图 40.11D 为术前图像，显示存在两个节段的退变性脊柱滑脱。

步骤 5

- 对侧关节突、峡部及横突去皮质化，局部植入剩余的骨移植物和 BMP，以进行后外侧融合。

术后护理和预后

- 术后当天或第 2 天早晨患者即可下床活动，无需使用支具。
- 术后第 1 天使用助步器开始物理治疗。
- 术后 8～12 周内，融合尚不牢固，应避免过度屈曲、举提重物或扭腰旋转等活动。
- 大约 90% 的患者可达到成功愈合，多数患者术后功能即得到改善。

- 牢固融合前进行剧烈活动会引起植入物松动，导致融合失败。
- TLIF 术的并发症包括神经功能障碍 / 神经根损伤、植入物移位、血肿、血清肿、神经根炎、伤口感染、椎体骨质溶解、异位骨化，以及与髂骨移植相关的并发症。在一项使用 BMP 的研究中，使用 BMP 而未使用水凝胶密封的患者中有 20.4% 发生神经根炎，而使用 BMP 同时使用水凝胶封闭的患者中仅有 5.4% 发生神经根炎。在髂骨自体移植的患者中，神经根炎发生率为 3.0%。

术后处理争议

一些医生建议对于骨不愈合的高危患者（如吸烟患者），术后使用支具固定。

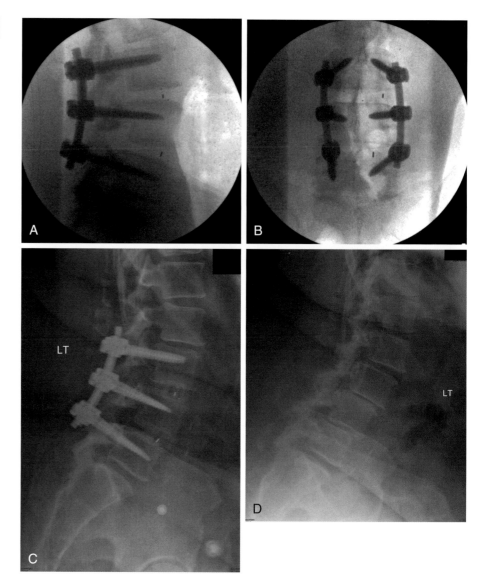

图 40.11　A ~ D

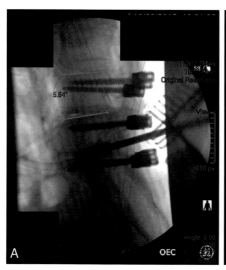
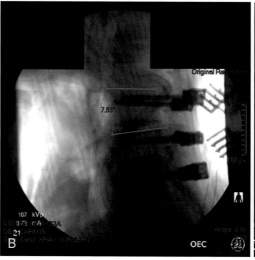
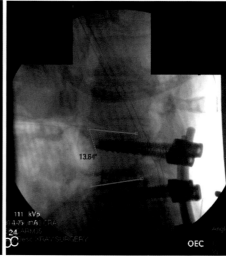

图 40.12　A ~ C

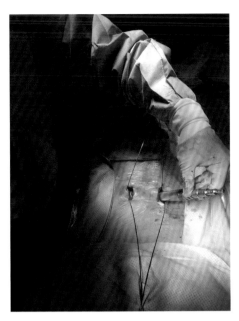

图 40.13

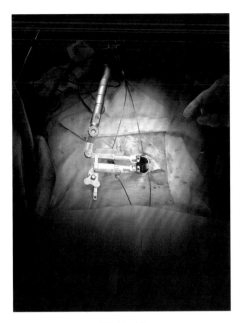

图 40.14

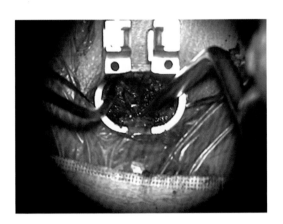

图 40.15

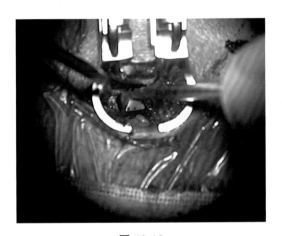

图 40.16

循证文献

Anand N, Hamilton JF, Perri B, Miraliakbar H, Goldstein T. Cantilever TLIF with structural allograft and RhBMP2 for correction and maintenance of segmental sagittal lordosis. Spine 2006; 31: 748-53.

本研究对 100 例成功接受经椎间孔腰椎椎间融合术的患者进行手术疗效观察，评估手术在维持脊柱前凸、避免神经根损伤和实现成功融合的效果。研究人员发现 97% 的患者对疗效满意，并且推荐该手术方式。他们还发现腰椎前凸得到了 2°～9° 的显著改善，椎间隙高度恢复也很明显。在平均 30 个月随访中，99% 的患者实现稳定融合。所有患者的神经根疼痛症状都有明显改善，无神经损伤发生。

Hackenberg L, Halm H, Bullmann V, Vieth V, Schneider M, Liljenqvist U. Transforaminal lumbar interbody fusion: a safe technique with satisfactory three to five year results. Eur Spine J 2005; 14: 551-8.

作者对 52 例患者的随访结果显示，TLIF 的影像学融合率可达 89%。VAS 评分和 ODI 评分都显示术后患者疼痛症状明显改善。

Hofstetter CP, Hofer AS, Levi AD. Exploratory meta-analysis on dose-related efficacy and morbidity of bone morphogenetic protein in spinal arthrodesis surgery. J Neurosurg Spine 2015; 24: 1-19.

这篇探索性荟萃分析回顾了 BMP 剂量依赖的作用和并发症。研究系统对手术操作方式（TLIF、后外侧内固定融合等）进行了回顾。TLIF 结果仅显示很少的融合率提升，但同时增加并发症风险。此外，作者报道了 2.3% BMP 相关的神经根性疼痛并发症，其中 1/3 的病例与椎间孔异位骨化生成有关。

Kim JT, Shin MH, Lee HJ, Choi DY. Restoration of lumbopelvic sagittal alignment and its maintenance following transforaminal lumbar interbody fusion (TLIF): comparison between straight type versus curvilinear type cage. Eur Spine J 2015; 11: 2588-96.

此研究比较了直形椎间融合器和曲线形融合器在恢复腰椎骨盆矢状位序列中的作用。作者发现曲度形椎间融合器置于前方时，更容易恢复节段前凸。

Lee MJ, Wiater B, Bransford RJ, Bellabarba C, Chapman JR. Lordosis restoration after Smith-Petersen osteotomies and interbody strut placement: a radiographic study in cadavers. Spine 2010; 35: E1487-91.

研究了 SPO 截骨（Smith-Petersen osteotomies，SPO）伴椎间融合器植入的治疗效果。发现 SPO 联合椎间融合器植入后可增加 15° 的腰椎前凸矫正，而单独 SPO 仅可矫正 10° ~ 11°。

Owens K, Glassman SD, Howard JM, Djurasovic M, Witten JL, Carreon LY. Perioperative complications with rhBMP-2 in transforaminal lumbar interbody fusion. Eur Spine J 2011; 20: 612-7.

本文对 204 例 TLIF 术中使用了 rhBMP-2 的患者进行了回顾性研究。其中 47 例患者（21.6%）在 3 个月的围手术期内出现了并发症。13 例患者（6.4%）患者出现了新的或更严重并发症，34 例（16.7%）出现了轻微的并发症。13 例（6.4%）患者出现了新的或更严重的术后神经症状，其中 6 例需要再次手术。这项研究表明 TLIF 术中使用 rhBMP-2 会增加并发症的发生率。

Potter BK, Freedman BA, Verwiebe EG, Hall JM, Polly Jr DW, Kuklo TR. Transforaminal lumbar inter- body fusion: clinical and radiographic results and complications in 100 consecutive patients. J Spinal Disord Tech 2005; 18: 337-46.

此研究发现 TLIF 是一项安全有效的腰椎融合方式，术后影像学融合率可达 93%。尽管 81% 的患者症状缓解程度只达到 50% 以上，但 76% 的患者表示再选择时仍愿意接受手术，只有 29% 的患者疼痛可以完全缓解。手术并发症并不常见，通常只是轻微暂时性的并发症。

Rihn JA, Patel R, Makda J, et al. Complications associated with single-level transforaminal lumbar interbody fusion. Spine J 2009; 9: 623-9.

这篇文章对 119 例接受单节段 TLIF 术并使用髂骨自体移植或 rhBMP-2 的患者进行了回顾性研究。平均随访时间为 27.6 个月。33 例患者接受髂骨植骨，86 例患者接受了 rhBMP-2。其中 40 例患者出现了并发症（33.6%）。自体骨移植组有较高的并发症发生率（45.5% 比 29.1%），但无显著统计学差异（$P=0.09$）。自体骨移植组的并发症包括持续的供区疼痛（30.3%）、供区感染（3.1%）、腰椎伤口感染（6.1%）、术后神经炎（3.0%）。使用 rhBMP-2 组的并发症包括术后神经根炎（14.0%）、椎体骨溶解（5.8%）、异位骨化（2.3%）、腰椎伤口感染（3.5%）。在 rhBMP-2 组的 86 例患者中，37 例使用水凝胶密封剂。使用这种密封剂后，术后神经根炎的发生率从 20.4% 降至 5.4%（$P=0.047$）。在近期随访中，影像学骨不愈合率在自体移植组为 3.0%，

rhBMP-2 组为 3.5%（ *P*=0.90 ）.

Schwender JD, Holly LT, Rouben DP, Foley KT. Minimally invasive transforaminal lumbar interbody fusion (TLIF): technical feasibility and initial results. J Spinal Disord Tech 2005; 18(Suppl 1): S1-6.

49 例患者随访显示，微创 TLIF 术的影像学融合率高达 100%，是一种安全有效的手术方式。VAS 评分和 ODI 评分都表明患者术后疼痛明显改善。

Wang SJ, Han YC, Liu XM, et al. Fusion techniques for adult isthmic spondylolisthesis: a systematic review. Arch Orthop Trauma Surg 2014; 134: 777-84.

该文献综述包括 3 篇前瞻性研究和 6 篇回顾性研究分析治疗腰椎疾病的融合技术。TLIF 手术显示较低的并发症发生率。在临床效果上这些术式之间没有明显差异。

Yson SC, Santos ER, Sembrano JN, Polly Jr DW. Segmental lumbar sagittal correction after bilateral transforaminal lumbar interbody fusion. J Neurosurg Spine 2012; 17: 37-42.

一组患者接受双侧经椎间孔腰椎椎间融合术（ TLIF ），腰椎前凸获得明显改善。结果表明这种方式可使每个节段增加 7.2° 的前凸。作者总结这种方式是 TLIF 和 Smith-Peterson 截骨的结合。

（ Doniel Drazin, Kamal Woods, Eli M. Baron,

Neel Anand, Alexander R. Vaccaro 著

韩晓光 译）

第41章
经腰大肌入路胸腰椎椎体间融合术

- 解剖学上，经腰大肌入路在远端腰椎会受到髂嵴的限制。低位的L4-L5椎间隙可能无法实施这种入路。
- 由于髂嵴和腰骶神经丛的影响，经此入路不能进入L5-S1椎间隙。
- 腹膜后手术史为该入路的禁忌证。
- 重度腰椎滑脱也是该入路的禁忌证。对于2度或更严重滑脱，由于可能引起神经损伤，作者通常不推荐使用该技术。

适应证争议

- 通常情况下，经腰大肌椎间盘切除和椎间融合术不能纠正脊柱的旋转畸形。
- 尽管有些医生提倡单独使用该手术技术，但作者通过联合后路椎弓根螺钉固定术发现可以提高手术成功率。

治疗选择

- 对于腰椎退变性侧凸的治疗，如果椎间孔狭窄导致单侧神经根性病，可行椎板椎间孔切开联合内侧小关节切除术。
- 其他融合方式包括经前路腰椎椎间融合术和经椎间孔腰椎椎间融合术。
- 后路椎间融合术也是一种选择。
- 也可以考虑后外侧固定融合术。

适应证

- 经腰大肌椎间融合是腰椎椎间融合术的一种手术方式，可在T10到L5间使用
- 此手术常用于替代前路椎间融合术。对于治疗退变性脊柱侧凸效果良好
- 此手术常用于已行后路手术或前路经腹手术患者。也可用作人工椎间盘置换失败时的补救手术方式
- 典型的适应证包括
  - 侧凸畸形
  - 侧方滑脱
  - 退变性椎间盘疾病
  - 轻度退变性脊柱滑脱
  - 轻度峡部裂性脊柱滑脱

体格检查 / 影像学

- 术前常规X线片、MRI
- 作者通常也会行螺旋CT检查
- 长节段融合患者，需要行36英寸站立位平片检查

手术解剖

由于受到髂棘阻挡，该术式在下腰椎会受到一定限制。侧卧位时可使用腰垫垫高腰部或在髂嵴水平使手术床呈一定程度折叠，从而增加手术入路范围。或者在L4/5入路时适当偏前和更倾斜，即经腰大肌前的侧前方椎间融合术（oblique lateral interbody fusion, OLIF），这样就可以避开髂嵴阻挡。

经腰大肌入路的相关神经解剖结构包括腰丛分支。腰丛包括髂腹下神经（L1）、髂腹股沟神经（L1）、生殖股神经（L1-L2）、股外侧皮神经（L2-L3）、闭孔神经（L2-L4腹侧支的腹支）和股神经（L2-L4腹侧支的背支）。各个分支都独立穿过腰大肌。

腰丛起源于L1-L4神经根的腹侧支（运动）和背侧支（感觉），并穿过腰大肌。这些神经结构穿过腰大肌后内侧，随后在前外侧走行。大多数神经纤维毗邻椎间盘的后外侧缘。有时解剖结构变异可高达20%。

椎间盘定位时避免神经结构损伤非常重要。经腰大肌到达椎间盘的安全手术窗前面已经提及。而手术窗的前后径从头端（L1-L2）向尾端（L4-L5）逐渐减少。

左右侧的手术安全窗也不同，特别是L4-L5节段。由于血管解剖结构的不同，左侧入路通常比右侧入路的手术窗更大。

入路的安全窗是指用于描述椎间盘定位针定位每个椎间盘时的推荐区域。当扩张器和工作通道放置时，大多数神经结构可以被适当地牵拉或推移。

由于腰丛分支的解剖特点，L1-L3神经发生严重损伤的可能性比较小。然而

　　如果处理 L2-L3 椎间盘时过于偏后，仍然可能损伤到参与构成闭孔神经和股神经的 L2 运动支。

生殖股神经通常在 L3 椎体水平穿出腰大肌前腹。因此在显露 L3-L4 椎间盘时，椎间盘定位针位于生殖股神经后侧，并在其他神经结构的前侧，包括 L2、L3 运动支构成的闭孔神经和股神经。

L4-5 椎间隙的安全窗最小，也容易被高位髂嵴阻挡，这在男性患者中更常见。在大多数情况，大部分神经结构均位于 L4-L5 椎间盘中点的背侧。因此我们推荐，经腰大肌入路时选择椎间盘前中 1/3 作为定位点。这样可避免损伤走行于 L4-L5 椎间隙的闭孔神经和股神经。触发肌电图可在椎间盘定位过程中帮助鉴别这些运动神经。

我们也建议术前仔细研究 MRI 观察血管解剖，并最好选择左侧入路。

患者经常会出现大腿感觉异常，但通常都是一过性的，多在 6 周内缓解。这可能是由于术中牵拉或压迫引起的一过性神经功能障碍。同样，腰椎后路手术一过性股外侧疼痛发生率也较高。

大腿感觉异常发生可能是因为下述神经的感觉纤维受损，包括生殖股神经、股外侧皮神经、闭孔神经、股神经。

肾和输尿管位于腰大肌的前侧。腹主动脉和下腔静脉位于 L1-L4 椎体前缘。腰大肌入路可以避免对椎体前缘大血管的操作，而腰椎前侧入路椎间融合术为了暴露椎间盘，需要对血管进行较大的牵拉。

保留前纵韧带可以减少对椎体前方结构的损伤。

标准椎间隙侧位以及合适的终板和椎间孔序列，可以避免椎间盘定位错误。减少损伤前纵韧带、血管或腹腔脏器的可能性。

成功操作的解剖关键：

- 可以很好显示终板和椎间孔位置的标准侧位片。
- 仔细观察目标节段的血管解剖。
- 腹膜后分离需避免：
  - 神经结构：髂腹下神经，髂腹股沟神经，生殖股神经，股外侧皮神经
  - 脏腹膜
  - 肾和输尿管
- 在 L1-L2 和 L2-L3 水平定位于椎间隙中心。
- 在 L3-L4 和 L4-L5 水平定位于椎间盘的前中 1/3 交界处。
- 利用触发肌电图辅助定位运动神经组织（闭孔神经和股神经），特别是 L4-L5 椎间隙。
- 沿着定位针放置通道，处理椎间盘时避免损伤前纵韧带、血管及内脏结构。
- 处理对侧纤维环时避免损伤神经和血管结构。
- 少数情况下股神经可能比较粗大并位于 L4-L5 椎体前侧，需要过度的牵拉才能操作。如果前方无法辨认安全区域，建议终止经腰大肌手术。

体位

- 患者选择侧卧位。
- 放置腋枕降低腋神经损伤风险。
- 此外，要保持患者髋关节与地面垂直，脊柱也要尽可能保持与地面垂直。
- 作者使用卷起的毯子支撑患者躯干，同时用胶布固定。
- 使用胶布将患者固定在手术台上。
- 为避免伤及皮肤，胶布与皮肤接触的地方使用毛巾垫衬。

体位要点

- 术者的操作方向应与地面垂直，这样有利于术者安全的器械操作以及对脊柱解剖的清晰定位。因此，必要时可旋转手术床以保持 C 臂垂直于地面。
- 一个翼状支架用于固定患者的上臂，另一侧的上臂固定在支撑板上。
- 腋下放置软垫。
- 使用可透 X 线的滑动手术床。同时，使用肾形支架放置于髂嵴上方，尽可能扩大髂嵴至远端肋骨的距离。
- 在患者消毒、铺巾前应进行侧位透视确认可清晰地看到椎间隙。有时患者需采用头高脚低位（反 Trendelenburg 体位）以获得更大的椎间隙操作角度，尤其处理 L4-L5 椎间隙时，因为 L4-L5 椎间隙可能低于髂嵴，因此透视时髂棘会遮挡射线。而在头高脚低位时可以使射线穿过 L4-L5 椎间盘间隙。
- 另外，使用可透 X 线手术床，手术床腰桥可调节。手术床的头尾可以反转。
  - 使用腰桥可增大肋骨与髂棘的间隙。应避免手术床过于折叠，作者认为这种操作会牵拉腰丛，应予避免。
  - 在这种情况下，最好采用斜行腰大肌前方入路来避开髂嵴。

- 对于老年人或者体弱者，位置摆好后同样需要胶布固定，但注意不要牵拉皮肤。
- 固定患者体位之前，将髋部置于肾形支架上，可使髂嵴至肋骨之间的距离最大化。图 41.1 为患者侧卧位体位。注意肾形支架和翼状上臂托的位置。另外注意固定患者的胶布，是与毛巾而不是直接和皮肤接触。
- 然后使用胶布固定体位，一人固定胶带，另一人手持胶带卷，第三个人维持患者身体稳定，使之不向前或后倾斜。
- 使用胶带安全固定患者后，再交叉缠绕胶布将患者大腿固定于手术床上。
- 将髋关节尽量屈曲以使腰大肌松弛。
- 小腿腓骨头处应放置足够的软垫，以降低腓总神经损伤风险。
- 侧位透视确保可清晰观察目标椎间隙。如果存在旋转畸形，可以旋转手术床使该间隙平行于地面。最好不要旋转 C 臂机而转动手术床。这样术者可以垂直于地面进行操作。
- 根据经验，作者习惯采取左侧肢体向上的体位，这样可以尽可能减少血管和腹腔脏器的损伤。

操作步骤

步骤 1

- 行标准的侧位透视后标记皮肤切口位置。作者习惯沿腹外斜肌方向进行标记。图 41.2 显示了一个不透射线的标记物，本例中术者将一个 10 号刀片置于 L2-L3 和 L1-L2 椎间隙之间，可以通过一个切口到达两个椎间隙。
- 作者在侧面做了一个长 1～1.5 英寸的切口，切口位于两个椎间隙的中间，这样可以通过一个切口完成两个椎间隙的操作。
- 使用 10 号手术刀切开皮肤。
- 用电刀小心进行皮下止血。
- 背阔肌为外缘，腹外斜肌为前缘，下缘为髂嵴，构成 Petits 三角，通过这个三角进入腹膜后间隙。
- 使用手指沿着 Petits 三角钝性分离进入腹膜后间隙，沿着髂骨翼将腹膜推向腹侧，然后使用手指向头侧延伸，触摸第 12 肋和横突下缘并确认完成对腹膜后间隙的清理。

步骤 2

- 在侧位透视引导下将钝性空心探针放于腰大肌水平。
- 用长弯钳保持探针稳定，确保探针位于腹膜后间隙、腰大肌外侧。

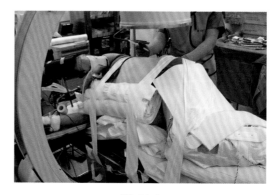

图 41.1

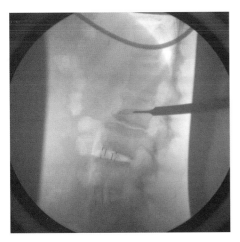

图 41.2

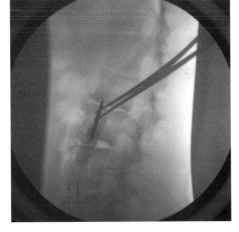

图 41.3

- 处理 L1-L2 和 L2-L3 间隙时，探针位置位于椎间隙中间，处理 L3-L4 和 L4-L5 椎间隙时，位于前中 1/3。图 41.3 显示探针位于椎间盘前中 1/3 位置。在椎间盘定位时，可以通过探针尖触发肌电图监测运动神经。
- 在正侧位透视下，将导丝通过探针插入。
- 保存图像。

步骤 3

- 将 C 臂机调整为正位。
- 依次使用扩张器扩张腰大肌。图 41.4A 显示的是一级套筒通过导丝到达椎间盘位置。图 41.4B 显示使用不同型号的扩张器撑开腰大肌纤维，从而建立一个工作通道。在分开腰大肌纤维的过程中应将扩张器向前、向后缓慢旋转。套筒需要轻柔旋转扩开腰大肌。
- 自由节律和触发肌电图检查仅在确定运动神经结构时有用，对于识别感觉神经无效。
- 扩张器使用可能会引发自由节律性的肌电反应，提示对运动神经结构产生了机械刺激。这是一个机械性接触的提示。
- 一些器械制造商提供定向刺激扩张器，可以通过触发肌电图确定运动神经结构的位置。在插入过程中旋转扩张器，并使用直流 / 交流电刺激。随后根据扩张器引发的肌电图反应帮助确认运动神经。按由小至大的尺寸依次插入定向刺激扩张器，直到最后使用撑开器。
- 这时，在撑开器的深部出现一个小的手术视野。一些外科医生喜欢直接通过这个视野进行手术，而有些医生更愿意扩大撑开器以获得更大的手扩视野。
- 在通过腰大肌进入椎体时，一个浅的锚定牵开器也可以用来分离腰大肌鉴别神经结构。当尝试去接触椎间盘时，如果靠近神经结构时会有肌电图反应。
- 用一个球头刺激探针直接进行刺激，有利于鉴别纤维环和撑开器之间的受压运动神经。
- 如果手术区域存在运动神经结构，建议立即退出撑开器，减轻神经压迫，重新放置工作通道，尽量向前放置。
- 使用固定针或垫片固定撑开器前，用球头探针检测手术区域无神经结构存

步骤 3 要点

- 当在头侧进行操作时，膈肌会将扩张器和撑开器向下推移。因此，在植入最初的探针和各级扩张器时需要将膈肌向上方推出操作区域。
- 作者常使用固定针将撑开器固定于椎体上。根据撑开器的角度及其在椎体上的位置，选择一个节段血管损伤风险最小的椎体进行固定。

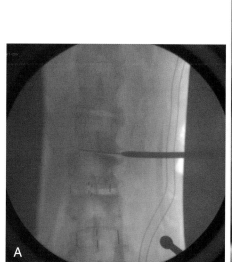
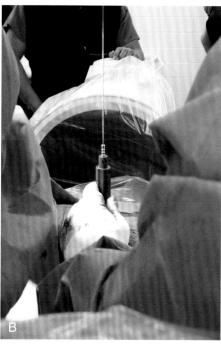

图 41.4　A、B

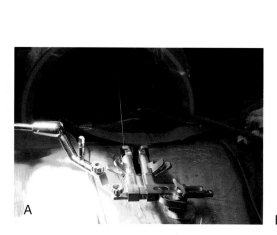

图 41.5　A、B

在，随后使用固定针将扩张器固定在椎体上。

- 使用铰链臂将撑开器固定在手术台上（图 34.5）。

步骤 4

- 在正位（AP）透视辅助下行椎间盘根治性切除术。15 号手术刀切开纤维环。注意避免损伤前纵韧带。在椎间盘切除时要仔细辨认前纵韧带。

步骤 4 要点

- 注意避免损伤前纵韧带。在切除椎间盘操作之前应仔细辨认前纵韧带。
- 应反复透视，以确保器械没有进入腹腔。

- 随后，透视引导下，使用锤子将小号 Cobb 骨膜剥离器打入椎间隙，使其刚穿过对侧纤维环。图 41.6 是正位透视图像，显示小号 Cobb 骨膜剥离器被植入椎间隙内。注意此时导丝仍然存在，当骨膜剥离器完全进入椎间隙后才移除导丝。同时还要注意固定牵引器的固定针，在此例患者中，固定针位于下位椎体上。

- 旋转骨膜剥离器以松解对侧纤维环。将小号骨膜剥离器插入对侧纤维环（图 41.7A）并旋转以松解纤维环（图 41.7B）。这一步是矫正畸形的关键。随后较大的骨膜剥离器重复操作，进一步切除椎间盘。

- 依次用不同型号的刮匙（图 41.8A）、锉（图 41.8B）、子宫刮匙和耙彻底切除椎间盘并准备终板。这项操作也应在侧位透视辅助下进行。

步骤 5

- 椎间隙依次放入不同型号的试模，在正位透视下进行确认。
- 每次使用试模后，需继续去除椎间盘组织。
- 最终试模应与椎间隙非常贴服（图 41.9）。
- 此时，使用侧位透视确定试模的位置，满意后再最终植入假体。
- 冲洗椎间隙，用脱钙骨基质和重组人骨形态发生蛋白 -2/ 可吸收胶原海绵（rh-BMP-2/ACS）填满聚醚醚酮（PEEK）的融合器，并将其打入椎间隙。

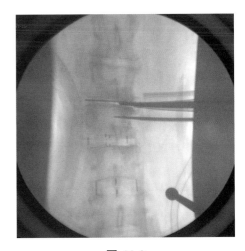

图 41.6

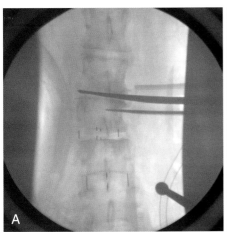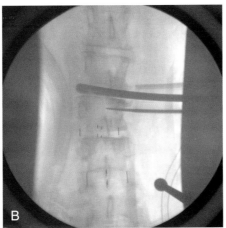

图 41.7　A、B

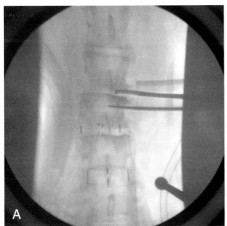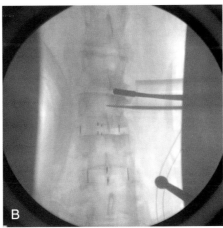

图 41.8　A、B

- 如果在置入过程中试模被弹出，通常提示椎间盘切除不够完全。如果试模不能顺利进入椎间隙，应将其移出，进一步切除椎间盘组织。
- 对于 rhBMP-2/ACS，作者使用的剂量为每聚醚醚酮笼 2～4 mg。
- 在移出撑开器之前，作者还将脱钙骨基质填充于椎间隙。
- 对于胸腔受累并进行荷包缝合的患者，作者从未使用胸管引流。术后 X 线片显示患者多伴有小于 10% 的气胸，可以保守观察。

- 应特别注意保护好前纵韧带。在任何时候，如果试模突然掉出，最有可能的就是前纵韧带损伤。
- 如果前纵韧带受到损伤，可以通过将试模和椎间融合器位置向后移进行补救。此外，可使用带有自固定式螺钉的融合器，螺钉通过固定在一侧或双侧椎体稳定融合器。然后，应尽量避免损伤前纵韧带，因为前纵韧带损伤会增加血管和内脏损伤风险。
- 在有些情况下，如果计划切开前纵韧带，将特殊设计的撑开器置于前纵韧带前方保护血管结构，在直视下分离切开前纵韧带。

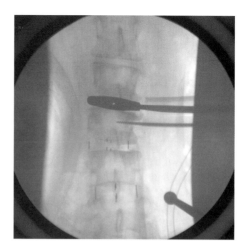

图 41.9

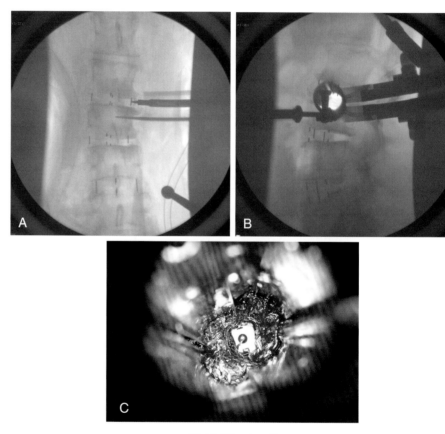

图 41.10　A～C

- 正位（图 41.10A）和侧位（图 41.10B）透视图像显示了去除植入手柄之前融合器的位置。图 41.10C 为实际假体位置的照片。
- 移除牵引器，显露腹膜后内容物并确认没有明显出血。
- 切口需要通过胸腔时，应通过和胸腔相同的切口植入一个红色的橡胶引流管。严密缝合胸腔切口。
  - 对于引流管穿出的切口，应在引流管周围行荷包缝合。
  - 要求麻醉师让患者做 Valsalva 动作。
  - 与此同时，将引流管连接在负压吸引器上，并拔出引流管的同时关闭荷包缝合。

前纵韧带松解前柱重建术的适应证

- 前纵韧带松解前柱重建术是 Akbarnia 等提出的一种矫正脊柱矢状位畸形的新技术。
- 该术式主要用来矫正局部后凸或严重的矢状位失衡。可作为后路三柱截骨手术如经椎弓根楔形截骨术（PSO）的替代选择。

手术操作

步骤 1 和步骤 2

- 步骤 1 和步骤 2 与经腰大肌入路相同。

步骤 3

- C 臂机摆放在正位位置。
- 依次使用逐级扩张器扩张腰大肌。
- 自由节律和触发肌电图检查仅在确定运动神经结构时有用，对于识别感觉神经无效。
- 扩张器植入可能会引发自由节律性的肌电反应，敏感性很高，但特异性较低。提示对运动神经结构产生了机械刺激。
- 一些器械制造商可提供定向刺激扩张器，可通过触发肌电信号确定运动神经的位置。在插入过程中旋转扩张器，并使用直流或交流电刺激。随后根据扩张器引发的肌电信号反应帮助确认运动神经。按由小至大的尺寸依次

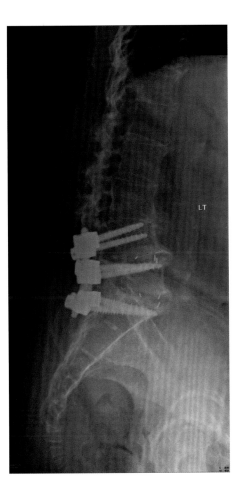

图 41.11

前纵韧带松解前柱重建术适应证提示

- 通过前纵韧带松解行前柱序列重建技术不应该用于骨质疏松患者或者严重骨量低患者，因为椎间融合器陷入终板风险较大。
- 腹膜后感染史、腹膜后手术史、腹部血管结构异常和严重血管钙化的患者为该技术手术禁忌。
- 术前需行 X 线片检查，评估计划 ACR 间隙的活动性，从而避免不合适的 ACR 技术。
- 图 41.11 为一位 78 岁女性患有平背畸形患者的侧位 X 线片。之前患者已行 L4-L5 和 L5-S1 的腰椎融合，现有退变性后凸侧凸畸形。在 L3-L4 间隙矢状位 Cobb 角为 22° 后凸畸形。

前纵韧带松解前柱重建术适应证争议

- 患者有腹膜后手术史或在前纵韧带和血管间软组织间隙无法分离辨认时，避免使用该技术。
- 大多数行前纵韧带松解的患者需要行后路 Smith-Peterson 截骨，以使终板与融合器相匹配。因此，补充前纵韧带重建步骤，并避免植入物与椎板在负荷过大。

步骤 3 要点

- 使用刀片切除前纵韧带时需要非常小心，确保前纵韧带和前方的血管之前存在间隙。
- 先行彻底椎间盘切除，再从间隙切除前纵韧带的方式更安全。
- 前方撑开器一旦置入合适位置，在松解前纵韧带的过程中保护血管。

步骤 3 误区

- 无法获取良好视野，前纵韧带结构无法看清。
- 撑开器穿过前纵韧带，而不是在它前侧。

插入定向刺激扩张器，直到最后使用最终型号扩张器。

- 在固定撑开系统之前，使用球头刺激探针检查操作空间，排除可能的神经组织。
- 使用后侧垫片确定撑开器在正确位置。
- 再次用球头刺激探针检查确保在纤维环和撑开器之间无运动神经通过。
- 使用铰链臂将撑开器固定在手术台上。
- 使用前侧垫片轻柔地分离椎体前缘间隙，辨别前纵韧带和前侧血管组织的空隙。
- 正位片上可见前侧垫片横贯椎间隙宽度。
- 将前缘的垫片固定在工作通道上。

图 41.12 正位片显示前侧垫片的位置（保护椎体前缘腹膜后组织）。

步骤 4

- 在正位（AP）透视辅助下行椎间盘根治性切除术。15 号手术刀切开纤维环。注意避免损伤前纵韧带。在椎间盘切除时要仔细辨认前纵韧带。在前纵韧带后方行纤维环切除术。
- 随后，透视引导下，使用锤子将小号 Cobb 骨膜剥离器打入椎间隙，使其刚穿过对侧纤维环。
- 旋转 Cobb 骨膜剥离器以松解对侧纤维环。随后使用大号 Cobb 重复上述操作获取更大的减压。
- 依次用不同型号的刮匙、锉、子宫刮匙和耙彻底切除椎间盘并准备终板。这项操作也应该在侧位透视辅助下进行。

步骤 4 要点

- 从间盘内部行完全的椎间盘切除，并松解前纵韧带，使用前纵韧带撑开器，这样更安全。
- 需要经常透视来确保器械没有滑入腹腔。

步骤 5

- 在直视下用绞刀或剪刀锐性切开前纵韧带和剩余的前方纤维环。此操作是安全的，因为前方撑开器保护了前纵韧带前方结构。
- 在正位透视辅助下，使用不同型号试模置入椎间隙，先使用常规试模，随后后使用 20° 前凸试模。作者避免使用 30° 前凸试模，因为可能过度增加前方负荷导致塌陷。图 41.13 显示正位片带前凸角度试模的位置。注意前

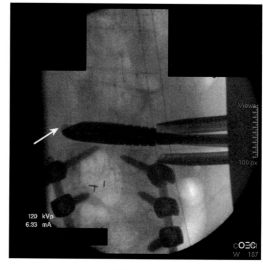

图 41.12   图 41.13

侧垫片保护腹膜后内容物。

- 行侧位透视再次确认试模的位置是非常必要的。
- 如果在置入试模过程中椎间隙撑开不够理想，需要再次处理椎间盘和前纵韧带以确保充分松解。
- 冲洗椎间隙。
- 选择合适大小的带有 20° 前凸角的 PEEK 融合器，填充骨矿物质和骨形态发生蛋白 -2/ 可吸收胶原海绵（rhBMP-2/ACS），使用锤子轻敲至椎间隙（图 41.14 正位片显示使用锤子敲击带有 20° 前凸角的 PEEK 融合器至椎间隙，注意前侧垫片保护腹膜后内容物）。
- 拔出置入把手前再次行正侧位透视确认融合器位置是否合适。
- ACR 的椎间融合器可以头尾端椎体各置入一枚螺钉。
- 作者习惯仅将一枚螺钉置入椎体固定融合器防止移位（图 41.15，正位 X 线片显示在头端椎体置入一枚螺钉的 PEEK 融合器，位置良好）。
- 缓慢拔出套筒，保持垫片撑开，以观察腹膜后内容物并确保没有活动性出血。此外，小心防止融合器内的骨矿物质脱落到腹膜后间隙。
- 切口需要通过胸腔时，应通过与胸腔相通的切口置入一个红色的橡胶引流管。严密缝合胸腔切口。
- 对于引流管穿出的切口，应在引流管周围行荷包缝合。
- 要求麻醉师让患者做 Valsalva 动作。
- 与此同时，将引流管连接在负压吸引器上，并在拔出引流管的同时关闭荷包缝合（图 41.16A：侧位透视图像显示在 L3- L4 节段置入了大前凸的 PEEK 椎间融合器，并使用单枚螺钉固定在头端椎体。图 41.16B：侧位透视图像显示，这个节段更大的前凸可通过关节突截骨和椎弓根置入加压来获取）。

术后处理和预后

- 3 个及以上节段处理并行后路植入物固定时，笔者建议分期手术，2 ~ 3 天后行内固定手术。
- 当通过切断前纵韧带进行脊柱序列重建时，需要进行后路椎弓根螺钉内固

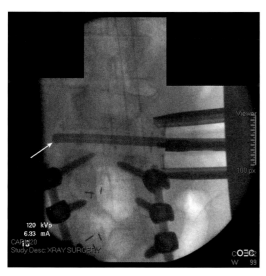

图 41.14

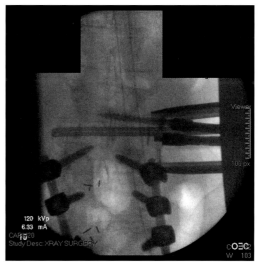

图 41.15

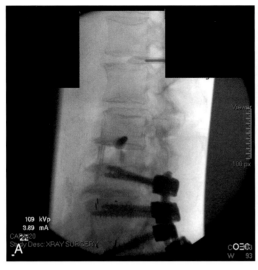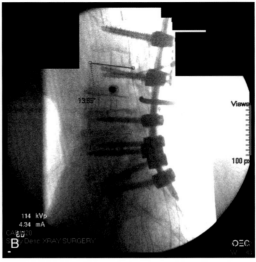

图 41.16   A、B

- 常见的并发症，如大腿皮肤感觉异常、屈髋肌和股四头肌无力，通常与支配这些肌肉的神经结构密切相关。

- 手术可能会造成腹膜后结构，如输尿管、肾、肠道和血管损伤，尽管这些损伤的发生率可能比传统腹部入路低很多。

- 如果在采用此手术入路的手术过程中出现大量出血，应尽快转为开腹手术或开胸手术。

定术。

- 单侧前路无法实现椎体旋转畸形（例如特发性脊柱侧凸患者）的矫正，可以通过使用后路椎弓根螺钉实现。

- 术后部分患者会出现大腿麻木、感觉迟钝，这些症状会逐渐缓解，大多数会完全康复。

- 少数患者可能会出现一过性的腰大肌或股四头肌无力。为了减少这种并发症，作者建议术中尽量避免使用后垫片，尤其是在 L4-L5 椎间隙。另外，置入扩张器时避免刺激神经。

- 极少数情况会出现神经走行在手术操作空间内，当出现这种情况时建议改变手术方式。

循证证据

Anand N, Baron EM, Thaiyananthan G, Khalsa K, Goldstein TB. Minimally invasive multilevel percutane ous correction and fusion for adult lumbar degenerative scoliosis: a technique and feasibility study. J Spinal Disord Tech 2008; 21: 459-67.

这是一篇回顾经腰大肌入路手术的文章，该脊柱微创手术（MISS）用于畸形矫正和融合。包括 12 例经验报道。平均手术时间前路手术为 4.01 小时（SD 1.88），而后路手术为 3.99 小时（SD 1.19）。平均 Cobb 角术前为 18.93°（SD 10.48°），术后是 6.19°（SD 7.20°）。

Anand N, Rosemann R, Khalsa B, Baron EM. Mid-term to long-term clinical and functional outcomes of minimally invasive correction and fusion for adults with scoliosis. Neurosurg Focus 2010; 28: E6.

本文对 28 例接受了经腰大肌腰椎间融合术作为微创畸形矫正方法的患者，进行了平均 22 个月的随访。平均 Cobb 角为 22°（范围：15° ~ 62°），而术后平均 Cobb 角为 7°（范围：0 ~ 22°）。发生的主要并发症有：2 例股四头肌麻痹，6 个月内康复；1 例持续肾血肿和 1 例不相关的小脑出血。作者的结论是：承认脊柱侧凸的微创手术，在中期至长期的预后中类似于传统手术方法。在手术时间与传统开放手术相近的情况下，微创畸形矫正在失血和复发率上都有了显著下降。

Ozgur BM, Aryan HE, Pimenta L, Taylor WR. Extreme lateral interbody fusion
（XLIF）: a novel surgical technique for anterior lumbar interbody fusion. Spine
J 2006; 6: 435-43.

这是关于经腰大肌入路的原创技术文章。作者在第一批 13 例患者中未观察到
并发症。结论是：使用该方法可经前路进入椎间隙，并且可避免前路经腹入路
手术的并发症。

Wang MY, Mummaneni PV. Minimally invasive surgery for thoracolumbar spinal
deformity: initial clinical experience with clinical and radiographic outcomes.
Neurosurg Focus 2010; 28: E9.

通过评估临床和影像学结果，作者对 23 例接受微创手术的成年胸腰椎畸形患
者进行了回顾性研究。所有患者均行侧方椎间融合，如果需要对腰骶骨交界区
域进行融合的话，再进行后路经皮螺钉内固定及经椎间孔腰椎椎间融合。平均
随访时间为 13.4 个月。有 2 例患者因并发症重返手术室。1 例患者发生脑脊液
漏，另外 1 例患者出现内固定松动。30.4% 的患者出现大腿麻木、感觉迟钝、
疼痛或无力，并且其中一位患者的这些症状一直没有消失。

Akbarnia BA, Mundis Jr GM, Moazzaz P, et al. Anterior column realignment（ACR）
for focal kyphotic spinal deformity using a lateral transpsoas approach and ALL
release. J Spinal Disord Tech 2014; 27: 29-39.

这篇原创技术文章介绍使用经腰大肌入路切除前纵韧带行前柱序列矫正术。17
例患者的回顾系列研究。15 例患者（88%）在 ACR 节段同时行 SP 截骨术。
联合 ACR、SP 截骨和后路内固定，能够在 ACR 节段完成 28° 的矫正，内固定
后可完成 37° 矫正。这和三柱椎弓根楔形截骨治疗效果相类似。

Berjano P1, Cecchinato R, Sinigaglia A, et al. Anterior column realignment from a
lateral approach for the treatment of severe sagittal imbalance: a retrospective
radiographic study. Eur Spine J 2015; 24（Suppl 3）: 433-8.

回顾性研究 11 位行前纵韧带行前柱序列矫正术治疗成人脊柱畸形的患者。每
例患者均使用了 30° 前凸角的融合器。腰椎前凸由术前的 20°±17° 提升至术
后的 51°±9.8°。在 ACR 节段可获得平均 27° 前凸角。SVA 由术前的 97 mm
提升至术后的 24 mm。最主要的两大并发症包括 1 例肠道穿孔和 1 例早期后
路伤口感染，需要行清创术。

（Zeeshan M. Sardar, Eli M. Baron, Timothy Davis，Neel Anand 著
韩晓光 译）

第42章

腰椎间盘置换术

- 全身范围活动性感染或者手术区域局部感染
- 经双能 X 线吸收测量法（DEXA）检测后骨密度指数（T 值）低于 -1.0 的骨量减少或骨质疏松症患者
- 腰椎管骨性狭窄
- 对金属植入物（钴、铬、钼、聚乙烯、钛）过敏或敏感者
- 腰椎间盘突出引起的孤立的神经根受压症状
- 峡部裂
- 受累椎体终板内外径 <34.5 mm，前后径 <27 mm
- 相应节段因既往或现在的创伤导致椎体结构受损
- 腰椎滑脱超过 1 度
- 脊柱侧凸（腰弯大于 11°）
- 前入路的绝对禁忌证是严重的主动脉钙化及广泛的腹壁重建
- 前入路的相对禁忌证是高龄、肥胖症、有腹腔及腹膜后手术史、严重的盆腔炎病史、前入路脊柱手术史

- 有些学者认为使用椎间盘造影术来诊断椎间盘源性腰痛是有争议的。
- 腰椎间盘置换术中椎间盘高度丢失的上限尚不明确。

适应证

- 适用于有症状的单节段腰椎间盘退变性疾病（L3-S1），患者骨骼发育已成熟，在病变节段没有严重的腰椎滑脱（不超过 1 度滑脱），并且经过保守治疗至少 6 个月后症状没有好转。

术前检查 / 影像学

- 图 42.1A、B 为腰椎侧位屈 / 伸位片，提示 L5-S1 椎间盘高度变窄以及变性，不存在腰椎不稳定。
- 矢状位 T2 MRI 评估椎间盘退变程度（图 42.2）。
- 轴位 MRI 评估是否有严重小关节退行性变等椎间盘置换的禁忌证。
- 术前使用双能 X 线吸收测量法检测骨密度是否足够高（T 值大于 -1.0）。
- 图 42.3 CT 片显示 L5-S1 椎间盘形态发生变化；患者诉说是 10/10 一致性疼痛。L4-L5 节段椎间盘形态正常，感觉稍有不适。

治疗方案

- 使用药物、理疗和注射疗法持续保守治疗
- 对受累节段使用各种方式进行融合
- 对相关节段进行人工椎间盘置换

手术解剖

- 前路显露 L5-S1，椎间隙在左、右髂静脉之间（图 42.4）。

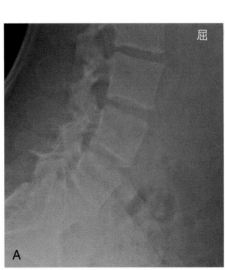
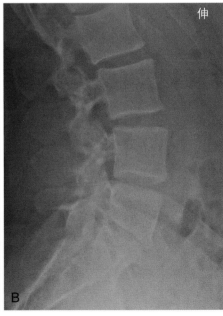

图 42.1　A、B

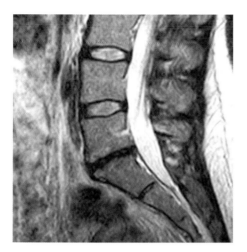

图 42.2

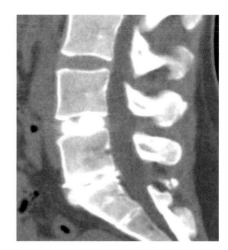

图 42.3

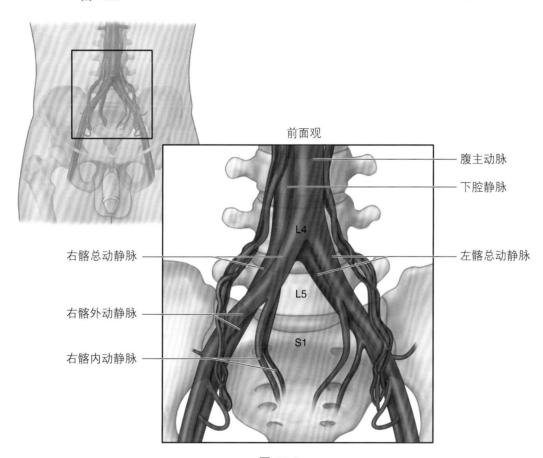

图 42.4

- 对于 L3-L4 和 L4-L5 节段的手术，应将血管从脊柱前方剥离并向右侧牵开以显露脊柱（图 42.5）。

体位

- 患者仰卧于常规手术床，将上肢肘部垫好，固定患者胸部以免滑动。

入路 / 显露

- 使用横向或水平切口从前路显露腰椎。
- 沿皮肤切口切开腹直肌筋膜，确认腹直肌中线。

体位要点

- 使手术节段位于手术台的"腰桥"处可以使术中拉伸腰椎，以便进入椎间隙。
- 保持骨盆与地面平行将有助于正确地放置植入物。

体位提示

- 不要在骨盆下面放置衬垫或枕头。
- 选择截石位（欧洲应用较广泛，美国应用较少）。

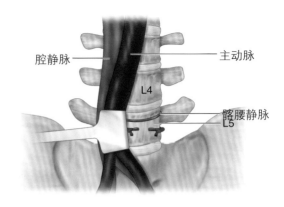

图 42.5 （Reproduced with permission from Martinez JL, Wang MY. Anterior lumbar interbody fusion. In: Jandial RJ, McCormick PC, Black PM, editors. Core techniques in operative neurosurgery. Philadelphia: Elsevier-Saunders; 2011; Figure 72-5.）

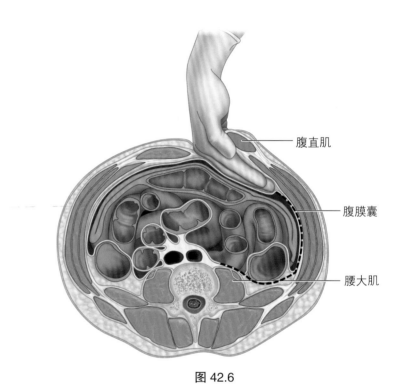

图 42.6

- 沿腹直肌内侧缘进行腹膜后分离，并向外侧及后侧分离到腰肌部位。尽管可能性较小，该步骤有可能损伤到支配腹直肌的神经。
- 沿左侧腹壁与腹膜之间的间隙在腹内容物表面进行钝性分离，然后向后分离至腰大肌（图 42.6）。
- 钝性剥离整个腹膜囊（包括输尿管）并用牵开器向中线方向牵开。
- 将螺钉或弯针插入椎间隙，并在透视下确定手术节段及椎间盘中线（拔去标志物前用电刀在椎体前缘灼烧以做标记）。

手术操作

步骤 1：切除椎间盘

- 完整切除椎间盘（仅保留外侧的纤维环及后纵韧带），去除上、下椎体软骨终板（图 42.7）。

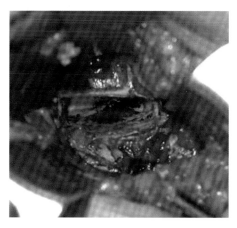

图 42.7

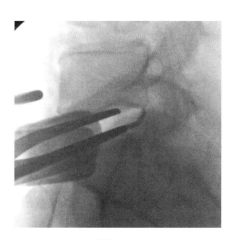

图 42.8

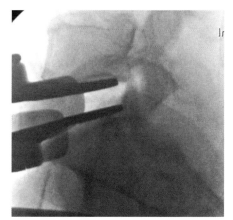

图 42.9

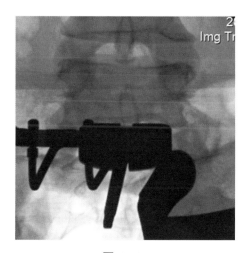

图 42.10

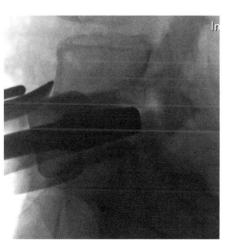

图 42.11

步骤 2：撑开椎间隙

- 用小弯刮匙深入椎体后缘对后纵韧带（PLL）进行松解（图 42.8）。
- 用特制的撑开器和拨片插入椎间隙帮助撑开椎间隙（图 42.9）。

步骤 3：插入试模

- 基于中线标记，在侧位透视帮助下将大小合适的试模放入椎间隙，并通过正位透视进行检查（图 42.10）。
- 从 10mm 的试模开始，然后根据阻力感及侧位透视图像上椎间盘高度的恢复来逐步调整试模的大小。

步骤 4：龙骨的准备（与假体相关）

- 对于带有龙骨突起的人工椎间盘假体，应该在侧位透视下修整龙骨（图 42.11）。

步骤 5：置入假体

- 将人工椎间盘尽量插入椎间隙后方（图 42.12）。
- 应多次行侧位透视以检查人工椎间盘置入的角度和深度。
- 最后需要进行正位透视检查以确定假体位于正中央（图 42.13）。

步骤 2 要点
充分恢复椎间隙的高度十分重要，不仅可以增加原有节段的活动度，还可以避免因周围软组织张力太大导致人工椎间盘脱出。

步骤 2 提示
- 使用椎间隙撑开器时，需将撑开器置于椎间隙后方边缘的皮质骨上，否则会导致终板骨折。
- 在透视下使用刮匙松解后纵韧带，以降低风险。

步骤 3 要点
- 准备假体的同时应了解其可用的各种尺寸。
- 如果试模不在中央，可能需要进一步切除椎间盘及部分纤维环来"平衡"椎间隙，以使试模居中。

步骤 3 提示
试模位置不正确可能导致假体安放不当，最终导致手术失败。

步骤 5 要点
- 插入前再次检查植入器上器械的型号尺寸。
- 如果术中器械难以置入，可以通过调节手术床伸展腰椎（但是在最终置入假体之前需要将腰椎恢复至中立位）。

步骤 5 提示
对于没有龙骨的假体，如果试模在椎间隙内放置得不够靠后，那么也无法将假体安放在正确的位置上。

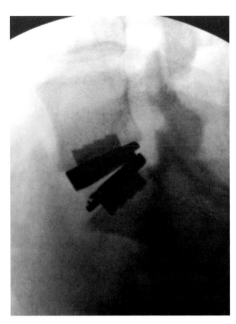

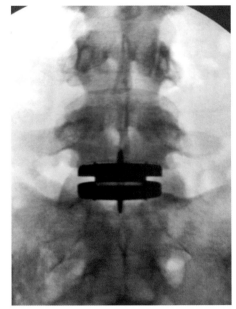

图 42.12　　　　　　　　　　　　图 42.13

- 伤口愈合后即可开始物理治疗，6 周内腰部避免屈伸活动。
- 3 个月后可不佩戴腰围进行活动，并可以进行低强度运动（比如高尔夫、网球、滑冰、篮球）。

术后护理及预后

- 患者应该住院观察。
- 刚开始采用流质软食，根据患者病情逐步调整饮食。
- 手术当天可以下床活动。
- 伤口愈合以前需佩戴腰围。

循证文献

Bertagnoli R, Yue JJ, Shah RV, et al. The treatment of disabling single-level lumbar diskogenic low back pain with total disc arthroplasty utilizing the ProDisc prosthesis: a prospective study with 2-year minimum follow-up. Spine 2005; 30: 2230-6.

作者在这个前瞻性研究中，对 118 例因腰椎间盘突出症引起下腰痛而行椎间盘置换手术（TDR）的患者进行了 2 年随访。对 L3-S1 单节段 TDR 术后患者在 3、6、12 和 24 个月时进行随访后，结果显示，3 ~ 24 个月之间的 VAS 评分、腰痛 ODI 评分和患者满意度均有明显提高并具有统计学意义。手术节段的椎间隙高度由 4 mm 增加到 13 mm，活动度由 3° 增加到 7°，这些结果均有统计学意义。通过 2 年的随访，作者认为 TDR 能成功替代腰椎融合术。尽管这是一个前瞻性的病例分析，但它阐述了使用 TDR 治疗腰椎间盘突出症引起的下腰痛是可行的。

Blumenthal S, McAfee PC, Guyer RD, et al. A prospective, randomized, multicenter Food and Drug Administration Investigational Device Exemptions study of lumbar total disc replacement with the CHARITE Artificial Disc versus lumbar fusion: part I: evaluation of clinical outcomes. Spine 2005; 30: 1565-75.

该研究对 304 名患者随机分组进行 L4-S1 单节段人工椎间盘置换术（TDR）和前路腰椎融合术，并对两种手术方式进行了对比。两组患者术后症状均有显著改善。TDR 组的患者术后 6 周至 24 个月内仅出现较轻的不适症状。在 2 年随访期间内，相对于融合组，TDR 组患者对治疗效果的满意度更高（$p<0.05$）。两组并发症发生率大致相同。TDR 组患者住院时间较融合组显著缩短。TDR 组患者再次手术的比例也较融合组低（5.4% vs 9.1%）。

Brau SA, Delamarter RB, Schiffman ML, et al. Vascular injury during anterior lumbar surgery. Spine J 2004; 4: 409-12.

作者对连续 1315 位腰椎前路手术病例进行了回顾性队列研究。文章报道，血管方面并发症发病率仅为 1.9%。其中 6 名患者出现了左髂动脉栓塞，19 名患者出现大静脉的损伤。该研究表明腰椎前路手术的安全性较高。尽管如此，我们在术中牵拉血管时仍应特别小心，以避免出现严重的并发症。

David T. Long-term results of one-level lumbar arthroplasty: minimum 10-year follow-up of the CHARITE Artificial Disc in 106 patients. Spine 2007; 32: 661-6.

这是一篇关于对人工椎间盘置换患者进行长期随访研究的文章。经过平均 13.2 年的随访，约 80% 的 Charité 人工椎间盘置换术后的患者获得了很好或较好的临床效果。90% 的椎间盘假体仍保有活动度。7.5% 的患者需要再次手术，2.8% 的患者出现了邻近节段的椎间盘退变。90% 的患者术后重返工作岗位。并发症发生率为 4.6%，2.8% 的患者假体出现下沉，仅有不足 2% 的患者出现假体半脱位。

Garcia R, MD Yue JJ, Blumenthal S, et al. Lumbar total disc replacement for discogenic low back pain: two-year outcomes of the activl multicenter randomized controlled IDE clinical trial. Spine 2015; 40: 1873-81.

这是一篇多中心随机对照研究，比较了不同的人工椎间盘置换假体的 2 年随访结果。试验组有 218 名患者（activl），对照组有 106 名患者（Charite 和 ProDisc-L）。Activl 假体显示出不差于对照组假体的结果，而且 activl 假体在影像学和重返工作方面的结果稍微好一些。两组的再次手术率相当。与对照组假体相比，activl 假体显示出更好的初次治疗成功率（p=0.02）。尽管差异不显著，但 activl 假体更少发生与假体相关的严重不良事件。

Guyer RD, McAfee PC, Banco RJ, et al. Prospective, randomized, multicenter Food and Drug Admin-istration Investigational Device Exemption study of lumbar total disc replacement with the CHARITE Artificial Disc versus lumbar fusion: five-year follow-up. Spine J 2009; 9: 374-86.

作者通过 5 年随访，完成了这篇关于腰椎间盘置换术（TDR）和腰椎融合术的对比研究。作者对随机挑选的 133 例患者进行了 5 年术后随访，发现全部患者腰椎症状均得到改善：ODI 评分较术前至少提高 15 分、植入假体无异常、无严重并发症，并且神经功能也得到改善；TDR 组手术成功率为 57.8%，而融合组为 51.2%；两组 ODI、VAS 和 SF-36 健康调查分数无明显差异；TDR 组的患者满意度为 78%，融合组为 72%；TDR 组患者术后就业率更高，融合组中存在长期功能障碍者则高出 TDR 组 3 倍（p=0.0441）；融合组术后需要对其他节段进行手术的比例更高；作者对两组影像学结果进行了 2 年的随访，其结果类似。

Guyer RD, Pettine K, Roh JS, et al. Five-year follow-up of a prospective, randomized trial comparing two lumbar total disc replacements. Spine 2016; 41: 3-8.

作者在这项前瞻性研究中，比较了两种不同人工椎间盘置换（TDR）假体的 5 年结果：Kineflex-L 与 Charite。在这项多中心研究中，204 例患者植入了 Kineflex，190 例患者植入了 Charite 假体。在所有时间点，两组患者的 VAS 疼痛评分和 ODI 评分方面均有显著改善，且具有相近的再次手术率。对于 Kineflex 假体，血清离子浓度在所有时间点均低于推荐最大值的 20%。该研究的两种假体类型都具有多年稳定的结果。

Guyer RD, Tromanhauser SG, Regan JJ. An economic model of one-level lumbar arthroplasty versus fusion. Spine J 2007; 7: 558-62.

作者通过使用一个成本最小化模型，对 TDR 与其他三种脊柱融合术的花费进行对比，另外三种手术方式包括了前路腰椎融合术（ALIF）+髂骨移植（ICBG）、

ALIF+ INFUSE 骨移植和 LT 笼、后路椎体融合术（IPLIF）+ ICBG。院方比较的是住院期间的直接医疗费用，而患者比较的是住院期间的直接医疗费用以及术后 2 年间产生的费用。相比较 TDR，ALIF+ ICBG 式式的院方成本要高出 12%，ALIF+ INFUSE 术式及 IPLIF+ ICBG 术式更高出 36.5%；对于患者而言，ALIF+ ICBG 术式的花费比 TDR 低 4.4%，然而 ALIF+ INFUSE 和 IPLIF+ ICBG 的花费比 TDR 则分别高出 16.1% 和 27.1%。该研究表明单节段 TDR 手术的总体花费（对于患者和医院）低于融合手术。

Lemaire JP, Carrier H, Sariali el-H, et al. Clinical and radiological outcomes with the Charité Artificial Disc: a 10-year minimum follow-up. J Spinal Disord Tech 2005; 18: 353-9.

这是一个超过 10 年的长期随访研究：总数为 107 例接受腰椎间盘置换术（TDR）的患者。其中包括 54 例单节段手术、45 例双节段手术和 1 例三节段手术。62% 的患者疗效非常好，28% 的患者疗效良好，10% 的患者疗效欠佳。超过 90% 符合手术适应证的患者术后重返工作岗位。经测量，所有置换节段的活动度为 10.3°。未出现假体半脱位，未发生关节僵硬。因术后临床疗效不佳，5 例患者再次接受腰椎后路融合术，但是假体本身没有出现问题。

Siepe CJ, Heider F, Wiechert K, et al. Mid- to long-term results of total lumbar disc replacement: a prospective analysis with 5-to 10-year follow-up. Spine J 2014; 14: 1417-31.

本项前瞻性研究最短随访 5 年，平均随访 7.4 年，90% 的患者完成了最终随访（181 例患者）。该研究使用了 3 种结果评估系统（VAS、ODI 和患者满意率）。与术前数据相比，结果显示 VAS 和 ODI 在所有时间点都有显著的改善。VAS 评分在 48 个月后略有加重；但是患者满意度在整个随访期间均相近（86.3% 的患者非常满意或满意）。翻修手术率为 7.2%，这与美国 FDA 的器械临床研究豁免试验的翻修率相近（7.9%）。

Zigler JE, Delamarter RB. Five-year results of the prospective, randomized, multicenter, Food and Drug Administration investigational device exemption study of the ProDisc-L total disc replacement versus circumferential arthrodesis for the treatment of single-level degenerative disc disease. J Neurosurg Spine 2012; 17: 493-501.

本项远期研究总结了 5 年的数据，作为美国 FDA 上市后批准研究的一部分。共有 236 例患者随机接受 TDR 或使用股环同种异体移植和髂嵴自体移植的环形融合术（分别为 161 例和 75 例）。总体随访率为 81.8%，12% 的融合患者和 8% 的 TDR 患者在手术部位需要进行二次手术。两组的患者满意率相似；再次接受手术的患者中，TDR 患者的满意率更高（TDR 组 82.5% vs 融合组 68.0%）。该研究得出结论，proDisc-L 术后效果在 2 年时不差于融合术，且在 5 年内仍可保持成功。

Zigler J, Delamarter R, Spivak JM, et al. Results of the prospective, randomized, multicenter Food and Drug Administration Investigational Device Exemption study of the ProDisc-L total disc replacement versus circumferential fusion for the treatment of 1-level degenerative disc disease. Spine 2007; 32: 1155-62.

这是另一个关于使用 TDR 与环形脊柱融合术治疗 L3-S1 之间单节段腰椎间盘源性腰痛治疗效果的研究。该研究共包括 286 例患者，TDR 组患者未发生严重并发症。在 2 年的随访期间，77.2% 的 TDR 组以及 64.8% 的对照组患者 ODI 提高了至少 15%。对于总体的神经系统功能情况，TDR 组优于对照组。2 年后，TDR 组 VAS 评分较对照组有明显提高（$p=0.015$）。影像学检查显示 TDR 组患者的病椎平均活动度为 7.7°，其中 90% 的患者病椎活动度已恢复至正常值。作者认为，TDR 术的疗效不仅不逊于融合术，在某些临床参数上还要优于融合术。

Zigler JE, Glenn J, Delamarter RB. Five-year adjacent-level degenerative changes in patients with single-level disease treated using lumbar total disc replacement with ProDisc-L versus circumferential fusion. J Neurosurg Spine 2012; 17: 504-11.

本研究基于 236 例患者在 5 年随访（上市后批准研究）中的影像学结果，表明融合组的邻近节段退变发生率是 TDR 组的 3 倍（28.6% vs 9.2%）。放射科医师根据椎间盘高度丢失、终板硬化、骨赘形成和腰椎滑脱的发展，来定义邻近节段退变。超过 90% 的 TDR 组患者和 71.4% 的融合组患者在 5 年时没有发生邻近节段退变。

（Michael F. Duffy, Jack E. Zigler 著　韩晓光 译）

椎体后凸成形术

适应证

- 疼痛逐渐加重的骨质疏松性压缩骨折，不伴有神经症状。
- 病理性椎体压缩骨折：溶骨性椎体原发肿瘤（如多发性骨髓瘤、血管瘤、骨巨细胞瘤）和脊椎转移瘤（如乳腺癌、肺癌、前列腺癌、肾癌、甲状腺癌）。
- 椎体骨坏死引起剧烈疼痛（Kummel病）。

术前检查 / 影像学

- 病史，患者有机械性或姿势性疼痛。
- 查体发现，骨折部位的压痛和叩击痛，进行常规神经系统检查。
- 正侧位 X 线片提示椎体楔形骨折（图 43.1A、B）。
- MRI 提示病变椎体 T1 像低信号，T2 像高信号（图 43.2A、B）。

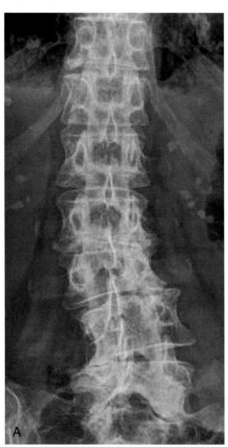
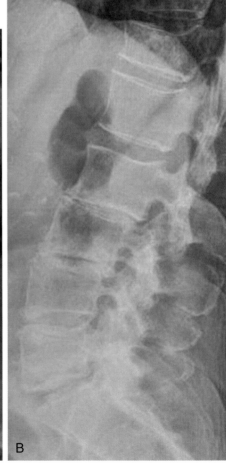

图 43.1 A. 椎体压缩骨折的前后位 X 线片。B. 椎体压缩骨折的侧位 X 线片

- 通常不需要行螺旋 CT 扫描，除非 X 线片骨折显示不清。
- 骨扫描敏感性高，因为骨折椎体存在代谢增强。但是特异性低，因为即使骨折愈合 1 年后椎体骨扫描仍可能为阳性。

手术解剖

- 正位 X 线片上椎弓根呈椭圆形（图 43.3A）。
- 出口神经根紧贴椎弓根内下缘走行可能受损伤（图 43.4）。

治疗选择

- 限制活动
- 护具（依从性较差）
- 多模式镇痛治疗（麻醉药、对乙酰氨基酚、非甾体类抗炎药）
- 椎体成形术（有争议：见循证文献）
- 手术治疗（开放或微创固定，融合或不融合）

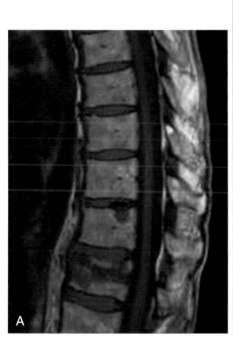
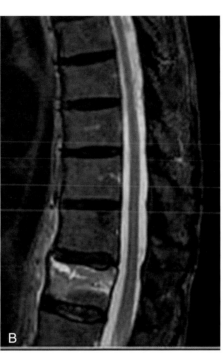

图 43.2　A. 矢状位 T1 像提示压缩骨折低信号。B. 矢状位 T2 像提示压缩骨折高信号

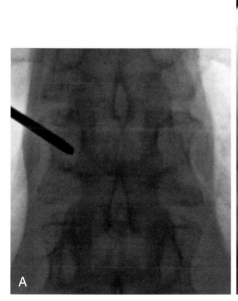
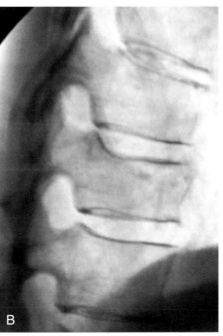

图 43.3　A. 为椎体的标准正位透视，椎弓根平均分布于椎体两侧。B. 标准侧位透视显示双侧椎弓根以及椎体后壁重叠，和上下终板相互平行

- 首先，设置侧位透视位置，从手术床下穿过透视机，并垂直于患者。消毒铺单后，无菌套覆盖正位透视球管。尽量升高正位透视球管，以留出工作空间（图43.5）
- 显示屏放置于手术床尾端（图43.5）
- 尽可能使用低剂量透视以减少辐射暴露（图43.6）

- 如不使用双平面透视设备会影响工作流程，尤其是在注入骨水泥时，必须迅速转变透视位置。
- 将正位C臂置于侧位C臂的头侧可能会干扰麻醉设备和工作空间。
- 必须注意用足够的衬垫保护尺神经和腓神经。将髋垫置于髂前上棘远端可避免对股外侧皮神经造成损伤。

双平面透视设备

- 椎体后凸成形术可在全麻或局麻联合镇静进行，这取决于手术医师和麻醉师的经验。
- 单平面或双平面C臂机

对于肥胖患者，切口设计需要更偏外，因为穿刺针需要较长的距离通过软组织到达椎弓根穿刺点。

如果切口距离棘突太近，穿刺针很难抵抗软组织阻力到达穿刺点。因此，最好向外侧重新做切口，并重新定位。

- 双平面透视设备
- 马克笔及铅衣
- 局麻药
- 15号手术刀

- 椎弓根内侧壁破裂可能会侵犯椎管（图43.4）。
- 需要确保标准的椎体正位：椎体上下终板平行（当存在终板骨折时可能会不平行）；棘突居中；椎弓根位于椎体的上1/2（图43.3A）。
- 也需要确保标准的椎体侧位：双侧椎弓根及椎体后壁相互重叠；上下终板相互平行（当存在终板骨折时可能会不平行）（图43.3B）。
- 对于腰椎椎弓根，如果偏上偏内的话容易损伤关节突关节；对于胸椎椎弓根如果偏上的话，关节突关节损伤风险高。

体位

- 患者俯卧位；上臂外展过头；对于中上段胸椎骨折，为了充分显露目标椎体及方便操作，可能需要内收上臂（图43.5）。
- 双平面透视（图43.5）。

入路／显露

- 穿刺前，根据正位片在皮肤上标记椎弓根位置（图43.7）。

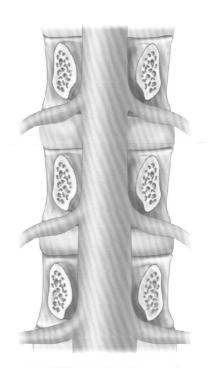

图43.4　图示脊髓和位于椎弓根下方的出口神经根

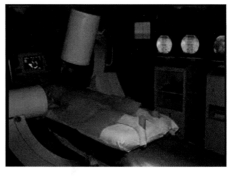

图43.5　患者俯卧位于Jackson手术床，保持双上臂外展。手术室内双平面C臂摆放和显示器位置

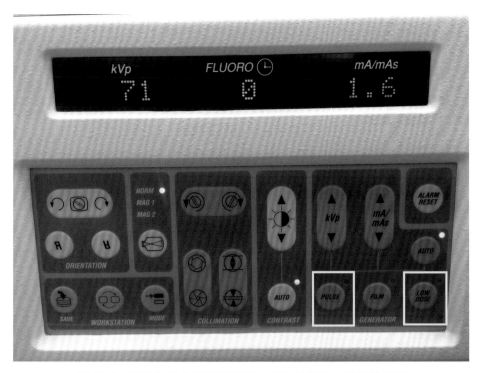

图 43.6　图片显示 C 臂控制面板，低剂量和脉冲按钮被标出

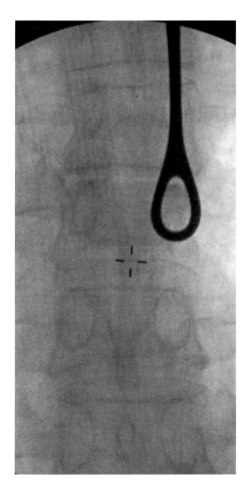

图 43.7　正位透视图像，圆形 Kocher 用于皮肤标记

- 腰椎的穿刺点位于皮肤标记椎弓根外侧缘大约 2.5 cm，胸椎的穿刺点位于标记椎弓根外侧缘大约 1.5 cm。

手术操作

步骤 1

- 进入椎体的方式有多种，包括经椎弓根入路（由外侧到内侧通道或沿"猫头鹰眼"通道）或者是椎弓根外侧入路。作者偏好经椎弓根由外侧到内侧入路。这将在后面章节详细阐述。
- 一旦显露完成，Jamshidi 针的尖端位于椎弓根的外侧缘（2 点钟或 10 点钟方向）（图 43.8）。
- 沿着由外向内、轻度尾倾的方向，用锤轻敲穿刺针通过椎弓根（如果骨质松软的话可用手拧入），进入 20 ~ 25 mm 后，穿刺针的尖端在正位片上（图 43.9A）位于椎弓根的内侧缘，在侧位片上位于椎体的后壁（图 43.9B）。
- 拔出穿刺针内芯，置入导针，超过穿刺针尖尖端 10 ~ 15 mm，在侧位片上到达到椎体的前 1/3（图 43.10）。
- 拔出穿刺针，沿导针切开皮肤，使用钝头空心工作套筒沿着导针穿入椎体的后缘，根据骨质的软硬选择手拧入或者锤子。
- 去除导针和工作套筒的内芯，保留经过椎弓根的工作套筒（图 43.11）。
- 沿着套筒拧入手钻至椎体的前 1/3,钻头轻轻旋转，在松质骨内形成通道（图 43.12）。
- 对侧处理方式同上。

步骤 2

- 充分放气的球囊通过工作套筒插入椎体，在推进的过程中应无阻力通过骨钻形成的骨通道，正侧位透视确保球囊位于合适位置（图 43.13A、B）。

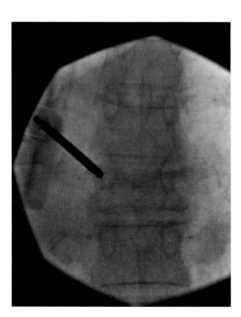

图 43.8　Jamshidi 在椎弓根入点时的图像

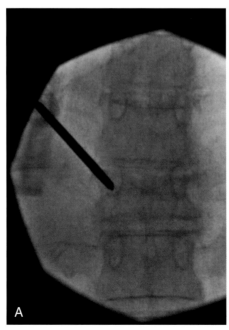

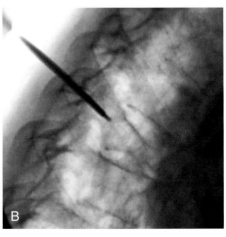

图 43.9　A. 正位片显示 Jamshidi 尖端在椎弓根内侧缘；B. 侧位片显示 Jamshidi 尖端在椎体后壁

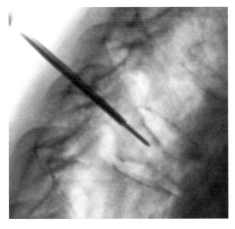

图 43.10　导针穿过 Jamshidi 进入椎体

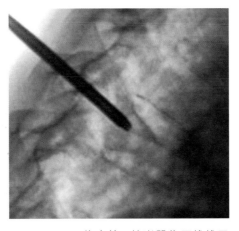

图 43.11　工作套筒 / 扩张器位于椎椎弓根内

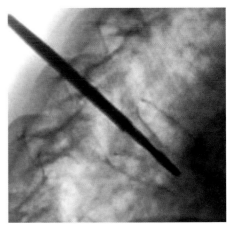

图 43.12　骨钻到达位置

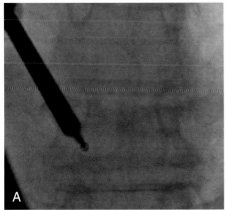

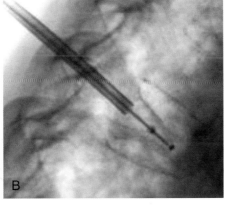

图 43.13　球囊扩张器达到位置后正位（A）和侧位（B）像

- 旋转球囊的把手将泵中的造影剂打入球囊，泵的上面通常都有压力刻度显示。
- 根据椎体塌陷程度，作者通常喜欢从 1 cm³（或 50 psi）开始球囊扩张，球囊缓慢扩张（图 43.14），一般不超过 3 cm³ 或 400 psi，通过这种方式，部分骨折可以实现复位。密切关注球囊压力变化，防止球囊突破终板或皮质。
- 球囊放气取出，随后对侧进行同样操作。

步骤 3

- 移除球囊，保留工作套筒，球囊扩张在椎体内已形成空腔。
- 装满骨水泥的套筒插入工作套筒，缓慢推入透视显影的骨水泥，先在椎体的前部注入骨水泥，随后套管缓慢拔出并持续推注，使骨水泥填充椎体的后部（图 43.15A、B）。
- 骨水泥的量一般和球囊扩充的体积相同，这样骨水泥可以与椎体的松质骨小梁交错接触。
- 当骨水泥到达终板或椎体壁，或者从椎弓根、椎间盘或沿着血管溢出时，停止骨水泥注入。
- 同样方法在对侧进行操作，最好使用同一批骨水泥。
- 骨水泥套筒保持原位直到骨水泥凝固，缓慢移动套筒直到感到坚硬阻力来

步骤 2 要点
- 球囊扩张时小心不要损伤邻近终板和侧方皮质
- 球囊压力不要超过 400 psi

步骤 2 提示
术者必须十分小心防止过度撑开球囊损伤相邻终板。这就要求术中进行正确的判断和影像评估

步骤 2 器械 / 植入物
球囊装置

步骤 3 要点
- 为了获得最佳手术流程，术者应在步骤 3 之前调制和准备骨水泥，这样可以节省时间。
- 注意把握骨水泥推注时机。太稀容易导致沿椎体裂缝渗漏或者进入椎体静脉窦。太黏稠可导致推注困难。
- 骨水泥的推注时机以骨水泥能悬挂在推注器的管口上不滴落下来为佳。

步骤 3 提示

骨水泥推注过程中，一定要尽量避免骨水泥通过终板、椎体外壁或者通过静脉外漏。这就需要术中反复多次透视。

步骤 3 器械 / 植入物

- 骨水泥
- 骨水泥推注器

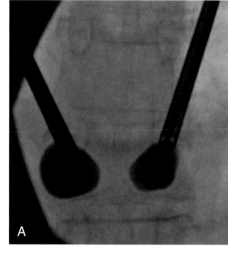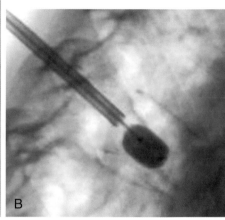

图 43.14　前后位（A）和侧位（B）透视显示扩张的球囊

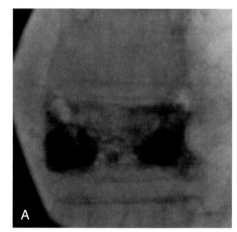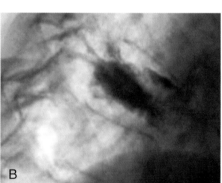

图 43.15　前后位（A）和侧位（B）透视显示最终的骨水泥注入

术后处理要点

- 对于相邻没有塌陷的椎体，特别是存在影像学上的骨髓水肿的情况下（提示存在没有塌陷的压缩骨折），可以考虑行预防性椎体后凸成形术。
- 避免术前和术后 3～4 天内进行抗凝治疗。

术后处理提示

- 如果患者术后再次出现严重疼痛，必须考虑可能再次出现椎体骨折。
- 相邻节段发生新鲜骨折的风险包括低骨密度、低体重指数和椎间盘存在渗漏骨水泥。
- 如果患者没有进行过抗骨质疏松药物治疗，在诊断骨质疏松性骨折的同时必须进行骨代谢检查和治疗。
- 必须意识到腰椎压缩性骨折后可进行性出现后凸畸形风险。后凸 >55° 时可导致肺功能损伤。当出现临床迹象时要及时和患者沟通并建议进行肺功能检查。

判断骨水泥是否凝固。

- 移除工作套筒，缝合伤口。
- 沿着软组织通道注射混合肾上腺素的局麻药。

术后处理和预后

- 术后通常观察 24 小时。
- 大多数患者在椎体成形术前经历了长期卧床及健康恶化，术后通过在家里或门诊物理康复治疗可以使其得到改善。
- 术后不需要支具固定。但在康复锻炼的时候可以使用合适支具固定（根据骨折部位）起到舒适和支撑作用。
- 术后应继续给予多模式镇痛治疗，如有需要，指导患者进行物理治疗和康复锻炼。
- 骨质疏松患者要进行骨质疏松程度评估，在专业医师的指导下进行抗骨质疏松治疗（双膦酸盐、特立帕肽、地诺单抗）。
- 术后并发症少见，主要有相邻节段压缩骨折和硬膜外血肿。

循证文献

Shapiro AMJ, Lakey JRT, Ryan EA, et al. Islet transplantation in seven patients with type 1 diabetes mellitus using a glucocorticoid-free immunosuppressive regimen. N Engl J Med 2000; 343: 230-8.

注意：虽然这是关于椎体后凸成形术（KP）的章节，但很重要的是讨论了关于椎体成形（VP）的争论，其是一种椎体骨水泥增强的方式。AAOS 强烈反对使用椎体成形术治疗骨质疏松性椎体压缩骨折。这在很大程度上是因为发表在新英格兰医学杂志上的两项前瞻性随机对照研究发现椎体成形组和对照组在疼痛和功能障碍评分上没有差别。尽管有这些 1 级证据发现，但在越来越多的研究中发现结果存在问题。

Berenson J, Pflugmacher R, Jarzem P, et al. Balloon kyphoplasty versus non-surgical fracture manage- ment for treatment of painful vertebral body compression fractures in patients with cancer: a multi-center, randomized controlled trial. Lancet Oncol 2011; 12: 225-35.

这项研究将 134 名癌症同时伴有 1~3 个椎体压缩骨折的患者随机分为椎体后凸成形组或非手术治疗组。主要研究后背功能障碍，通过 Roland-Morris 功能障碍评分。他们排除成骨性肿瘤患者、原发骨肿瘤患者以及浆细胞肿瘤患者。与对照组相比，椎体成形治疗组患者在 1 个月时具有显著提升的 RDQ、36 项健康问卷评分（SF-36PCS）、Karnofsky 功能状态（KPS）和后背疼痛评分。功能状态提升、生活质量和持续疼痛的改善一直持续到 12 个月研究结束时。

Bono CM, Heggeness M, Mick C, et al. North American Spine Society: Newly released vertebroplasty randomized controlled trials: a tale of two trials. Spine J 2010; 10: 238-40.

这是 AAOS 的评述，为了探索发表在新英格兰医学杂志的两篇前瞻性随机对照研究和后续越来越多的证据在支持椎体成形及骨水泥强化在治疗骨质疏松性椎体压缩骨折的分歧。评论分析了一些不一致性可能会产生上述的分歧。骨折区别：两篇 NEJM 研究包括骨折后 1 年的患者。新鲜骨折和陈旧骨折的治疗效果可能存在不一致。招募患者：在招募患者时可能存在选择偏倚，招募的患者疼痛和功能障碍不是很严重。拒绝参加这些研究的患者疼痛和功能障碍评分没有被报道，可能是一个分析偏倚的因素。对照组：假手术组治疗包括往关节囊和骨折椎体骨膜处注射局麻药物。这可能治疗一部分来源于后方元件的腰背痛。尽管没有在此评述中讨论，很重要的是需要指出这些研究没有常规的包括术前或术后影像学，或者体格检查，来评估疼痛来源。

Buchbinder R, Osborne RH, Ebeling PR, et al. A randomized trial of vertebroplasty for painful osteo- porotic vertebral fractures. N Engl J Med 2009; 361: 557-68.

这是一个前瞻性随机对照研究，78 名骨质疏松性椎体压缩骨折患者随机分为椎体成形组或假手术组。主要研究结果是 3 个月后的疼痛评分，和其他结果包括生活质量和身体功能问卷等，分别在术前、1 周和 1 个月、3 个月和 6 个月。研究者发现在随访过程中两个组的疼痛评分均明显降低。椎体成形组与对照组在结果评分上没有统计学差异。

Esses SI, McGuire R, Jenkins J, et al. The treatment of symptomatic osteoporotic spinal compression fractures. J Am Acad Orthop Surg 2011; 19: 176-82.

2010 年，AAOS 发表了一项临床操作指南强烈反对椎体成形和椎体后凸成形作为治疗骨质疏松性椎体压缩骨折的治疗选择。这项推荐很大程度上是因为发表在新英格兰医学杂志的两篇前瞻性随机对照研究结果。比较椎体成形和假手术，发现没有明显治疗结果。但自这些指南发布以后，一些发表的前瞻性随机对照研究显示椎体成形和椎体后凸成形具有非常好的治疗效果。

Kallmes DF, Comstock BA, Heagerty PJ, et al. A randomized trial of vertebroplasty for osteoporotic spinal fractures. N Engl J Med 2009; 361: 569-79.

这是一项前瞻性随机对照研究，131 名骨质疏松性椎体压缩骨折患者被随机分为椎体成形治疗组或假手术组。主要研究指标包括 1 个月后的 Roland-Morris 功能障碍评分和疼痛数字评分。两组治疗没有明显统计学差异。两组在干预后功能障碍和疼痛评分上均有明显提升。

Papanastassiou ID, Phillips FM, Van Meirhaeghe J, et al. Comparing effects of kyphoplasty, vertebro- plasty, and non-surgical management in a systematic review of randomized and non-randomized controlled studies. Eur Spine J 2012; 21: 1826-43.

这篇包括了 I 级和 II 级证据研究的系统综述发现椎体成形和椎体后凸成形在患者疼痛方面均优于非手术治疗组，椎体成形组和椎体后凸成形组之间没有统计学差异。与椎体成形和椎体后凸成形组相比，非手术组患者有更多的再骨折发生率。与椎体成形组相比，椎体后凸成形组具有更高的后凸校正（ 4.8° *vs* 1.7° ）。椎体成形组有更多的生活质量改善（ SF-12/36PCS ），但椎体成形研究存在较为显著的异质性。在椎体成形组骨水泥渗漏发生率较少，与更晚时间干预相比，骨折 7 周内进行手术可以明显降低疼痛。

Wardlaw D, Cummings SR, Van Meirhaeghe J, et al. Efficacy and safety of balloon kyphoplasty com- pared with non-surgical care for vertebral compression fracture (FREE): a randomized controlled trial. Lancet 2009; 373: 1016-24.

这是项 1 级证据研究，300 名患者随机分为椎体后凸成形组或非手术治疗组，主要研究指标包括 SF-36 健康调查量表（ PCS ），从术前到治疗后 1 个月。1 个月后，椎体后凸成形治疗组的 SF-36 健康调查量表比非手术组高 5.2 分（$P<0.0001$）。在 3 个月和 6 个月时这种显著性差异仍然存在，12 个月时差异消失。并发症发生率两个组之间无明显差异。每组约 1/3 的患者发生严重并发症（ 心肌梗死、肺栓塞、感染、肺炎等 ）。有两项严重并发症与椎体后凸成形术有关（ 软组织血肿和泌尿系感染 ）。27% 的治疗椎体出现骨水泥渗漏，但无临床症状。

Zhang Z, Fan J, Ding Q. Risk factors for new osteoporotic vertebral compression fractures after verte- broplasty: a systematic review and meta-analysis. J Spinal Disord Tech 2013; 26: E150-7.

这项 meta 分析分析了 16 项研究，包括 559 名接受骨水泥强化患者以及 1736 名对照组患者。他们发现骨水泥强化椎体的邻近节段出现新发压缩骨折的相关危险因素包括低骨密度、低 BMI 和椎间盘骨水泥渗漏（ 比值比为 2.61 ）。在先前存在的危险因素和骨水泥增强节段非相邻椎体新发压缩骨折之间没有明显相关性。

（ Oliver Tannous, R. Todd Allen，Steven R. Garfin 著　韩晓光 译 ）

适应证

需行减压的腰椎手术，同时需要微创手术（minimally invasive surgery, MIS）减少创伤。

MIS 的关键原则包括：

- 避免损伤多裂肌、竖脊肌的特定附着处，保留腰背筋膜的完整性。
- 使用解剖平面减少神经血管束的损伤。
- 减少术中失血
- 减小术中通道的大小

MIS 技术能覆盖的包括：

- 腰椎椎间盘切除术 / 减压
- 腰椎后路融合
  - 后外侧融合
  - 经椎间孔腰椎椎间融合术（TLIF）
  - 前路腰椎椎间融合术（ALIF）
  - 侧方经腰大肌入路
- 经皮椎弓根螺钉置入

术前检查 / 影像学

- 虽然很难界定经皮、小切口和传统切开手术的界限。微创脊柱手术（minimally invasive spinal surgery, MISS）的原则比手术切口的长度更重要（Jaikumar et al., 2002; Lehman et al., 2005）。
- 成功的 MISS 手术依赖于选择合适的患者。
- 术前，术者应该仔细进行影像学检查（平片、MRI 和 / 或 CT），并制订合适的手术计划和流程图。
- 能够直视所有相关的病变部位，并且手术结构等同或优于开放手术。
- 严重骨量减少、肥胖及腹腔内造影剂可能会限制 MISS 手术所需要的透视效果。如果不能获得足够的透视图像，可以使用其他手术入路。
- 对于经皮椎弓根螺钉固定来说，应该行标准正位检查，使棘突位于椎弓根的中央，上终板平行于球管（图 44.1）。
- 侧位像上，椎弓根重叠，椎体后皮质呈一条线（图 44.2，箭头）。上终板边缘重叠，形成一条白线。

手术解剖

- 腰椎后方椎旁肌对于维持腰椎姿势，保护椎间盘、关节突关节和韧带的完整性非常重要。
  - MISS 手术和传统切开后路手术相比减少了对多裂肌和竖脊肌的破坏。
- 为确保能够暴露病变所在区域，应当在切口前透视确认相关解剖结构。
- 锐性分离皮肤及皮下组织。

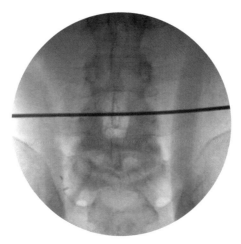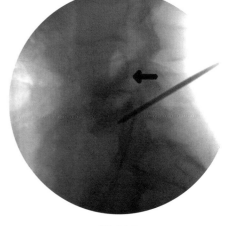

图 44.1　　　　　　　　　　　　　图 44.2

- 轻柔劈开肌肉，在肌肉平面或肌筋膜间进行分离。
- 管状撑开器锚定在脊柱上，避免为了暴露骨性结构切除肌肉组织。
- 在切除任何骨性结构前辨认骨性标记。
- 如果不行融合手术的话，小心保留足够的峡部和下关节突。
- 在椎管内，硬膜外脂肪用于辨别黄韧带和硬膜之间的间隙。
- 椎弓根是辨认椎管内结构的重要标志。通过触摸椎弓根，术者能够估算出切除骨性结构范围的大小，并定位游离的椎间盘。
- 必要时减压出口根和走行根，取决于患者本身的疾病。

体位

- 后路手术（椎间盘切除术、腰椎减压、后外侧融合、PLIF、TLIF 等），患者应该俯卧于透 X 线脊柱床上。
- 腹部悬空（Kim et al., 2011）。
- 小心保护重要的骨性凸起。
- 透视确定合适的手术体位。
- 确认术中能够使用显微镜。
- 前路手术时，应当从剑突到耻骨处广泛消毒铺巾。
- 侧方椎体间融合（极外侧椎体间融合、侧方椎体间融合），应该确保患者位于真正的侧卧位，轻度屈曲（远离手术切口），从而更容易暴露椎体侧方。

后路管状撑开器的一般介绍

学习曲线：

- 一定要了解并对 MIS 技术的学习曲线有所准备。
- MIS 下重建手术（图 44.3）和减压手术相比更加困难，术者应当按照学习曲线循序渐进地进行。
- 平均来说，一名术者的前 7 台管状撑开器手术中大约有 3 台需要术中转成开放手术，但接下来的 28 台都可以顺利完成（Kim et al., 2011）。
- Scalfani 和 Kim（2014）所做的 meta 分析显示一名术者前 30 例 MIS 减压并发症发生率为 11%，31 例之后并发症下降到不到 1%。
  - 最常见的并发症为硬膜撕裂。
- 一般来说从 MIS 减压手术第 1 台到第 15 台手术时间显著下降，而在第 15 和 30 台之间手术时间逐渐维持在正常范围内（Scalfani and Kim, 2014）。

体位提示

体位摆放不好可能导致直接暴露困难或者透视困难，难以看清关键解剖结构，从而影响手术效果。

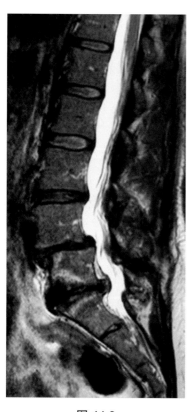

图 44.3

放射线

透视下椎弓根置入与非脊柱的骨科手术相比，放射量是后者的 10～12 倍。

常规做 MIS 手术的脊柱外科医生发生致命肿瘤的风险是关节外科医生的 50 倍以上（Kim et al., 2008）。

Kim 等（2008）认为计算机导航技术能够在切口前减少透视次数，从而能够降低放射线暴露。

- 导航避免了放置 C 臂导致的一些奇怪体位，并且不需要使用铅屏。
- 尸体研究认为导航和传统透视相比整体手术时间没有区别。

建立 MIS 手术通道：

- 手术步骤第 1 步是透视下确认精确的皮肤切口（Seldomridge and Phillips, 2005）。
- 旁正中切口和正中切口相比，能够尽量避免对多裂肌的损伤，行皮肤和筋膜切口后，使用逐级增大扩张器分离椎旁肌肉筋膜，减少组织损伤和剥离。
- 管状撑开器增大了软组织接触面积，从而降低了单位面积的压力。
  - 撑开器固定器和床连接在一起，作为自动拉钩降低了撑开器周围肌肉压力。
  - 通过切口使用 Cobb 剥离子进行骨膜下剥离，制作工作空间。
- 可以将管状撑开器放置在骨性结构上（图 44.4A、B）。透视下确认撑开器位置。
- 使用术中显微镜优化手术视野，尤其是做减压的时候。
- 使用可扩张管状撑开器系统能够增加暴露范围但会增加软组织的剥离和形变。
- 将撑开器锚定在脊柱上会限制软组织的形变，避免对视野的影响（Tafazal and Sell, 2004）。
- 因为长的管状撑开器会减少手术器械的摆动幅度，因此应该使用从皮肤到脊柱距离最短的撑开器。
- 透视下确认管状撑开器的位置，并按照目标区域位置调整到满意为止。

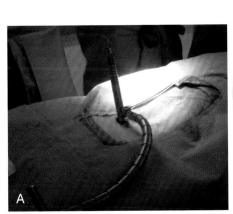
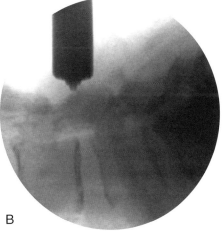

图 44.4　A、B

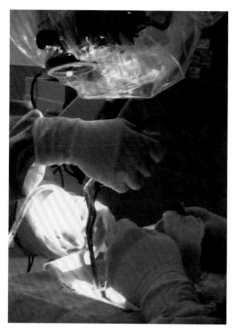

图 44.5

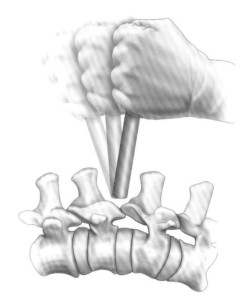

图 44.6

管状撑开器下椎间盘切除减压手术技巧

- 避免使用过大的管状撑开器，这可能会使术者偏离中线。
  - 作者建议使用 14～18 mm 直径的套筒（外径）用于椎间盘切除术，使用 18～20 mm 直径的套筒行中央椎管减压。
- 在磨钻的时候保留黄韧带的完整性，从而保护硬膜。

确保在硬膜表面正确的平面，切除骨头时小心观察硬膜避免医源性硬膜撕裂。

- MIS 入路非常适合用于治疗局部椎管狭窄或者椎间盘突出。
- 多项随机对照研究比较切开手术和微创椎间盘切除术。
  - 两种手术安全性和临床效果相当。
  - 开放手术并未体现出明显的临床优越性。
- 单纯减压手术简单明了，适合作为 MISS 手术医生的入门手术。
- 虽然 MISS 减压使用了更小的手术切口，但同样能达到彻底减压以及好的临床效果。
- 不需要移除棘突即可以达到足够的减压。
- 如果是椎间盘突出的话，术前要在影像学上根据椎弓根和椎间隙明确游离碎片的位置。
- 通过单纯的椎板切开术，能够移除椎间盘碎片并减压受压的神经结构。
- 术前应明确椎管狭窄的具体部位，并在手术完成前直视确认神经结构已充分减压。
- 可使用双侧腰椎减压或者"椎板成形术"，通过单一手术切口治疗双侧狭窄。
- 椎板成形术，首先行广泛半椎板切除术，切除内侧关节突减压同侧椎管。
- 套管首先朝向椎管对侧（使用之前提过的摇摆技术），切除棘突和对侧椎板的下表面（使用高速磨钻），从而提供到达对侧椎管的通道（图 44.7）。
- 建议保留黄韧带的完整性，从而在磨削骨头时保护下方的硬膜。
- 磨削完成后，应当移除黄韧带从而可以直视神经根，并完成硬膜减压。
- 如果需要去除大量同侧下关节突才能够到达同侧侧隐窝，可以使用对侧半椎板切除术来从对侧到达这一侧的侧隐窝（Regev et al., 2009）。

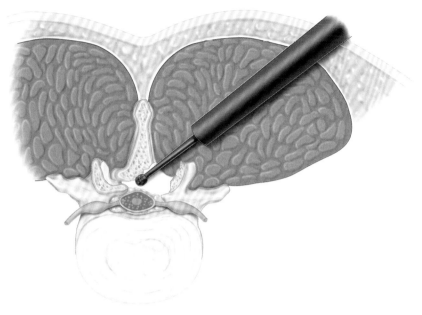

图 44.7

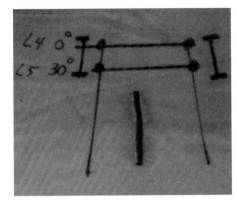

图 44.8

脊柱融合

- 后外侧融合
  - 通过管状撑开器可以在相邻节段的横突上行后外侧融合。
  - 对于横突间融合（桥接融合）来说，可扩张的撑开器在暴露整个横突间间隙时非常有用。
  - 在横突上锚定后，清除视野内的软组织暴露下方骨质，进行去皮质。
  - 横突间的间隙内填充合适的骨移植物，然后移除管状撑开器。
  - 小心避免破坏横突间膜，可能会损伤下方神经根。

经椎间孔腰椎椎间融合术（TLIF）

- 和经后路椎体间融合需要双侧广泛减压和神经根牵拉暴露椎间隙不同，TLIF 能够通过椎间孔单侧入路进行融合（Kim et al., 2011; Lehman et al., 2005）。
- 理论上来说椎间融合和横突间融合相比，更适于融合并重建塌陷的椎间隙。
- 术后 2 年随访，MIS 和开放 TLIF 的手术效果相当，MIS-TLIF 术后疼痛更轻，康复更快，住院时间更短（Peng et al., 2009）。
- 翻修手术中，MIS TLIF 和初次手术效果类似，出血量并没有增加。但是硬膜撕裂的发生率更高（Selznick et al., 2009）。
- Peng 等（2009）发现有 MIS-TLIF 手术经验的术者平均手术为 216 分钟，开放手术则为 170.5 分钟。在术者的前 20 例手术中手术时间平均延长 33% ~ 50%（Scalfani and Kim, 2014）。
- TLIF 技术要求更高，通常要求术者已有管状撑开器下腰椎减压的手术经验。
- 选择腿痛最明显一侧进行 TLIF 的手术暴露。
- 实施微创 TLIF 时，皮肤切口位于中线外 4 cm，从而有足够的通道到达对侧椎间隙（图 44.8）。
- 手术通道位于多裂肌和竖脊肌之间。

- 手术窗口内侧是硬膜，头端为神经根，尾端为椎弓根，上方是头端椎体上终板，通过该手术窗口进入椎间隙。
- 仔细保护和牵开走行根，切开后外侧纤维环从而进入椎间隙。
- 使用刮匙和髓核磨削工具切除椎间盘。
- 避免破坏骨性终板，不然会增加出血及椎间植入物下沉风险。
- 使用侧位片透视明确进入椎间器械的深度，避免穿透前方纤维环，那可能导致血管损伤等灾难性的后果。
- 测量椎间隙决定椎间植入物的大小。
- 椎间植入物放置合适的骨移植物，在植入物周围同样填塞骨移植物。在插入试模和椎间融合设备时要小心，避免压迫出口根。
- 在正位片上融合植入物应两侧对称，侧位上位于椎间隙的前半侧。
- TLIF 最后探查明确出口根和走行根没有压迫。

前路腰椎椎间融合术（ALIF）

- ALIF 能够很好地重建椎间隙，并且不需要像后路手术那样在硬膜边缘操作，因此降低了神经损伤或硬膜外瘢痕形成的风险。
- 行 ALIF 手术后，可从后路经皮置入椎弓根螺钉作为张力带重建，并提供 360° 融合。
- 首选小切口腹膜后入路进行 ALIF 手术。
- 该入路能够充分暴露椎间盘，可以直接切除并使用大的椎间融合器进行重建。

侧方经腰大肌入路椎间融合术

- 可通过侧方经腰大肌入路进行前路椎间融合。
- 该入路的优势包括避免牵拉血管，能够置入更大、生物力学更稳定的植入物，并能够矫正冠状面的畸形。
- 侧方入路的缺点是潜在腰丛神经损伤的风险或者髂静脉损伤，尤其是 L4-L5 水平。在尸体研究中（Kepler et al., 2011），L4-L5 节段实行 20 mm 手术窗口，左侧入路和右侧入路分别有 21% 和 44% 的风险损伤神经血管。
- 该入路常见后遗症包括大腿上方区域感觉异常，屈髋疼痛或无力，可能与入路相关，并大多为一过性。
- 患者置于侧卧位，左侧朝上能够降低血管结构损伤的风险（尤其是 L4-L5）。
- 患者使用肾形垫置于透射线床上，髂嵴置于肾形垫的下缘，尽量抬高以增加髂嵴和肋骨之间的距离。屈曲髋关节放松髂腰肌（Anand and Baron, 2013）。
- 使用 C 臂定位椎间隙节段。目标是椎间隙的前中 1/3 处，降低神经损伤风险。
- 手术通道在椎间隙外侧，避免遇到大血管（主动脉、下腔静脉，髂血管等）。
  - 下腔静脉和右侧髂总血管发生解剖变异时，右侧入路更危险，因为位置更偏后。
- 沿腹外斜肌肌肉纤维方向做斜行切口。
- 劈开肌肉进入腹膜后间隙和腰大肌。
  - 作者建议在腰大肌的前 1/3 和后 2/3 交界处劈开腰大肌，到达椎间盘侧方。

融合要点

- 在椎间隙操作时避免使用锐性器械穿透终板。
- 从终板上移除所有的软骨结构从而促进融合。
- 避免植入物过小，那样可能会降低稳定性，最后导致植入物移位。
- 任何影响椎间隙操作的骨赘都应该去除，这样能够确保彻底清除椎间盘组织，并放置合适的椎间植入物。
- 置入椎间植入物可能会影响到出口根，小心保留峡部有助于保护神经。充分松解减压硬膜，这样在植入融合器时有足够的自由度牵拉走行根。

融合提示

- 小心避免切除到前方纤维环，避免大血管损伤。
- 有时候神经根可能会出现联合根变异，导致经椎间孔椎体间融合或者后路椎体间融合暴露困难，这种情况下应考虑选择其他融合方式。

- 腰丛和股神经通常位于腰大肌后方，因此发生腰丛向前变异或者腰大肌变异的时候损伤风险更高（Kepler et al., 2011）。
- 可使用神经监测定位腰大肌内的神经根。
- 必须在透视下确认拉钩相对于椎间隙的正确位置。
- 直接行椎间盘切除术。
- 从侧方置入椎间植入物，从一端到另一端横跨整个椎间隙。
- 椎间隙内和植入物内填充合适的骨移植物。

经皮椎弓根螺钉固定

- 经皮空心椎弓根螺钉系统的使用简化了内固定的过程。
- 术者应当在术前熟悉内固定系统的特点。
- 一项综合了 37 337 例经皮椎弓根螺钉的 meta 分析显示总体准确率为 91.3%（Kim et al., 2011）。
- 首先透视下获得椎体的正位像（图 44.9A、B）。
- 正位上切口位于椎弓根外侧缘 1 cm 左右（图 44.10）（Lehman et al., 2005; Seldomridge and Phillips, 2005）。
- 既往行 TLIF 或 PLIF 的手术切口可以用来作为椎弓根螺钉置入的切口。
- 沿皮肤切口置入 Jamshidi 针，直接锚定在椎弓根外缘 3 点位（右侧）和 9 点位（左侧）的骨面。
- 确认针尖位置摆放好后，使用锤子将针尖向内敲几毫米（图 44.10A、B）。
- 正位上透视明确针尖位置。
- 下一步在距离皮肤表面 20 mm 的针杆上做标记。
- 将针杆平行于终板，从外向内呈 10° 角，逐步敲入椎弓根内，直到针杆上的标记到达皮肤边缘（此时针尖已经通过了椎弓根的峡部）
- 再次正位透视明确针尖位置，应该位于椎弓根的一半或者内侧 1/3（图 44.11）。
- 通过针杆插入导针，向椎体内深入约 15 mm。
- Jamshidi 针应当平滑地打入椎弓根。如果碰到坚硬的骨头，针尖可能偏内，影响到上关节突的皮质骨面。这种情况下，应当将入针点外移，避免穿透

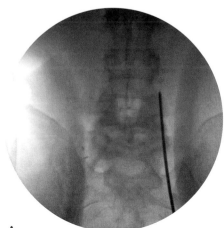

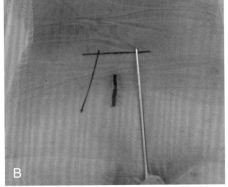

图 44.9　A、B

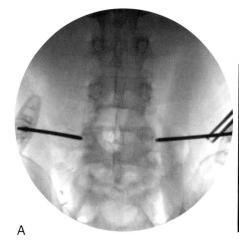
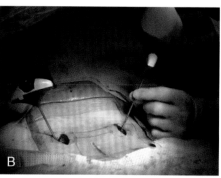

图 44.10　A、B

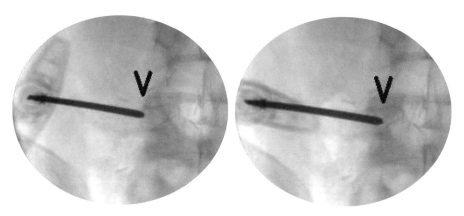

图 44.11

关节突关节。

- 在针杆基底部导针应该会碰到松质骨。术者在插入导针的时候会有特定的手感。
- 通过 Jamshidi 针插入导针（图 44.12A、B ）。
- 使用空心工具例如开路器和丝攻准备椎弓根螺钉的置入。
- 攻丝过程中可以使用肌电图，确保没有突破皮质（图 44.13 ）。
- 侧位透视检测器械沿导针的置入深度（图 44.14 ）。
- 在置入器械的时候扶住导针，避免导针向前滑动或者不小心退出。
- 使用空心丝攻进行攻丝后，置入空心椎弓根螺钉。
- 放置连杆最后锁定（图 44.15、图 44.16 ）。
- 最后行正侧位透视确认融合在满意位置（图 44.17 ）。
- 作者倾向于使用皮下可吸收缝线闭合伤口，外观更加美观（图 44.18 ）。

小切口

- 小切口入路相比经皮入路有诸多优势，比如直视下操作，选择空心或非空心的椎弓根螺钉，以及更容易进行后方植骨。
- 小切口增加了损伤背侧支内侧分支的风险（ Regev et al., 2009 ）。
- 小切口技术中，沿椎弓根外侧缘行旁正中纵向切口。

内固定要点

- 获得平行于上终板的纯正位对于正确置入经皮椎弓根螺钉非常重要。
- 通过在 Jamshidi 针上标记螺钉置入深度，术者能够安全地置入导针，而不用在正侧位上反复透视。

内固定提示

经导针传递器械的时候一定要把住导针。

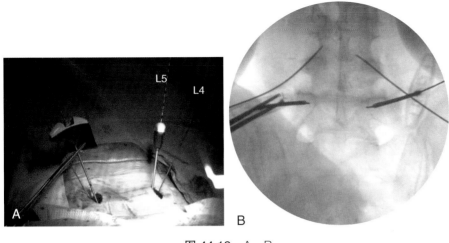

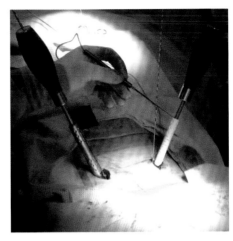

图 44.12　A、B

图 44.13

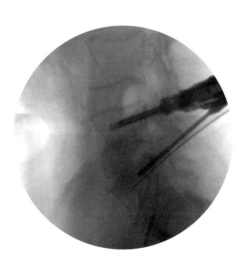

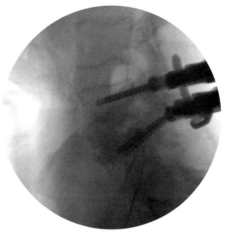

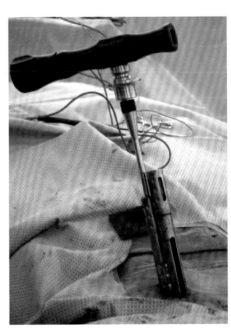

图 44.14

图 44.15

图 44.16

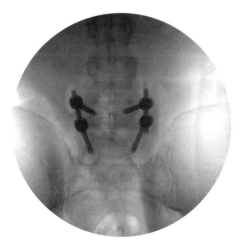

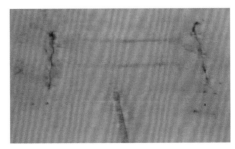

图 44.17

图 44.18

- 在多裂肌和竖脊肌之间的间隙分离，然后使用管状撑开器。
- 使用电刀暴露头尾两端的峡部和乳突。
- 空心或者非空心的螺钉均可以选择。
- 峡部、关节突关节和横突进行去皮质用于植骨融合，然后放置标准杆和尾帽。

术后处理和预后

- 术后处理和传统切开手术类似。但相对开放手术，一般来说患者术后疼痛更轻，下地活动更早。
- 作者鼓励术后当天下地活动，一旦转为口服药物即可出院。
- 虽然切开手术的各种并发症在 MIS 手术上同样可能发生，MIS 手术一些特定并发症发生概率更低，例如感染或大量出血。
- 选择合适的患者、正确的手术方式是确保良好长期效果的关键。

循证文献

Anand N, Baron EM. Minimally invasive approaches for the correction of adult spinal deformity. Eur Spine J. 2013; 22(Suppl 2): S232-S241.
　　讨论了微创畸形矫正手术，并对经腰大肌、骶前入路和经皮内固定技术进行了综述。

Bosacco SJ, Gardner MJ, Guille JT. Evaluation and treatment of dural tears in lumbar spine surgery: a review. Clin Orthop Relat Res. 2001; 389: 238-247.
　　硬膜撕裂是脊柱外科常见并发症，一旦漏诊可能导致严重后果，该综述着重于介绍该并发症的患病率和治疗选择。

Jaikumar S, Kim DH, Kam AC. History of minimally invasive spine surgery. Neurosurgery. 2002; 51(Suppl): S1-S14.
　　微创脊柱手术（MISS）吸引患者的是快速康复和伤口美观。激光、内镜和影像导航的进展同样促进着微创技术的发展。回顾 MISS 的历史有助于理解脊柱手术领域这一新兴的技术。

Kepler CK, Bogner EA, Herzog RJ, Huang RC. Anatomy of the psoas muscle and lumbar plexus with respect to the surgical approach for lateral transpsoas interbody fusion. Eur Spine J. 2011; 20: 550-556.
　　回顾性影像学分析确认腰大肌和腰丛之间的关系，并分析哪些患者是经腰大肌入路的高危患者。

Kim CW. Scientific basis of minimally invasive spine surgery prevention of multifidus muscle injury during posterior lumbar surgery. Spine. 2011; 35: S281-S286.
　　回顾了微创手术入路的优势及腰椎后方入路的相关解剖。

Kim CW, Lee YP, Taylor W, Oygar A, Kim WK. Use of navigation-assisted fluoroscopy to decrease radiation exposure during minimally invasive spine surgery. Spine J. 2008; 8: 584-590.
　　描述了导航辅助透视下微创 TLIF 手术的尸体和人体研究，认为导航能够降低放射线对患者和医生的暴露，并且在手术时间和结果方面没有区别。

Kim CW, Siemionow K, Anderson G, Phillips FM. The current state of minimally invasive spine surgery. J Bone Joint Surg Am. 2011; 93: 582-596.
　　综述了目前的几种微创手术方式。

Lehman RA, Vacarro AR, Bartagnoli R, Kuklo TR. Standard and minimally invasive approaches to the spine. Orthop Clin North Am. 2005; 36: 281-292.
　　微创手术中使用微创撑开器和特殊设计的器械用于治疗不同的脊柱疾病。这些微创手术安全有效，并且避免了开放手术的并发症和不足。

Peng C.W., Yue W.M., Poh S.Y., Yeo W., Tan S.B. Clinical and radiological outcomes of minimally invasive versus open transforaminal lumbar interbody fusion. Spine (Phila Pa 1976) 2009; 34: 1385-1389.

前瞻性对比开放和微创TLIF手术，结果提示MIS术后疼痛更轻，住院时间更短，并发症发生率更低，临床效果类似。

Regev G.J., Lee Y.P., Taylor W.R., Garfin S.R., Kim C.W. Nerve injury to the posterior rami medial branch during the insertion of pedicle screws: comparison of miniopen versus percutaneous pedicle screw insertion techniques. Spine（Phila Pa 1976）2009; 34: 1239-1242.

比较了小切口和经皮内固定技术。

Sclafani JA, Kim CW. Complications associated with the initial learning curve of minimally invasive spine surgery. Clin Orthop Relat Res. 2014; 472: 1711-1717.

关于微创手术早期学习曲线中并发症的 meta 分析。

Selznick LA, Shamji MF, Isaacs RE. Minimally invasive interbody fusion for revision lumbar surgery: technical feasibility and safety. J Spinal Disord Tech. 2009; 22: 207-213.

分析 MIS TLIF 的初次手术和翻修手术效果，发现两者效果类似，翻修手术硬膜破裂的发生率更高。

Tafazal SI, Sell PJ. Incidental durotomy in lumbar spine surgery: incidence and management. Eur Spine J. 2004; 14: 287-290.

描述了硬膜撕裂的发生率和并发症及其治疗方法。

Uribe JS, Vale FL, Dakwar E. Electromyography monitoring and its anatomical implications in minimally invasive spine surgery. Spine. 2010; 35: S368-S374.

本文是关于微创手术中电生理监测的综述和 meta 分析，结论是术中电生理监测在视野范围受限的时候能够增加安全性，在经腰大肌的侧方入路中非常重要。

（Christopher K. Kepler 著　蒋继乐 译）

半椎体切除术

- 在青少年生长高峰期时（平均 13.7 岁）脊柱后凸畸形会进展迅速。
- 椎管内畸形常与半椎体畸形并发，多出现于半椎体畸形的头侧区域，例如与腰椎相比，更易出现在胸椎和颈椎。
- 在年龄较大且伴有僵硬性畸形的儿童，应避免牵引。

适应证争议

- 早期治疗可以防止进展，防止僵硬的继发性弯的形成。
- 早期治疗的方式包括
  - 非固定式融合（后凸 <55°）：无法预测前柱生长，有较高的假关节形成率（20%）。
  - 后路：与原位融合或半椎体骺阻滞相比，是最佳的矫正方式。

治疗选择

后路原位融合

- 禁用于脊柱未成熟的患者。
  - 单独的后路融合会减少矫形效果。
  - 36% 的儿童在 4 岁时会出现曲轴现象。
  - 在这种情况下，如果未融合的椎体前柱继续生长，患者将会发展成偏向于融合块的前凸。
- 治疗目标是预防而不是最终矫正。

前后路联合融合术

- 矫形的步骤包括前路椎体切除和后路固定。
- 与后路原位融合相比，具有更高的融合率。
- 没有观察到曲轴现象出现。
  - 但融合节段失去生长能力，形成残留的侧凸。

半椎体骺阻滞

- 5 岁以下的儿童，侧凸未进展超过 60°。

适应证

- 手术治疗半椎体畸形首要目的是避免其进展形成严重脊柱畸形（其每年可进展 2°~3.5°）。
- 大于 40° 的进展性侧凸。
- 在代偿弯形成前矫正侧凸。
- 扭转的畸形。
- 凸侧结构性的压缩可以发展成凹侧机械性压缩。
- 1 型畸形（北美最常见）：椎体前方形成不全，如果不治疗可能发展成严重的僵硬的角状畸形。
- 2 型畸形：椎体前方分节不全同时前外侧生长阻滞，可以造成一个平缓的后凸影响脊柱平衡。
- 3 型畸形（最少见）：椎体前方分节不全合并形成不全，可以有多种表现。

术前检查 / 影像学

病史和查体（图 45.1）。

- 询问异常的脊柱畸形家族史
  - VACTERL 综合征：椎体畸形（vertebral anomalies）、肛门直肠闭锁（anal atresia）、心血管畸形（cardiovascular anomalies）、气管食管瘘（tracheoesophageal fistula）、食管闭锁（esophageal atresia）、肾和 / 或桡骨

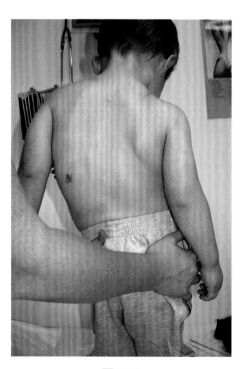

图 45.1

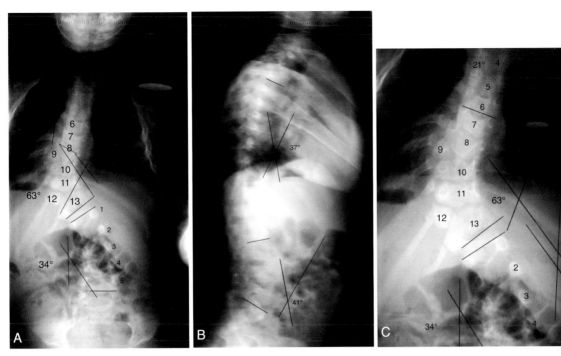

图 45.2　A ~ C

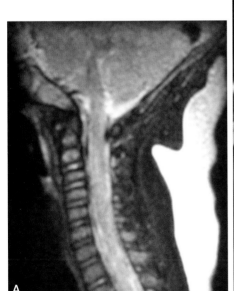
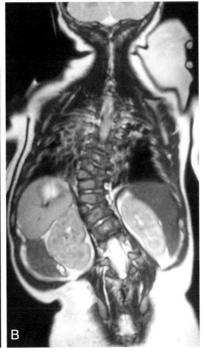

图 45.3　A、B

畸形（renal and/or radial anomalies），和 / 或肢端缺如（limb defects）（活婴中的发生率为每 1 万到 4 万中 1 例）。

- 泌尿生殖道发育畸形（26%）。
- 心脏缺损（26%）。

脊柱正位片（图 45.2A、C）

- 侧位片（图 45.2B）。
- MRI：分别是矢状和冠状位，来评价可能的椎管内或综合征性的异常（图 45.3A、B）。

治疗选择（续）

- 在凸侧阻止生长而凹侧保留生长潜能。
  - 在显著的弯进行凸侧半椎体骺阻滞。
- 凹侧生长率无法预测，并随着后柱的生长可能形成后凸。

半椎体切除

- 可以提供 60% ~ 70% 的畸形矫正，同时防止侧凸进展。
- 相邻节段并未涉及，所以不会限制生长。
- 可以从前路、后路或联合入路（分期手术在 10 天内）进行切除。
- 没有观察到曲轴现象出现。

体位要点

- 患者俯卧位置于 Jackson 手术床上可以为融合提供良好的前凸序列。
- 在女性患者，乳房应置于开放性 Jackson 手术床中部。
- 髋部和大粗隆应用大面积衬垫保护以避免压疮。

体位提示

腹部和外生殖器在摆放体位时应避免任何压迫。

体位器械

- 开放性 Jackson 手术床
- Relton-Hall 四柱框架可能被使用

当考虑融合时 Wilson 架可能会减少腰椎前凸。

在半椎体节段进行后柱结构骨膜下剥离。

如果术中电生理监测不可信时，在复位和稳定后可以行唤醒试验。

- 透视仪
- 立体影像导航（如果可行）
- 自体血回输装置
- 体感诱发电位和动作诱发电位

术中 CT 或锥束透视仪可以提供精准的术中影像，但也可使儿童放射线暴露增加

- 直接切除半椎体和附属结构可以提供即刻的畸形矫正
- 在硬膜上放置凝血酶浸泡过的明胶海绵以减少出血，同时增加屏障防止硬膜损伤
- 收集被切除的骨组织用于植骨

- 确认切除椎体骺板
- 进行术中诱发电位监测，尤其是在神经周围操作时

- 为避免神经损伤，在截骨时应临时固定。
  - 如果已经置入椎弓根螺钉，可以使用一根短棒固定
  - 椎板钩也可以用于稳定

半椎体完整切除时，畸形顶椎的脊髓血供可能会受影响。

- 例如小脑下疝、脊髓空洞、脊髓纵裂、二分脊髓或脊髓拴系。

手术解剖

- 半椎体的凸侧和前侧应被暴露。
- 在融合区域之外，暴露时应保留骨膜。

体位

- 侧卧位
  - 侧后方入路 / 同时前后入路
    - 患者凸侧位于上方。
- 俯卧位
  - 仅后路或前后分期入路。

入路 / 显露

在胸腰椎联合入路时，半椎体上方的 1~2 个肋骨将被切除。

手术操作 A：外后侧腰椎半椎体切除并前路固定矫正

步骤 1：患者采用侧卧位

- 凸侧向上
- 棘突外侧 3.5 cm 处 L 形侧方 / 纵向切口，跨越半椎体上方和下方
- 骨膜下剥离凸侧后柱结构
- 切除后柱结构和椎间盘（椎板、关节突关节、椎弓根、横突和半椎体的后侧部分）
- 继续从凸侧切除凹侧半椎体部分

步骤 2：前路切口

- 腓骨可以作为相邻椎体的支撑物
- 椎弓根系统可以稳定和加压，使用婴儿型 Cotrel-Dubousset（CD）horizon 或 mini-Harrington 器械

手术操作 B：半椎体切除和融合：前后路联合

步骤 1：前方入路

- 从入路侧至对侧的线性切口
- 从椎体上牵开腰大肌和胸膜
- 切除半椎体头侧和尾侧的椎间盘
- 椎体切除
- 被切除的椎体修剪后用于自体骨移植

步骤 2

- 骨膜下暴露后柱结构
- 切除椎板、关节突关节、横突和椎弓根

手术操作 C：后路半椎体切除和矫形

步骤 1

- 沿整个侧凸纵向切口
- 骨膜下剥离至侧方横突尖
- 切除半椎体的棘突、椎板和关节突关节
- 切除半椎体及头侧和尾侧的椎间盘
- 压碎剩余的皮质骨壳并闭合截骨间隙

步骤 2

- 在半椎体切除后，置入椎弓根螺钉和 / 或钩
- 植入物正位像（图 45.4A）
- 植入物侧位像（图 45.4B）
- 通过加压的方式闭合截骨间隙，可以矫正侧凸的同时矫正后凸畸形

步骤 3

- 对于肌肉覆盖不足有内固定外露风险的患者应考虑由整形外科医生关闭伤口

术后处理及预后

- 维持术后即刻稳定的红细胞比容和血红蛋白
- 控制疼痛

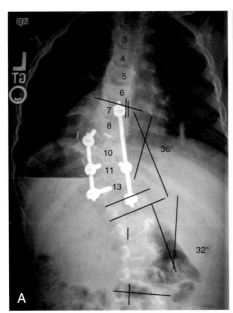
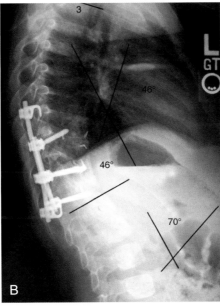

图 45.4　A、B

步骤 2 要点

- 合适尺寸的腓骨支撑可以防止后凸畸形
- 一个可扩张的椎间融合器也可以用于重建前凸
- 在凸侧将半椎体上方的椎板和关节突关节去皮质化可以提供更多的融合面

步骤 2 提示

- 半椎体切除可能会造成后方缺损，在复位过程中应予考虑。
  - 这个间隙可以填充自体骨或同种异体松质骨

步骤 2 器械

- 椎弓根螺钉器械
- 婴儿型 Cotrel-Dubousset (CD)
- Mini-Harrington 棒
- 椎板钩

步骤 2 争议

椎弓根螺钉可以提供三柱固定，但比传统椎板钩和椎板下钢丝昂贵

步骤 1 要点

- 在硬膜上放置凝血酶浸泡过的明胶海绵以减少出血，同时增加屏障防止硬膜损伤
- 双极电凝可用于止血

步骤 1 提示

- 在椎体切除时可能出现相邻节段的侧方移位
  - 保留凹侧小部分纤维环的铰链结构可以预防
- 避免神经根由椎弓根下方穿出

步骤 1 器械 / 植入物

- 为避免神经损伤，在后入路前应临时稳定
- 临时棒或椎板钩可以提供支持

步骤 1 争议

前后路分期手术的时机必须根据每例患者的基本情况评估决定

步骤 2 要点

- 最后的稳定性是由对凸侧加压而获得的
- 石膏可以作为固定的另一种方法

步骤 2 提示

髋人字石膏可以保持患者偏向凸侧

步骤 2 器械 / 植入物

- 在最初的后路半椎体切除时可以置入植入物
- 可选的植入物包括椎弓根螺钉、椎板钩、椎板下钢丝和钛缆

步骤 2 争议

如不使用植入物固定，髋人字石膏是另一种选择

步骤 1 要点

- 当到达椎体外侧和前方皮质后再切除椎弓根
- 在胸椎半椎体中，需要切除长度约 3 cm 的肋骨
- 剩余的椎间盘和纤维环作为铰链结构避免椎体侧移

步骤 1 提示

- 为避免神经损伤，应在直视脊髓的情况下切除椎弓根和横突
- 切除凹侧椎间盘可能会引起问题，因为外侧椎间盘结构可能有益于矫形

步骤 1 器械 / 植入物

- 椎间融合器
  - 如果植入空间有限可以选择可扩张式椎间融合器
- 椎弓根螺钉器械

步骤 1 争议

- 在生长期的患者，融合节段应尽可能地短，可以使用以下方式扩展
  - 生长棒
  - 可扩张钛肋

步骤 2 要点

- 棒的预弯应与凸侧相适应
- 横突和后柱结构去皮质化
- 在凹侧放置第二根棒以提供更好的稳定性

步骤 2 提示

- 撑开力仅用于凹侧
- 加压力应用在凸侧的锚定点上

循证文献

Bollini G, Docquier PL, Viehweger E, Launay F, Jouve JL. Lumbar hemivertebra resection. J Bone Joint Surg Am. 2006; 88: 1043-1052.

这项研究表明当能尽早手术并使用短节段融合策略时，腰椎半椎体切除是一种安全并能提供稳定矫正的方法。

Bollini G, Docquier PL, Viehweger E, Launay F, Jouve JL. Thoracolumbar hemivertebrae resection by double approach in a single procedure: long-term follow-up. Spine. 2006; 31: 1745-1757.

这项研究表明胸腰椎双入路半椎体切除是安全的，并且短节段融合可提供持续的矫正。

Hedequist DJ, Emans JB. Congenital scoliosis. J Am Acad Orthop Surg. 2004; 12: 266-275.

这篇文章回顾了先天性脊柱侧凸、胎儿椎体形成异常，并预测了自然病程和总结了可应用的矫形方法。

Hedequist DJ, Emans JB. The correlation of preoperative three-dimensional computed tomography reconstructions with operative findings in congenital scoliosis. Spine. 2003; 28: 2531-2534.

数据显示了半椎体畸形的三维 CT 重建和椎体后方异常的可视化应用。

Hedequist DJ, Hall JE, Emans JB. Hemivertebra excision in children via simultaneous anterior and posterior exposures. J Pediatr Orthop. 2005; 25: 60-63.

这项研究报道了同期前后路半椎体切除在治疗中的有效性和安全性。矫形效果与单纯后路或分期前后路手术相当。

Lazar RD, Hall JE. Simultaneous anterior and posterior hemivertebra excision. Clin Orthop Relat Res. 1999; 364: 76-84.

这篇文章报道了一期前后路半椎体切除矫正畸形并后路固定治疗 11 例患者。术后即刻平均侧凸 13°（1°～40°），在平均 28 个月随访时，平均侧凸 14°（1°～47°）。

McMaster MJ, Ohtsuka K. The natural history of congenital scoliosis: a study of two hundred and fifty-one patients. J Bone Joint Surg Am. 1982; 64: 1128-1147.

这篇研究描述了 251 例先天性脊柱侧凸患者的自然病程。

Nasca RJ, Stilling III FH, Stell HH. Progression of congenital scoliosis due to hemivertebrae and hemivertebrae with bars. J Bone Joint Surg Am. 1975; 57: 456-466.

这项研究报道了侧凸的进展变异较大，每年 1°～33°（平均每年 4°）。

Noordeen MH, Garrido E, Tucker SK, Elsebaie HB. The surgical treatment of congenital kyphosis. Spine (Phila Pa 1976). 2009; 34: 1808-1814.

这篇文章描述了半椎体畸形的三种类型。

Ruf M, Harms J. Posterior hemivertebra resection with transpedicular instrumentation: early correction in children aged 1 to 6 years. Spine. 2003; 28: 2132-2138.

这篇文章提倡在发展成严重局部畸形和继发性结构改变前，进行先天性脊柱侧凸早期手术治疗。

Schuster JM, Fischer D, Dettori JR. Is chemical antithrombotic prophylaxis effective in elective thoracolumbar spine surgery? Results of a systematic review. Evid Based Spine Care J. 2010; 1: 40-45.

这篇文章不支持在低风险的患者中使用化学性预防深静脉血栓药物。

Shono Y, Abumi K, Kaneda K. One-stage posterior hemivertebra resection and correction using segmental posterior instrumentation. Spine. 2001; 26: 752-757.

这篇文章的结果显示矫正由单一半椎体引起的侧后凸畸形可以采用一期后路半椎体切除和短节段后路固定矫正。

Solomon BD. VACTERL/VATER association. Orphanet J Rare Dis. 2011; 6: 56.

Yaszay B1, O'Brien M, Shufflebarger HL, et al. Efficacy of hemivertebra resection for congenital scoliosis: a multicenter retrospective comparison of three surgical techniques. Spine (Phila Pa 1976). 2011; 36: 2052-2060.

多中心回顾性研究表明后路半椎体切除术后畸形加重与原位融合或半椎体骺阻滞相当。

（John K. Ratliff, Rani Nasser 著　肖　斌　译）

步骤 2 器械 / 植入物

多种植入物可以用于固定，包括椎弓根螺钉、钢丝或钛缆

步骤 2 争议

回顾性多中心研究表明，与半椎体骺阻滞或原位融合相比，儿童患者后路半椎体切除可获得最大的畸形矫正

术后处理要点

- 在患者出院前佩戴支具拍摄站立位脊柱全长片
- 这些影像可以与随访时对比

术后处理提示

为后期状况或持续性出血考虑，术后患者应立即进入监护病房

术后装置

取模定制的硬性支具应佩戴 6 个月保护植入物

术后处理争议

对于脊柱融合术后低风险的患者，预防深静脉血栓药物并非常规使用

腰椎显微椎板切除术

适应证

- 腰椎管狭窄
- 腰椎管狭窄伴有单侧间盘突出
- 低度滑脱且在动力位像无明显不稳定

手术解剖

- 辨认并保护椎弓峡部，因其遭到破坏后会导致不稳定。
- 手术中应尽早定位椎弓根位置。根据减压节段下位椎弓根进行定位（例如，L4/5 减压时定位 L5 椎弓根）。
- 腰椎特有的解剖结构可使此入路减压更简便。如果腰椎管横径有先天性狭窄，则椎管的后方骨性屋顶样结构会比较垂直。这一特点可使显微镜更易获得最佳工作角度，从而使得对侧骨和黄韧带减压更便利。相反，如果椎管前后径先天狭窄，骨性屋顶会相对水平。此情况会使观察对侧结构变得困难。

体位

- 患者俯卧位，通常置于 Wilson 架（腰桥）上。
- 腰椎轻度屈曲，增加椎板间宽度。

入路 / 显露

- 此技术理论上优于双侧微创减压和经典椎板切除，因为单侧显露可降低破坏脊柱稳定性的风险、减少术后疼痛。
- 因为只剥离单侧椎旁肌，对侧椎旁肌和骨 - 肌肉复合体保留完好。可以想象会比双侧入路的术后稳定性更好。
- Adams 等的研究提示附着在脊柱后弓和小关节囊的肌肉可提供小关节支撑作用，增加关节对抗移位的能力。
- 或者，可使用管状牵开器经微创入路撑开。这样可以减少椎板和小关节的肌肉剥离，理论上进一步减少术后不稳定风险。
- 另外，使用管状牵开器可使得调整角度向内、观察椎管对侧结构更加便利。
- 因为该技术只对单侧多裂肌进行剥离和牵拉，术后死腔形成会减少。
- 术后死腔形成会导致失血增加。并且，死腔会给细菌提供理想的培养环境，增加术后感染风险。

手术操作

步骤 1

- 拟手术节段表面做纵行皮肤切口。
- 腰背筋膜单侧切开，从症状较重的一侧中线旁开 1 cm 切开。
- 将多裂机从棘突和椎板上牵拉分离。

- 另一种方法是使用管状牵开器。此显露方法需要做中线旁开一指的小皮肤切口，接着切开筋膜。逐渐使用扩张套筒，在透视引导下指向头侧椎板的下缘。沿扩张套筒放置 18 mm 或 20 mm 管状牵开器，完成达到脊柱后弓的工作通道。

步骤 2

- 接着行单侧椎板切开，使用高速磨钻和椎板咬骨钳切除头侧椎板。切除范围应至黄韧带止点水平，做到直视硬膜。这一步可使用潜行式切除以保留尽可能多的椎板，同时便利显微镜角度调整。显露黄韧带。
- 磨除下关节突偏中央部分，可直视上关节突。图 46.1 是椎板切开后术中图像，显示切除下关节突后显露的上关节突。
- 使用刮匙和剥离子分离黄韧带。先内（图 46.2A）后外（图 46.2B）刮开松解黄韧带止点。注意刮匙始终处在骨和韧带的间隙内。
- 切除黄韧带。使用小器械（图 46.3A）提起黄韧带并使用椎板咬骨钳切除（图 46.3B）。接着调整显微镜角度指向该侧小关节和关节下区域。
- 进入椎管后，首先辨认的结构应是椎弓根。椎弓根为减压提供参照点，并指导医生找到椎间孔和神经根。走行根位于椎弓根内侧。

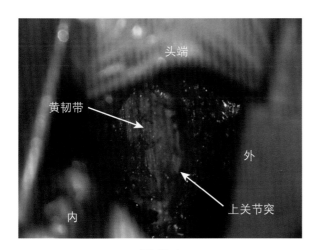

图 46.1

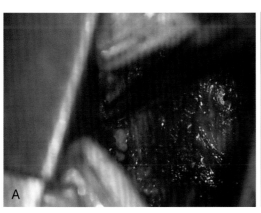 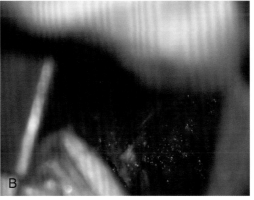

图 46.2 A、B

如果存在严重中央管狭窄，需要在处理椎间孔之前切除中央黄韧带，这样可减少处理椎间孔时压迫神经造成神经损伤的风险。

- 在黄韧带和硬膜紧密粘连的区域，可残留小片黄韧带不切除。
- 切除黄韧带和双侧小关节内侧部分可有效增加椎管横截面积。
- 图 46.11A、B 分别是示意图和照片，显示单侧椎板切开行双侧减压后的椎管。

- 硬膜意外穿孔可能是该手术最常见的并发症。任何背侧的硬膜穿孔应做到不透水修补，使用缝线并用胶原覆盖。
- 少见情况如在神经根袖发生穿孔或硬膜极其菲薄无法缝合时，作者使用胶原覆盖和胶水修补，不使用缝合。

步骤 3

- 使用椎板咬骨钳减压同侧侧隐窝和椎间孔（图 46.4）。切除所有造成狭窄的软组织和骨组织。
- 神经探钩和剥离子应当可以轻易通过椎间孔。
- 小关节切除也应使用潜行减压方法，保留更多的峡部和关节突。
- 使用高速磨钻磨削小关节复合体，避免造成关节失稳。

步骤 4

- 接下来处理对侧。
- 将显微镜指向对侧，也可把患者向对侧倾斜，协助暴露深部棘间韧带下方的结构。
- 如使用的是管状牵开器，将管筒指向内侧，获得面向棘突根部和对侧结构的工作通道。
- 接着用磨钻切除棘突根部和棘间韧带深部，注意避免游离棘突。棘突根部一定要适当切除，获取足够的对侧视野。多数病例的头尾两椎板和棘突连接处需要切除。使用高速磨钻切除棘突下部，再磨削对侧椎板的下表面（图 46.5）。
- 一旦足够地显露了对侧黄韧带，使用剥离子确认黄韧带前方游离于硬膜。使用刮匙可分离硬膜和黄韧带（图 46.6）。

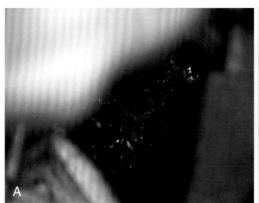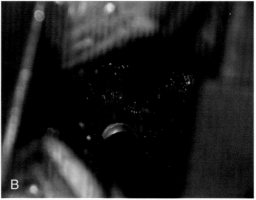

图 46.3　A、B

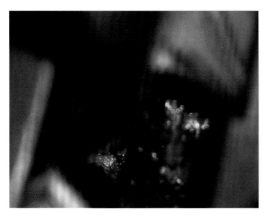

图 46.4

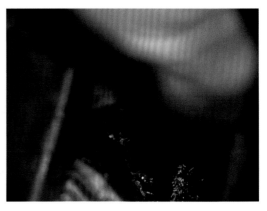

图 46.5

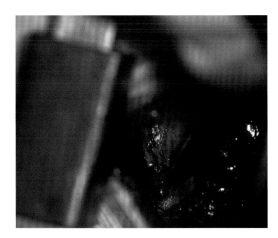

图 46.6

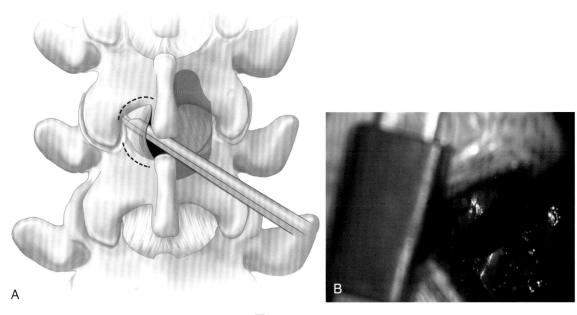

图 46.7　A、B

- 使用椎板咬骨钳和刮匙切除黄韧带。图 46.7A 显示在手术显微镜下，使用椎板咬骨钳切除对侧黄韧带。图 46.7B 显示在手术显微镜下，对侧黄韧带正在被切除。
- 减压过程中，在棘突下放置弹性牵开器或 Penfield 剥离子保护下方硬膜和神经（图 46.8）。
- 最后，使用椎板咬骨钳切除对侧内侧关节突完成减压，直到探钩可以轻松通过椎间孔。图 46.9 显示使用椎板咬骨钳减压对侧侧隐窝和椎间孔。图 46.10 显示使用牙科剥离子评价对侧侧隐窝减压是否完全。

步骤 5

- 伤口充分冲洗、止血。按层次缝合筋膜、皮下组织和皮肤。
- 可根据医生喜好和止血程度来决定放置筋膜下或筋膜外引流。

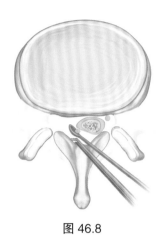

图 46.8

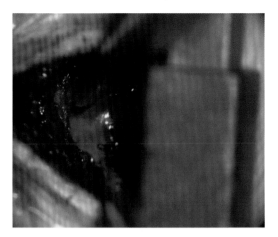

图 46.9

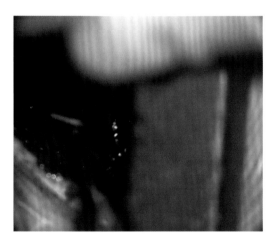

图 46.10

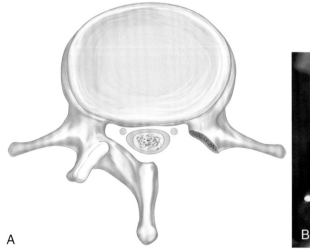

A

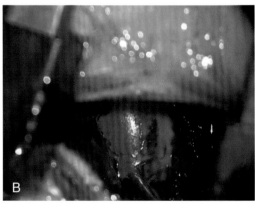

B

图 46.11　A、B

术后处理和预后

- 该手术可能的并发症包括感染、意外硬膜穿孔、脑脊液漏、神经根损伤和术后不稳定。
- 减压过后发生进行性不稳定的风险为 10%～15%。
- 在滑脱或畸形病例中，手术失败的概率较高。术前需要向患者告知。

循证文献

Adams M, Hutton W, Stott J. The resistance to flexion of the lumbar intervertebral joint. Spine. 1980; 5: 245-253.

Alimi M, Hofstetter C, Pyo S, et al. Minimally invasive laminectomy for lumbar spinal stenosis in patients with and without preoperative spondylolisthesis: clinical outcome and reoperation rates. J Neurosurg Spine. 2015; 22: 339-352.

共 110 例患者接受了经管状牵开器微创单侧椎板切除后双侧减压术。术后 ODI 评分和 VAS 评分（腰背痛和腿痛）都较术前基线有明显改善。需要再手术行融合的概率是 3.5%，患者术前有无滑脱对再手术率没有影响。

Cavusoglu H, Kaya R, Turkmenoglu O, et al. Midterm outcome after unilateral approach for bilateral decompression of lumbar spinal stenosis: 5 year prospective study. Euro Spine J. 2007; 16: 2133-2142.

此研究证实通过单侧椎板切开双侧减压术后的椎管大小增加了 3.3～5.9 倍。

Costa F, Sassi M, Cardia A, et al. Degenerative lumbar spinal stenosis: analysis of results in a series of 374 patients treated with unilateral laminotomy for bilateral microdecompression. J Neurosurg Spine. 2007; 7: 579-586.

此技术在 374 例患者中取得了 87.9% 的成功率，并发症率为 2.41%。作者经历了 5 例意外硬膜穿孔。另外，术后在过屈过伸试验中不稳定发生率为 0.8%。

Mariconda M, Fava R, Gatto A, et al. Unilateral laminectomy for bilateral decompression of lumbar spinal stenosis: a prospective comparative study with conservatively treated patients. Clin Spine Surg. 2002; 15: 39-46.

Mobbs R, Li J, Sivabalan P, et al. Outcomes after decompressive laminectomy for lumbar spinal stenosis: comparison between minimally invasive unilateral laminectomy for bilateral decompression and open laminectomy. J Neurosurg Spine. 2014; 21: 179-186.

此研究证实单侧椎板切除双侧减压术术比较传统开放椎板切除术的恢复时间、下地活动时间、术后 VAS 评分和阿片类药物使用均有所改善。

Oertel M, Ryang Y, Korinth M, et al. Long-term results of microsurgical treatment of lumbar spinal stenosis by unilateral laminotomy for bilateral decompression. Neurosurgery. 2006; 59: 1264-1269.

本研究显示了单侧椎板切开双侧减压术的远期结果。在一个 102 例患者的平均 5.6 年的远期随访病例系列中，92.2% 的患者症状缓解得以延续。再狭窄需再次手术的有 7 例，脊柱不稳定有 2 例。

Orpen N, Corner J, Shetty R, et al. Microdecompression for lumbar spinal stenosis: the early outcome using a modified surgical technique. J Bone Joint Surg Br. 2010; 92: 550-558884.

本研究显示，94 例患者的术后 VAS 腰背痛、VAS 腿痛和 ODI 评分均有显著改善。4 例患者在术后 2 年出现脊柱不稳定，他们均在术前存在 I 度滑脱。

Spetzger U, Bertalanffy H, Reinges M, et al. Unilateral laminotomy for bilateral decompression of lumbar spinal stenosis. Part II: clinical experiences. ActaNeurochirurgica. 1997; 139: 397-403.

此病例系列纳入了 29 例经单侧椎板切开行双侧减压的患者。其中 25 例随访时间平均为 18 个月。这些患者中，88% 报告很好或较好的术后效果，80% 获得腰痛的完全缓解或改善。所有患者的神经源性间歇性跛行均有好转。1 例患者出现意外硬膜破裂。形态学研究表明术后硬膜的横截面积和小关节间距都有增加。在术前存在退行性腰椎滑脱的患者中，术后随访未发现进一步恶化。

Sasai K, Umeda M, Maruyama T, et al. Microsurgical bilateral decompression via a unilateral approach for lumbar spinal canal stenosis including degenerative spondylolisthesis. J Neurosurg Spine. 2008; 9: 554-559.

此研究随访了行单侧椎板切开双侧减压术患者超过 2 年。发现椎间角度、动态椎间角度和动态滑移分数在术后都没有变化。然而，术前存在退行性腰椎滑脱的患者术后的滑移分数有明显增加。

Weiner B, Walker M, Brower R, McCulloch JA. Microdecompression for lumbar spinal canal stenosis. Spine. 1999; 24: 2268-2272.

此文章很好地描述了腰椎管狭窄显微减压技术。报道了 30 例患者，其中 26 例获得较好或很好的效果。

（Sunil Jeswani, Eli M. Baron, Neel Anand 著　王　含 译）

第 47 章

腰椎皮质骨螺钉内固定术

适应证

- 皮质骨螺钉内固定用于以下需要微创后路固定的情况：
  - 退变性不稳定（矢状位或冠状位）
  - 加固椎间内植物
  - 峡部裂
  - 创伤
  - 肿瘤 / 感染
  - 肥胖
  - 骨质疏松

术前检查 / 影像学

- 术前，手术医生应回顾 CT 或 MRI，评估是否存在骨性畸形，并为螺钉通道做规划，但很多情况需要在术中获知。
- 手术中，必须拍摄标准正侧位片（或使用导航）观察脊柱解剖，决定螺钉角度。
  - 多数病例通过解剖标志可准确打入螺钉，不需透视或少量透视。但在脊柱畸形或其他骨性畸形病例中，推荐使用多平面透视。
  - 调整手术床而不是机器来获得标准正侧位片。这样可让两个平面之间的转换更加便利。
  - 必须清楚地看到正位的椎弓根内缘和侧位的椎弓根下缘。使用这些解剖标志可正确置入螺钉并减少医源性神经血管损伤风险。
- 术后最终螺钉位置使用正侧位片或 CT 确认。

手术解剖

- 皮质骨螺钉钉道和致密的皮质骨有更多接触，从而增加了拔出强度（图 47.1A、B）。
- 皮质骨螺钉钉道向两侧分散以避开神经结构（椎间孔以上、椎管侧方）（图 47.2A ~ C）。
- 在冠状面上，要理解椎弓峡部、小关节和椎弓根的位置关系。小心避开内固定头端的小关节（图 47.3A）。
- 在矢状面上，注意出口根走行于椎弓根的下内侧进入椎间孔（图 47.3B）。
- 皮质骨螺钉的入点位于峡部中外侧，这一特别的解剖区域可作为通用标志，因为其在严重退变时仍然可保留。

体位

- 将患者俯卧位置于透射线手术台（如 Jackson 架）。

适应证提示

区别于经椎弓根内固定，皮质骨螺钉通常不提供三柱支撑性，因此在严重畸形或明显不稳定创伤情况下较少使用。

适应证争议

临床和生物力学数据仅支持单节段内固定，目前罕有研究评估多节段皮质骨螺钉的使用。

治疗选择

- 皮质骨螺钉
- 椎弓根钉（开放或经皮）
- 椎间装置（前路、后路或侧路）
- 棘突固定
- 小关节螺钉
- 椎板下线缆

体位要点

- 小心不正确体位导致的医源性损伤
  - 腋窝需要合理支撑以保护臂丛
  - 上肢外展不能超过 90° 以预防肩袖撞击
  - 所有骨性凸起和浅表神经需要衬垫保护防止压力过大
- 在铺单前需确保摆好的体位可以获得标准的透视影像。

体位提示

- 不正确的体位摆放可导致肌骨系统或神经血管结构的医源性损伤，导致暂时性或永久性功能障碍。
- 图像增强器摆放不合理会影响术中对解剖结构的观察。

体位设备

透射线手术台安装 Jackson 架

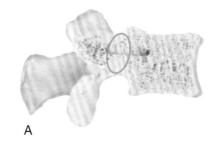
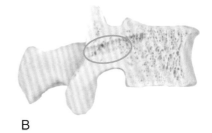

A   B

图 47.1   A、B

- 在手术部位注射含肾上腺素的局麻药可减少术中出血和术后疼痛。
- 为减少放射线对患者和医生的损害，可使用低剂量或"脉冲"透视。
- 峡部外侧缘必须完全显露，使用电凝或髓核钳清理软组织或骨增生。
- 因为皮质骨螺钉入点比椎弓根钉偏内，所以不需要向外剥离超过小关节，也不需要显露横突。
- 在融合的头端节段使用低入点、尾端节段使用高入点可以减小切口长度。

步骤 1 提示

小心不要损伤头侧不需要融合节段的小关节囊，以减少邻近节段退变发生率（图 47.4）。

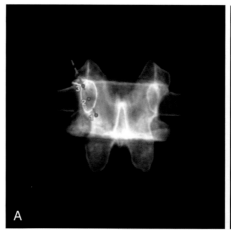
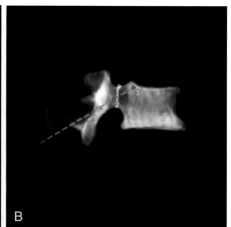

A   B

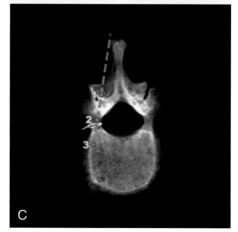

C

图 47.2   A~C

步骤 2 要点

- 在正位片上沿椎弓根内侧壁选择入钉点可以避免进入椎管。
- 大多数情况下，作者的偏好是在选择好入点后，使用侧位透视找到解剖标志来调整螺钉角度。
- 对于严重侧凸、既往腰椎融合术或其他解剖异常的患者，对每个节段分别拍摄标准正位片可抵消旋转畸形，确保入点不偏内或偏外。
- 皮质骨螺钉因其特殊解剖不能用于骶骨，所以固定 S1 需要使用其他内固定技术（如椎弓根钉）。可使用方向向外的骶骨翼螺钉，其入点偏内，位于上关节突和第一背侧骶孔之间，方便上杆，尤其是多节段固定手术。
- 皮质骨螺钉可以安全使用在 TLIF 手术，可将打入椎间融合器一侧的入点向头侧调整，以避免切除小关节时破坏钉孔。
- 对于峡部裂，螺钉入点紧邻峡部缺损的头侧，此处通常有致密皮质骨。

步骤 2 提示

入点在正位片上不要在椎弓根内壁的内侧。

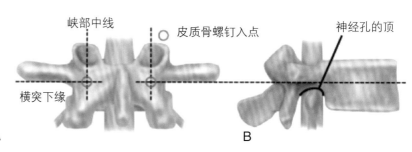

峡部中线   皮质骨螺钉入点   神经孔的顶

横突下缘

A   B

图 47.3   A、B

手术操作

步骤 1：显露

- 透视定位手术节段。
- 较小的后正中皮肤切口，但要保证足够显露。
- 分离皮下组织至筋膜，骨膜下剥离显露椎板、椎弓峡部和小关节。
- 用自动拉钩协助显露后方结构（图 47.4）。

步骤 2：入点和钉道

- 理想入点为横突下缘水平线和峡部中线垂直线的交点，且不应距离峡部外缘超过 3 mm（图 47.3A）。
- 理想钉道为从内向外、从尾向头（向上向外），这样螺钉可以指向椎体后上角（图 47.2A ~ C）。
  - 通常，向外角度为 20°，向头角度为 30° ~ 45°。

步骤 3：钉道准备

- 入点确定后，使用 2 mm 高速磨钻进行皮质开口。
- 正确钉道确认后（外向 20°、头向 30° ~ 45°），使用磨钻在透视下通过后方结构进入椎体，指向椎体后上部。
- 根据触觉反馈向尽量深处钻入，如无法钻入足够深度，可用椎弓根开路器做出足够深度的孔道（图 47.5）。
- 探测钉道是否有皮质穿透，特别是下方和内侧。还要小心伤及上终板和邻近间盘。
- 对钉孔进行攻丝（5 mm 丝攻对 5 mm 螺钉），再次探测确保螺钉位置没有进入椎间孔和椎管（图 47.6）。

步骤 4：螺钉置入

- 标准螺钉尺寸通常是直径 5.0 mm 或 5.5mm，长度 25 ~ 35 mm，根据节段和钉道方向而改变。
- 在透视指引下小心拧入螺钉，争取保持正确钉道且避免损伤峡部（图 47.7）。

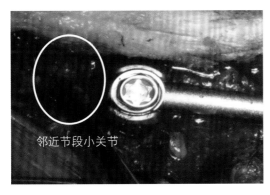

邻近节段小关节

图 47.4

- 牢记椎弓峡部和椎弓根越靠尾侧越宽大和分散，螺钉钉道需要跟随调整。
- 可能需要切除棘突下半部以获得足够的向外置钉角度，特别是在上腰椎或出现球状棘突时。
- 磨钻应保持高速和低压力，这样可以有很好的触觉反馈，减小穿透骨的风险。
- 在进钻过程中，可以通过获取一系列多平面透视影像来微调螺钉通道。
- 尽管术者在开始钻入时会遇到硬化的皮质骨，但通常会在落空后进入椎弓根和椎体的松质骨，要注意在钻头接触到椎体远端皮质骨时需马上停止。
- 在内固定节段内的峡部裂不会造成更大的不稳定，因此不需要额外处理。但如果峡部裂在内固定头端，可能需要跨该峡部裂行椎弓根钉内固定。
- 如出现椎体外侧壁穿透，损伤神经血管等结构的风险仍很小，包括神经根和硬膜等结构。
- 作者推荐对钉孔攻丝时使用和螺钉相同直径的丝攻（"line to line"），因为皮质骨螺钉必须紧密与皮质骨啮合。
- 当同时行减压手术时，在攻丝后钉孔和峡部外侧缘之间至少需保留 3 mm 的骨质。

- 使用小直径丝攻会增加入钉时峡部骨折的风险。
- 同样，椎弓根开路器不能在磨钻之前进入，也会增加峡部骨折风险。
- 钻透椎体终板可导致该节段的进行性间盘退变，造成术后轴性腰背痛症状。

- 作者的偏好是在减压前做好所有钉孔，这样可以尽量减少在暴露的硬膜附近使用高速磨钻和其他器械的可能。
  - 钉孔攻丝后，可用止血物品封闭（例如骨蜡、纤维蛋白原等）。
- 尽管入钉时穿透上终板可以达成双皮质固定，但作者不推荐此做法，原因是在峡部皮质骨内已有足够的固定力，并且穿入椎间隙会导致进行性退变和腰背痛加重。
- 包含诱发肌电图的神经监测方法对于评估术中因螺钉位置不佳导致的医源性神经功能不全是有一定帮助的，尽管通常使用的阈值（如8 mA）是基于椎弓根钉内固定的数据得来，并不能完全适用于皮质骨螺钉。

如出现椎体滑脱或椎弓根发育不良的情况，选择稍长的螺钉较好（如35 mm或更长）

- 拧入螺钉时，钉尾方向应和矢状平面共线，方便上杆。
- 为减小继发退变风险，最头端的螺钉应稍突出于骨面，以避免小关节囊撞击。

- 因穿破外壁没有明显的不良影响，所以超过椎体皮质数毫米以内的螺钉无须重置。
- 骶骨翼螺钉比较S1椎弓根钉的稳定性较低，因为此区域以松质骨为主，且L5神经根位于前方，双皮质固定也不安全。因此，缺乏前柱支撑的L5-S1固定有较大的内固定失效和融合失败概率。

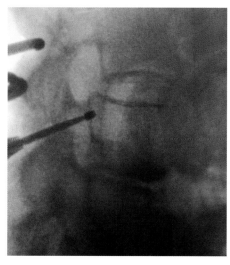
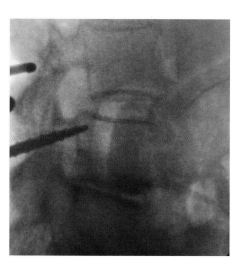

图 47.5　　　　　　　　　　　图 47.6

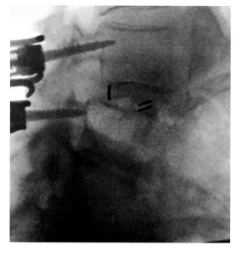

图 47.7

术后处理及预后

- 术后需拍摄正侧位X线片评估最终内固定情况（图47.8、图47.9）。
- 除非有特别原因，作者通常不用术后CT评估钉道情况。

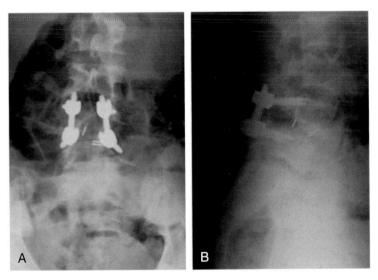

图 47.8　A、B

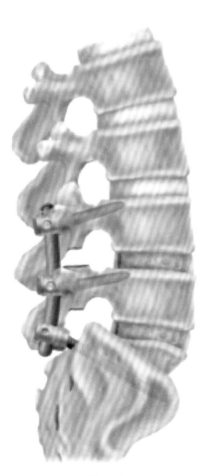

图 47.9

循证文献

Santoni BG, Hynes RA, McGilvray KC, Rodriguez-Canessa G, Lyons AS, Henson MA, Womack WJ, Puttlitz CM. Cortical bone trajectory for lumbar pedicle screws. Spine J. 2009; 9: 366-373.

在尸体试验中，一侧应用椎弓根钉，一侧应用皮质骨螺钉，给予轴向和纵向应力，发现皮质骨螺钉内固定结构比椎弓根钉的轴向抗拔出力高 30%，纵向抗拔出力无差别。

Inceoğlu S, Montgomery Jr. WH, St Clair S, McLain RF. Pedicle screw insertion angle and pullout strength: comparison of 2 proposed strategies. J Neurosurg Spine. 2011; 14: 670-676.

一项比较腰椎椎弓根钉和皮质骨螺钉的生物力学试验，评价每组的直接轴向抗拔出力和重复 5000 次切线向应力后的抗拔出力，发现皮质骨螺钉的抗拔出力明显高于传统椎弓根钉内固定。

Perez-Orribo L, Kalb S, Reyes PM, Chang SW, Crawford NR. Biomechanics of lumbar cortical screw-rod fixation versus pedicle screw-rod fixation with and without interbody support. Spine. 2013; 38: 635-641.

一项生物力学试验研究发现单节段椎弓根钉和皮质骨螺钉内固定，在同时行椎间融合时（如 TLIF 或 DLIF），两种方法的活动度相同。当未行椎间融合且施加轴向应力时，椎弓根钉内固定会有明显的活动度下降。结论：皮质骨螺钉对单节段疾病有效，但对长节段内固定的效果未证实。

Mobbs RJ. The "medio-latero-superior trajectory technique": an alternative cortical trajectory for pedicle fixation. Orthop Surg. 2013; 5: 56-59.

该文描述了另一种皮质骨螺钉通道，可减小切口长度和肌肉剥离。

Su BW, Kim PD, Cha TD, et al. An anatomical study of the mid-lateral pars relative to the pedicle footprint in the lower lumbar spine. Spine (Phila Pa 1976). 2009; 34: 1355-1362.

这项解剖学研究证实了峡部中外部分是特殊解剖区域，由致密皮质骨构成，不受关节炎或退变性疾病变形的影响。

（Glenn S. Russo, Benjamin J. Geddes, Peter G. Whang 著

王　含 译）

第 48 章

脊柱导航：装置和流程

适应证

- 在过去 10 年中，二维和三维导航系统的使用使脊柱手术更安全、准确、高效和微创。
- 最新的 CT 成像模式与导航一起，可很好地显示深部骨与软组织的脊柱三维解剖结构。
- 导航可用于任何脊柱手术，包括内固定和非内固定（退变、畸形、肿瘤、创伤）。它对于翻修手术以及因体质、骨质疏松和先天性解剖异常导致的困难病例尤其有用。
- 使用图像导航进行脊柱手术可减少术者和手术室人员的职业辐射暴露。
- CT 图像导航还可进行术后即刻扫描（当患者仍然插管时），以确认可接受的内固定位置和 / 或充分的减压。

手术解剖

- 脊柱导航的装置和使用取决于脊柱手术的区域以及手术目的。

体位

- 脊柱导航的常规患者体位与标准脊柱手术体位没有太大差异。
- 建议所有患者俯卧在可透过射线的脊柱手术床（Jackson）上。
- 将 Mayfield 钉固定在颈椎后路患者的颅骨上，这样 Mayfield 示踪器可以固定在手术台上，使颈部处于中立位（图 48.1）。
- 根据术者的倾向，也可以使用胸垫和 Skytron 手术台；而对于颈胸交界区的影像，Skytron 手术台中的金属条会导致明显的图像伪影。
- 不建议将 Skytron 手术台用于胸腰椎导航，因为立柱会妨碍 CT 图像设备。

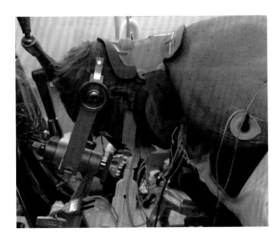

图 48.1

适应证提示

- 包括颈椎和腰椎在内的脊柱前路融合术通常不适合脊柱导航，部分原因在于示踪器的安装问题。
- 应避免用于已知患有辐射诱发的肉瘤 / 癌症史的患者。
- 癌症病史不是使用脊柱导航的禁忌证。

适应证争议

- 对于在导航工作流程与技术方面具有丰富经验的术者，可保留以下脊柱导航病例：
  - 颈椎后路内固定
  - 经皮微创手术
  - 广泛的胸腰椎畸形和脊柱侧凸
- 单节段融合中传统透视的辐射暴露可能低于一次术中计算机断层扫描。
- 已经报道了脊柱导航中初步经验的学习曲线问题。预计会增加手术时间和过程中断。

体位要点

在导航手术中建议使用较大的消毒区域，因为它有利于手术过程中在皮肤表面识别解剖结构（枕骨、肩胛骨、髂后上棘、髂嵴、棘突）（图 48.2）。

体位提示

- 所获取 CT 图像后的脊柱运动是导航不准确和失败的最常见原因之一。在显露与内固定操作期间无意中推动患者的脊柱，会使脊柱从原始图像的位置显著偏离。特别是在灵活的颈椎中，术者必须非常小心，并指导手术团队。
- 在 CT 图像采集前，应检查并纠正患者的位置，以避免在扫描后进一步调整。

- Jackson 或 Skytron 可透射线的手术台
- Mayfield 钉和 Vertek 臂（即 Mayfield 示踪器附件）

入路 / 显露提示

- Mayfield 颈椎示踪器远离直接手术区域的优势，可使无意碰撞和视线问题更少。颈椎中的棘突夹示踪器经常会干扰术者 / 助手的手术区域。
- 如果在手术区域已有椎弓根螺钉（即翻修病例或第二次导航扫描），首选的示踪器是基于椎弓根螺钉的示踪器系统，因为它具有刚性和稳定性。
- 在所有手术中，根据示踪器的方向，将 StealthStation 工作站（Medtronic, Inc.）和发光二极管探测器摄像头放置在床头或床尾处。
- 注意导航示踪器选择和 StealthStation 放置是术者必须考虑的两个关键术前问题，以最大限度地提高肿瘤手术中的导航工作流程效率。

显露设备

- Vertek 臂（即 Mayfield 示踪器附件）
- 基于椎弓根螺钉的示踪器系统（图 48.4、48.5 和 48.6）
- 髂后上棘钉 - 示踪器系统（图 48.7）

入路 / 显露争议

在髂后上棘放置经皮针是一种"看不见"的操作，术者应谨慎。

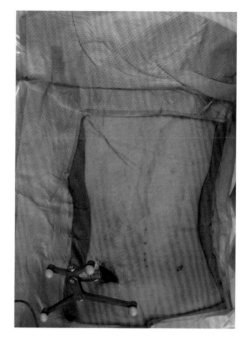

图 48.2

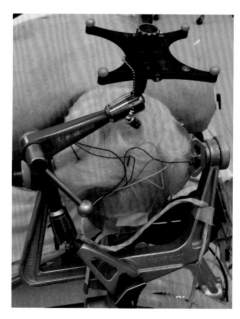

图 48.3

示踪器

- 对于颈椎手术，导航示踪器的两个选择分别是棘突钳和 Mayfield 示踪器（图 48.3）。
- 对于胸椎，导航示踪器的两个选择分别是棘突夹和基于椎弓根螺钉的示踪器（图 48.4、图 48.5 和图 48.6）。
- 对于腰椎和骶骨肿瘤手术，导航示踪器的三个选择分别是经皮插入髂骨的示踪钉、棘突示踪器和基于椎弓根螺钉的示踪器（图 48.7）。

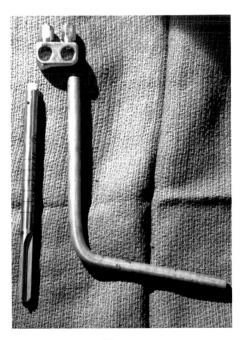

图 48.4

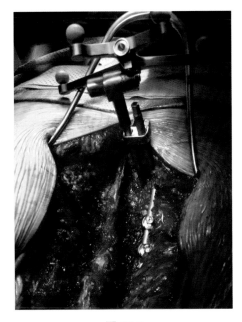

图 48.6

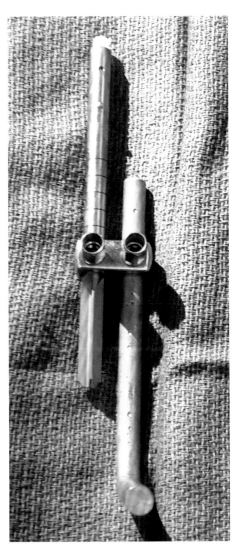

图 48.5

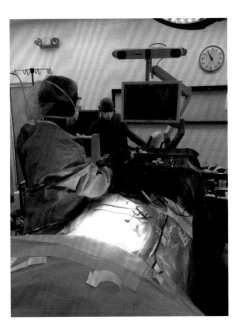

图 48.7

- 可在 CT 图像采集期间暂时控制潮气量麻醉呼吸，以最大限度地减少不准确性。
- 在 CT 图像采集期间，当所有手术人员离开手术室时，可能发生最常见的协同工作流程中断。建议手术团队不要离开附近区域。

- 如果可能，移动式计算机断层扫描仪应在手术开始时就在手术室内，这样就不会延长手术时间。
- 建议所有参与导航手术的人员（放射技师、图像引导技师、器械代表等）应尽早并有序地进行手术准备，以便在准备进行导航手术时没有延迟。

- 移动计算机断层扫描仪（Medtronic O-arm ™、BrainlabAiro™ 或类似产品）
- 计算机辅助手术导航工作站（即 Medtronic O-arm™、BrainlabAiro™ 或类似产品）

二维透视成像模式重建的三维图像（Stryker SpineMask™ 或类似产品）也可应用于脊柱导航手术。

- 熟悉导航内固定以及如何校准每个器械，是实现平稳高效流程的关键。
- 最大限度地减少软组织牵拉和脊柱骨骼的操作，可减少导航通道的改变，最终使螺钉置入更准确。
- 发光二极管探测器探测导航器械的"视线"问题是主要的流程中断原因。始终确保反射表面没有血迹，并且在视线中没有任何障碍物（即静脉注射杆、无菌单、线缆、管子等）。还要求助手将所有其他导航器械面朝下或盖住，以减少干扰。
- 不能单独依靠导航进行内固定。必须不断评估已知解剖结构和解剖学起点的检查。导航与已知的可见解剖标志之间的任何差异都应让术者停止，并检查准确性。

手术操作

步骤 1：图像采集和器械校准

- 使用锥束移动 CT 扫描仪（Medtronic O-arm ™、BrainlabAiro™ 或类似产品）获取导航图像，并将其传送到计算机辅助手术导航工作站。
- 手术区域覆盖无菌套，移动 CT 扫描仪周围放置无菌塑料单。
- 由外科医生在术野中直视下引导移动成像设备，并小心地靠近患者（图 48.8）。
- 应在正位（AP）和侧位中观察定位的 X 线片，以最大化工作区域。
- 调整发光二极管（LED）探测器摄像头，以确保示踪器和移动 CT 扫描仪 LED 可见，并且所有缆线均已正确连接以进行图像采集。
- 放射技师在所有手术人员暂时离开手术室时，启动 CT 脊柱图像采集。
- 检查扫描后图像的图像质量，并确保不需要重复旋转扫描。
- 移走 CT 扫描仪。
- 根据厂商的指南，校准所有导航器械，以进行导航。
- 应始终通过已知的外科解剖标志（即棘突、小关节、椎板等），进行最终的导航器械准确性检查。

步骤 2：导航下置入内固定

- 所有导航器械经过校准后，使用导航钻来制作最初的理想导向孔（取决于椎弓根螺钉或侧块的通道）（图 48.9）。
- 使用导航尖锥（Jamshidi、Lenke 探针、椎弓根探针等），插入到由 CT 引导导航确定的理想椎弓根或侧块通道中。此外，可以通过工作站测量螺钉的长度和厚度（图 48.10）。
- 在导航计算机工作站屏幕上，实时确认和显示理想通道（图 48.11）。

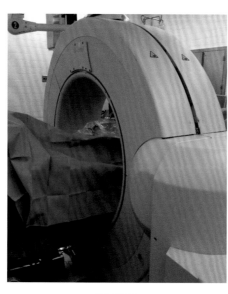

图 48.8

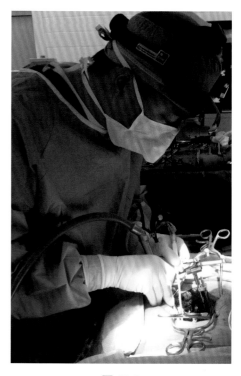

图 48.9

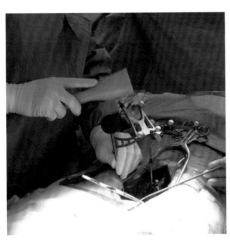

图 48.10

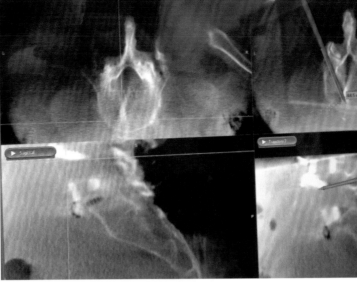

图 48.11

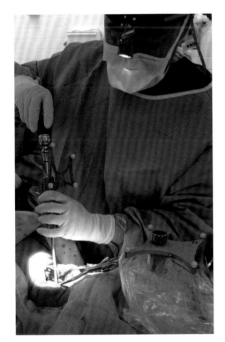

图 48.12

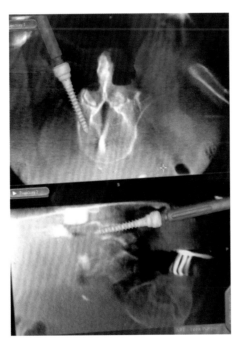

图 48.13

步骤 2 提示

- 在丝攻穿刺和螺钉置入期间，会向椎体施加显著的下压力，从而使椎体从其原始图像位置移动。脊柱成像前与成像后的这种移动可能导致显著的不准确和位置错误的内固定。
- 严格保护示踪器免受意外碰撞或移动，是成功导航流程的关键。

步骤 2 器械 / 植入物

导航厂商提供的导航器械

步骤 2 争议

- 如果需要，可以使用导针（特别是在微创脊柱导航中），以确认和维持椎弓根通道。
- 脊柱导航已有无导针技术的报道。
- 神经监测（特别是器械和椎弓根螺钉肌电图触发刺激）是脊柱导航的有效补充。

- 使用细球探针，确认骨性远端点和内固定通道的皮质骨壁外层。
- 使用导航丝攻（图 48.12）。
- 使用导航螺丝刀，将适当长度和宽度的螺钉置入到其最终理想的导航定位位置（图 48.13）。

步骤 3

- 由于移动扫描仪的限制，多节段内固定手术（＞ 4 个或 5 个节段）可能需要多次 CT 图像采集。如果放置多个示踪器并且获得交叉的 CT 旋转扫描，则可以提高工作效率。

- 可以在术中进行最终的 CT 图像采集（此时患者仍然插管），以检查内固定置入后位置，评估减压的充分性或截骨矫正。

循证文献

Hsieh JC, Drazin D, Firempong AO, Pashman R, Johnson JP. Accuracy of intraoperative computed tomography image-guided surgery in placing pedicle and pelvic screws for primary versus revision spine surgery. Neurosurg Focus 2014; 36: E2.

Jeswani S, Drazin D, Hsieh JC, et al. Instrumenting the small thoracic pedicle: the role of intraoperative computed tomography image-guided surgery. Neurosurg Focus 2014; 36: E6.

Johnson JP, Drazin D, King WA, Kim TT. Image-guided navigation and video-assisted thoracoscopic spine surgery: the second generation. Neurosurg Focus 2014; 36: E8.

Johnson JP, Stokes JK, Oskouian RJ, Choi WW, King WA. Image-guided thoracoscopic spinal surgery: a merging of 2 technologies. Spine (Phila Pa 1976) 2005; 30: E572-78.

Kalfas IH. Image-guided spinal navigation: application to spinal metastases. Neurosurg Focus 2001; 11: e5.

Kim KD, Johnson JP, Babbitz JD. Image-guided thoracic pedicle screw placement: a technical study in cadavers and preliminary clinical experience. Neurosurg Focus 2001; 10: E2.

Kim TT, Drazin D, Shweikeh F, Pashman R, Johnson JP. Clinical and radiographic outcomes of minimally invasive percutaneous pedicle screw placement with intraoperative CT (O-arm) image guidance navigation. Neurosurg Focus 2014; 36: E1.

Kim TT, Johnson JP, Pashman R, Drazin D. Minimally invasive spinal surgery with intraoperative imageguided navigation. BioMed Res Int 2016.

Nottmeier EW, Crosby TL. Timing of paired points and surface matching registration in three-dimensional (3D) image-guided spinal surgery. J Spinal Disord Tech 2007; 20: 268-70.

Smith HE, Yuan PS, Sasso R, Papadopolous S, Vaccaro AR. An evaluation of image-guided technologies in the placement of percutaneous iliosacral screws. Spine (Phila Pa 1976) 2006; 31: 234-8.

（ Terrence T. Kim，Doniel Drazin 著　韩晓光 译 ）

背景介绍

理想的损伤分型应该能够让术者、受训者和研究者之间进行可靠而有效的交流，同时能够指导治疗。经历过时间考验的分型能够达到这些要求，而达不到这些要求的分型很快就被淘汰了。目前没有广泛接受的胸腰段骨折分型，北美的医生常使用胸腰椎骨折分型（Thoracolumbar Injury Classification System, TLICS），欧洲和其他地方的医生常使用 Magerl 分型。在胸腰段骨折的治疗方面，不同地域的治疗方法差别很大，而且这种差异与所选择的分型系统不同也有关系。

最早关于胸腰段骨折的分型是简单描述不同的损伤，这些描述构成了目前分型系统的基础。其中最著名的描述是 Holdsworth 在 1970 年发表的一篇包括 1000 多例脊柱骨折的文章，首次使用爆裂骨折这个词来描述累及椎体后柱的压缩骨折。虽然目前爆裂骨折的治疗选择仍存在争议，但当 Holdsworth 第一次描述这种骨折时，他认为这些骨折都很稳定，如果后方韧带复合体（posterior ligamentous complex, PLC）没有损伤的话，应当使用 3 个月的石膏固定。

现代分型系统

Denis 在 1983 年建立了首个广泛接受的正式分型系统。他将脊柱分为三柱：前柱，包括前 2/3 椎体和前纵韧带（ALL）；中柱，包括后 1/3 椎体、椎体后壁和后纵韧带（PLL）；后柱，包括 PLL 后方所有结构。所有累及中柱的骨折均被认为是不稳定骨折，按照 Denis 分型所有胸腰椎爆裂骨折均为不稳定骨折。

在 Denis 分型建立起来后，Margel 分型以及 Ferguson 和 Allen 分型也相继发表，但由于它们都认为骨折延伸至中柱是不稳定的，因此这些分型并没有改变胸腰椎骨折的治疗方案

- Magerl 分型是基于形态学的分型，大致分为 A 型：压缩；B 型：牵张；C 型：旋转。
- 每种分型再进一步细分，该分型系统总共描述了 53 种不同的骨折类型。即使提出了这么多种骨折类型，该分型仍没有考虑到后方韧带复合体或者神经系统损伤的问题，而这两者是决定胸腰段骨折治疗的重要参考因素。

该分型系统的复杂性限制了它的临床应用，而根据不同的影像模型，该分型的可重复性仅仅达到中等的程度。

- 首个反对 Denis 认为所有延伸到中柱的骨折均为不稳定骨折的分型是胸腰段骨折分型系统（Thoracolumbar Injury Classification System, TLICS），是由 Vaccaro 等在 2005 年发表的（表 49.1）。
  - TLICS 分型按照形态学分为三类：压缩，移位 / 旋转，牵张骨折。
  - 另外，TLICS 是首个正式考虑后方韧带复合体和神经功能状态的分型。
  - 通过这些变量，确定了损伤的评分，根据评分决定治疗建议。

表 49.1	胸腰段骨折分型系统（TLICS）	

损伤机制：适用于最严重节段，评分可叠加（例如，牵张性损伤伴随一部分爆裂，没有侧方成角，评分为 1[简单压缩] + 1 [爆裂] + 4 [牵张] = 6)

描述	定义	评分
压缩	简单压缩	1
	侧方成角 >15°	1
	爆裂	1
移位 / 旋转		3
牵张		4
PCL 由于张力、旋转和移位断裂		
完整		0
可疑 / 不明确		2
损伤		3
神经功能		
神经根受累		2
脊髓、圆锥受累	不全损伤	3
	完全损伤	2
马尾受累		3

评分是三项内容的总分：损伤机制、神经功能和 PLC 断裂。总分 ≤3 分建议行保守治疗，4 分为保守治疗或手术治疗，≥5 分为手术治疗。

- ≤3 分的患者建议行保守治疗，而 >4 分的患者建议行手术治疗。
- 4 分的患者保守治疗和手术治疗都可以
  多项研究证实 TLICS 评分的信度和效度都较好，Vaccaro 等报道高达 96.2% 的手术医生与按照 TLICS 评分给出的建议意见一致。
- TLICS 的一个主要限制是它对于神经功能完整患者的爆裂骨折治疗建议取决于 PLC 的完整度。
  - 按照 TLICS 建议，神经功能完整的爆裂骨折患者应当保守治疗，而如果 PCL 发生损伤则建议手术治疗。如果 PLC 情况不明，那可能选择保守治疗，也可能选择手术治疗。
    虽然从生物力学的角度出发这种建议是合理的，但是多项研究显示对于 PLC 完整度的认定，不同医生之间差异较大
- 在一项对全球超过 500 个医生的调查中，Schroeder 等报道当在压缩性骨折术者需要判断 PLC 完整度时，kappa 值仅为 0.11。
- TLICS 系统并不能够明确这一争议骨折是该分型没能广泛应用于全世界的一个主要原因，因此在治疗这些骨折时不同地域之间有所差异。
  来自北美的多项研究认为对于胸腰段爆裂骨折，保守治疗效果很好，有些研究甚至认为可以使用支具治疗这些骨折。相反，欧洲的研究更倾向于做 360° 融合。

- 认识到既往研究的局限性，Vaccaro 等在 2013 年发布了新的 AOSpine 胸腰段骨折分型系统。

为了获得全球认可，该分型系统包括了 Magerl 分型和 TLICS 分型的关键部分，和以往在一篇文章中发表不同，Vaccaro 等特地召开了 AOSpine 创伤知识论坛，并开展多项研究来帮助制定出一个全球范围内普遍接受的治疗策略，并由该论坛发布分型。

与 Magerl 分型类似，胸腰段骨折首先分为三个类型：A 型：压缩骨折，B 型：张力带损伤，C 型：移位损伤。A、B 两型又可进一步划分为 5 个和 3 个亚型（表 49.2）。

新的 AOSpine 分型同样考虑到了患者的神经功能状态，也描述了两个患者相关修正值（表 49.3）。

一旦建立起来分型后，在全世界范围内 100 个医生中进行信度分析。

- Kepler 等报道三种主要分型的观察者组间信度为优（K=0.74），而评估所有的亚型后为中（K=0.56）。
- 同样，对于观察者组内差异，三种主要分型较优（K=0.81），对于 A（K=0.57）和 B（K=0.43）两种亚型来说为中等。
- 另外，Schroeder 等证实了分型系统的等级性，并分析了分型不同等级对应的损伤严重程度。
- Kepler 等运用损伤严重程度调查制定了胸腰段 APSpine 损伤评分（TL AOSIS）（表 49.2、表 49.3）。TL AOSIS 为分型系统内每一个变量赋值，是制定和发展 AOSpine 分型过程中的关键一步。

表 49.2　AOSpine 胸腰椎损伤分型系统及相关胸腰段 AOSpine 损伤评分的形态学分型

亚组	描述	TL AOSIS
A 型：压缩骨折		
A0	非结构性骨折，棘突或横突骨折	0
A1	骨折累及单侧终板，但未累及后壁	1
A2	骨折累及双侧终板，但未累及后壁（例如，钳夹型骨折）	2
A3	不全爆裂骨折累及一侧终板和后壁	3
A4	完全爆裂骨折累及双侧终板和后壁	5
B 型：张力带型骨折		
B1	骨性张力带断裂（例如，骨性 Chance 骨折）	5
B2	伴有明显的 PLC 损伤	6
B3	伴有前方韧带复合体损伤	7
C：移位骨折		
C	伴有椎体移位	8

TL AOSIS，胸腰段 AOSpine 损伤评分

表 49.3	AOSpine 胸腰椎损伤分型系统及相关胸腰段 AOSpine 损伤评分的神经功能状态及患者相关修正值	
亚组	描述	TL AOSIS
神经功能状态		
N0	神经功能完整	0
N1	一过性损伤	1
N2	神经根损伤	2
N3	脊髓不全损伤或马尾综合征	4
N4	脊髓完全损伤	4
Nx	患者无法完成检查	3
患者相关修正值		
M1	PLC 可能损伤	1
M2	其他手术相关因素（包括多发创伤、强直性脊柱炎、严重烧伤等）	0

PLC, 后方韧带复合体；*TL AOSIS*, 胸腰段 AOSpine 损伤评分

- 为了确保 AOSpine 分型系统能够在全世界范围内被接受，治疗建议也是由全球的脊柱医生共同制定的。
  - 调查表发送给 AOSpine 的每一位会员，并询问他们如何治疗有争议的骨折。
  - 世界范围内少于 30% 的医生建议行保守治疗，而超过 70% 的人建议行手术治疗。
  - 这些结果由 TL AOSIS 汇总，并给出治疗建议。
  - TL AOSIS 对骨折形态、神经功能和患者相关修正值进行汇总，如果总分≤4 分应该行保守治疗，6 分或以上建议行手术治疗。
  - 和 TLICS 评分类似，对于 4 分或 5 分的患者，保守治疗和手术治疗均可。
  - 例如，神经功能完整（N0=0）的患者，伴不完全爆裂骨折（A3=3 分），没有 PLC 损伤的表现（图 49.1），则建议行保守治疗。

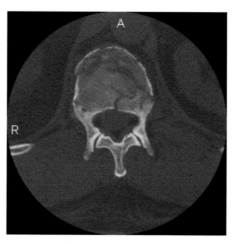

图 49.1　轴位像显示不全爆裂骨折，单一终板和椎体后壁受累

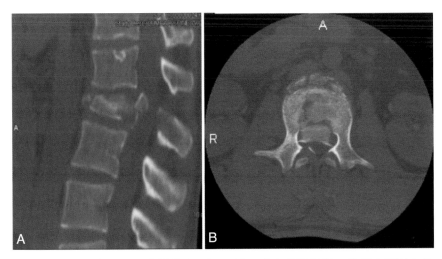

图 49.2　A 矢状位（A）和轴位（B）CT 显示完全爆裂骨折，椎管内明显占位

- 但如果患者有马尾综合征（N2=4）以及完全爆裂骨折（A4=4），没有 PLC 损伤（图 49.2），总分为 8 分，建议行手术治疗。
- 胸腰段骨折没有广泛接受的分型，因此世界上不同地区的医生治疗方式有明显差异。
- 由于新的 AOSpine 分型 2015 年才发布，因此目前尚难以断言该分型系统能否取得世界范围内的认可。
- AOSpine 分型系统改进了既往分型系统的缺点，并经历了独特的发展过程，获得全球范围内的广泛应用还是很有希望的。

循证文献

Aebi M. Classification of thoracolumbar fractures and dislocations. Eur Spine J. 2010; 19(Suppl 1): S2-S7.

Alcala-Cerra G, Paternina-Caicedo AJ, Diaz-Becerra C, et al. Orthosis for thoracolumbar burst fractures without neurologic deficit: a systematic review of prospective randomized controlled trials. J Craniovertebr Junction Spine. 2014; 5: 25-32.

Bailey CS, Urquhart JC, Dvorak MF, et al. Orthosis versus no orthosis for the treatment of thoracolumbar burst fractures without neurologic injury: a multicenter prospective randomized equivalence trial. Spine J. 2014; 14: 2557-2564.

Bakhsheshian J, Dahdaleh NS, Fakurnejad S, et al. Evidence-based management of traumatic thoracolumbar burst fractures: a systematic review of nonoperative management. Neurosurg Focus. 2014; 37: E1.

Denis F. The three column spine and its significance in the classification of acute thoracolumbar spinal injuries. Spine (Phila Pa 1976). 1983; 8: 817-831.

Ferguson RL, Allen Jr. BL. A mechanistic classification of thoracolumbar spine fractures. Clin Orthop Relat Res. 1984; 189: 77-88.

Gertzbein SD. Scoliosis Research Society. Multicenter spine fracture study. Spine (Phila Pa 1976). 1992; 17: 528-540.

Harrop JS, Vaccaro AR, Hurlbert RJ, et al. Intrarater and interrater reliability and validity in the assessment of the mechanism of injury and integrity of the posterior ligamentous complex: a novel injury severity scoring system for thoracolumbar injuries. Invited submission from the Joint Section Meeting On Disorders of the Spine and Peripheral Nerves, March 2005. J Neurosurg Spine. 2006; 4: 118-122.

Holdsworth F. Fractures, dislocations, and fracture-dislocations of the spine. J Bone Joint Surg Am. 1970; 52: 1534-1551.

Joaquim AF, Fernandes YB, Cavalcante RA, et al. Evaluation of the thoracolumbar injury classification system in thoracic and lumbar spinal trauma. Spine (Phila Pa 1976). 2011; 36: 33-36.

Kepler CK, Vaccaro AR, Koerner JD, et al. Reliability analysis of the AOSpine thoracolumbar spine injury classification system by a worldwide group of naive spinal surgeons. Eur Spine J. 2016; 25: 1082-1086.

Kepler CK, Vaccaro AR, Schroeder GD, et al. The Thoracolumbar AOSpine Injury Score (TL AOSIS). Global Spine J. 2016; 6: 329-334.

Magerl F, Aebi M, Gertzbein SD, et al. A comprehensive classification of thoracic and lumbar injuries. Eur Spine J. 1994; 3: 184-201.

Oner FC, Ramos LM, Simmermacher RK, et al. Classification of thoracic and lumbar spine fractures: problems of reproducibility. A study of 53 patients using CT and MRI. Eur Spine J. 2002; 11: 235-245.

Raja Rampersaud Y, Fisher C, Wilsey J, et al. Agreement between orthopedic surgeons and neurosurgeons regarding a new algorithm for the treatment of thoracolumbar injuries: a multicenter reliability study. J Spinal Disord Tech. 2006; 19: 477-482.

Reinhold M, Knop C, Beisse R, et al. Operative treatment of 733 patients with acute thoracolumbar spinal injuries: comprehensive results from the second, prospective, Internet-based multicenter study of the Spine Study Group of the German Association of Trauma Surgery. Eur Spine J. 2010; 19: 1657-1676.

Schnake KJ, Stavridis SI, Kandziora F. Five-year clinical and radiological results of combined anteroposterior stabilization of thoracolumbar fractures. J Neurosurg Spine. 2014; 20: 497-504.

Schnake KJ, Stavridis SI, Krampe S, et al. Additional anterior plating enhances fusion in anteroposteriorly stabilized thoracolumbar fractures. Injury. 2014; 45: 792-798.

Schnake KJ. Expert's comment concerning Grand Rounds case entitled "progressive kyphotic deformity in comminuted burst fractures treated non-operatively: the Achilles tendon of the Thoracolumbar Injury Classification and Severity Score (TLICS)" (TA Mattei, J Hanovnikian, D Dinh). Eur Spine J. 2014; 23: 2263-2264.

Schroeder GD, Kepler CK, Koerner JD, et al. A worldwide analysis of the reliability and perceived importance of an injury to the posterior ligamentous complex in AO a type fractures. Global Spine J. 2015; 5: 378-382.

Schroeder GD, Kepler CK, Koerner JD, et al. Is there a regional difference in morphology interpretation of A3/A4 fractures among different cultures. J Neurosurg Spine. 2015. [Epub ahead of print].

Schroeder GD, Vaccaro AR, Kepler CK, et al. Establishing the injury severity of thoracolumbar trauma: confirmation of the hierarchical structure of the AOSpine Thoracolumbar Spine Injury Classification System. Spine (Phila Pa 1976). 2015; 40: E498-E503.

Vaccaro AR, Baron EM, Sanfilippo J, et al. Reliability of a novel classification system for thoracolumbar injuries: the Thoracolumbar Injury Severity Score. Spine (Phila Pa 1976). 2006; 31: S62-S69. discussion S104.

Vaccaro AR, Lehman Jr. RA, Hurlbert RJ, et al. A new classification of thoracolumbar injuries: the importance of injury morphology, the integrity of the posterior ligamentous complex, and neurologic status. Spine (Phila Pa 1976). 2005; 30: 2325-2333.

Vaccaro AR, Schroeder GD, Kepler CK, et al. The surgical algorithm for the AOSpine thoracolumbar spine injury classification system. Eur Spine J. 2016; 25: 1087-1094.

Weinstein JN, Collalto P, Lehmann TR. Thoracolumbar "burst" fractures treated conservatively: a long-term follow-up. Spine (Phila Pa 1976). 1988; 13: 33-38.

Wood K, Buttermann G, Mehbod A, et al. Operative compared with nonoperative treatment of a thoracolumbar burst fracture without neurological deficit. A prospective, randomized study. J Bone Joint Surg Am. 2003; 85A: 773-781.

Wood KB, Li W, Lebl DS, et al. Management of thoracolumbar spine fractures. Spine J. 2014; 14: 145-164.

（ Gregory D. Schroeder, Christopher K. Kepler, Alexander R. Vaccaro 著
蒋继乐 译）

- 骶骨骨折在平片上非常难诊断。
  - 仅 30% 的骶骨骨折是在初诊时发现的
- 骨折不稳定在平片上很难确定。
- 骶骨翼骨折或骶孔骨折相比骶骨骨折更容易移位，因为位于 L5-S1 小关节内侧的骶骨会受到椎间盘和小关节关节囊的限制。
- 神经根损伤与骶孔部位的骨折密切相关。
  - Denis 分型：当骨折累及骶孔内侧时，神经根损伤的风险增大
  - Ⅰ区：神经根损伤风险为 5.9%；Ⅱ区：神经根损伤风险为 28.4%；Ⅲ区：神经根损伤风险为 56.7%
- 前后压缩损伤和垂直剪切损伤比侧向压缩骨折更容易移位。
- 安全准确地置入骶髂螺钉决定于骶骨上部的骨形态学；充分理解骶骨的解剖至关重要。
- 肥胖是骶髂螺钉固定的相对禁忌证，因为透视图质量差。
- 伴有骨盆周围脱套伤的患者应选择经皮螺钉固定而不是切开固定，以减少软组织相关并发症。
- 三角固定对于粉碎的垂直剪切经骶孔的骶骨骨折是一个合理的选择。手术并发症包括 L5 不对称倾斜、内固定物突出和医源性的神经损伤。

适应证

- 骶髂螺钉固定的指征是骨盆后环的不稳定骨折和骶髂关节融合术。
  - 骶髂关节脱位 / 半脱位
  - 完全的骶骨骨折
  - 髂骨后部 "新月" 骨折
  - 以上损伤的任意组合
- 骶骨固定的指征是不稳定的骶骨骨折。
  - 骨盆后环骨折移位大于 1 cm
  - 活动后的骨折移位
  - 活动不能
- 神经功能障碍（下肢感觉、运动功能，肠道膀胱功能，性功能）可能会在骨折复位固定或者神经减压之后逐渐改善。

术前检查 / 影像学

- 完整的创伤评估，包括基础创伤生命支持和高级创伤生命支持。
- 详细的神经查体。
- 要对腰部、臀部、会阴部和腹股沟进行视诊和触诊。
- 液波感、波动感或者局部皮肤感觉缺失，提示 Morel-Lavalee 损伤或者内脱套伤。
- 检查骨盆环的稳定性
  - 最理想的是在透视下进行；同时对双侧髂嵴中线施加轻柔的压力（图 50.1 ~ 图 50.7 ）。
- 要进行直肠和阴道的指诊，以明确有无隐性出血。
- 影像学检查包括：
  - 平片系列：骨盆正位、骨盆出 / 入口位、骶骨侧位。

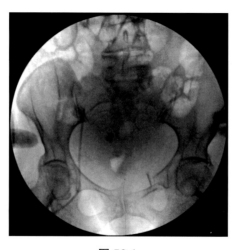

图 50.1

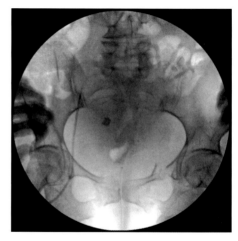

图 50.2

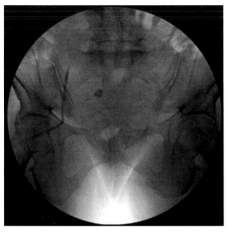

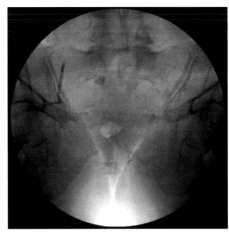

图 50.3　　　　　　　　　　　　图 50.4

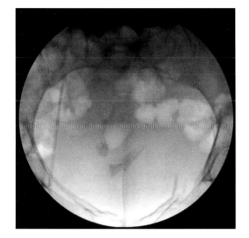

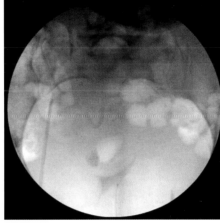

图 50.5　　　　　　　　　　　　图 50.6

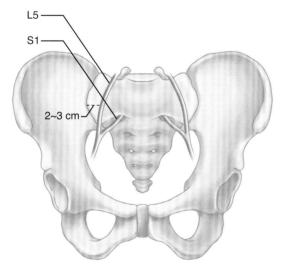

图 50.7

适应证争议

- 异形骶骨是骶髂螺钉固定的相对禁忌证，这种情况在成人中大概占到一半。
- 骶骨上部异形的标志：
  - 在骨盆出口位上腰骶椎间盘间隙与髂嵴共线。
  - 大而且非圆形的骶前孔。
  - 由于蜕化不完全、发育过程中融合模式异常导致的 S1 与 S2 之间存在间盘间隙。
  - 在骨盆出口位和骶骨侧位上看到从骶骨上部到骶髂关节陡峭的骶骨翼；这提示骶骨翼骨量较少，不足以完成骶髂螺钉的固定。
  - 在骶骨翼中部区域的乳突结构（L5 椎体腰椎骶化后未发育的横突）。
  - 在轴位 CT 上看到"舌中沟"（tongue-in groove）形态的骶髂关节。

治疗选择

- 血流动力学不稳定的患者：
  - 骨盆带，骨盆前环外固定架，骨盆后环抗休克钳，血管栓塞。
- 血流动力学稳定的患者：
  - 如果闭合复位成功，经皮骶髂螺钉固定。
    - 对于不稳定的骨盆环损伤，闭合复位可能与切开复位内固定同样有效。
  - 切开骶髂螺钉固定。
  - 骶髂关节后方接骨板：张力带接骨板。
  - 骶骨背侧接骨板。

- 提示骶骨骨折的情况包括：
  - 骶神经孔的弓状线中断。
  - L5 横突的撕脱骨折，和 / 或骶棘韧带或骶结节韧带的撕脱骨折。
  - 骨盆后环不对称。
- CT 对于了解骨折的解剖形态以及之后的手术置钉计划至关重要。

手术相关解剖

- 重要的解剖特点与分型。
- 韧带结构：
  - 骶髂前韧带，骶髂骨间韧带，骶髂后韧带。
  - 髂腰韧带，腰骶外侧韧带。
- 神经结构：
  - 腰骶神经丛（L4-S1）。
  - 骶神经丛（S2-S4）。
  - 骨性结构
    - Denis 分区
- 一定要理解 L5 神经根和 S1 神经根的走行并小心避让（图 50.7～图 50.11）。
- L5 神经根在 L5 横突下方穿出，向前方走行到骶骨翼前方，在骶髂关节内侧 2～3 cm（图 50.7）。
- 上位骶神经通道（upper-sacral-nerve-root tunnel，USNRT）结构较复杂，在冠状面、矢状面和横断面上都是斜行的。
  - 这一通道从骶骨正中线上方开始向外侧（在骨盆出口位上向外与正中线

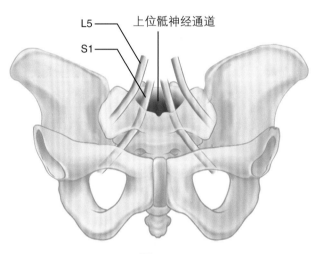

图 50.8

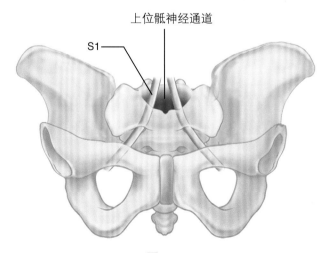

图 50.9

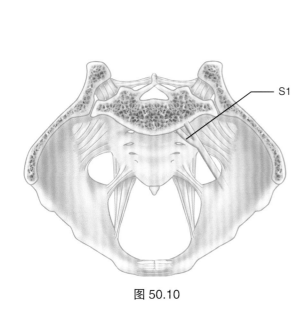

图 50.10

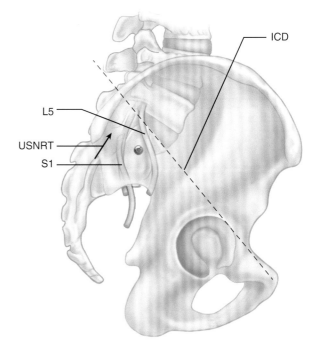

图 50.11

夹角约 60°），向前方（在骨盆入口位上向前与正中线夹角约 20°），向下方（见于骶骨侧位）走行。

- 在骨盆出口位平片上，该神经通道看上去像"人字形石膏"（图 50.8）。
- 上骶骨翼区（骶骨前皮质和 USNRT）的边界在影像学上是可以确定的。
  - 骨盆出口位平片：显示出人字形石膏方向的 USNRT（图 50.9）。
  - 骶骨侧位平片可显示出重叠的髂骨皮质密度线（iliac cortical density，ICD），它可以用来指示骶骨翼的前界（对于非异形的患者）。
- 正是因为神经的走行方向，置钉的安全区呈椭圆形，位于骶骨翼内，在 L5 神经根走行路径下方（在 ICD 尾侧），在 S1 神经根管上方（图 50.11）。

体位

- 仰卧位（图 50.12、图 50.13）。
  - 仰卧位，腰骶部要用两块手术单垫起以抬高骨盆，为经皮固定提供便利。
  - 可能需要持续的股骨牵引以帮助垂直不稳定的骨折复位。
  - 将透视机放置到健侧。
- 骶骨骨折切开复位需要俯卧位于透 X 线手术床上。
  - 用垫枕支持胸部，软垫支撑大腿，软垫高度要与胸部垫枕高度一致。这样可以防止腰前凸的丢失，而且如果髋关节屈曲，将会影响术中斜位透视的投照。
  - 膝关节应处于屈曲状态，胫骨要有软垫支撑。
  - 术野要囊括整个骨盆，包括对侧的髂后上棘和同侧的股骨大粗隆，因为有可能要放置牵引针或者复位钳。

体位要点

- 髋关节伸直、膝关节屈曲可以放松坐骨神经，从而增加手术的安全性，尤其是需要进入坐骨大切迹时。
- 俯卧位：
  - 当需要前方外固定架稳定骨盆时无法使用。
- 仰卧位：
  - 便于骨盆前入路，并且对于多发创伤的患者允许另一手术团队同时对该患者实施手术。

体位提示

- 垫枕直接支撑于髂前上棘可能会产生导致骨盆环畸形加重的力量。
- 会阴柱会产生对骨盆前环畸形加重的力量，从而可能会影响后方损伤的解剖复位。
- 一般来说，骨牵引对于骶骨骨折的复位没有帮助（垂直剪切型损伤除外）。而对于骶髂关节脱位的患者，牵引对于复位通常是有用的。
- 侧卧位是不推荐的，因为患者可能同时伴有潜在的脊柱损伤，而且侧位对于骶骨手术来说没有帮助。
- 髋关节伸直不够可能会导致术后后凸畸形。

体位设备

- 中部无支撑的透射线手术床。
- 至少 2 块手术单。
- 透视机。
- +/- 牵引设备。

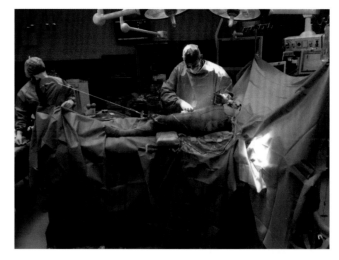

图 50.12

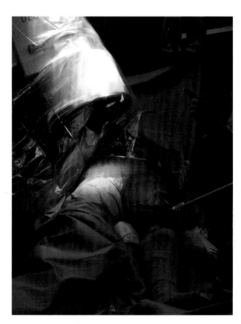

图 50.13

入路 / 显露要点

皮下组织在臀大肌筋膜表面向内侧翻开直到肌肉的起点；接下来从髂骨上骨膜下剥离臀大肌，并在多裂肌筋膜上锐性分离臀大肌。切口可以延长到臀肌嵴，但绝大多数情况都不需要延长切口。

入路 / 显露注意事项

- 如果不是从起点上剥离臀大肌（髂嵴后部、多裂肌筋膜、骶骨棘突），会导致残余的臀大肌组织失血管供应和失神经支配。
- 一般情况下推荐使用筋膜皮瓣，但是如果将臀大肌筋膜从肌腹上剥离开，会导致之后的肌肉缝合修复无法完成。
- 臀上动脉栓塞的患者有较高的风险出现臀肌坏死，在臀肌血供受损的情况下应该尽可能避免经肌肉的入路。

入路 / 显露

- Ⅰ区或Ⅱ区骨折：
  - 在可触摸到的髂后上棘外侧 2 cm 处行垂直切口。
  - 切开皮下组织直到臀大肌筋膜。
  - 向外侧全层翻开以保留软组织皮瓣的神经血管供应。
  - 从骶骨的前外侧缘骨膜下剥离梨状肌，由内向外去除坐骨大切迹内的组织。
  - 使用弯曲的骨膜剥离器分离骶骨前部，然后使用手指继续向内侧分离，可以触摸到腹侧骶神经根。
  - 在骶骨背侧将竖脊肌尽可能地向内侧剥离以充分显露骨折。
- Ⅲ区骨折：
  - 可以使用正中入路，切口直接沿着棘突。
  - 骨膜下剥离多裂肌，由内向外从骶骨椎板上剥离。

- 复位钳放置于双侧髂骨之间或者通过单皮质钻孔直接放置在骶骨的背侧。
- 在双侧的髂后上棘上置入复位针，可以用来牵引并清理骨折端，同时可以辅助复位。

骨折切开复位

切开复位需要椎板撑开器或股骨牵引装置，双侧髂后上棘内置入复位针。

- 从髂骨到 S3 或 S4 棘突放置复位钳。在放置复位钳之前一定要评估术前 CT 片，排除隐性脊柱裂的存在。
- 放置第二把横向复位钳可能会有助于骨折的复位。
- 在 II 区骨折中可以看到腹侧骶神经根，要去除可能嵌在骨折端的游离骨块。
- 骶骨骨折的复位要精准，在骨折端加压之前一定要确保骨折块没有卡压神经根。

术式 A：骶髂螺钉

步骤 1：术中透视和闭合复位

- 骨盆正位、骨盆入口位、骨盆出口位和骶骨侧位（图 50.14 ~ 图 50.17）：
  - 骨盆入口位：上位骶骨椎体重叠呈同心圆。

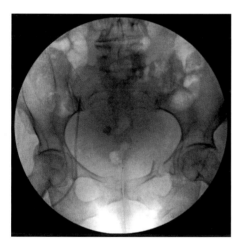

图 50.14

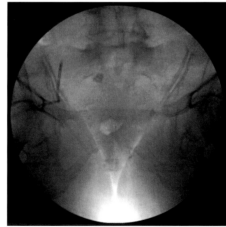

图 50.15

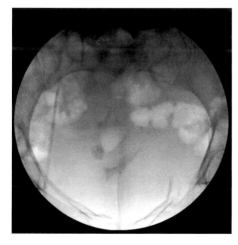

图 50.16

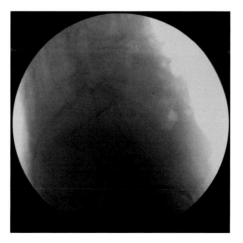

图 50.17

- 骨盆出口位：耻骨联合上部与 S2 椎体重叠。
- 骨折复位至关重要；移位超过 10 mm 会危及神经血管组织。
- 使用牵引尝试闭合复位
  - 医生可以使用经皮 Schantz 钉、骨盆复位钳、置于髂后上棘的股骨牵引装置或骨嵴推压装置以实现闭合间隙或者撬拨复位骨折。
  - 克氏针或者外固定架对于维持骨折复位非常有用。
    - 如果无法获得满意的闭合复位，下一步就切开复位。

步骤 2：置入导针

- 在透视引导下导针从臀部外侧置入到髂骨外侧（参见步骤 2 要点，理想入点）。
- 轻柔的置入导针，穿入髂骨外侧皮质骨以维持导针位置。
- 在导针穿皮处切开皮肤，使用骨膜剥离器或者钻头套筒钝性分离软组织直到髂骨。

步骤 3：导针置入和导针取出

- 选择头端有螺纹的导针而非克氏针。
- 将导针置入到髂骨外侧皮质；通过透视确认方向。
- 通过多次骨盆出入口位的透视确定方向，将导针从髂骨置入，穿过骶髂关节，最终置入到外侧骶骨翼。
- 当在骨盆出口位透视上发现导针尖端刚好到达 USNRT 的头端时，要停止导针的进入。
- 在这个位置上，透视骶骨侧位以确认针尖与 ICD 的相对位置。
- 导针应总是位于 ICD 的尾端和 USNRT 的头端。
- 导针要置入到上位骶椎的中线。
- 使用反向测深尺测量导针置入的深度。

步骤 4：钻孔和螺钉置入

- 将空心改锥沿着导针方向拧入。
- 沿着导针置入空心螺钉（图 50.19 和图 50.20）。
- 对于骶髂关节分离或者需要加压固定的骨折类型，使用部分螺纹的空心螺钉。

步骤 2 要点

- 皮肤上理想入点的位置是在髋关节周围两条垂直交叉线构成的后上象限中（图 50.18）。
  - 第一条线平行于股骨干。
  - 第二条线是从髂前上棘向手术床方向画第一条线的垂直线。
  - 后上象限标记出骶骨的位置。

步骤 2 器械 / 内植物

- 长度、粗细合适的导针。
- 导针持器（置入导针的装置）。

步骤 3 要领

- 留置导针，使用空心钻钻孔然后置入空心螺钉，确保螺钉位于髂骨皮质密度线（ICD）的后下方以避免损伤 L5 神经根。
- 在导针置入后，需要专用的空心改锥沿着导针的方向置入空心螺钉。
- 尖端是钻头形状的导针要比尖端螺纹导针更容易控制方向。
- 要根据所使用的内固定物调整相应的手术技术。

步骤 3 器械 / 内植物

- 导针
- 空心改锥
- 反向测深尺
- 电钻
- 透视机

步骤 4 要点

- 投照 30° 闭孔斜位，能够看到后部髂骨，避免螺钉紧死后穿透后部髂骨（图 50.21）。
- 骨密度最高的区域是骶骨终板的软骨下骨和对侧的髂骨，这些区域可以提供最坚强的固定。

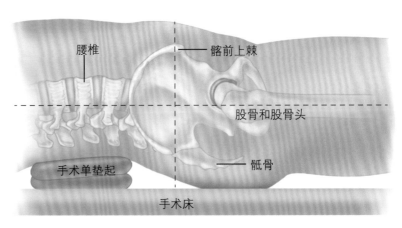

图 50.18

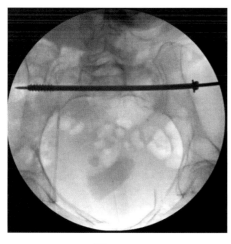

图 50.19

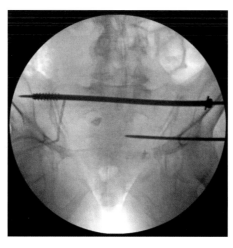

图 50.20

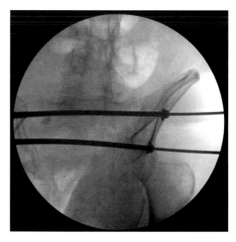

图 50.21

- 当不需要加压时，使用全螺纹的空心螺钉。
- 手动取出导针，在透视下做应力试验确认内固定的强度。
- 如果仍存在不稳定，置入第二枚螺钉或者附加内固定。
- 冲洗伤口后缝合。

术式 B：骶髂关节后方接骨板：张力带接骨板

- 最主要的适应证是明显移位的骶骨骨折，单纯使用骶髂螺钉固定无法获得足够稳定性的情况（图 50.22）。
    - 紧死骶髂螺钉可能会导致远端的骨折端形成台阶。在这种情况下，最理想的固定方式是附加一块后方的张力带接骨板。
    - 张力带接骨板可以单独使用，但是张力带作用与骨折端的力量可能会导致骨盆的外旋畸形。
- 手术技术：
    - 在对侧髂后上棘的外侧做第二个切口。
    - 从竖脊肌筋膜上翻开有限的臀大肌。

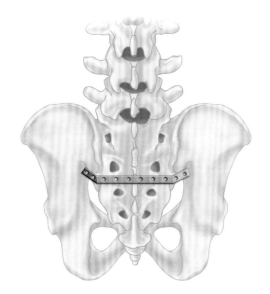

图 50.22

- 使用拉力螺钉加压骨折端，如果骨折线位于神经孔或者 L5 神经根附近的骶骨翼时，可能会卡压神经造成医源性神经根损伤。
- 因此，对于经过骶孔的骶骨骨折，要使用全螺纹的松质骨螺钉以避免加压。
- 对于粉碎性的骶骨骨折或者累及神经孔的骶骨骨折，部分螺纹螺钉的使用要非常谨慎，因为有可能会导致过度加压或者损伤 L5 神经根或骶神经根。

步骤 4 器械 / 内植物

- 全螺纹松质骨螺钉（不需要加压时）
- 部分螺纹松质骨螺钉，螺纹长度 32 mm（需要加压时）
- 电钻
- 透视机

步骤 4 争议

如果对骨盆后部解剖或透视影像理解不到位，会导致骨折的复位不理想以及错误的螺钉置入。

术式 B 要领

- 接骨板必须位于髂后上棘的下方以避免突出。
- 可以使用预弯不够的接骨板，这样可以在骨折端之间产生额外的张力，这与髂骨贯穿棒的原理类似。

- 对于复杂骨折，骶骨背侧接骨板通常可以作为辅助复位或者附加固定的方法。
- 在骨盆环损伤已经完成前环固定的情况下，骶骨背侧接骨板可以中和前环接骨板的应力，由于前环接骨板通常较小、强度相对较弱，中和其应力非常重要。

- 术者要对骶骨内部解剖非常了解，从而避免对腹侧骶神经根造成医源性损伤。
- 获得足够强度的固定通常是很困难的，因为骶骨本身的骨强度很差。

- 使用直的 10 孔或者 12 孔，3.5 mm 或者 4.5 mm 系列的重建接骨板。
- 最理想的位置是刚好在髂后上棘的下方，因为这样可以减少接骨板的突出，并且可以使螺钉置入到致密的骨质中从而获得坚强的固定。
- 接骨板是从切开复位的一侧插入，潜行到达对侧的切口中。将一把半英寸宽的骨刀从伤口中插入到椎旁肌筋膜腹侧，去除 S2 棘突。
- 一块未弯曲的骨盆重建接骨板顺着上述的间隙插入，穿过中线并左右对称。在双侧的髂骨骨板上置入螺钉。当这些螺钉紧死时，张力就施加在了接骨板和背侧骶骨上，这里的张力将在骶骨骨折块之间产生加压力。将接骨板的两端沿着髂骨翼的轮廓弯曲，并在两端各置入一枚螺钉将其固定。
- 背侧接骨板的另外一个用途是对双侧骶骨骨折骶髂螺钉固定的加强。S1 椎体可能无法满足双侧多枚骶髂螺钉的置入，并且螺钉的长度也要受限制。此外，对于骨盆骨折畸形愈合或者不愈合的手术，背侧接骨板可以增加骶髂螺钉固定的强度。

术式 C：骶骨背侧接骨板

- 骶骨背侧接骨板最初是用于骶骨横行骨折的固定，不过该技术也可以用于固定骶骨 Ⅱ 区骨折和部分 Ⅲ 区骨折。接骨板要手工弯曲以贴附骶后孔外侧的骶骨背侧皮质轮廓，螺钉在每一节骶骨或者骶骨翼上双皮质固定。
- 使用正中切口或外侧切口。多裂肌和竖脊肌要剥离开以显露出骶骨。
- 在骨膜下剥离过程中，一定要避免进入骶管，尤其是存在椎板骨折的情况下。
- 神经根减压，骨折复位。
- 使用小的预弯好的接骨板固定骨折块，要小心避免医源性的 L5 神经根损伤。
- 对于部分骶骨 Ⅲ 区骨折，可以使用短的横跨 S1 到 S3 的接骨板固定，螺钉置入到两侧骶骨翼区域。

术后处理及预后

对于骶骨或者骶髂关节的开放手术，在深筋膜深层放置负压引流和缝合伤口要非常小心，因为术后伤口非常容易裂开。

术后并发症包括螺钉置入位置不佳，医源性神经损伤，内固定失效，伤口裂开和感染。

- 关闭伤口
  - 预防伤口裂开、促进伤口愈合最重要的方法是注意对软组织的保护。充分的止血以及在深筋膜深层留置负压引流管，可以减小血肿形成的风险。
  - 臀肌筋膜和胸腰筋膜的解剖缝合重建对于保证骶部足够的软组织覆盖和恢复对称的臀沟非常重要。
- 患者常规使用静脉抗生素 24～48 小时，此外还要注意预防深静脉血栓。
- 对于单侧骶骨骨折采用内固定的患者，术后 8 周内下地活动时要依靠对侧保护下负重。对于双侧骶骨骨折的患者，只能在床上或者座椅上活动，术后 8 周内要限制负重。
- 对于使用骶髂螺钉固定的患者，术后 6 周内可以在拐杖或者助行器的辅助下足尖触地负重，之后负重逐渐增加，目标是在术后 3 个月后可以在不拄拐的情况下自由行走。
- 在术后即刻以及术后 6 周和 12 周时拍摄骨盆出入口位平片，评估骨折的稳定性。
- 在很多病例中需要术后 CT 来评估骨折的复位情况。

- 初期随访是在术后的 2 周、6 周和 12 周，之后的随访间隔 1 年。
- 体力劳动者术后回归工作的时间通常是术后的 4～6 个月。

循证文献

Denis F, Davis S, Comfort T. Sacral fractures: An important problem. Retrospective analysis of 236 cases. Clin Orthop Relat Res. 1988; 227: 67-81.

该文章回顾了 236 例骶骨骨折的患者，基于骨折的方向、位置和水平，作者提出了一个全新的骶骨骨折分型，Ⅰ区骨折为骶骨翼的骨折。Ⅱ区骨折为位于骶孔的骨折，Ⅲ区骨折是中心骶管区域的骨折。由Ⅰ区到Ⅲ区，骶神经损伤的风险递增。

Gardner MJ, Morshed S, Nork SE. Quantification of the upper and second sacral segment safe zones in normal and dysmorphic sacra. J Orthop Trauma 2010; 24.10: 622-9.

一项回顾性队列研究，纳入了 50 例患者，文章研究目的是确定并定量化正常骶骨与异形骶骨形态学的区别，尤其是对于 S1 和 S2 骶髂螺钉安全区的倾斜度和方向的不同。有 44% 的患者是异形骶骨。异形骶骨上位节段置钉安全区明显更小、更倾斜，不过仍然有足够的空间置入一颗骶髂螺钉。S2 安全区异形骶骨是正常骶骨的 2 倍大小，可能是初次固定的唯一机会。

Lindsay A, Tornetta III P, Diwan A, et al. Is closed reduction and percutaneous fixation of unstable posterior ring injuries as accurate as open reduction and internal fixation? J Orthop Trauma. 2016; 30(1): 29-33.

一项回顾性研究，共纳入 113 例单侧不稳定的骨盆环损伤患者，治疗方法是闭合复位经皮固定或者是切开复位内固定。通过术前与术后的影像学资料分析骨折复位的准确性，结果发现在仰卧位使用骨牵引的闭合复位与在俯卧位的切开复位，单侧不稳定骨盆环损伤的骨折复位精确性相同。

Miller AN, Routt MLC. Variations in sacral morphology and implications for iliosacral screw fixation. J Orthop Trauma. 2012; 20: 8-16.

该综述描述了后部骨盆的正常解剖和解剖变异，与后方经皮固定手术密切相关，包括异形骨盆，医生可能会遇到骶骨乳突体、非圆形骶孔、残余骶骨椎间盘和其他异常情况。

Reilly MC, Bono CM, Litkouhi B, et al. The effect of sacral fracture malreduction on the safe placement of iliosacral screws. J Orthop Trauma. 2003; 17(2): 88-94.

一项生物力学研究，在 6 具尸体骨盆上模拟Ⅱ区骶骨骨折，研究骨折移位与置钉安全性的相关性，量化指标是可供骶髂螺钉固定的骨横截面面积。研究发现当骨折移位大于 1cm 时，可供螺钉置入的面积显著减小，血管神经损伤的风险显著增加。

Farrell ED, Gardner MJ, Krieg JC, Chip Routt ML. The upper sacral nerve root tunnel: an anatomic and clinical study. J Orthop Trauma. 2009; 23: 333-339.

11 具尸体骨盆和 23 例患者，在透视辅助下置入骶髂螺钉，研究上位骶神经通道（USNRT）以及其临床相关性。USNRT 具有一致的影像学表现，在骨盆出口位和骶骨侧位上最明显。在影像学标志的帮助下，23 例患者中无一例螺钉打到骨外。

Sagi HC, Ordway NR, DiPasquale T. A comprehensive analysis with minimum 1-year follow-up of vertically unstable transforaminal sacral fractures treated with triangular osteosynthesis. J Orthop Trauma. 2009; 23(5): 313-319.

一项前瞻性的病例系列研究，58 例垂直不稳定骨盆骨折的患者采用三角骨连接。95% 的患者骨折复位维持到了骨折愈合。并发症包括疼痛和内固定突出（95% 的患者），医源性神经损伤（13% 的患者）。对于粉碎性的经骶孔的骶骨骨折，单纯骶髂螺钉或骶骨螺钉无法完成固定时，推荐使用三角固定。

Schildhauer TA, Ledoux WR, Chapman JR, et al. Triangular osteosynthesis and iliosacral screw fixation for unstable sacral fractures: a cadaveric and biomechanical evaluation under cyclic loads. J Orthop Trauma. 2003; 17(1): 22-31.

一项生物力学研究，对于不稳定的经骶孔的骶骨骨折，比较三角固定和标准的骶髂螺钉，使用单腿站立的循环应力模型，结果显示二角固定的强度显著高于骶髂螺钉固定。

Tile M. Pelvic ring fractures: Should they be fixed? J Bone Joint Surg Br. 1988; 70: 1-12.

本综述讨论骨盆骨折，包括分型、自然病程和处理治疗。作者还提出了一个骨盆骨折的分型系统。A 型骨折是无明显移位且稳定的骨折，B 型骨折是旋转不稳定但垂直稳定的骨折。C 型骨折是旋转和垂直都不稳定的骨折。

（John Garlich, Charles Moon, Zachary NaPier 著　阎　凯 译）

第 51 章

微创骶髂关节融合术

适应证

- 持续的下腰痛或定位于骶髂关节的骨盆后部疼痛，无神经相关体征。
- 退行性的骶髂关节炎。
- 创伤后骶髂关节退变。
- 炎症性的骶髂关节炎。
- 产后骨盆疼痛。
- 腰椎融合或腰骶融合术后作为邻近节段的骶髂关节退变。

术前检查

- 详细的病史，包括外伤史、内科合并症和既往手术史。
- 化验检查评估骶髂关节疼痛的内科原因（Reiter 综合征，强直性脊柱炎，银屑病性关节炎，代谢性疾病）。
- 腰椎的体格检查和神经查体。
- 阴性的髋关节查体。
- 骶髂关节或骶骨沟局部的压痛。
  - 患者站立时让患者自己指出疼痛的位置（Fortin 试验）
  - 单腿站立时导致患者支撑腿一侧的疼痛
- 3 个或 3 个以上的诱发试验阳性。
  - Gaenslen 试验
  - FABER 试验（髋关节屈曲、外展、外旋）
  - 挤压试验
  - 牵拉试验
  - 大腿快推试验

影像学

- 要有充分的骶髂关节、腰椎和髋关节的影像学检查，确保排除了其他下腰痛的原因。
- X 线平片：骨盆正位，腰椎的正、侧位
- 骨盆 CT，评估骶髂关节病变
  - 评估退行性变（硬化或侵蚀性改变）
  - 术前设计
- 腰椎 MRI，评估腰椎病变、神经压迫、感染、骨折、骨转移癌。

手术相关解剖

- 骶神经孔呈隧道样的形态穿过骶骨的腹侧，骶神经根在其中穿行。
- 理解骶骨或者骨盆的异形性解剖。

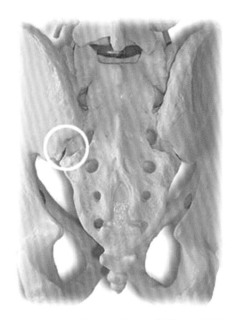

图 51.1   图中显示骶髂关节的解剖结构和骶髂关节注射的入针点

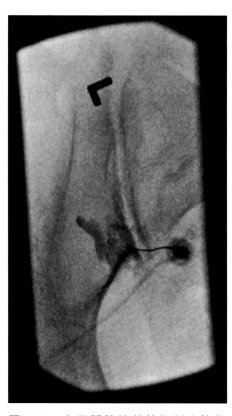

图 51.2   由于骶髂关节的解剖比较复杂，注入对比剂后的影像学图像对确认骶髂关节注射成功非常重要

术中体位

● 全身麻醉或者腰麻
● 患者俯卧于透 X 线手术床上，在所有的骨性突起表面要垫好
● 术中透视对于准确置入内固定物和避免并发症至关重要
● 手术开始前要透视骨盆的正位、入口位、出口位和侧位，标记出解剖标志点，包括 L5 椎体下终板、S1 上终板、S1 和 S2 神经孔
● 要标记出 C 臂获得上述影像时的位置，这样术中可以快速拍摄出理想的透视片

手术步骤

步骤 1：确定入点

● 透视骨盆的正侧位和出入口位以看清骶髂关节，设计斯氏针的针道，从髂骨的后外侧表面穿过骶髂关节然后进入 S1 神经孔上方的骶骨椎体。
● 使用导针的钝头在计划作为入点的皮肤上做出标记。
● 沿着骶后线的方向做 3 cm 长的切口。

步骤 2：置入斯氏针

● 置入斯氏针，针尖顶到髂骨的外皮质，针道方向平行于 S1 上终板，低于终板至少 10 mm（图 51.3A、B）。
● 确保斯氏针的方向垂直于 S1 椎体的外侧面，平行于 S1 椎体终板。
● 针尖进入骨皮质后，抬高针尾 10°～15° 然后置入，避免穿透进入骶管。
● 置入斯氏针的整个过程要拍摄侧位片确保没有突破前后皮质。
● 在正位片上斯氏针置入到棘突外侧，拍摄侧位片确认斯氏针位于安全区内，在前后皮质的中点（图 51.4A～C）。

步骤 3：钻孔制作钉道

● 通过导针置入空心钻。
● 在正位透视引导下钻透髂骨穿过骶髂关节到达外侧骶骨，平行于 S1 上终板与斯氏针共线。
● 钻孔的终末点是在正位透视上钻头到达 S1 神经孔的外侧。
● 骨凿要穿过骶髂关节到达外侧骶骨，确保骨凿槽穿过关节（图 51.5）。
● 正位透视确认骨凿终末点位于 S1 神经孔的外上方。
● 避免置入骨凿过于靠内侧。未开凿的钉道会在最终内置物的前端表面产生压配效应。

步骤 4：置入内固定物

● 使用软组织保护套筒，将内固定物的锥形前端套在导针上（图 51.6A）。
● 根据操作手册用锤子将内固定物打入。
● 在骨盆正位、入口位、出口位和侧位透视上确认内固定物的位置（图 51.6B、C）。

步骤 5：附加内固定

● 使用平行针引导器确定第二枚和第三枚斯氏针的精确入点。
● 使用相似的步骤在正侧位透视引导下在安全区内制作平行的钉道。

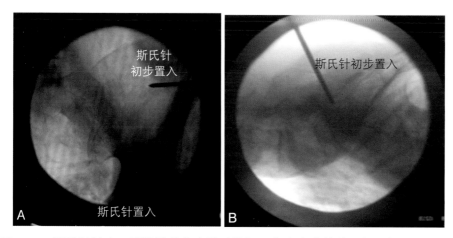

图 51.3　斯氏针针尖顶到髂骨的外皮质后拍摄正位片确认针道方向平行于 S1 上终板（A）。在侧位片上确认斯氏针位于安全区内（B）

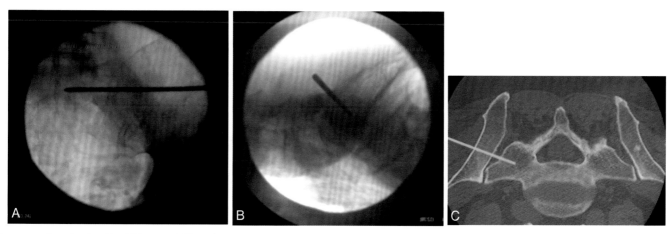

图 51.4　在正位片上斯氏针置入到棘突外侧（A），再拍摄侧位片确认斯氏针位于安全区内，在前后皮质的中点（B）。CT 图像展示了理想的斯氏针的针道方向，横穿骶髂关节（C）

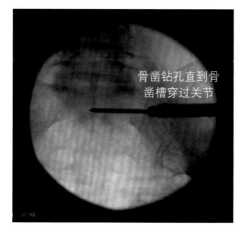

图 51.5　在斯氏针针道预钻孔后，使用骨凿通过骶髂关节到达骶骨外侧，确保骨凿槽穿过关节。避免骨凿过于靠内以利于最终内置物能产生压配效应

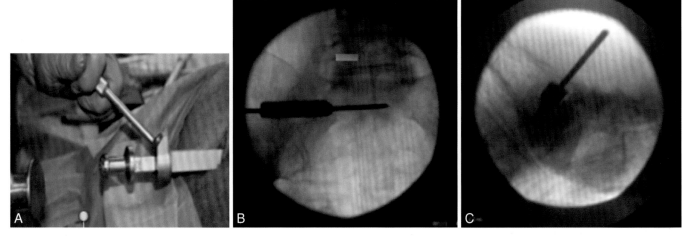

图 51.6 置入软组织保护套筒，在透视引导下将最终内固定物打入到位（A）。在取出斯氏针之前通过正位透视（B）和侧位透视（C）最终确认内固定物的位置

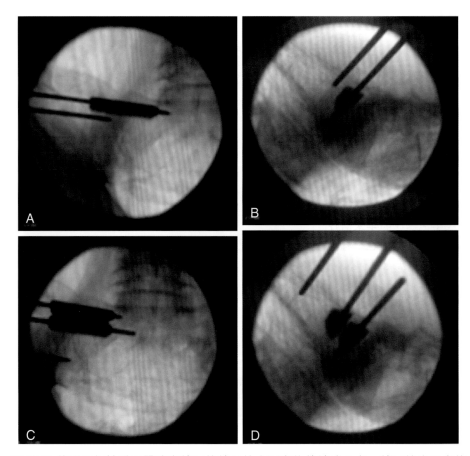

图 51.7 使用平行针引导器确定第二枚第三枚内固定物的精确入点。第二枚内固定物的钉道要穿过骶髂关节并终止于 S1 神经孔外上缘约 5 mm 处（A、B）。第三枚内固定物的钉道要穿过骶髂关节并终止于 S1 与 S2 神经孔外侧连线的中点（C、D）

- 第二枚内固定物的钉道要穿过骶髂关节并终止于 S1 神经孔外上缘约 5 mm 处（图 51.7A、B）。
- 第三枚内固定物的钉道要穿过骶髂关节并终止于 S1 与 S2 神经孔外侧连线的中点（图 51.7C、D）。

术后处理及预后

- 神经查体，尤其关注 L5 神经根和上位骶神经根的相关体征。
- 物理治疗，手术侧要限制负重。
- 术后 6 周后开始完全负重。
- 不需要支具。
- 患者在神经查体正常并且了解物理治疗方法之后可以出院。
- 术后疼痛可以使用短疗程的镇痛药物。

循证文献

骶髂关节疼痛

Cher D, Polly D, Berven S. Sacroiliac joint pain: burden of disease. Med Devices. 2014; 7: 73-81.

作者试图将骶髂关节疼痛的影响定量化，因为骶髂关节疼痛是下腰痛的一个重要的原因。研究发现由骶髂关节导致的疼痛会显著影响生活质量。骶髂关节疼痛的患者非手术治疗 5 年预计的医疗花费大约为两亿七千万美元。骶髂关节疼痛患者的 SF-6D 和 EQ-5D 评分均提示他们相对于对照组更加抑郁。相对于对照人群，骶髂关节疼痛的患者生活效用值最低。

Sembrano JN, Polly D. How often is low back pain not coming from the back? Spine. 2009; 34: E27-E32.

研究目的是确定下腰痛患者疼痛来源分别是脊柱、骶髂关节和髋关节的相对频数。主诉为下腰痛的患者根据疼痛来源进行分层，发现有 65% 的患者是以脊柱病变为独立的疼痛来源。有 25% 的下腰痛患者同时伴有骶髂关节病变，而骶髂关节病变很可能就是症状的主要原因，因此作者强调要重视骶髂关节病变。

骶髂关节疼痛的手术治疗

Buchowski JM, Kebaish KM, Sinkov V, et al. Functional and radiographic outcome of sacroiliac arthrodesis for the disorders of the SI joint. Spine J. 2005; 5: 520-528.

研究评估了连续 20 例骶髂关节疼痛保守治疗无效的患者，通过透视引导下骶髂关节注射确定手术指征。患者均采用传统开放的 Smith-Peterson 入路接骨板固定。结论是患者的 SF-36 评分显著改善，患者满意度为 60%。

Cummings J, Capobianco RA. Minimally invasive sacroiliac joint fusion: one-year outcomes in 18 patients. Ann SurgInnov Res. 2013; 7: 12.

研究评估了 18 例微创骶髂关节融合术随访时间 1 年的患者。结论是患者的疼痛显著改善，视觉模拟疼痛评分（VAS）减少 6.6 分，ODI 评分减少 37.5 分，患者满意度为 95%，有 89% 的患者表示愿意再接受同样的手术。

Duhon BS, Cher DJ, Wine KD, et al. Safety and 6-month effectiveness of minimally invasive sacroiliac joint fusion: a prospective study. Med Devices. 2013; 6: 219-229.

研究前瞻性地评估了 91 例慢性骶髂关节疼痛且保守治疗无效采用微创骶髂关节融合术治疗的患者。结果发现骶髂关节疼痛显著改善，ODI 评分改善 16.8 分，SF-36 评分改善 6.7 分，患者满意度 85%。

Ha KY, Lee JS, Kim KW. Degeneration of sacroiliac joint after instrumented lumbar or lumbosacral fusion: a prospective cohort study over five-year follow-up. Spine. 2008; 33: 1192-1198.

研究为前瞻性队列研究，对比腰椎融合患者和腰椎非融合患者。研究发现腰椎

手术操作要点

- 要标记出获得骨盆出入口位影像时的 C 臂透视机的位置和角度，这样可以节省手术时间，提高透视质量，并降低射线辐射量。
- 调整导针入点要有系统性并讲究方法学。
  - 入口位影像提供前后向的信息。
  - 出口位影像提供头尾侧的信息。
  - 在细微调整后重复透视是最好的方法。

融合术后骶髂关节退变率为 75%，而非融合术后的骶髂关节退变率仅为 38%。研究结论是腰骶椎融合术后的患者更容易出现骶髂关节退变并伴有相关症状，无论融合的节段数量如何。

Ivanov AA, Kiapour A, Ebraheim NA, Goel V. Lumbar fusion leads to increases in angular motion and stress across sacroiliac join: a finite element study. Spine. 2009; 34: E162-E169.

该研究建立了腰椎骨盆的有限元模型，用来模拟腰骶椎融合术后的力学情况，评估骶髂关节的应力。研究发现腰骶椎融合术后骶髂关节承受的角力矩和应力显著增加。

Ledonio CG, Polly DW, Swinotkowski MF. Minimally invasive versus open sacroiliac joint fusion: are they similarly safe and effective?.Clin Orthop Relat Res. 2014; 472. 1831-1818.

回顾性研究了 63 例患者，治疗方法为传统开放前入路手术或者是微创手术。开放手术组的出血量更多，住院时间更长，手术时间更长。两组均有显著的症状改善，术后 ODI 评分两组无差别。

Liliang PC, Lu K, Liang CL, et al. Sacroiliac joint pain after lumbar and lumbosacral fusion: findings using dual sacroiliac joint blocks. Pain Med. 2011; 12: 565-570.

纳入研究的是腰椎融合术后持续存在下腰痛的患者。结果发现有 40% 的患者存在骶髂关节介导的疼痛，依据是诊断性的骶髂关节注射。预测因素包括单侧疼痛、3 个以上的诱发试验阳性、腰椎融合术后的疼痛与术前性质不同。

Whang P, Cher D, Polly D, et al. Sacroiliac joint fusion using triangular titanium implants versus non-surgical management: six-month outcomes from a prospective randomized controlled trial. Int J Spine Surgery. 2015; 9: 6.

作者实施了一项前瞻性随机对照研究，纳入 148 例骶髂关节疼痛的患者，疼痛原因是退行性骶髂关节炎或者是骶髂关节破坏伴有同样的疼痛评分。随访 6 个月的结果表明 ODI 评分改善大于 15 分的情况在微创手术组有 75%，而在非手术组仅有 27%。研究结论是微创手术组的治疗成功率为 81.4%，而非手术组仅为 23.9%。

（Scott I. Lee, Vinko Zlomislic 和 Steven R. Garfin 著　阎　凯 译）